DSM-IV
und ICD-10 Fallbuch

Fallübungen zur Differentialdiagnose
nach DSM-IV und ICD-10

Deutsche Bearbeitung von

Michael Zaudig, Hans-Ulrich Wittchen
und Henning Saß

Hogrefe · Verlag für Psychologie
Göttingen · Bern · Toronto · Seattle

Titel der Originalausgabe:
Allen Frances / Ruth M.A. Ross (1996). DSM-IV Case Studies: A Clinical Guide to Differential Diagnosis. Washington, D.C.: American Psychiatric Press.

Die Deutsche Bibliothek - CIP-Einheitsaufnahme

Zaudig, Michael :
DSM-IV und ICD-10-Fallbuch : Fallübungen zur Differential-
diagnose nach DSM-IV und ICD-10 / dt. Bearb. von Michael
Zaudig, Hans-Ulrich Wittchen und Henning Saß. - Göttingen ;
Bern ; Toronto ; Seattle : Hogrefe, Verl. für Psychologie, 2000
   ISBN 3-8017-0916-7

© Hogrefe-Verlag GmbH & Co. KG, Göttingen · Bern · Toronto · Seattle 2000
  Rohnsweg 25, D-37085 Göttingen

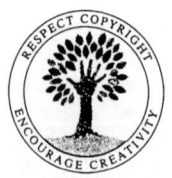

Umschlaggraphik: Bernhard Zerwann, Bad Dürkheim
Gesamtherstellung: Dieterichsche Universitätsbuchdruckerei
W. Fr. Kaestner GmbH & Co. KG, D-37124 Rosdorf / Göttingen
Printed in Germany
Auf säurefreiem Papier gedruckt
ISBN 3-8017-0916-7

Inhaltsverzeichnis

Mit * gekennzeichnete Fallbeispiele sind im Anschluß an die Übersetzung mit ICD-10 Diagnosen
versehen und interpretiert.

Geleitwort

Obwohl die ICD-10 in Deutschland offizielle Diagnoseklassifikation ist, wurde die 4. Auflage des Diagnostischen und Statistischen Manuals (DSM-IV) der Amerikanischen Psychiatrischen Vereinigung im Forschungsbereich, aber auch von zahlreichen in Psychiatrie, Psychotherapie und klinischer Psychologie tätigen Ärzten und Psychologen mit großem Interesse aufgenommen. DSM-IV bietet ausführliche Beschreibungen der verschiedenen Störungsbilder, Informationen über Prävalenz, Familienverteilung, Verlauf sowie differentialdiagnostische Hinweise, so daß es lehrbuchartig einen Überblick über die verschiedenen Formen psychischer Störungen zu geben vermag.

Das vorliegende Fallbuch stellt eine wertvolle Ergänzung des DSM-IV und der ICD-10 dar. Die Fallbeschreibungen zu den in DSM-IV beschriebenen Störungsbildern mit anschließender Diskussion und Differentialdiagnostik veranschaulichen die Intention des DSM-IV, aufgrund des nach außen sichtbaren Verhaltens zu diagnostischen Schlüssen zu gelangen und schulen so den psychopathologischen Blick des Anwenders. Für den Diagnostiker besonders interessant erscheint das herausgeberische Unterfangen, den Falldiskussionen nach DSM-IV zum Vergleich auch solche nach ICD-10 hinzuzufügen. Dies zeigt in anschaulicher Form konzeptionelle Unterschiede und Gemeinsamkeiten zwischen den Klassifikationssystemen auf.

Der Vorstand der DGPPN wünscht diesem Werk ein reges Interesse aller an psychiatrischer Diagnostik beteiligten Disziplinen!

Prof. Dr. M. Gastpar
Präsident der DGPPN

Einführung zur deutschen Bearbeitung und Übersetzung

Die Amerikanische Psychiatrische Vereinigung (APA) und die Weltgesundheitsorganisation (WHO) bemühten sich während des Entstehungsprozesses von DSM-IV (1994) und ICD-10 (1992) um eine enge Abstimmung. In mehreren Feldstudien an insgesamt über 6.000 Patienten wurden die ICD-10-Forschungskriterien mit DSM-III und DSM-III-R verglichen. Ziel war es dabei, die Kompatibilität der Systeme zu verbessern und bedeutungslose Formulierungsunterschiede zu verringern. Die Unterschiede sind allerdings immer noch erheblich, und dies zeigt sich insbesondere auch in den Fällen des vorliegenden Buches. Das originale DSM-IV-Fallbuch von Allen Frances und Ruth Ross (1996) zeichnet sich durch sehr ausführliche Falldiskussionen (DSM-IV) und äußerst kompetente, aktuelle Therapieempfehlungen und -diskussionen aus. Dadurch wird das Buch bereits zu einem sehr praxisnahen Handbuch der Diagnostik und Therapie.

Die Idee der deutschen Herausgeber war es, das hier vorliegende DSM-IV-Fallbuch durch die Interpretation nach ICD-10 zu ergänzen und damit einen direkten Vergleich zwischen der DSM-IV und der ICD-10-Diagnose anhand der Fallbeispiele darzustellen. Es gibt leider kaum Kategorien, die in dem jeweiligen Diagnosesystem miteinander identisch wären.

In Deutschland, aber auch anderen europäischen Ländern ist die ICD-10 nun seit einigen Jahren im Bereich der Psychiatrie und Psychotherapie sowie der Psychotherapeutischen Medizin und der klinischen Psychologie Routine geworden, im Forschungsbereich dominiert jedoch DSM-IV.

Um dem Leser die Unterschiede, Ähnlichkeiten oder Übereinstimmungen noch deutlicher zu machen, wurde versucht, aus dem spezifischen DSM-IV-Fallbuch von Frances und Ross (1996) ein **DSM-IV und ICD-10-Fallbuch** zu machen.

Das vorliegende, neu konzipierte Fallbuch ist durch die sehr ausführlichen Diskussionen nach ICD-10 auch für den reinen „ICD-10 User" sehr gut geeignet, gleiches gilt natürlich auch für den „DSM-IV User". Abgerundet wird das Fallbuch durch das Kapitel der Übungsfälle (Kapitel 17). Hier werden besonders schwierige, komplexe, aber auch lebensnahe Fälle geschildert, die durchaus geeignet sind, die Grenzen der Diagnostik nach DSM-IV und ICD-10 aufzuzeigen.

In einigen Fallbeschreibungen erschien es redundant, eine entsprechende ICD-10-Diskussion des Falles nachzuschalten, da hier zu große Ähnlichkeiten in der Diagnostik vorlagen, in anderen Fällen war es besonders spannend, aber auch herausfordernd, die ICD-10-Diagnostik anhand der Fallbeschreibung durchzuführen, da sich hier besonders große Unterschiede zu DSM-IV zeigten.

In mehr als 2/3 der Fälle wurde die **ICD-10-Diagnose**, die zugehörige **Interpretation** nach ICD-10 und der **Vergleich von ICD-10 und DSM-IV** hinzugefügt. Ergänzt wurden ferner die zugehörigen Kriterien wie sie im Diagnostischen und Statistischen Manual Psychischer Störungen (DSM-IV) beschrieben sind (Saß, Wittchen & Zaudig, 1996, und Saß et al., 1998).

Für die Diskussion der Fälle nach ICD-10 wurden die Forschungskriterien der Internationalen Klassifikation Psychischer Störungen (ICD-10) ergänzt (Dilling et al., 1997); in einigen Fällen war es unerläßlich, die Klinisch-diagnostischen Leitlinien (Dilling, Mombour und Schmidt, 1991,1993) miteinzubeziehen. Die deutsche Bearbeitung und Übersetzung des vorliegenden DSM-IV-Fallbuches wurde in bewährter Form vorgenommen, d. h. das Herausgebergremium (Zaudig, Wittchen, Saß) überarbeitete zusammen mit den Bearbeitern und Übersetzern die einzelnen Kapitel und ergänzte sie durch die jeweiligen ICD-10-Diskussionen. Bezüglich der DSM-IV-Abschnitte haben wir alle in der DSM-IV-Übersetzung (Saß et al., 1996) vorgegebenen Konventionen übernommen, das gleiche gilt für die ICD-10-Forschungskriterien. Dadurch entstehen manche auf den ersten Blick merkwürdige formale Unterschiede, z.B. werden diagnostische Begriffe in DSM-IV grundsätzlich groß geschrieben, in ICD-10 nicht, wir haben diese Unterschiede in dem vorliegenden Fallbuch beibehalten, um den Unterschied deutlicher zu machen. Es sei an dieser Stelle auf die entsprechenden Übersetzungshinweise in DSM-IV hingewiesen und hier insbesondere auf das Kapitel „Einführung zur deutschen Ausgabe: Zur Situation der operationalisierten Diagnostik in der deutschsprachigen Psychiatrie" (Saß et al., 1996). An einigen Stellen der Übersetzung wurden durch die Bearbeiter Hervorhebungen (Fettdruck) eingefügt.

Nur wenige Bücher befassen sich mit dem direkten Vergleich von ICD-10 und DSM-IV in bezug auf einzelne Störungsbilder wie z. B. für die Somatisierungsstörungen (Rief & Hiller, 1998), die Demenzen (Zaudig, 1995) und Zwangsstörungen (Zaudig, Hauke & Hegerl, 1998). Diese Bücher ermöglichen eine sehr fundierte Vertiefung der Thematik. Darüber hinaus empfehlen wir den Einsatz bewährter Diagnoseverfahren zur Präzisierung und reliablen Erfassung der DSM-IV- und ICD-10-Diagnosen. Im einzelnen handelt es sich dabei um die ICD-10- und DSM-IV-Checklisten – IDCL (Hiller, Zaudig, Mombour, 1995, 1997), das Strukturierte Interview für die Diagnose einer Demenz vom Alzheimer Typ, der vaskulären Demenz und Demenzen anderer Ätiologien nach DSM-III-R, DSM-IV und ICD-10 – SIDAM (Zaudig & Hiller, 1996) und das Strukturierte Klinische Interview für DSM-IV Achse I und II – SKID (Wittchen, Zaudig, Fydrich, 1997). Diese Verfahren ermöglichen eine rasche und schnelle Erfassung der ICD-10- und/oder DSM-IV-Diagnosen.

Zuletzt bleibt eine Bitte an die Leser:

Ein komplexes Buch wie das vorliegende, in dem es nicht nur um eine korrekte Übertragung und Übersetzung, sondern auch um den Versuch eines Brückenschlages zwischen unterschiedlichen psychopathologischen und diagnostischen „Sprachen" geht, ist natürlich im besonderen Maße fehleranfällig. Für eine aufmerksame Rezeption und Kritik sowie Verbesserungsvorschläge sind wir sehr dankbar.

Abschließend möchten wir allen Bearbeitern und Übersetzern nochmals für ihr hervorragendes Engagement danken, insbesondere Frau Dr. med. M. Faltermaier-Temizel, die für die redaktionelle Überarbeitung und Koordination zuständig war.

Michael Zaudig, Windach
Hans-Ulrich Wittchen, München
Henning Saß, Aachen

Einleitung

Die meisten klinisch tätigen Psychiater kommen recht schnell zu der Erkenntnis, daß sie mehr von ihren Patienten als von ihren Lehrern oder aus Büchern lernen. Obwohl DSM-IV sehr nützlich und informativ ist, ist es notwendigerweise ein eher „trockenes" Buch, das nicht die Komplexität im Umgang mit dem Leben und den Problemen der Patienten einfangen kann und will. Die diagnostischen Kriterien von DSM-IV sind Versuche, die große Vielfalt von Problemen im emotionalen Erleben und im Verhalten des Menschen zu klassifizieren. Diese Kriterien sollen dem Kliniker bei der Diagnosestellung, bei der Wahl der angemessenen Behandlungsform und in der Kommunikation mit anderen helfen. Aber der erfahrene Kliniker kennt natürlich die Wichtigkeit eines empathischen und klinisch pragmatischen Umgangs mit Patienten und all ihren Symptomen und Verhaltensweisen, den Stärken und Schwächen, den Vorlieben und Abneigungen. Es ist der Reichtum menschlicher Erfahrung, der die therapeutischen Beziehungen so lohnend und so unendlich vielfältig macht, es aber gleichzeitig erschwert, sie mit dem Konstrukt „blutleerer" diagnostischer Kriterien zu erfassen.

Mit diesem Fallbuch hoffen wir DSM-IV „menschlicher" zu machen, d. h. trockenen diagnostischen Beschreibungen und Kriterien durch reale Beispiele Leben zu geben. Wir benützen die Ausdrücke „Fall" und „Fallbuch" eher widerstrebend, und nur weil sie üblicherweise in solchen Büchern verwendet werden. Menschen sind niemals nur „Fälle", und wir wehren uns gegen die Implikation, daß so etwas Komplexes wie menschliches Verhalten durch ein paar Seiten von Beschreibungen adäquat erfaßt werden kann. In diesem Sinne hoffen wir, daß diese Fallbeschreibungen zweierlei zeigen, nämlich zum einen die Nützlichkeit und zum anderen die Beschränkungen der diagnostischen Kriterien von DSM-IV in einem klinischen Setting. Wie schon gesagt, obwohl DSM-IV ein notwendiges und wichtiges Werkzeug darstellt, kann es kein Ersatz für die Beurteilung durch einen Experten sein, die sich nur durch Erfahrung an der „Front" der klinischen Arbeit bilden kann. Wir werden auf diesen wichtigen Aspekt des klinischen Urteilsvermögens für den diagnostischen Prozeß immer wieder bei den Beispielen in diesem Buch zurückkommen.

Im gesamten Buch werden wir uns auf den differentialdiagnostischen Prozeß konzentrieren, wie man eine Störung von der anderen unterscheidet. Auf dem Papier sieht das unwahrscheinlich leicht aus, man muß nur einfach den Formeln, den Entscheidungsbäumen, den Pfeilen und kleinen Kästchen folgen, aber glücklicherweise oder unglücklicherweise, je nachdem wie man es sieht, passen Menschen halt nicht so nahtlos in kleine Kästchen und diagnostische Formeln. Niemand scheint so einfach strukturiert zu sein, wie es die DSM-IV-Kriterien glauben machen. In der klinischen Praxis sind Grenzfälle und Mehrfachdiagnosen alltäglich. Der Wert von Fallstudien liegt darin, die klinische Beurteilung in der Anwendung auf die Komplexität individueller klinischer Situationen darzustellen. Man sollte im Auge behalten, daß die diagnostischen Kriterien des DSM-IV lediglich Richtlinien darstellen, nicht rigide oder wie ein „Kochbuch" anzuwenden sind. Wenn z. B. die Symptome eines Patienten nur vier Kriterien für eine Störung erfüllen, aber die DSM-IV-Definition die Präsenz von fünfen verlangt, dann verdient ein solches Erscheinungsbild notwendigerweise eine Diagnose, wenn die vorhandenen vier Symptome eine schwere Beeinträchtigung darstellen. Auf der anderen Seite sollte ein Erscheinungsbild, das zwar sechs Kriterien erfüllt, aber nur in sehr leichter Form vorliegt, so daß es offenbar kein ernstes Leiden oder Beeinträchtigung hervorruft, keine Diagnose erhalten. Man sollte daher niemals vergessen, seinen **gesunden Menschenverstand** einzusetzen. Wir hoffen, daß dieses Buch dem Leser helfen wird, die Anwendung von DSM-IV in der jeweiligen klinischen Situationen zu erlernen.

Wie man dieses Buch einsetzen sollte

Wir [Allen Francis und Ruth Ross; Anm. d. Verf.] haben lange überlegt, wie dieses Fallbuch am besten aufzubauen wäre und mehrere verschiedene Versionen probiert, bis wir die vorliegende Form fanden. Da wir den Einsatz von DSM-IV illustrieren wollten, entschieden wir uns, seinem Aufbau und der Anordnung der Kapitel zu folgen. Es war unser Ziel, recht umfassend zu sein und Fallsammlungen für die meisten der bekannten Störungen, die im DSM-IV diskutiert werden, anzuführen. Das Buch endet mit dem Schlußkapitel „Übungsfälle", in dem eine Zahl recht komplexer Fälle, jeweils mit einer kurzen Diskussion, dargestellt werden.

Aus didaktischen Gründen haben wir jedes Fallbeispiel unter einer spezifischen diagnostischen Kategorie in den ersten 16 Kapiteln des Buches aufgeführt. Der Nachteil dieses Aufbaus ist, daß der Leser glauben könnte, daß ihm dadurch Hinweise auf die Diagnose gegeben würden. Eine ähnliche Situation ergibt sich aber auch häufig in der klinischen Praxis. Patienten kommen mit Vordiagnosen, die oft aber falsch oder irreführend sind. Darüber hinaus gibt es Studien, die zeigen, daß Kliniker tendenziell zu ihren ersten diagnostischen Schlußfolgerungen nach 3 bis 4 Minuten Gespräch mit einem Patienten kommen. Obwohl es hilfreich sein kann, sich einige nützliche Fragen zur Bestätigung oder zur Ablehnung dieses ersten Eindrucks zu stellen, kommen manche Kliniker zu einem vorschnellen Schluß und versteifen sich zu stark auf ihre ersten Eindrücke. Man sollte sich stets daran erinnern, daß der Ersteindruck falsch sein kann und daß die Diagnosen, die wir hier vorschlagen, nur vorläufig sind; andere Möglichkeiten sollten immer mitbetrachtet werden und könnten treffender sein. Selbst wenn ein Fall unter „Schizophrenie" aufgeführt ist, heißt das nicht, daß dies die einzig mögliche Diagnose ist. Wir hoffen, daß der Leser jeden Fall mit einem kritischen Auge und wachem Verstand liest und alle möglichen Alternativen erwägt.

Bei der Benutzung dieses Fallbuches sollte man auch die DSM-IV-Kriterien mitbetrachten, um zu verstehen, wie wir zu unseren Diagnosen bei den verschiedenen Fällen kamen. Wenn man dies tut, dann gewinnt man größere Vertrautheit mit den Symptomen, die die einzelnen Diagnosen begründen. Ein gutes Verständnis und ein gutes Gedächtnis für die Symptome, die die meisten Diagnosen definieren, wird zu einer einfühlsameren Interview-Technik und besseren Diagnosestellung führen. Wenn man z.B. die meisten der Symptome für eine Depression im Kopf hat, dann wird man in der Lage sein, die richtigen Fragen zu stellen, so daß der Patient den Eindruck erhält, daß man langjährige Erfahrung und ein tiefes Verständnis für ihre Probleme hat. Wir hoffen, daß diese Fallstudien die klinische Erfahrung des Lesers erweitern und als leicht zu erinnernde Beispiele dienen, um sich die diagnostischen Kriterien ins Gedächtnis zu rufen und die Fähigkeit zu verbessern, genauer zu explorieren.

Um dieses Buch möglichst effektiv zu benutzen, empfehlen wir das folgende Vorgehen: Man sollte zunächst den **Fall lesen**, dann versuchen, **sich diesen Patienten vorzustellen**, und sich entscheiden, welche **Diagnose** man anfänglich erwägen würde und welche **Alternativen** dazu möglich wären. Dann sollte man unsere **Verdachtsdiagnose lesen**, aber diese nicht als notwendigerweise richtig ansehen, und die **diagnostischen Kriterien** noch einmal durchgehen, auf die wir unsere Diagnose stützen. Zuletzt sollte man unsere **„Richtlinien der Differentialdiagnose" durchlesen**, um zu sehen, ob unsere Überlegungen mit den eigenen übereinstimmen, oder ob sie sich unterscheiden. Wir haben ebenfalls einige Hinweise zur Behandlung jeder Diagnose beigefügt, da es weder viel Spaß macht, noch für den Patienten nützlich ist, die Diagnose isoliert zu diskutieren. Denn selbstverständlich spielt die genaue Diagnose die entscheidende Rolle bei der Behandlungsplanung. An den Schluß jedes Falles oder einer Fallserie haben wir meist eine **Zusammenfassung** gestellt, um bestimmte relevante Punkte, die besondere Aufmerksamkeit verdienen, herauszuheben.

Als eine zusätzliche Hilfe zum Verständnis, wie die klinische Beurteilung auf das diagnostische Vorgehen von DSM-IV angewandt werden kann, bringen wir im Kapitel 17 („Übungsfälle") einige etwas kompliziertere Fälle, die interessante diagnostische Probleme aufwerfen und nicht so klar sind wie die illustrativen Beispiele der ersten 16 Kapitel. Auch hier empfiehlt es sich, sich seine eigene Meinung über jeden Fall zu bilden und die relevanten Kriterien von DSM-IV zu lesen, bevor man sich unsere diagnostische Entscheidung und ihre Begründung ansieht.

Schritte der Differentialdiagnose

Der Kliniker sollte den folgenden sechs grundlegenden Schritten der Symptom-Erhebung folgen, um zu einer Differentialdiagnose zu gelangen. Durch das Buch hindurch werden wir verschiedene Aspekte dieser Schritte im Detail diskutieren, so wie es die einzelnen Fallbeispiele erfordern. Hier werden wir nur kurz die Grundzüge skizzieren, so daß der Leser diese Schritte im Kopf hat, wenn er die Fälle des Buches liest. Um die Differentialdiagnose zu erleichtern, enthalten die DSM-IV-Kriterien oft Ausschlußkriterien, die Diagnosen auflisten, die ausgeschlossen werden müssen (z. B.: „Die Symptome gehen nicht auf die direkte körperliche Wirkung einer Substanz oder eines medizinischen Krankheitsfaktors zurück").

Die sechs Schritte zur Differentialdiagnose

1. Ausschluß einer substanzbedingten Ätiologie (z. B. Drogen, Medikamente, Vergiftung). Substanzen wie z. B. Alkohol und Medikamente sind in unseren Gesellschaften weit verbreitet, und ihre Rolle bei der Verursachung psychopathologischer Symptome wird häufig unterschätzt. Die Evaluierung dieses Sachverhalts beinhaltet eine sorgfältige Anamnese und eventuell eine körperliche Untersuchung und/oder Laboruntersuchungen. Erst dann kann der Kliniker abschätzen, ob eine ätiologische Beziehung zwischen der Substanzeinnahme und den psychiatrischen Symptomen existiert, und welcher Art diese Beziehung ist. Dies schließt die Abklärung der zeitlichen Zuordnung ein, d. h. ob die psychiatrischen Symptome der Substanzeinnahme vorausgingen oder sich danach entwickelten und ob die psychiatrischen Symptome anhalten oder sich zurückbilden, wenn die Substanzeinnahme und die Entzugseffekte aufhören. Der Kliniker muß auch erwägen, ob Art, Ausmaß und Dauer der Substanzeinnahme mit dem gegenwärtigen psychopathologischen Bild einhergehen können.

2. Ausschluß eines Zusammenhangs mit einem Medizinischen Krankheitsfaktor. Dies kann eine schwierige und komplizierte Entscheidung sein, da die Symptome einiger psychischer Störungen mit denen somatischer Erkrankungen identisch sein können und auch einige somatische Erkrankungen, z. B. Morbus Parkinson, mit psychiatrischen Symptomen beginnen können. Medizinische Krankheitsfaktoren können psychiatrische Symptome durch eine direkte physiologische Wirkung auf das ZNS verursachen (Psychische Störung durch einen Medizinischen Krankheitsfaktor) oder Symptome wie depressive Verstimmung oder Angst als psychologische Reaktionen hervorrufen (Anpassungsstörung). Kliniker, die Patienten in einem psychiatrischen Setting explorieren, sollten sorgfältig mögliche ätiologische „Medizinische Krankheitsfaktoren" erwägen, insbesondere bei Patienten mit atypischer Symptomatik.

3. Bestimmung der derzeit vorliegenden Hauptstörung. Nachdem eine Verursachung durch Substanzgebrauch oder einen Medizinischen Krankheitsfaktor ausgeschlossen ist, muß geklärt werden, welche primäre psychische Störung am besten die gegenwärtigen Symptome abbildet. DSM-IV bezieht sich auf Symptome (Stimmung, Angst, Dissoziation etc.), und man sollte zunächst die Diagnosen erwägen, die am ehesten mit der gegenwärtigen Symptomatik kompatibel sind. DSM-IV stellt für dieses Vorgehen drei Arten von Hilfen zur Verfügung:

1. Die diagnostischen Kriterien enthalten für viele der Störungen des Manuals **Ausschluß-kriterien**, wobei andere Störungen mit ähnlicher Symptomatik als Differentialdiagnosen aufgeführt werden (z. B. schließt das Kriterium G der Sozialen Phobie Furcht oder Vermeidungsverhalten im Rahmen einer Panikstörung mit oder ohne Agoraphobie, einer Störung mit Trennungsangst, einer Körperdysmorphen Störung, einer Tiefgreifenden Entwicklungsstörung oder einer Schizoiden Persönlichkeitsstörung aus).

2. Der Abschnitt **„Differentialdiagnosen"** in jedem Kapitel beinhaltet eine detaillierte Diskussion, welche anderen Störungen erwogen werden sollten und wie sie unterschieden werden.

3. Im Anhang A des DSM-IV finden sich **Entscheidungsbäume** für die Differentialdiagnose, die alle für ein bestimmtes Symptom relevanten Störungen aufführen.

4. Unterscheidung einer Anpassungsstörung von einer Nicht Näher Bezeichneten Störung. Wenn die Symptome nicht die Kriterien einer spezifischen DSM-IV-Diagnose erfüllen, aber der Kliniker den Eindruck hat, daß eine psychische Störung vorliegt, dann sollte entweder die Diagnose einer Anpassungsstörung oder die jeweilige Kategorie „Nicht Näher Bezeichnete Störung" erwogen werden. Eine Anpassungsstörung wird diagnostiziert, wenn man zu dem Schluß kommt, daß die Symptome Ausdruck einer Fehlanpassung an einen oder mehrere identifizierbare psychosoziale Belastungsfaktoren sind. Wenn keine Belastungsfaktoren für die Symptome verantwortlich scheinen, dann kann die jeweilige Kategorie „Nicht Näher Bezeichnete Störung" diagnostiziert werden (beispielsweise beeinträchtigende depressive Symptome, die nicht die Kriterien für eine spezifische affektive Störung erfüllen und die offenbar nicht eine Reaktion auf einen identifizierbaren Belastungsfaktor darstellen, würden unter der Diagnose „311: Nicht Näher Bezeichnete Depressive Störung" klassifiziert werden).

5. Prüfung des Übergangs zum Normalen. Gegenwärtige psychiatrische Diagnosen schließen viele Aspekte ein, die im Übergangsbereich zum Normalen liegen. Damit der Kliniker sicher sein kann, daß eine psychische Störung vorliegt, müssen die vorhandenen Symptome schwer genug sein, um klinisch bedeutsame Beeinträchtigungen oder Leiden hervorrufen. Aus diesem Grund enthalten viele diagnostische Kriterien von DSM-IV das folgende Kriterium: **„Das Störungsbild verursacht in klinisch bedeutsamer Weise Leiden oder Beeinträchtigungen in sozialen, beruflichen oder anderen wichtigen Funktionsbereichen."** Die Einschätzung, was als „klinisch bedeutsam" zu gelten hat, unterliegt der jeweiligen Beurteilung des Klinikers und sollte die Umwelt und den kulturellen Hintergrund des Patienten miteinbeziehen. Zum Beispiel würde man einer Person mit einer Schlangenphobie, die in einer Stadt lebt, in der es nahezu keine Schlangen gibt, nicht attesttieren, daß sie eine klinisch bedeutsame Beeiträchtigung durch ihre Phobie erfährt. Wenn dieselbe Person in eine Gegend zieht, in der es viele Schlangen gibt, und in ihrem Alltag stark durch die Furcht, eine Schlange zu treffen, behindert wird, dann würde man es als klinisch bedeutsame Beeinträchtigung einstufen, was eine Behandlung als psychiatrische Störung erfordern würde.

6. Ausschluß einer Vorgetäuschten Störung oder Simulation. Für Kliniker ist es häufig schwer zu erkennen, ob Patienten Symptome vortäuschen oder willentlich produzieren. Eine gute therapeutische Beziehung zwischen Arzt und Patient sollte auf Zusammenarbeit und Vertrauen aufgebaut sein. Trotzdem sollten Kliniker mißtrauisch sein, besonders wenn Patienten Symptome willentlich hervorrufen oder vorzutäuschen versuchen wie in Gefängnissen, vor Gericht, in Schwerbehinderungsverfahren oder in Notaufnahmen. Wenn ein Patient Symptome produziert oder vortäuscht, um ein besonderes Ziel (z. B. Entschädigung von Versicherungsgesellschaften, Vermeidung von Militärdienst oder anderen öffentlichen Verpflichtungen, oder um an Drogen heranzukommen) zu erreichen, dann wird dies als Simulation bezeichnet. Wenn ein Patient Symptome produziert oder vortäuscht, nicht um ein äußeres Ziel zu erreichen, sondern um die Krankenrolle einzunehmen, dann sollte die Diagnose einer Vorgetäuschten Störung gestellt werden.

Das multiaxiale System

Jeder Fallgeschichte in diesem Buch folgt unsere Einschätzung der jeweiligen multiaxialen Diagnose nach DSM-IV. Um den bestmöglichen Behandlungsplan für einen bestimmten Patienten aufzustellen, muß der Kliniker nicht nur die gegenwärtige psychische Störung kennen, sondern auch feststellen, ob ein medizinischer Krankheitsfaktor existiert, der den Verlauf der psychischen Störung und seine Behandlung beeinflussen könnte, ob psychosoziale oder Umweltstressoren den Patienten belasten, und auch das allgemeine Funktionsniveau des Patienten einschätzen. Das multiaxiale diagnostische System mit seinen **fünf Achsen** wurde entwickelt, damit der Kliniker alle diese Informationen in einem knappen Format erfassen kann. Dieses Achsen-System veranlaßt den Kliniker, sowohl psychische Störungen zu erfragen, als auch zu klären, ob eine Peröniichkeitsstörung oder fehlangepaßtes Verhalten vorliegt, medizinische Krankeitsfaktoren oder psychosoziale Probleme bestehen sowie das allgemeine Funktionsniveau einzuschätzen.

Alle psychischen Störungen einschließlich der Probleme, die im DSM-IV-Kapitel „Andere Klinisch Relevante Probleme" aufgeführt werden, werden auf **Achse I** codiert. Ausgenommen sind Persönlichkeitsstörungen, geistige Behinderung und Grenzbereiche der intellektuellen Leistungsfähigkeit, die auf **Achse II** codiert werden. Medizinische Krankheitsfaktoren werden auf der **Achse III** aufgeführt. DSM-IV enthält eine Liste häufiger Achse-III-Diagnosen im Anhang G. Psychosoziale und umgebungsbedingte Probleme, die Diagnose, Behandlung und Prognose der psychischen Störungen berühren, werden auf **Achse IV** notiert (siehe Tabelle unten).

| Achse IV |
Psychosoziale und Umgebungsbedingte Probleme
– Probleme mit der Hauptbezugsgruppe
– Probleme im sozialen Umfeld
– Ausbildungsprobleme
– Berufliche Probleme
– Wohnungsprobleme
– Wirtschaftliche Probleme
– Probleme beim Zugang zu Einrichtungen der Krankenversorgung
– Probleme beim Umgang mit dem Rechtssystem/Delinquenz
– Andere psychosoziale oder umgebungsbedingte Probleme

Die „Allgemeine Einschätzung des Funktionsniveaus" der **Achse V** (die **GAF-Skala,** siehe unten) bietet die Möglichkeit, den Grad des psychischen, sozialen und beruflichen Funktionsniveaus des Patienten quantitativ einzuschätzen. Dies kann dem Kliniker helfen, die Behandlung zu planen und ihre Effektivität zu beurteilen sowie den möglichen „outcome" vorherzusagen. Die Skala wird im allgemeinen dafür benutzt, den gegenwärtigen Funktionszustand des Patienten zu bestimmen. Jedoch wird in vielen Fällen auch der höchste Wert, den der Patient über einen längeren Zeitraum (z. B. im vergangenen Jahr) erreicht hat, interessant sein. Bei den meisten Fällen in diesem Buch geben wir den GAF-Wert für den gegenwärtigen Funktionszustand des Patienten sowie den höchsten Wert für das vergangene Jahr an.

Skala zur Globalen Erfassung des Funktionsniveaus (GAF)

Die psychischen, sozialen und beruflichen Funktionen sind auf einem hypothetischen Kontinuum von psychischer Gesundheit bis Krankheit gedacht. Funktionsbeeinträchtigungen aufgrund von körperlichen (oder umgebungsbedingten) Einschränkungen sollten nicht einbezogen werden.

Code (Beachte: Benutze auch entsprechende Zwischenwerte, z. B. 45, 68, 72)

100–91 **Hervorragende Leistungsfähigkeit in einem breiten Spektrum von Aktivitäten; Schwierigkeiten im Leben scheinen nie außer Kontrolle zu geraten; wird von anderen wegen einer Vielzahl positiver Qualitäten geschätzt; keine Symptome.**

90–81 **Keine oder nur minimale Symptome** (z. B. leichte Angst vor einer Prüfung), **gute Leistungsfähigkeit in allen Gebieten, interessiert und eingebunden in ein breites Spektrum von Aktivitäten, sozial effektiv im Verhalten, im allgemeinen zufrieden mit dem Leben, übliche Alltagsprobleme oder -sorgen** (z. B. nur gelegentlicher Streit mit einem Familienmitglied).

80–71   Wenn Symptome vorliegen, sind diese vorübergehende oder zu erwartende Reaktionen auf psychosoziale Belastungsfaktoren (z. B. Konzentrationsschwierigkeiten nach einem Familienstreit); höchstens leichte Beeinträchtigung der sozialen, beruflichen und schulischen Leistungsfähigkeit (z. B. zeitweises Zurückbleiben in der Schule).

70–61   Einige leichte Symptome (z. B. depressive Stimmung oder leichte Schlaflosigkeit) ODER einige leichte Schwierigkeiten hinsichtlich der sozialen, beruflichen oder schulischen Leistungsfähigkeit (z. B. gelegentliches Schuleschwänzen oder Diebstahl im Haushalt), aber im allgemeinen relativ gute Leistungsfähigkeit, hat einige wichtige zwischenmenschliche Beziehungen.

60–51   Mäßig ausgeprägte Symptome (z. B. Affektverflachung, weitschweifige Sprache, gelegentliche Panikattacken) ODER mäßig ausgeprägte Schwierigkeiten bezüglich der sozialen, beruflichen oder schulischen Leistungsfähigkeit (z. B. wenige Freunde, Konflikte mit Arbeitskollegen, Schulkameraden oder Bezugspersonen).

50–41   Ernste Symptome (z. B. Suizidgedanken, schwere Zwangsrituale, häufige Ladendiebstähle) ODER eine ernste Beeinträchtigung der sozialen, beruflichen und schulischen Leistungsfähigkeit (z. B. keine Freunde; Unfähigkeit, eine Arbeitsstelle zu behalten).

40–31   Einige Beeinträchtigungen in der Realitätskontrolle oder der Kommunikation (z. B. Sprache zeitweise unlogisch, unverständlich oder belanglos) ODER starke Beeinträchtigung in mehreren Bereichen, z. B. Arbeit oder Schule, familiäre Beziehungen, Urteilsvermögen, Denken oder Stimmung (z. B. ein Mann mit einer Depression vermeidet Freunde, vernachlässigt seine Familie und ist unfähig zu arbeiten; ein Kind schlägt häufig jüngere Kinder, ist zu Hause trotzig und versagt in der Schule).

30–21   Das Verhalten ist ernsthaft durch Wahnphänomene oder Halluzinationen beeinflußt ODER ernsthafte Beeinträchtigung der Kommunikation und des Urteilsvermögens (z. B. manchmal inkohärent, handelt grob inadäquat, starkes Eingenommensein von Selbstmordgedanken) ODER Leistungsunfähigkeit in fast allen Bereichen (z. B. bleibt den ganzen Tag im Bett, hat keine Arbeit, kein Zuhause und keine Freunde).

20–11   Selbst- und Fremdgefährdung (z. B. Selbstmordversuche ohne eindeutige Todesabsicht, häufig gewalttätig, manische Erregung) ODER ist gelegentlich nicht in der Lage, die geringste persönliche Hygiene aufrechtzuerhalten (z. B. schmiert mit Kot) ODER grobe Beeinträchtigung der Kommunikation (größtenteils inkohärent oder stumm).

10– 1   Ständige Gefahr, sich oder andere schwer zu verletzen (z. B. wiederholte Gewaltanwendung) ODER anhaltende Unfähigkeit, die minimale persönliche Hygiene aufrechtzuerhalten ODER ernsthafter Selbstmordversuch mit eindeutiger Todesabsicht.

0   Unzureichende Informationen

Wir haben versucht, immer die gesamte Vielfalt der Faktoren, die die Diagnosestellung und die Therapie beeinflussen, bei der Diskussion der Fälle sowie in unseren multiaxialen Diagnosen mitanzugeben.

Schlußgedanken

Die diagnostischen Kriterien des DSM-IV sind notwendigerweise eher allgemein gehalten; sie wollen die Gemeinsamkeit vieler Symptombilder darstellen und erfassen. Hierzu müssen sie auf alle Entwicklungsstufen vom Kind bis zum alten Menschen, auf Männer und Frauen und auf verschiedene Kulturkreise zutreffen. Die Tatsache, daß die diagnostischen Kriterien durchaus brauchbar sind, zeigt, daß Menschen in vielerlei Hinsicht doch eher ähnlich als verschieden sind. Dennoch ist jeder Mensch einzigartig, und der Kliniker sollte dies niemals vergessen und die diagnostischen Kriterien nie starr und mechanistisch anwenden. Vertrauen in das klinische Urteilsvermögen und Respekt vor der großen Vielfalt menschlichen Verhaltens sollte Grundlage der Interpretation der allgemeinen DSM-IV-Kriterien sein.

Wir hoffen, daß es dem Leser Freude macht, anhand der hier beschriebenen Patienten zu lernen.

Bearbeitung: PD Dr. med. Michael Zaudig, Windach

Übersetzung: Dr. med. Paraskevi Mavrogiorgou, München

Störungen, die gewöhnlich zuerst im Kleinkindalter, in der Kindheit oder Adoleszenz diagnostiziert werden

Das DSM-IV (American Psychiatric Association, 1994) enthält ein Kapitel über Störungen, die gewöhnlich zuerst im Kleinkindalter, in der Kindheit oder Adoleszenz diagnostiziert werden. Dies dient jedoch lediglich der einfacheren Strukturierung des Handbuchs und kann irreführend sein. Der Untersucher sollte im Auge behalten, daß viele dieser Störungen häufig im Erwachsenenalter diagnostiziert werden und viele Störungen, die in anderen Kapiteln des Handbuchs beschrieben werden (z. B. die Major Depression), ihren Anfang in der Kindheit oder Adoleszenz nehmen können. Aus diesem Grund muß jeder Erwachsenenpsychiater auch dieses Kapitel und jeder Kinderpsychiater auch die anderen Kapitel des Handbuchs kennen.

Das Kapitel umfaßt folgende Hauptkategorien von Störungen:
- Geistige Behinderung
- Lernstörungen
- Störung der Motorischen Fähigkeiten
- Tiefgreifende Entwicklungsstörungen
- Kommunikationsstörungen
- Störungen der Aufmerksamkeit, der Aktivität und des Sozialverhaltens
- Fütter- und Eßstörungen im Säuglings- und Kleinkindalter
- Ticstörungen
- Störungen der Ausscheidung
- Andere Störungen im Kleinkindalter, in der Kindheit oder Adoleszenz (dazu gehören Störung mit Trennungsangst, Selektiver Mutismus, Reaktive Bindungsstörung im Säuglings- und Kleinkindalter sowie Stereotype Bewegungsstörung)
- Nicht Näher Bezeichnete Störungen im Kleinkindalter, in der Kindheit oder Adoleszenz

Folgende Störungen werden anhand spezifischer Fälle dargestellt: Autistische Störung, Aufmerksamkeitsdefizit-/Hyperaktivitätsstörung, Störung des Schriftlichen Ausdrucks, Störung des Sozialverhaltens, Tourette-Störung und Störung mit Trennungsangst. Einige der anderen Störungen werden bei den Differentialdiagnosen dieser Fallstudien ebenfalls erörtert.

Tiefgreifende Entwicklungsstörungen

299.00	Autistische Störung	
299.80	Rett-Störung	
299.10	Desintegrative Störung im Kindesalter	
299.80	Asperger-Störung	
299.80	Nicht Näher Bezeichnete Tiefgreifende Entwicklungsstörung	

Autistische Störung

* Fallbeispiel: Eigenartige Verhaltensweisen bei einem Jugendlichen mit einer Entwicklungsstörung [1]

James ist ein 15jähriger Junge, das mittlere von drei Geschwistern, mit einer langen Geschichte einer ungewöhnlichen und verzögerten Entwicklung. Seine Eltern bringen ihn zur Untersuchung wegen zunehmender Verhaltensprobleme. In den zwei Jahren vor dieser Untersuchung war James fortschreitend rigider und unflexibler geworden und sein Beharren auf komplexen Gewohnheiten verursacht viele Probleme. Er hat keine echten Freunde und zeigt eine Reihe von Idiosynkrasien. Er wiederholt ständig bestimmte Wortverbindungen aus dem Fernsehen und zeigt eine Faszination für Schnüre und Fusseln. Er hat beträchtliche Mengen davon gesammelt und trägt sie ständig bei sich. Alle Versuche, ihn von diesem ungewöhnlichen Interesse abzubringen, führen zu Erregung mit Phasen, in denen wiegende Körperbewegungen und Kopfanschlagen auftreten.

Bei der Untersuchung zeigt James ein ungewöhnliches Muster von sozialer Bindung - er nimmt selten Blickkontakt auf und scheint an sozialer Interaktion relativ uninteressiert zu sein. Zur Steuerung der Interaktion benutzt er weder Gesichtsausdruck noch Gestik oder Körperhaltung und ihm fehlt der emotionale Austausch. Seine Eltern berichten, er habe große Schwierigkeiten, ein Gespräch fortzuführen und zeige lediglich Interesse an der Erörterung bestimmter Fernsehprogramme sowie an seiner Schnüresammlung. Seine Sprache ist stereotyp und repetitiv und hat einen monotonen Charakter. Weiterhin berichten seine Eltern, daß er einige stereotype Verhaltensweisen zeigt, wenn er aufgeregt ist. Er neigt dazu, an verschiedenen irrationalen Gewohnheiten festzuhalten (so geht er z. B. immer drei Mal um einen Stuhl herum, bevor er sich darauf setzt, ein Verhalten, das während der Untersuchung zu beobachten war). Er ist affektiv sehr eingeengt, seine Erkenntnisfähigkeit und sein Urteilsvermögen sind gering. Es gibt keinen Hinweis auf Wahnvorstellungen, Halluzinationen oder andere psychotische Phänomene.

James wurde in eine Arbeiterfamilie nach normal verlaufender Schwangerschaft und Entbindung geboren. Nach Angaben seiner Mutter war er als Säugling und Kleinkind anspruchslos und relativ ruhig und er schien von den ersten Lebenswochen an „anders" zu sein. Im Gegensatz zu seinen beiden Geschwistern schien James sehr viel weniger an sozialer Interaktion interessiert zu sein. Wichtige motorische Entwicklungsetappen traten zu den erwarteten Zeiten ein, aber die Sprachentwicklung war deutlich verzögert. Man hatte die Besorgnis, James könnte taub sein, aber ein Hörtest ergab offensichtlich ein normales Hörvermögen. Trotz der anfänglichen Beruhigung durch ihren Kinderarzt, James sei ein Kind, das spät sprechen lerne, blieben seine Eltern weiterhin besorgt und brachten ihn im Alter von 36 Monaten zu weiteren Untersuchungen. Bei der Untersuchung zeigte James ungleichmäßige Entwicklungsfertigkeiten mit stark verzögerten

---

[1] Thanks to Fred Volkmar, M.D., of the Child Study Center at Yale University for this case.

sprachlichen und durch Sprache vermittelten kognitiven Fähigkeiten, wobei aber einige motorische und nichtverbale kognitive Fähigkeiten seiner Altersstufe nahekamen. James sprach nur einige wenige Worte, die er eher dafür benutzte, um Nahrung zu erhalten als um sozialen Kontakt herzustellen. Er war unfähig, einfachen Aufforderungen nachzukommen und hatte deutliche Schwierigkeiten bei Aufgaben, die Imitation beinhalteten. James war Veränderungen gegenüber ausgesprochen intolerant. Er bestand z. B. darauf, daß seine Eltern jeden Abend beim Zubettgehen dieselben Gewohnheiten einhielten und geriet in größte Aufregung, wenn im gewohnten Ablauf eine Veränderung auftrat. Er reagierte auch äußerst sensibel auf seine unbelebte Umgebung, so daß er beim Geräusch des Staubsaugers in Panik geriet, während er die Stimme seiner Mutter häufig völlig zu ignorieren schien. Sein Spiel beinhaltete einfache Objektmanipulation mit beträchtlicher Ausdauer. Eine umfassende medizinische Untersuchung zeigte ein normales Elektroenzephalogramm und ein unauffälliges Bild bei der Computertomographie. Die genetische und die Chromosomenanalyse waren ebenfalls normal. Familiengeschichtlich lag bei seinem älteren Bruder eine weit weniger stark ausgeprägte verzögerte Sprechentwicklung vor.

Aufgrund dieser Untersuchung wurde die Diagnose eines Infantilen Autismus gestellt, als James drei Jahre alt war. Er wurde in ein intensives Frühförderprogramm aufgenommen, wo er insbesondere im Bereich des expressiven Wortschatzes Fortschritte machte. Sein Sprechen war jedoch durch Echolalie, extreme Einfachheit und eine monotone Stimme gekennzeichnet. James hatte besondere Schwierigkeiten beim Gebrauch der Sprache in sozialen Situationen.

Bis zum Schulalter entwickelte James differenziertere soziale Fertigkeiten, jedoch auch verschiedene selbststimulierende Verhaltensweisen, insbesondere wiegende Körperbewegungen und Kopfanschlagen sowie die Faszination, Schnüre zu sammeln. Obwohl er auch weiterhin empfindlich und ablehnend gegenüber Veränderungen in seiner Umgebung blieb, so waren doch unregelmäßige, aber beständige Fortschritte zu beobachten. Formale psychologische Erhebungen im Alter von zehn Jahren ergaben einen IQ-Gesamtwert im leicht verzögerten Bereich mit beträchtlicher Streuung bei den Ergebnissen der Subtests. Bis zu seinem zwölften Lebensjahr hatten seine ungewöhnlichen Interessen und seine Schwierigkeiten im Umgang mit Veränderungen etwas abgenommen und er konnte täglich einige Stunden die öffentliche Schule besuchen.

Mit Eintritt der Adoleszenz verschlimmerte sich jedoch James Verhalten, insbesondere nach Beginn eines Anfallsleidens im Alter von vierzehn Jahren. Er wurde rigider in seinem Verhalten, sein Interesse am Sammeln ungewöhnlicher Materialien aus seiner Kindheit kehrte zurück und er hatte Schwierigkeiten, sich auf schulische oder berufliche Aktivitäten zu konzentrieren.

DSM-IV Diagnose
(ICD-10 s.S. 27)

Achse I:	299.00	Autistische Störung
	317	Leichte Geistige Behinderung
Achse II:	V71.09	Keine Diagnose
Achse III:	345.9	Anfallsleiden
Achse IV:		Beginn der Adoleszenz, Anfallsleiden
Achse V:		GAF = 35 (gegenwärtig); 40 (höchster Wert im letzten Jahr)

Diagnostische Kriterien für 299.00 (F84.0) Autistische Störung

A. Es müssen mindestens sechs Kriterien aus (1), (2) und (3) zutreffen, wobei mindestens zwei Kriterien aus (1) und je ein Kriterium aus (2) und (3) stammen müssen:
    (1) qualitative Beeinträchtigung der sozialen Interaktion in mindestens zwei der folgenden Bereiche:·
        (a) ausgeprägte Beeinträchtigung im Gebrauch vielfältiger nonverbaler Verhaltensweisen wie beispielsweise Blickkontakt, Gesichtsausdruck, Körperhaltung und Gestik zur Steuerung sozialer Interaktionen,
        (b) Unfähigkeit, entwicklungsgemäße Beziehungen zu Gleichaltrigen aufzubauen,
        (c) Mangel, spontan Freude, Interessen oder Erfolge mit anderen zu teilen (z. B. Mangel, anderen Menschen Dinge, die für die Betroffen von Bedeutung sind, zu zeigen, zu bringen oder darauf hinzuweisen),
        (d) Mangel an sozio-emotionaler Gegenseitigkeit;
    (2) qualitative Beeinträchtigungen der Kommunikation in mindestens einem der folgenden Bereiche:
        (a) verzögertes Einsetzen oder völliges Ausbleiben der Entwicklung von gesprochener Sprache (ohne den Versuch zu machen, die Beeinträchtigung durch alternative Kommunikationsformen wie Gestik oder Mimik zu kompensieren),
        (b) bei Personen mit ausreichendem Sprachvermögen deutliche Beeinträchtigung der Fähigkeit, ein Gespräch zu beginnen oder fortzuführen,
        (c) stereotyper oder repetitiver Gebrauch der Sprache oder idiosynkratische Sprache,
        (d) Fehlen von verschiedenen entwicklungsgemäßen Rollenspielen oder sozialen Imitationsspielen;
    (3) beschränkte, repetitive und stereotype Verhaltensweisen, Interessen und Aktivitäten in mindestens einem der folgenden Bereiche:
        (a) umfassende Beschäftigung mit einem oder mehreren stereotypen und begrenzten Interessen, wobei Inhalt und Intensität abnorm sind,
        (b) auffällig starres Festhalten an bestimmten nichtfunktionalen Gewohnheiten oder Ritualen,
        (c) stereotype und repetitive motorische Manierismen (z. B. Biegen oder schnelle Bewegungen von Händen oder Fingern oder komplexe Bewegungen des ganzen Körpers),
        (d) ständige Beschäftigung mit Teilen von Objekten.

B. Beginn vor Vollendung des dritten Lebensjahres und Verzögerungen oder abnorme Funktionsfähigkeit in mindestens einem der folgenden Bereiche:
    (1) soziale Interaktion,
    (2) Sprache als soziales Kommunikationsmittel oder
    (3) symbolisches oder Phantasiespiel.

C. Die Störung kann nicht besser durch die Rett-Störung oder die Desintegrative Störung im Kindesalter erklärt werden.

Leitlinien für Diagnose und Differentialdiagnose der Autistischen Störung

Die letzte Verschlimmerung von James' Verhaltensschwierigkeiten geschah im Kontext seiner langen Geschichte einer deutlich beeinträchtigten Entwicklung und Defiziten in der sozialen Interaktion, einer verzögerten und verzerrten Kommunikation sowie beschränkten, repetitiven und stereotypen Verhaltensmustern, die mit der Diagnose einer Autistischen Störung vereinbar sind.

Zum Zeitpunkt seiner letzten Untersuchung zeigte James eine „qualitative Beeinträchtigung der sozialen Interaktion". Er war unfähig, nonverbale Signale zur Steuerung der sozialen Interaktion zu nutzen, er hatte keine entwicklungsgemäßen Beziehungen zu Gleichaltrigen aufgebaut und ihm fehlte die Fähigkeit zum sozialen Austausch. In ähnlicher Weise waren „qualitative Beeinträchtigungen der Kommunikation" vorhanden, wozu James' deutliche Schwierigkeiten, ein Gespräch fortzuführen und sein stereotyper Sprachgebrauch gehörten. Schließlich zeigte James durch sein zwanghaftes Festhalten an nicht-funktionalen Gewohnheiten, seine stereotypen motorischen Manierismen und die intensive Beschäftigung mit seiner Schnüresammlung „beschränkte, repetitive und stereotype Verhaltensweisen, Interessen und Aktivitäten". Seine sozialen und sprachlichen Defizite waren vor seinem dritten Lebensjahr deutlich zu erkennen. Daher wäre die Diagnose einer Autistischen Störung nach DSM-IV sowohl mit dem gegenwärtigen Störungsbild als auch mit der im Alter von drei Jahren gestellten Erstdiagnose des Infantilen Autismus nach DSM-III (American Psychiatric Association, 1980) vereinbar.

Die **Differentialdiagnose der Autistischen Störung** enthält andere Störungen aus der Kategorie der Tiefgreifenden Entwicklungsstörungen. Diese Kategorie wurde im DSM-IV um die Rett-Störung, die Desintegrative Störung im Kindesalter und die Asperger-Störung erweitert. Diese Diagnosen wurden aufgenommen, um die Differentialdiagnose zu verbessern und den Untersuchern eine genauere und spezifischere Beschreibung der Symptome zu ermöglichen, die im DSM-III-R (American Psychiatric Association, 1987) als Autistische Störung oder Nicht Näher Bezeichnete Tiefgreifende Entwicklungsstörung diagnostiziert worden wären.

Die **Rett-Störung** wurde nur bei Mädchen beobachtet. Sie ist durch ein typisches Muster eines verlangsamten Kopfwachstums, den Verlust von motorischen Fertigkeiten sowie der Entwicklung einer starken psychomotorischen Retardierung gekennzeichnet.

Bei der **Desintegrativen Störung im Kindesalter** verläuft die Entwicklung normal, bis das Kind mindestens zwei Jahre alt ist. Danach setzt eine starke Regression mit der Entwicklung von Merkmalen ein, die auf Autismus hinweisen. Bei der Asperger-Störung ist kein deutlicher Sprachrückstand zu beobachten. Die Asperger-Störung wird nicht diagnostiziert, wenn die Kriterien einer Autistischen Störung erfüllt sind.

Die Diagnose einer **Nicht Näher Bezeichneten Tiefgreifenden Entwicklungsstörung** wird für Störungsformen verwendet, bei denen die Kriterien einer Autistischen Störung oder einer anderen spezifischen Tiefgreifenden Entwicklungsstörung nicht erfüllt sind, bei denen aber schwere Beeinträchtigungen in der Entwicklung der wechselseitigen sozialen Interaktion oder Kommunikation vorliegen oder der Betroffene stereotype Verhaltensweisen, Interessen oder Aktivitäten zeigt. So wäre z. B. die angemessene Diagnose für ein Kind, das für die Autistische Störung typische kommunikative Merkmale sowie stereotype

Bewegungen, aber keine qualitative Beeinträchtigung der sozialen Fähigkeiten zeigt, die Nicht Näher Bezeichnete Tiefgreifende Entwicklungsstörung.

Die Differentialdiagnose der Autistischen Störung enthält auch bestimmte Störungen, die nicht zu den Tiefgreifenden Entwicklungsstörungen gehören. Manchmal entwickelt sich eine **Schizophrenie** schon in der Kindheit. Gewöhnlich gehen ihr jedoch einige Jahre normaler oder nahezu normaler Entwicklung voraus, was für die Autistische Störung untypisch ist, bei der bestimmte Entwicklungsrückstände oder eine abnorme Funktionsfähigkeit vor dem dritten Lebensjahr auftreten müssen. Die zusätzliche Diagnose einer Schizophrenie wird bei Personen mit einer Autistischen Störung nur dann gestellt, wenn diese fortgesetzt ausgeprägte Wahnphänomene oder Halluzinationen entwickeln, die die Kriterien einer Schizophrenie erfüllen.

Für Kommunikationsstörungen, die Expressive Sprachstörung und die Kombinierte Rezeptiv-Expressive Sprachstörung, sind ausgeprägte Sprachprobleme charakteristisch. Im Gegensatz zu Tiefgreifenden Entwicklungsstörungen sind Kommunikationsstörungen jedoch nicht mit qualitativen Auffälligkeiten bei der sozialen Interaktion oder mit beschränkten, repetitiven oder stereotypen Interessen verbunden. Da stereotype Bewegungen zur Definition der Tiefgreifenden Entwicklungsstörungen gehören, rechtfertigen sie keine gesonderte Diagnose einer Stereotypen Bewegungsstörung. Kommt, was häufig der Fall ist, eine Geistige Behinderung zusammen mit Autismus vor, können beide Störungen diagnostiziert werden.

Therapieplanung für die Autistische Störung

Die Symptome einer Autistischen Störung können je nach Entwicklungsstufe variieren. Insbesondere während der Adoleszenz kann eine gewisse Verhaltensverschlechterung (wie bei James) oder, was weniger häufig vorkommt, eine Verbesserung der Anpassung beobachtet werden. Obwohl der Grund oder die Gründe für Autismus unbekannt bleiben, gibt es wichtige Hinweise dafür, daß anhaltende Erziehungs- und Verhaltensmaßnahmen einen langfristigen Erfolg zeigen. Dabei ist es wichtig, den Betroffenen dabei zu helfen, die grundlegenden Anpassungsfähigkeiten zu erwerben, die für die größtmögliche Selbständigkeit als Erwachsene notwendig sind. Wichtig sind ebenfalls Verhaltensinterventionen, die erwünschtes Verhalten positiv verstärken und unangemessenes Verhalten entmutigen. Eine Reihe von medizinischen Behandlungen kann hilfreich sein, um Verhaltensanpassung und Lernen zu erleichtern. In James' Fall sind die Evaluierung seines gegenwärtigen Erziehungs- und Verhaltensprogramms und die Beratung mit dem Neurologen, der sein Anfallsleiden behandelt, angezeigt. Etwa 25 % der Personen mit einer Autistischen Störung haben Anfälle unterschiedlicher Art.

Zusammenfassung

Viele Kinder und Jugendliche zeigen eigenartiges Verhalten, erfüllen aber nicht die Kriterien für die Diagnose einer Autistischen Störung. Je nach den spezifischen Merkmalen der

Störung könnte bei den Betroffenen die Asperger-Störung, die Nicht Näher Bezeichnete Tiefgreifende Entwicklungsstörung oder die Schizoide, Schizotypische oder Vermeidend-Selbstunsichere Persönlichkeitsstörung diagnostiziert werden. Häufig wird bei Erwachsenen mit den fortdauernden Symptomen der Autistischen Störung die falsche Diagnose einer Schizophrenie gestellt. Eine umfassende Entwicklungsgeschichte der Störung, die einen frühen Beginn der Symptome anzeigt, hilft dem Untersucher, die Unterscheidung zu treffen. Entsprechen der Störungsbeginn und die Symptome einer Autistischen Störung und treten auch ausgeprägte Halluzinationen oder Wahnvorstellungen auf, sind beide Diagnosen angemessen.

ICD-10

Fallbeispiel: Eigenartige Verhaltensweisen bei einem Jugendlichen mit einer Entwicklungsstörung (s.S. 22)

ICD-10 Diagnose
F84.0   frühkindlicher Autismus

F84.0   frühkindlicher Autismus

    A.   Vor dem dritten Lebensjahr manifestiert sich eine auffällige und beeinträchtigte Entwicklung in mindestens einem der folgenden Bereiche:

    1.   rezeptive oder expressive Sprache wie sie in der sozialen Kommunikation verwandt wird

    2.   Entwicklung selektiver sozialer Zuwendung oder reziproker sozialer Interaktion

    3.   funktionales oder symbolisches Spielen

    B.   Insgesamt müssen mindestens sechs Symptome von 1., 2. und 3. vorliegen, davon mindestens zwei von 1. und mindestens je eins von 2. und 3.:

    1.   Qualitative Auffälligkeiten der gegenseitigen sozialen Interaktion in mindestens drei der folgenden Bereiche:

        a.   Unfähigkeit, Blickkontakt, Mimik, Körperhaltung und Gestik zur Regulation sozialer Interaktionen zu verwenden

        b.   Unfähigkeit, Beziehungen zu Gleichaltrigen aufzunehmen mit gemeinsamen Interessen, Aktivitäten und Gefühlen (in einer für das geistige Alter angemessenen Art und Weise trotz hinreichender Möglichkeiten)

        c.   Mangel an sozio-emotionaler Gegenseitigkeit, die sich in einer Beeinträchtigung oder devianten Reaktion auf die Emotionen anderer äußert oder Mangel an Verhaltensmodulation entsprechend dem sozialen Kontext oder nur labile Integration sozialen, emotionalen und kommunikativen Verhaltens

        d.   Mangel, spontan Freude, Interessen oder Tätigkeiten mit anderen zu teilen (z.B. Mangel, anderen Menschen Dinge, die für die Betroffenen von Bedeutung sind, zu zeigen, zu bringen oder zu erklären)

2. Qualitative Auffälligkeiten der Kommunikation in mindestens einem der folgenden Bereiche:

   a. Verspätung oder vollständige Störung der Entwicklung der gesprochenen Sprache, die nicht begleitet ist durch einen Kompensationsversuch durch Gestik oder Mimik als Alternative zur Kommunikation (vorausgehend oft fehlendes kommunikatives Geplapper)

   b. relative Unfähigkeit, einen sprachlichen Kontakt zu beginnen oder aufrechtzuerhalten (auf dem jeweiligen Sprachniveau), bei dem es einen gegenseitigen Kommunikationsaustausch mit anderen Personen gibt

   c. stereotype und repetitive Verwendung der Sprache oder idiosynkratischer Gebrauch von Worten oder Phrasen

   d. Mangel an verschiedenen spontanen Als-ob-Spielen oder (bei jungen Betroffenen) sozialen Imitationsspielen.

3. Begrenzte, repetitive und stereotype Verhaltensmuster, Interessen und Aktivitäten in mindestens einem der folgenden Bereiche:

   a. umfassende Beschäftigung mit gewöhnlich mehreren stereotypen und begrenzten Interessen, die in Inhalt und Schwerpunkt abnorm sind. Es kann sich aber auch um ein oder mehrere Interessen ungewöhnlicher Intensität und Begrenztheit handeln

   b. offensichtlich zwanghafte Anhänglichkeit an spezifische, nicht funktionale Handlungen oder Rituale

   c. stereotype und repetitive motorische Manierismen mit Hand- und Fingerschlagen oder Verbiegen, oder komplexe Bewegungen des ganzen Körpers

   d. vorherrschende Beschäftigung mit Teilobjekten oder nicht funktionalen Elementen des Spielmaterials (z. B. ihr Geruch, die Oberflächenbeschaffenheit oder das von ihnen hervorgebrachte Geräusch oder ihre Vibration)

C. Das klinische Bild kann nicht einer anderen tiefgreifenden Entwicklungsstörung zugeordnet werden, einer spezifischen Entwicklungsstörung der rezeptiven Sprache (F80.2) mit sekundären sozio-emotionalen Problemen, einer reaktiven Bindungsstörung (F94.1), einer Bindungsstörung mit Enthemmung (F94.2), einer Intelligenzminderung (F70-F72), mit einer emotionalen oder Verhaltensstörung, einer Schizophrenie mit ungewöhnlich frühem Beginn oder einem Rett-Syndrom (F84.2).

Interpretation nach ICD-10

Der frühkindliche Autismus ist eine tiefgreifende Entwicklungsstörung, die sich vor dem 3. Lebensjahr manifestiert. Im Vordergrund stehen eine gestörte soziale Interaktion und Kommunikation sowie ein eingeschränktes repetitives Verhalten.

Bereits vor dem 3. Lebensjahr war James in seinen sozialen, vor allem aber in sprachlich vermittelten Interaktionen beeinträchtigt. Er hatte deutliche Schwierigkeiten bei Aufgaben, die Imitation bzw. repetitives Verhalten beinhalteten. Er war deutlich weniger als seine

Geschwister an sozialen Interaktionen interessiert **(Kriterium A.1 und A.2)**. James reagierte weder auf den emotionalen und sozialen Gehalt der Sprache noch setzte er ihn für sich ein. Bereits mit drei Jahren bestand James auf der Durchführung bestimmter Handlungsroutinen **(Kriterium A.3)**. Als unspezifische Probleme zeigt James vor allem Aggressionen, Wutausbrüche und eine Tendenz zur Selbstverletzung, wenn versucht wird, ihn an der Beschäftigung mit seiner Schnüresammlung oder mit Fusseln zu hindern oder wenn man ihn bei der Durchführung von Handlungsroutinen störte. Seine Interessen sind einseitig auf die Erörterung bestimmter Fernsehprogramme beschränkt. Die spezifische Symptomatik hatte bis zum 12. Lebensjahr abgenommen. Die Beurteilung des Intelligenzniveaus ergab eine leichte Geistige Behinderung mit hoher Variabilität in den einzelnen Subtests. Mit dem Eintritt in die Pubertät und einem sich zusätzlich manifestierenden Anfallsleiden verstärkte sich im Alter von 14 Jahren die gesamte Symptomatik. Bei James sind alle Kriterien voll erfüllt.

Vergleich DSM-IV/ICD-10

Die diagnostischen Kriterien für den „frühkindlichen Autismus" entsprechen weitgehend den DSM-IV-Kriterien (vgl. DSM-IV, Saß et al. 1996, S.59-60). Differentialdiagnostisch wird im ICD-10 ebenso wie im DSM-IV auf folgende Störungen hingewiesen: Rezeptive Sprachstörungen (F80.2), Schizophrenie (F20) mit ungewöhnlich frühem Beginn, das Rett-Syndrom (F84.2) auf reaktive Bindungsstörungen (F94.1), Bindungsstörung mit Enthemmung und Intelligenzminderung (F70-72). Im DSM-IV wird die Asperger Störung nochmals deutlich vom Autismus getrennt.

Störungen der Aufmerksamkeit, der Aktivität und des Sozialverhaltens

		Störungen der Aufmerksamkeit, der Aktivität und des Sozialverhaltens
314	.xx	Aufmerksamkeitsdefizit-/Hyperaktivitätsstörung
	.01	Mischtypus
	.00	Vorwiegend Unaufmerksamer Typus
	.01	Vorwiegend Hyperaktiv-Impulsiver Typus
314	.9	Nicht Näher Bezeichnete Aufmerksamkeitsdefizit-/Hyperaktivitätsstörung
312	.xx	Störung des Sozialverhaltens
	.81	Typus mit Beginn in der Kindheit
	.82	Typus mit Beginn in der Adoleszenz
	.89	Unspezifischer Beginn
313	.81	Störung mit Oppositionellem Trotzverhalten
312	.9	Nicht Näher Bezeichnetes Sozial Störendes Verhalten

Aufmerksamkeitsdefizit-/Hyperaktivitätsstörung

Es werden zwei Fälle der Aufmerksamkeitsdefizit-/Hyperaktivitätsstörung vorgestellt, um die unterschiedlichen Subtypen dieser Störung zu veranschaulichen. Die Fragen zur Differentialdiagnose und Behandlung werden für beide Fälle gemeinsam erörtert.

* Fallbeispiel: Ein hyperaktiver Junge, der in der Schule versagt [2]

Kevin ist ein fröhlicher Drittkläßler von neun Jahren, der in der Ambulanz vorgestellt wurde, nachdem der Lehrer der Privatschule, die er besucht, wiederholt seine Mutter angerufen hatte, da sich sein Verhalten im Unterricht verschlimmert hatte. Sein Lehrer beschrieb ihn als sympathischen und freundlichen Jungen, der immer gehorchte, wenn man ihm etwas sagte, der aber auch wiederholt den Unterricht durch seine Faxen störte und nicht länger in der Klasse geduldet werden konnte. Der Lehrer berichtete, daß er summte und vor sich hin murmelte, mit Antworten herausplatzte, ohne die Hand zu heben und immer versuchte, der erste zu sein, wenn der Lehrer eine Frage stellte, obwohl er dann häufig die Antwort nicht wußte, wenn er aufgerufen wurde. Der Lehrer mußte ihn ständig daran erinnern, an seinem Platz zu bleiben. Auf dem Schulhof war Kevin ein richtiger „Wirbelwind". Obwohl er seine Klassenkameraden durch seine Faxen und sein wagemutiges Verhalten häufig zum Lachen brachte, schien er wenige Spielkameraden zu haben, die überhaupt Zeit mit ihm verbrachten, da er die Neigung hatte, Spiele zu stören und seine eigenen Regeln zu erfinden. Häufig wurde er bei Spielen auf dem Schulhof als letzter in die Mannschaften gewählt. Bei Spielen wie Softball war er im Außenfeld völlig unzuverlässig, da er sich gewöhnlich auf Kondensstreifen am Himmel oder interessante Steinchen auf dem Boden konzentrierte.

Obwohl Kevin ein intelligenter Junge zu sein schien, schaffte er es selten, seine Aufgaben im Unterricht zu Ende zu bringen. Als Folge bekam er häufig Arbeitsblätter mit nach Hause, die er jedoch selten zurückbrachte. Als Kevins Mutter auf einer Lehrerkonferenz darüber informiert wurde, war sie sehr überrascht, da sie viel Zeit damit zubrachte, Kevin bei der Fertigstellung seiner Hausaufgaben zu helfen. Die täglichen Hausaufgaben waren in der Tat zu einer stundenlangen, grauenvollen Angelegenheit geworden, während der Kevin häufig ermahnt werden mußte, nicht ständig ins Wohnzimmer zu laufen und nachzusehen, was im Fernsehen lief oder die Gespräche der Leute um ihn herum zu unterbrechen. Er ging allen Geräuschen oder Bewegungen in der Küche nach, wo er seine täglichen Hausaufgaben machte. Seine Mutter bemerkte, daß er ständig vergaß, seine Schulsachen mit zur Schule zu nehmen und daß häufig zerknülltes Papier in seiner Schultasche lag.

Während eines Interviews in der Klinik beschreibt ihn seine Mutter als den „liebsten Jungen, den man sich vorstellen kann" und hebt sein gewinnendes Lächeln und seine unbekümmerte Art hervor, die die meisten Leute liebenswert finden. Andererseits gibt sie zu, daß er ein „richtiger Junge" sei und „sie ganz schön auf Trab halte". Im Kinder-

---

[2] Thanks for supplying these cases go to C. Keith Conners, Ph. D., of the Psychiatry Department of Duke University Medical Center.

garten hatte man ihr gesagt, er sei „unreif" und solle noch ein Jahr bleiben, bevor er zur Schule ging. Er schien die Schule zunächst zu mögen, fing dann aber in der zweiten Klasse an, sich über seine Lehrer zu beschweren. Er sagte, sie seien gemein und ungerecht und „hackten immer auf ihm herum".

Zu Hause war Kevin ständig in Bewegung. Gewöhnlich säumte eine Spur von Spielsachen seinen Weg, wenn er durch das Haus rannte auf der Suche danach, was er tun könnte. Obwohl er ein Zimmer voller Spielsachen und Spiele hatte, beklagte er sich gewöhnlich darüber, daß „hier alles langweilig" sei. Seine Mutter konnte ihn im Haus immer anhand der lauten Geräusche lokalisieren, die sein Spiel begleiteten. Gewöhnlich hatte er keine Lust, ein ruhiges Spiel zu spielen, was seine Schwester so gerne tat, wie z.B. ein Puzzle oder ein Brettspiel. Er lief auf vollen Touren bis zum Abend, wo er plötzlich, wie seine Mutter es ausdrückte, runterschraubte „wie ein Motor, dem das Benzin ausging".

Am Wochenende hatte Kevin eine Reihe kleinerer Pflichten im Haushalt zu erledigen, wie z. B. Müll rausbringen oder sein Zimmer aufräumen. Er wurde fast unweigerlich auf seinem Weg abgelenkt und die Arbeit wurde nur teilweise oder gar nicht getan. Er war niemals unwillig oder trotzig, wenn man ihn darum bat, seinen Pflichten nachzukommen, die einfachsten Ablenkungen konnten ihn jedoch aus dem Gleis bringen. Ein anderes Mal vertiefte er sich völlig in ein Videospiel oder einen Spielfilm und seine Mutter mußte erst ihre Hände auf sein Gesicht legen und ihm in die Augen schauen, bevor er einer Bitte Beachtung schenkte.

Im Gegensatz zur lebendigen Schilderung seines überaktiven Verhaltens spielt Kevin bei seinem ersten Besuch still im Wartezimmer auf dem Boden mit seinen mitgebrachten Robotern und Transformatoren. Er kommt ruhig und bereitwillig mit dem Untersucher mit und seine Augen leuchten auf, als man ihm sagt, er werde Computerspiele spielen. Bei der Untersuchung stellt sich Kevin als gesunder, gut genährter Junge heraus, der außer ein paar Schrammen und blauen Flecken sowie einigen verheilten Wunden an Kopf und Unterarm in guter physischer Verfassung ist. Es liegt keine auffällige Krankheitsgeschichte vor außer einem gebrochenen Handgelenk im Alter von drei Jahren, das er sich zugezogen hatte, als er von einer hohen Mauer fiel, auf die er irgendwie hochgeklettert war. Kevins Geburt und frühe Entwicklung waren unauffällig, wobei er sprachliche und motorische Entwicklungsstufen stets normal oder leicht verfrüht erreichte. Sein frühkindliches Aktivitätsniveau war hoch und er hatte als Kleinkind eine kurze Aufmerksamkeitsspanne für Spielsachen. Obwohl er ein freundliches und liebevolles Baby war, das sich gern knuddeln ließ, bemerkte seine Mutter schon sehr früh, daß er sich bei irgendeiner Bewegung oder Aktivität in seiner Nähe in ihren Armen wand, um sich umzudrehen und zu sehen, was los war. Kevin wachte immer früh auf, verließ schon im frühen Alter von zwei Jahren morgens sein Bett und erforschte den Haushalt. Kevins Mutter gab zu, daß sie über ihre schon früh auftretende Schwierigkeit, mit ihm fertigzuwerden, besorgt war, besonders da er trotz ständiger Ermahnungen nicht zu lernen schien, gefährliche oder in aller Unschuld durchgeführte destruktive Handlungen zu unterlassen.

Kevins Vater wies sie zurecht und sagte, Kevin sei eben ein Junge und er selbst sei als Junge genauso gewesen. Kevins Mutter begann zu weinen, als sie darauf hingewiesen wurde, daß sie sich einen Großteil ihres Tages mit Kevin beschäftigte. Sie beschrieb Kevins Vater, der beim ersten Klinikbesuch abwesend war, als mäßig erfolgreichen

Verkaufsleiter einer medizinischen Zulieferfirma, der häufig auf Verkaufsreisen unterwegs war und wenn er in der Stadt arbeitete, nicht vor 19 Uhr nach Hause kam. Sie berichtete, er sei ein ruheloser und etwas unorganisierter Mensch, der jedoch aufgrund seines Elans und seiner Energie recht erfolgreich war. Nach ihren Worten könnte er noch erfolgreicher sein, wenn er sich mit Büroarbeit anfreunden könnte. Er sei unverbesserlich, was die Führung seines Scheckbuchs betraf und neigte dazu, alles vor sich herzuschieben, was mit Schreibarbeit zu tun hatte. Er hatte die High School beendet und bekam häufig zu hören, daß er unter seinen Leistungsmöglichkeiten blieb. Er beklagte sich häufig über die Unordnung im Haushalt und sagte, wenn sie Kevin gegenüber bestimmter auftreten würde, wäre das Haus nicht in so einem Durcheinander. Obwohl sein Vater gerne mit Kevin draußen spielte, endete es häufig damit, daß er ihn anschrie und seine Faxen gewöhnlich nicht duldete.

DSM-IV Diagnose
(ICD-10 s.S. 38)

Achse I:	314.01	Aufmerksamkeitsdefizit-/Hyperaktivitätsstörung, Mischtypus
	V62.3	Schulprobleme
Achse II:	V71.09	Keine Diagnose
Achse III:		Keine
Achse IV:		Drohender Schulausschluß
Achse V:		GAF = 50 (schwere Beeinträchtigung der Schularbeiten und der Unterrichtsarbeit, mittelschwere Beeinträchtigung der sozialen Beziehungen)

Fallbeispiel: Papas kleine Träumerin

Die 12jährige Darlene geht in die sechste Klasse und wird von den Eltern zur Untersuchung gebracht, nachdem der Schulpsychologe in einer schulpsychologischen Untersuchung einen höheren IQ und eine „leichte, auf visueller Wahrnehmung basierende Lesestörung" festgestellt hatte. Darlene erfüllte jedoch nicht die Bedingungen einer Lernstörung nach schulischen Maßstäben. Der Psychologe stellte fest, daß im Vergleich zu anderen Teilen ihres IQ-Tests Darlenes Leistungen beim Erinnern von Ziffern, im Kopfrechnen und beim Symbolverständnis viel schwächer waren, was er auf Angst zurückführte. Er empfahl die Untersuchung auf eine mögliche Angststörung. Darlene hatte seit der dritten Klasse ungenügende oder nahezu ungenügende Noten, wurde aber aufgrund ihres hohen IQs und ihres vorbildlichen Verhaltens in die nächste Klasse versetzt. Sie erhielt zahlreiche Ermahnungen wegen ihrer offensichtlichen „Faulheit". Sie schien desinteressiert und gelangweilt und sich mehr um ihr reges soziales Leben als um die Schule zu kümmern. Sie beklagte sich darüber, daß die schulische Umgebung für sie zu laut sei, um sich zu konzentrieren.

Zu Hause war Darlene im allgemeinen kooperativ, außer daß ihr Widerstand gegen Hausaufgaben wuchs. Ihre Arbeitsblätter für die Schule waren schlampig und unorganisiert. Ihre Handschrift war auffallend unreif und sie benutzte, wann immer es möglich war, die Druckschrift anstelle der Schreibschrift. Eine weitere Untersuchung anhand des schriftlichen Sprachtests ergab einen zweijährigen Rückstand bei den Schreibleistungen, insbesondere auf dem Gebiet des expressiven Schreibens im Unterschied zum Schreiben nach Diktat. Die Rechtschreibung war ein Problem seit der zweiten Klasse; der Rückstand war jedoch nur mäßig. Darlene neigte dazu, ihre Arbeit schnell zu machen und mußte daran erinnert werden, sie nachzuprüfen. Sie machte dennoch viele Flüchtigkeitsfehler, sogar in Bereichen, wo sie früher Kompetenz gezeigt hatte. Obwohl sie generell bereitwillig tat, was ihre Eltern von ihr verlangten, war sie doch unzuverlässig und mußte häufig an Pflichten erinnert werden, die sie schon lange zu erfüllen hatte und die bereits Routine hätten sein müssen.

Darlene schien zu Hause häufig wie benebelt zu sein. Wurde sie etwas gefragt, antwortete sie nicht oder schien aus irgendwelchen Träumereien aufzuschrecken. Man hielt sie für eine Tagträumerin. Mindestens seit der ersten Klasse war der Kosename, den ihr Vater ihr gab: „meine kleine Träumerin". Darlene langweilte sich gewöhnlich zu Hause und drängte ihre Mutter häufig, etwas mit ihr zu tun. Ihre Mutter brachte ihr bestimmte Handarbeiten, Makramee und Zeichnen bei, aber trotz ihres offensichtlichen Vergnügens, diese Dinge zusammen mit ihrer Mutter zu tun, konnte sie selten lange genug dabeibleiben, um ein Vorhaben zu beenden. Sie hatte noch mehr Probleme, schwierige Hausaufgaben zu Ende zu bringen. Sie sagte, sie könne sich beim Lernen nicht daran erinnern, was oben auf der Seite stand, wenn sie unten angekommen war. Sie beklagte sich darüber, daß sie sich nicht auf ihre Hausaufgaben konzentrieren könne, weil im Haus so viel „Krach" sei. Sie hörte jedoch Rockmusik bei der Erledigung ihrer Hausaufgaben, wenn sie durfte. Ihre Mutter berichtet, Darlene habe ein hervorragendes Gedächtnis für Details, die andere Familienmitglieder längst vergessen hätten, sie sei jedoch vergeßlich, was Termine, Veranstaltungen oder sogar Verabredungen mit Freunden, die sie getroffen hatte, betreffe. Sie war bei ihren Altersgenossen als unzuverlässige Person bekannt, die gewöhnlich zu spät oder überhaupt nicht kam. Ihre Lieblingsbeschäftigung war, in Geschäften herumzustöbern.

DSM-IV-Diagnose

Achse I:	314.00	Aufmerksamkeitsdefizit-/Hyperaktivitätsstörung, Vorwiegend Unaufmerksamer Typus
	315.2	Störung des Schriftlichen Ausdrucks
Achse II:	V71.09	Keine Diagnose
Achse III:		Keine
Achse IV:		Schulprobleme (laute schulische und häusliche Lernsituation)
Achse V:		GAF = 50 (zum gegenwärtigen Zeitpunkt; starke Beeinträchtigung der Schulleistungen)

Diagnostische Kriterien für (F 90) Aufmerksamkeitsdefizit-/Hyperaktivitätsstörung

A. Entweder Punkt (1) oder Punkt (2) müssen zutreffen:

(1) sechs (oder mehr) der folgenden Symptome von **Unaufmerksamkeit** sind während der letzten sechs Monate beständig in einem mit dem Entwicklungsstand des Kindes nicht zu vereinbarenden und unangemessenen Ausmaß vorhanden gewesen:

Unaufmerksamkeit

(a) beachtet häufig Einzelheiten nicht oder macht Flüchtigkeitsfehler bei den Schularbeiten, bei der Arbeit oder bei anderen Tätigkeiten,

(b) hat oft Schwierigkeiten, längere Zeit die Aufmerksamkeit bei Aufgaben oder beim Spielen aufrechtzuerhalten,

(c) scheint häufig nicht zuzuhören, wenn andere ihn/sie ansprechen,

(d) führt häufig Anweisungen anderer nicht vollständig durch und kann Schularbeiten, andere Arbeiten oder Pflichten am Arbeitsplatz nicht zu Ende bringen (nicht aufgrund oppositionellen Verhaltens oder Verständnisschwierigkeiten),

(e) hat häufig Schwierigkeiten, Aufgaben und Aktivitäten zu organisieren,

(f) vermeidet häufig, hat eine Abneigung gegen oder beschäftigt sich häufig nur widerwillig mit Aufgaben, die längerandauernde geistige Anstrengungen erfordern (wie Mitarbeit im Unterricht oder Hausaufgaben),

(g) verliert häufig Gegenstände, die für Aufgaben oder Aktivitäten benötigt werden (z. B. Spielsachen, Hausaufgabenhefte, Stifte, Bücher oder Werkzeug),

(h) läßt sich oft durch äußere Reize leicht ablenken,

(i) ist bei Alltagstätigkeiten häufig vergeßlich;

(2) sechs (oder mehr) der folgenden Symptome der **Hyperaktivität und Impulsivität** sind während der letzten sechs Monate beständig in einem mit dem Entwicklungsstand des Kindes nicht zu vereinbarenden und unangemessenen Ausmaß vorhanden gewesen:

Hyperaktivität

(a) zappelt häufig mit Händen oder Füßen oder rutscht auf dem Stuhl herum,

(b) steht in der Klasse oder in anderen Situationen, in denen Sitzenbleiben erwartet wird, häufig auf,

(c) läuft häufig herum oder klettert exzessiv in Situationen, in denen dies unpassend ist (bei Jugendlichen oder Erwachsenen kann dies auf ein subjektives Unruhegefühl beschränkt bleiben),

(d) hat häufig Schwierigkeiten, ruhig zu spielen oder sich mit Freizeitaktivitäten ruhig zu beschäftigen,

(e) ist häufig „auf Achse" oder handelt oftmals, als wäre er/sie „getrieben",

(f) redet häufig übermäßig viel;

Impulsivität

(g) platzt häufig mit den Antworten heraus, bevor die Frage zu Ende gestellt ist,

(h) kann nur schwer warten, bis er/sie an der Reihe ist,

(i) unterbricht und stört andere häufig (platzt z. B. in Gespräche oder in Spiele anderer hinein).

Fortsetzung nächste Seite

Fortsetzung

B. Einige Symptome der Hyperaktivität-Impulsivität oder Unaufmerksamkeit, die Beeinträchtigungen verursachen, treten bereits vor dem Alter von sieben Jahren auf.

C. Beeinträchtigungen durch diese Symptome zeigen sich in zwei oder mehr Bereichen (z. B. in der Schule bzw. am Arbeitsplatz und zu Hause).

D. Es müssen deutliche Hinweise auf klinisch bedeutsame Beeinträchtigungen in sozialen, schulischen oder beruflichen Funktionsbereichen vorhanden sein.

E. Die Symptome treten nicht ausschließlich im Verlauf einer Tiefgreifenden Entwicklungsstörung, Schizophrenie oder einer anderen Psychotischen Störung auf und können auch nicht durch eine andere psychische Störung besser erklärt werden (z. B. Affektive Störung, Angststörung, Dissoziative Störung oder eine Persönlichkeitsstörung).

Codiere je nach Subtypus:
314.01 (F90.0) Aufmerksamkeitsdefizit-/Hyperaktivitätsstörung, Mischtypus: liegt vor, wenn die Kriterien A1 und A2 während der letzten sechs Monate erfüllt waren.
314.00 (F98.8) Aufmerksamkeitsdefizit-/Hyperaktivitätsstörung, Vorwiegend Unaufmerksamer Typus: liegt vor, wenn Kriterium A1, nicht aber Kriterium A2 während der letzten sechs Monate erfüllt war.
314.01 (F90.1) Aufmerksamkeitsdefizit-/Hyperaktivitätsstörung, Vorwiegend Hyperaktiv-Impulsiver Typus: liegt vor, wenn Kriterium A2, nicht aber Kriterium A1 während der letzten sechs Monate erfüllt war.

Codierhinweise: Bei Personen (besonders Jugendlichen und Erwachsenen), die zum gegenwärtigen Zeitpunkt Symptome zeigen, aber nicht mehr alle Kriterien erfüllen, wird **Teilremittiert** spezifiziert.

Da Darlene auch die Kriterien einer Störung des Schriftlichen Ausdrucks erfüllt, sind hier ebenfalls die übergeordneten Kriterien für Lernstörungen angeführt.

Übergeordnete diagnostische Kriterien nach DSM-IV der 315.00 Lesestörung, 315.1 Rechenstörung und 315.2 Störung des Schriftlichen Ausdrucks

A. Die mit individuell durchgeführten standardisierten Tests gemessenen schulischen Leistungen (d.h. Lesen, Rechnen, Schreiben) liegen wesentlich unter denen, die aufgrund des Alters, der gemessenen Intelligenz und der altersgemäßen Bildung einer Person zu erwarten wären.

B. Die unter A) beschriebene Störung behindert deutlich die schulischen Leistungen oder Aktivitäten des täglichen Lebens.

C. Liegt ein sensorisches Defizit vor, sind die Schwierigkeiten wesentlich größer als diejenigen, die gewöhnlich mit diesem Defizit verbunden sind.

Beachte: Im DSM-IV sind für die Lesestörung, Rechenstörung und Störung des Schriftlichen Ausdrucks getrennte Kriterien angeführt. Dies sind die übergeordneten Kriterien, welche die charakteristischen Merkmale zusammenfassen, die für jede dieser Störungen wesentlich sind.

Leitlinien für Diagnose und Differentialdiagnose der Aufmerksamkeitsdefizit-/Hyperaktivitätsstörung

Die Aufmerksamkeitsdefizit-/Hyperaktivitätsstörung wird bei Kindern wie bei Erwachsenen zunehmend häufig diagnostiziert. Aus diesem Grund waren bei der Ausarbeitung des DSM-IV die Grenzen, die durch die Kriterien festgelegt wurden, Gegenstand heftiger Kontroversen. Es existiert keine klare Grenze zwischen normal aktiven Kindern und solchen, die als hyperaktiv bezeichnet würden. Genausowenig gibt es eine klare Grenze zwischen normal ablenkbaren Kindern und solchen mit einer Aufmerksamkeitsstörung. Die Erwartungen darüber, was in dieser Hinsicht als normal angesehen wird, kann in den verschiedenen Kulturen stark variieren und von den Situationen abhängen, mit denen der einzelne konfrontiert ist. Die DSM-IV-Definition ist recht umfassend in dem Versuch, die Störung frühzeitig zu diagnostizieren und somit eine rechtzeitige Behandlung zu ermöglichen.

Infolgedessen sind einige Ärzte und Eltern besorgt, daß bei Personen mit Aufmerksamkeits- oder Hyperaktivitätsproblemen, die man bestenfalls als normale Varianten sehen könnte, ungerechtfertigterweise eine Aufmerksamkeitsdefizit-/Hyperaktivitätsstörung diagnostiziert werden könnte, mit dem daraus folgenden Risiko einer **Übermedikation**. Daher ist es wichtig, das Verhalten, insbesondere die Hyperaktivität, daraufhin zu untersuchen, was bei Kindern derselben Alters- und Entwicklungsstufe und desselben kulturellen Hintergrunds als normal gelten würde.

Die DSM-IV-Kriterien beinhalten mehrere Anforderungen, die das Risiko einer ungerechtfertigten Diagnose verringern sollen. Die Verhaltensweisen müssen in mehreren Bereichen auftreten und dürfen nicht ein mehr oder weniger erwartungsgemäßes Herumzappeln oder einen Interessensverlust, der in einer besonders unstimulierenden Umgebung auftreten kann, repräsentieren. Das Kriterium, das eine **klinisch bedeutsame Beeinträchtigung** fordert, dient ebenfalls als Kontrolle, um eine ungerechtfertigte Diagnose normal aktiver und normal ablenkbarer Kinder zu verhindern. Die dritte Weise, eine ungerechtfertigte Diagnose zu verhindern, ist die Forderung, daß die Symptome noch **vor dem siebten Lebensjahr** der betroffenen Person Beeinträchtigungen verursacht haben müssen. In der Tat sind bei den meisten Betroffenen die Symptome der Aufmerksamkeitsdefizit-/Hyperaktivitätsstörung zuerst im Säuglingsalter oder in der frühen Kindheit offensichtlich. Dieses Merkmal unterscheidet diese Störung von vielen anderen psychiatrischen Störungen, die durch Hyperaktivität oder Unaufmerksamkeit gekennzeichnet sind, aber im allgemeinen später beginnen (wie z. B. Störungen im Zusammenhang mit Psychotropen Substanzen, Bipolare Störungen, Schizophrenie und andere Psychotische Störungen). Eine der schwierigsten und interessantesten Differentialdiagnosen ist die zwischen der **Aufmerksamkeitsdefizitstörung des hyperaktiven Typus** und der Bipolar Störung bei Jugendlichen, die reizbar, hyperaktiv und ablenkbar sind. Um diese Unterscheidung treffen zu können, ist es vor allem wichtig, das Alter der Person bei Beginn der Symptome zu bestimmen: es muß bei der Aufmerksamkeitsdefizit-/Hyperaktivitätsstörung vor dem siebten Lebensjahr liegen und ist bei der Bipolaren Störung selten vor dem siebten Lebensjahr zu finden. Ebenso ist es nützlich, herauszufinden, ob es eine familiäre Vorgeschichte einer Bipolaren Störung gibt. Manchmal können natürlich auch beide Störungen auftreten. Wie oben erwähnt, berichtete Kevins Mutter, daß Kevin schon als Säugling und Kleinkind ungewöhnlich ablenkbar und impulsiv zu sein schien und eine kurze Aufmerksamkeitsspanne hatte. Darlene war „Papas kleine Träumerin" noch bevor sie zur Schule ging. Dieser Punkt ist besonders wichtig, wenn eine Aufmerksamkeitsdefizit-/Hyperaktivitätsstörung bei Erwachsenen diagnostiziert wird, was nur nach einer sorgfältigen Anamnese geschehen sollte, die einen frühen Beginn der Symptome dokumentiert, und nach Untersuchungen bezüglich anderer psychiatrischer Störungen, die für die Symptome verantwortlich sein könnten.

Ein wichtiger Punkt bei der Diagnose einer Aufmerksamkeitsdefizit-/Hyperaktivitätsstörung ist die Beziehung zwischen dem **Aufmerksamkeitsdefizit** und der **Hyperaktivität**. Im DSM-III-R lag der Schwerpunkt der Beschreibung auf Personen, die sowohl ein Aufmerksamkeitsdefizit als auch Hyperaktivität zeigten. Personen hingegen, die lediglich ein Aufmerksamkeitsdefizit aufwiesen, wurden in eine Art Restkategorie eingeordnet (undifferenzierte Aufmerksamkeitsdefizitstörung). Die erneute Sichtung der Fachliteratur und Datenanalysen sowie die Feldversuche für DSM-IV wiesen darauf hin, daß trotz gelegentlich auftretender Fälle von reinem Aufmerksamkeitsdefizit und gelegentlich auftretender Fälle von reiner Hyperaktivität Aspekte des Aufmerksamkeitsdefizits und der Hyperaktivität sehr häufig zusammen auftreten, sogar dann, wenn die Kriterien für die eine oder die andere der beiden Störungen nicht erfüllt sind. Infolgedessen wurde im DSM-IV die gemeinsame Kategorie der Aufmerksamkeitsdefizit-/Hyperaktivitätsstörung mit Subtypen, die größere Spezifizierungen ermöglichen, eingeführt. Jugendliche und Erwachsene weisen eher den Vorwiegend Unaufmerksamen Typus auf, da die Betroffenen mit zunehmendem Alter eine größere Kontrolle über ihr Aktivitätsniveau erreichen.

Die Diagnose einer Aufmerksamkeitsdefizit-/Hyperaktivitätsstörung wird häufiger gestellt bei Personen, die den **Mischtypus** zeigen oder die vorwiegend hyperaktiv sind, da sie ihre Anwesenheit durch störendes Verhalten bemerkbar machen, indem sie in den Raum oder die Privatsphäre anderer eindringen, wie es bei Kevin der Fall war. Im Unterschied dazu wird eine Person, die den Vorwiegend Unaufmerksamen Typus wie Darlene aufweist, eher als faul, unintelligent oder als „Träumerin" abgetan, ohne daß erkannt wird, daß ein bestimmtes Problem von Aufmerksamkeitsdefizit Ursache für die Unfähigkeit der betroffenen Person ist, Leistungen zu erbringen. Der Untersucher sollte auch sorgfältig zwischen Verhaltensweisen, die die Folge von Unaufmerksamkeit sind und anderen Problemen (wie z. B. oppositionelles Verhalten, Depression, Lernstörungen und die Unfähigkeit, Anweisungen zu verstehen) unterscheiden. Die Schwierigkeiten von Kevin und Darlene, sich auf Aufgaben zu konzentrieren, sind offensichtlich nicht auf eine Oppositionshaltung zurückzuführen (sie tun beide bereitwillig, worum man sie bittet, sobald ihre Aufmerksamkeit erst einmal erlangt ist) und sie zeigen auch keine anderen Schwierigkeiten, die ihre Unfähigkeit, eine Aufgabe zu Ende zu bringen, erklären könnten.

Die Aufmerksamkeitsdefizit-/Hyperaktivitätsstörung ist häufig **komorbid** mit der Entwicklung anderer Störungen oder kann dazu prädisponieren (besonders der Störung mit Oppositionellem Trotzverhalten, Störung des Sozialverhaltens, Lern- und Kommunikationsstörungen, Affektive und Angststörungen sowie Substanzmißbrauch).

Darlenes klinisches Erscheinungsbild verbindet, was häufig vorkommt, eine Aufmerksamkeitsdefizit-/Hyperaktivitätsstörung mit einer **Lernstörung**. Bei Darlene wurde auch eine Störung des Schriftlichen Ausdrucks diagnostiziert, da individuelle Testverfahren trotz ihres hohen IQ-Wertes einen zweijährigen Rückstand bei den expressiven Schreibfertigkeiten aufgezeigt hatten. Es sollte beachtet werden, daß Lern- und Kommunikationsstörungen wohl am besten nicht als psychische Störungen betrachtet werden sollten und sie nur deshalb ins DSM-IV aufgenommen wurden, weil sie häufig bei Kindern vorkommen, die in therapeutischen Situationen untersucht werden und bei der Differentialdiagnose wichtig sein können.

Therapieplanung für die Aufmerksamkeitsdefizit-/Hyperaktivitätsstörung

Die Aufmerksamkeitsdefizit-/Hyperaktivitätsstörung ist weit verbreitet und von großer Bedeutung für das Gesundheitswesen. Die Störung bereitet den Betroffenen selbst wie auch deren Familien und Schulen viel Kummer. Die Behandlung einer Aufmerksamkeitsdefizit-/Hyperaktivitätsstörung ist sehr umstritten, was sehr unterschiedliche Praxisgewohnheiten zur Folge hatte. Stimulierenden Medikamenten wurden durchweg bedeutsame Erfolge bei der Zentrierung der Aufmerksamkeit und der Regulierung des Aktivitätsniveaus bescheinigt. Sie bleiben auch die wichtigste Behandlungsform für Personen mit stark beeinträchtigenden Symptomen. Diese Medikamente haben jedoch Nebenwirkungen, insbesondere das Risiko einer Wachstumsverzögerung, und müssen daher umsichtig und unter sorgfältiger Aufsicht verschrieben werden. Einige Verfahren zur Elternschulung und Behandlung durch kognitives Verhaltenstraining sind sehr vielversprechend, wenn sie zusätzlich oder anstelle von Medikamenten angewandt werden.

Zusammenfassung

Hyperaktivität und Unaufmerksamkeit sind allgemeine Aspekte einer normalen, wenn auch nicht idealen Funktionsfähigkeit, sie können jedoch auch sehr vielfältige psychische Störungen begleiten. Die Diagnose einer Aufmerksamkeitsdefizit-/Hyperaktivitätsstörung sollte für die Personen vorbehalten werden, die das typische Symptommuster in genügend hohem und tiefgreifendem Maße aufweisen, um klinische Beachtung zu rechtfertigen. Zur Unterscheidung dieser Störung von anderen Ursachen für Hyperaktivität und Unaufmerksamkeit ist es notwendig, einen frühen Beginn der Störung und einen kontinuierlichen Verlauf der Symptome zu bestimmen und andere akutere Ursachen auszuschließen.

ICD-10

Fallbeispiel: Ein hyperaktiver Junge, der in der Schule versagt (s.S. 30)

ICD-10 Diagnose
F90.0   hyperkinetische Störung, einfache Aktivitäts- und Aufmerksamkeitsstörung

F90   hyperkinetische Störungen
Beachte: Die Forschungsdiagnose einer hyperkinetischen Störung fordert das eindeutige Vorliegen eines abnormen Ausmaßes von Unaufmerksamkeit, Überaktivität und Unruhe, situationsübergreifend und einige Zeit andauernd, nicht durch andere Störungen wie Autismus oder eine affektive Störung verursacht.

G1. Unaufmerksamkeit: Mindestens sechs Monate lang mindestens sechs der folgenden Symptome von Unaufmerksamkeit in einem mit dem Entwicklungsstand des Kindes nicht zu vereinbarenden und unangemessenen Ausmaß. Die Kinder

1. sind häufig unaufmerksam gegenüber Details oder machen Sorgfaltsfehler bei den Schularbeiten und sonstigen Arbeiten und Aktivitäten

2. sind häufig nicht in der Lage, die Aufmerksamkeit bei Aufgaben und beim Spielen aufrechtzuerhalten

3. hören häufig scheinbar nicht, was ihnen gesagt wird

4. können oft Erklärungen nicht folgen oder ihre Schularbeiten, Aufgaben oder Pflichten am Arbeitsplatz nicht erfüllen (nicht wegen oppositionellem Verhalten oder weil die Erklärungen nicht verstanden werden)

5. sind häufig beeinträchtigt, Aufgaben und Aktivitäten zu organisieren

6. vermeiden ungeliebte Arbeiten, wie Hausaufgaben, die häufig geistiges Durchhaltevermögen erfordern

7. verlieren häufig Gegenstände, die für bestimmte Aufgaben wichtig sind, z. B. für Schularbeiten, Bleistifte, Bücher, Spielsachen und Werkzeuge

8. werden häufig von externen Stimuli abgelenkt

9. sind im Verlauf der alltäglichen Aktivitäten oft vergeßlich.

G2. Überaktivität: Mindestens sechs Monate lang mindestens drei der folgenden Symptome von Überaktivität in einem mit dem Entwicklungsstand des Kindes nicht zu vereinbarenden und unangemessenen Ausmaß. Die Kinder

1. fuchteln häufig mit Händen und Füßen oder winden sich auf den Sitzen

2. verlassen ihren Platz im Klassenraum oder in anderen Situationen, in denen Sitzenbleiben erwartet wird

3. laufen häufig herum oder klettern exzessiv in Situationen, in denen dies unpassend ist (bei Jugendlichen oder Erwachsenen entspricht dem nur ein Unruhegefühl)

4. sind häufig unnötig laut beim Spielen oder haben Schwierigkeiten bei leisen Freizeitbeschäftigungen

5. zeigen ein anhaltendes Muster exzessiver motorischer Aktivitäten, die durch den sozialen Kontext oder Verbote nicht durchgreifend beeinflußbar sind.

G3. Impulsivität: Mindestens sechs Monate lang mindestens eins der folgenden Symptome von Impulsivität in einem mit dem Entwicklungsstand des Kindes nicht zu vereinbarenden und unangemessenen Ausmaß. Die Kinder

1. platzen häufig mit der Antwort heraus, bevor die Frage beendet ist

2. können häufig nicht in einer Reihe warten oder warten, bis sie bei Spielen oder in Gruppensituationen an die Reihe kommen

3. unterbrechen und stören andere häufig (z. B. mischen sie sich ins Gespräch oder Spiel anderer ein)

4. reden häufig exzessiv ohne angemessen auf soziale Beschränkungen zu reagieren.

G4. Beginn der Störung vor dem siebten Lebensjahr.

G5. Symptomausprägung: Die Kriterien sollten in mehr als einer Situation erfüllt sein, z. B. sollte die Kombination von Unaufmerksamkeit und Überaktivität sowohl zuhause als auch in der

Schule bestehen oder in der Schule und an einem anderen Ort, wo die Kinder beobachtet werden können, z. B. in der Klinik. (Der Nachweis situationsübergreifender Symptome erfordert normalerweise Informationen aus mehr als einer Quelle. Elternberichte über das Verhalten im Klassenraum sind z. B. meist unzureichend.)

G6. Die Symptome von G1.–G3. verursachen deutliches Leiden oder Beeinträchtigung der sozialen, schulischen oder beruflichen Funktionsfähigkeit.

G7. Die Störung erfüllt nicht die Kriterien für eine tiefgreifende Entwicklungsstörung (F84), eine manische Episode (F30), eine depressive Episode (F32) oder eine Angststörung (F41).

Kommentar: Viele Experten beschreiben auch Zustände, die unter der Schwelle der hyperkinetischen Störung liegen. Kinder, die Kriterien in gewisser Weise erfüllen, aber keine Auffälligkeiten i.S. von Überaktivität und Impulsivität zeigen, leiden an einem Aufmerksamkeitsdefizit; umgekehrt zeigen Kinder, die keine Aufmerksamkeitsprobleme haben und dennoch Kriterien aus den anderen Bereichen erfüllen, eine Aktivitätsstörung. In gleicher Weise kann die Störung als spezifisch für zuhause oder als schulspezifisch angesehen werden, wenn die Kriterien nur in einer Situation erfüllt werden. Diese Störungsbilder wurden bis jetzt noch nicht in die Hauptklassifikation aufgenommen, da die empirische prädiktive Validierung noch unzureichend ist und weil Kinder mit „Subgruppen"störungen noch andere Symptome zeigen (wie z. B. eine Störung des Sozialverhaltens mit oppositionellem, aufsässigen Verhalten, F91.3) und in der entsprechenden Kategorie klassifiziert werden sollten.

F90.0	einfache Aktivitäts- und Aufmerksamkeitsstörung

Die allgemeinen Kriterien für eine hyperkinetische Störung (F90) müssen erfüllt sein, aber nicht die für eine Störung des Sozialverhaltens (F91).

Interpretation nach ICD-10

Diese Gruppe von Störungen ist charakterisiert durch einen frühen Beginn, die Kombination von überaktivem, wenig moduliertem Verhalten mit deutlicher Unaufmerksamkeit und Mangel an Ausdauer bei Aufgabenstellungen sowie durch eine situationsunabhängige und zeitstabile Verhaltenscharakteristik.

Die Mutter berichtet aus der frühen Entwicklung Kevins über eine Vielzahl von ersten Hinweisen auf eine hyperkinetische Störung: ein hohes Aktivitätsniveau, eine kurze Aufmerksamkeitsspanne sowie über gefährliche und in aller Unschuld durchgeführte destruktive Handlungen. Im Kindergarten wurde er als „unreif" eingestuft (**Kriterium G4**). In der Schule konnte er Aufgaben selten zu Ende bringen. Er vergaß seine Schulsachen mit in die Schule zu nehmen und bearbeitete selten Aufgabenblätter für zu Hause (**Kriterium G1**). Aufgrund der Schwierigkeiten stand ein unmittelbarer Schulverweis bevor. Trotz eines hohen Betreuungsaufwandes seitens der Mutter und dauernder Ermahnungen wechselt Kevin während der Hausaufgaben von einer Tätigkeit zu andern und läuft häufig in der Wohnung umher (**Kriterium G2**). Bei anderen Kindern war Kevin eher unbeliebt und schien wenige Spielkameraden zu haben, die mit ihm die Zeit verbrachten oder ihn in ihr Spiel integrierten. Achtlosigkeit und die Neigung zu Unfällen können aus dem körperlichen Untersuchungsbefund mit gewisser Zurückhaltung geschlossen werden. Hier zeigten sich bei Kevin Schrammen, blaue Flecken und verheilte Wunden am Kopf und am Unterarm sowie einen verheilten Handgelenkbruch. Über Lernstörungen und eine motorische Ungeschicklichkeit wird hingegen nichts berichtet.

Von den Begleitmerkmalen zeigt Kevin insbesondere eine Unbekümmertheit in gefährlichen Situationen, Einmischen in das Spiel anderer Kinder, eine Mißachtung von kindlichen Spielregeln und häufiges vorschnelles Beantworten noch nicht vollständig gestellter Fragen (**Kriterium G3**).

Eine Störung des Sozialverhaltens liegt nicht vor, da die berichteten Störungen im Unterricht und des Spiels anderer Kinder eindeutig durch eine Aufmerksamkeitsstörung zu erklären sind. Kevin wird allgemein als fröhlicher, sympathischer und freundlicher Junge beschrieben. Merkmale von Aggression und dissozialem Verhalten werden nicht genannt.

Affektive Störungen (F30-F39), Angststörungen (F41-F93.0), Schizophrenie (F20) und eine tiefgreifende Entwicklungsstörung (F84) sollten bei hyperkinetischen Störungen nach ICD-10 bei der Diagnose berücksichtigt werden (**Kriterium G7**).

Da keine Störung des Sozialverhaltens vorliegt, muß die Diagnose „einfache Aktivitäts- und Aufmerksamkeitsstörung" F90.0 gestellt werden.

Vergleich DSM-IV/ICD-10

Die diagnostischen Kriterien für die Aufmerksamkeitsdefizit-/Hyperaktivitätsstörung nach DSM-IV und eine einfache Aktivitäts- und Aufmerksamkeitsstörung nach ICD-10 sind weitgehend identisch. Das ICD-10 verlangt für die Diagnose der einfachen Aktivitäts- und Aufmerksamkeitsstörung das Vorliegen aller drei Kriterien (Unaufmerksamkeit, Überaktivität und Impulsivität), wogegen das DSM-IV für die Diagnose der Aufmerksamkeitsdefizit- /Hyperaktivitätsstörung nur mindestens sechs der Punkte aus (1) Unaufmerksamkeit oder (2) Hyperaktivität und Impulsivität zutreffen müssen. Das DSM-IV unterscheidet die Aufmerksamkeitsdefizit-/Hyperaktivitätsstörung nach Mischtyp, vorwiegend Unaufmerksamer Typus, vorwiegend Hyperaktiv-Impulsiver Typus und Nicht Näher Bezeichnete Aufmerksamkeitsdefizit-/Hyperaktivitätsstörung. Die im ICD-10 unter F90.1 kodierte Hyperkinetische Störung des Sozialverhaltens entspricht der allgemeinen Philosophie Kombinationsdiagnosen zu vergeben, die im DSM-IV als Mehrfachdiagnosen kodiert würden oder durch den vorwiegend Hyperaktiv-Impulsiven Typus besser zu beschreiben sind.

Störung des Sozialverhaltens

* Fallbeispiel: Ein Junge mit schweren Verhaltensproblemen

Der zehnjährige Robert wird nach seinem Versuch, vom Balkon des 20. Stockwerks des Wohnblocks zu springen, in dem er wohnt, in eine kinderpsychiatrische Krankenhausabteilung eingeliefert. Der Vorfall ereignete sich an einem Montagmorgen, als er und seine

Mutter zum Schulrektor kommen sollten, weil Robert in der vorhergehenden Woche beim Diebstahl an seinen Mitschülern erwischt wurde. Robert weigerte sich, zur Schule zu gehen und sagte, er würde weglaufen, wenn sie ihn zwinge. Sie begannen sich zu streiten, Robert verlor die Kontrolle und wurde gewalttätig. Er warf mit einem Wecker und einer Lampe und lief dann plötzlich zum Balkon. Seine Mutter rannte zu ihm, warf ihn zu Boden und hielt ihn fest, während er sie bat: „Bitte laß mich springen. Es ist besser, wenn ich tot bin. Ich brauche dann nicht zu denken. Ich brauche mir keine Sorgen zu machen. Es gibt einen besseren Ort. Vielleicht ist es schön dort. Es wird wunderbar sein." Schließlich beruhigte sich Robert so weit, daß seine Mutter ihn nicht mehr festhalten mußte. Sie rief ihren Therapeuten an, der ihr den Rat gab, Robert zur sofortigen Untersuchung in die Notaufnahme zu bringen.

Robert wohnt bei seiner Mutter und seinem Stiefvater. Die Familie ist vor kurzem aus der Stadt weggezogen, in der Roberts Vater lebt. Roberts Stiefvater wird häufig wütend auf ihn, weil er Geld aus seiner Brieftasche nimmt, Brände legt und bis spät in die Nacht ohne Erlaubnis wegbleibt. Zwei Tage vor dem Selbstmordversuch telefonierte er mit seinem Vater und sagte ihm weinend, wie sehr er ihn vermisse und wünsche, sie seien nicht weggezogen. Er erzählte seinem Vater, er hasse seinen Stiefvater und fürchte sich gleichzeitig vor ihm.

Der Kinderpsychiater, der zu Robert in die Notaufnahme kam, schlug vor, ihn zu hospitalisieren, da er erneut versuchen könnte, sich zu verletzen. Als er das hörte, reagierte Robert erregt und versuchte, einen Aschenbecher nach dem Arzt zu werfen. Bei seiner ersten Untersuchung nach Einlieferung ins Krankenhaus ist Robert ruhig, aber traurig und ängstlich. Er äußerte, daß er „vom Balkon springen wollte, weil Mama und ich uns so sehr stritten und ich das beenden wollte. Ich bin zu weit gegangen, nehme ich an. Ich war mehrere Tage sehr traurig und wütend, seit wir weggezogen sind."

In den ersten Tagen seiner Hospitalisierung kamen weitere Informationen über Roberts frühe Entwicklungsphase hinzu. Obwohl er körperlich gesund und intellektuell fortgeschritten war, berichtet seine Mutter, daß Robert schon immer ein schwieriges Kind gewesen sei, das dazu neigt, auf Veränderungen oder Kritik mit Wut zu reagieren. Sie beschreibt ein Muster aggressiven Verhaltens, das bis auf die Zeit zurückgeht, als Robert noch ein kleines Kind war. Im Alter von sechs Jahren hatte er z. B. einen heftigen Streit mit seinem 13jährigen Bruder, wonach er seinem schlafenden Bruder eine Getränkedose auf den Kopf schlug. Drei Jahre vor der derzeitigen Untersuchung hatte Robert aus Wut einen Lehrer geschlagen, der versucht hatte, ihn zu disziplinieren. Dieses Ereignis führte zur Aufnahme einer ambulanten Psychotherapie: Robert ging ein Jahr lang zwei Mal die Woche in eine nahegelegene kinderpsychiatrische Klinik, bis sein Therapeut die Klinik verließ. Robert weigerte sich, zu einem neuen Therapeuten zu gehen. Er sagte, kein anderer könne ihm helfen.

Robert berichtet, er denke häufig daran, „jemanden zu töten, dann wird die Polizei mich schnappen und sich um mich kümmern. Dann komme ich aus dem Haus raus." Robert schwänzt häufig die Schule. Seine Mutter berichtet, daß er zwei Mal nach einem Streit mit ihr von zu Hause weggelaufen sei. Das eine Mal blieb er bis weit in die Nacht weg und das andere Mal bis zum nächsten Tag. Robert wurde in der zweiten Klasse zum ersten Mal dabei erwischt, daß er seine Mitschüler bestahl. Roberts Mutter sagt, sie habe auch den Verdacht, daß er häufig ohne Erlaubnis Geld aus ihrem Geldbeutel nehme. Er leugne dies zwar immer, sogar wenn er eindeutig Geld habe, das sie ihm nicht gegeben hatte. Er behaupte dann, er habe es „gefunden". Roberts Lehrer hat seine Mutter schon in vielen Angelegenheiten zu sich bestellt, um sein störendes und aggressives Verhalten zu besprechen. Robert beginnt häufig Kämpfe auf dem Schulhof. Er weigert sich, Schularbeiten zu machen, die er langweilig findet. Schon mehrmals hat er Hefte und Bücher von Mitschülern, auf die er wütend war, weggenommen und zerrissen.

Robert war seit dem vierten Lebensjahr zahlreichen Belastungen aus seiner Umwelt ausgesetzt. Zu dieser Zeit verbrachte seine Mutter vier Monate mit Fieber unbekannter Ursache im Krankenhaus. Zwei Jahre später trennten sich seine Eltern nach heftigen Feindseligkeiten, darunter auch zahlreichen körperlichen Auseinandersetzungen. Roberts Vater war ungefähr ein Jahr lang arbeitslos gewesen und trank übermäßig viel. Roberts Eltern ließen sich scheiden, als Robert fast acht Jahre alt war. Sein Vater heiratete kurz darauf wieder, begann wieder zu arbeiten und kontrollierte sein Trinkverhalten. Als Robert neun Jahre alt war, heiratete seine Mutter wieder. Ihr neuer Ehemann hatte drei Kinder im Teenageralter, die viel Zeit in ihrem neuen Zuhause mit Robert, seiner Mutter und seinem Bruder verbrachten. Obwohl Roberts Stiefvater gern gut mit ihm auskommen möchte, findet er es jedoch schwierig, mit Roberts Eigensinn und Wut zurechtzukommen. Scheitern verbale Bemühungen, um ihn zu disziplinieren, greift sein Stiefvater zu harter körperlicher Züchtigung, oftmals mit einem Gürtel.

DSM-IV Diagnose **(ICD-10 s.S. 47)**		
Achse I:	312.81	Störung des Sozialverhaltens, Typus mit Beginn in der Kindheit, Leicht
	309.0	Anpassungsstörung, mit Depressiver Verstimmung
Achse II:	V71.09	Keine Diagnose
Achse III:		Keine
Achse IV:		Umzug der Familie, Schulwechsel, Kontaktverlust zum Vater, strenge Disziplin durch den Stiefvater
Achse V:		GAF = 45

Diagnostische Kriterien für 312.8 (F91.8) Störung des Sozialverhaltens

A. Es liegt ein repetitives und anhaltendes Verhaltensmuster vor, durch das die grundlegenden Rechte anderer und wichtige altersentsprechende gesellschaftliche Normen oder Regeln verletzt werden. Dies manifestiert sich durch das Auftreten von mindestens drei der folgenden Kriterien während der letzten zwölf Monate, wobei mindestens ein Kriterium in den letzten sechs Monaten aufgetreten sein muß:
Aggressives Verhalten gegenüber Menschen und Tieren
(1) bedroht oder schüchtert andere häufig ein,
(2) beginnt häufig Schlägereien,

Fortsetzung nächste Seite

Fortsetzung

(3) hat Waffen benutzt, die anderen schweren körperlichen Schaden zufügen können (z. B. Schlagstöcke, Ziegelsteine, zerbrochene Flaschen, Messer, Gewehre),

(4) war körperlich grausam zu Menschen,

(5) quälte Tiere,

(6) hat in Konfrontation mit dem Opfer gestohlen (z. B. Überfall, Taschendiebstahl, Erpressung, bewaffneter Raubüberfall),

(7) zwang andere zu sexuellen Handlungen;

Zerstörung von Eigentum

(8) beging vorsätzlich Brandstiftung mit der Absicht, schweren Schaden zu verursachen,

(9) zerstörte vorsätzlich fremdes Eigentum (jedoch nicht durch Brandstiftung);

Betrug oder Diebstahl

(10) brach in fremde Wohnungen, Gebäude oder Autos ein,

(11) lügt häufig, um sich Güter oder Vorteile zu verschaffen oder um Verpflichtungen zu entgehen (d. h. „legt andere herein"),

(12) stahl Gegenstände von erheblichem Wert ohne Konfrontation mit dem Opfer (z. B. Ladendiebstahl, jedoch ohne Einbruch, sowie Fälschungen);

Schwere Regelverstöße

(13) bleibt schon vor dem Alter von 13 Jahren trotz elterlicher Verbote häufig über Nacht weg,

(14) lief mindestens zweimal über Nacht von zu Hause weg, während er/sie noch bei den Eltern oder bei einer anderen Bezugsperson wohnte (oder nur einmal mit Rückkehr erst nach längerer Zeit),

(15) schwänzt schon vor dem Alter von 13 Jahren häufig die Schule.

B. Die Verhaltensstörung verursacht in klinisch bedeutsamer Weise Beeinträchtigungen in sozialen, schulischen oder beruflichen Funktionsbereichen.

C. Bei Personen, die 18 Jahre oder älter sind, sind nicht die Kriterien einer Antisozialen Persönlichkeitsstörung erfüllt.

Bestimme den Typus nach dem Alter der Person bei Störungsbeginn:

Typus mit Beginn in der Kindheit: Der Beginn mindestens eines der für die Störung des Sozialverhaltens charakteristischen Kriterien muß vor dem Alter von 10 Jahren liegen.

Typus mit Beginn in der Adoleszenz: Keines der für die Störung des Sozialverhaltens charakteristischen Kriterien tritt vor dem Alter von 10 Jahren auf.

Bestimme den Schweregrad:

Leicht: Zusätzlich zu den für die Diagnose erforderlichen Symptomen treten wenige oder keine weiteren Probleme des Sozialverhaltens auf **und** die Probleme des Sozialverhaltens fügen anderen nur geringen Schaden zu.

Mittelschwer: Die Anzahl der Probleme des Sozialverhaltens und die Auswirkung auf andere liegen zwischen „leicht" und „schwer".

Schwer: Zusätzlich zu den für die Diagnose erforderlichen Symptome treten viele weitere Probleme des Sozialverhaltens auf **oder** die Probleme des Sozialverhaltens fügen anderen beträchtlichen Schaden zu.

Leitlinien für Diagnose und Differentialdiagnose der Störung des Sozialverhaltens

Es wird die Ansicht vertreten, man solle die Störung des Sozialverhaltens eher nicht als psychische Störung ansehen, sondern vielmehr als einen Defekt in der moralischen Entwicklung einer Person bzw. als Folge eines benachteiligten oder gewalttätigen Umfelds. Es wird angeführt, es gebe keine wirksame Behandlung dieser Störung und ein diagnostisches Etikett weise denjenigen ungerechtfertigterweise die Rolle des Kranken zu, die für ihr Verhalten stärker verantwortlich gemacht werden sollten. Es ist besonders schwierig, die Diagnose in einem Umfeld zu stellen, in dem gewalttätige oder illegale Verhaltensweisen üblich sind und durch Gruppendruck oder die Notwendigkeit, sich zu schützen, gefördert werden. Eine alarmierende und weiter steigende Anzahl junger Leute tragen und benutzen im täglichen Leben in einem von ihnen als bedrohlich wahrgenommenen Umfeld Waffen. Zur Unterscheidung in diesem Fall sollte nach DSM-IV „die Diagnose einer Störung des Sozialverhaltens nur angewandt werden, wenn das besagte Verhalten für eine zugrundeliegende Funktionsstörung innerhalb der Person symptomatisch ist und nicht als Reaktion auf das unmittelbare soziale Umfeld gesehen werden muß." (S.127). Das war ein bedeutsamer Grund für die Einführung des Typus mit Beginn in der Kindheit, bei dem die Symptome vor dem zehnten Lebensjahr auftreten. Kinder, die einen frühen Beginn der Störung des Sozialverhaltens zeigen, sind meistens männlich, haben eine entsprechende familiäre Vorgeschichte und gestörte Beziehungen zu Gleichaltrigen, sind gewalttätig und erfüllen als Erwachsene die Kriterien einer Antisozialen Persönlichkeitsstörung. Schwieriger ist die Entscheidung, ob die Störung des Sozialverhaltens die angemessene Diagnose ist, wenn die Verhaltensprobleme im Jugendalter beginnen, durch Gleichaltrige sanktioniert oder gefördert werden und keine schwerwiegenden Folgen verursachen.

Ein zweiter Punkt ist die Grenze zwischen der Störung des Sozialverhaltens und der Störung mit **Oppositionellem Trotzverhalten**, einer Störung, die weniger schwerwiegend und von geringerer prognostischer Bedeutung ist. Da Personen mit einer Störung des Sozialverhaltens gewöhnlich ebenfalls die Kriterien einer Störung mit Oppositionellem Trotzverhalten erfüllen (welche häufig als Vorläufer der Störung des Sozialverhaltens auftritt), wird, wenn alle Kriterien einer Störung des Sozialverhaltens erfüllt sind, nur diese Störung diagnostiziert. Roberts Verhalten würde zwar eindeutig die Kriterien einer Störung mit Oppositionellem Trotzverhalten erfüllen (er wird schnell ärgerlich, widersetzt sich häufig aktiv den Anweisungen oder Regeln von Erwachsenen, verärgert andere oft absichtlich und ist häufig wütend, beleidigt, boshaft und nachtragend), er zeigt aber auch ein Muster von Aggression, Destruktivität, Schuleschwänzen und Diebstahl, das die Kriterien einer Störung des Sozialverhaltens erfüllt. Obwohl die Störung mit Oppositionellem Trotzverhalten ein üblicher Vorläufer der Störung des Sozialverhaltens ist, entwickeln viele Kinder später keine Störung des Sozialverhaltens.

Da Kinder mit einer Störung des Sozialverhaltens häufig auch die Kriterien einer **Aufmerksamkeitsdefizit-/Hyperaktivitätsstörung** erfüllen, ist es wichtig zu untersuchen, ob auch Symptome der Hyperaktivität und Unaufmerksamkeit vorliegen. Auch wenn Robert eine geringe Frustrationstoleranz hat, schnell gelangweilt ist und impulsiv handelt, erfüllen seine Symptome offensichtlich nicht alle Kriterien einer Aufmerksamkeitsdefizit-/Hyperaktivitätsstörung.

Bei einer Störung des Sozialverhaltens sind auch **depressive Symptome** üblich. Tatsächlich ist die Störung des Sozialverhaltens ein wichtiger Prognosefaktor für das Selbstmordrisiko bei Jugendlichen. Roberts Fall beschreibt ein typisches Muster, bei dem schnell depressive Symptome und Selbstmordgedanken (oder Selbstmordverhalten) entstehen, wenn der Betroffene frustriert oder mit Autoritäten konfrontiert ist, nachdem er bei einem Fehlverhalten ertappt wurde. Sehr häufig sind diese Symptome eine Reaktion auf Veränderungen der äußeren Umstände und dauern nicht lange genug an, um die Kriterien einer Major Depression zu erfüllen. So scheinen z. B. Roberts depressive Symptome auch zu seinem gestörten Familienleben, dem kürzlich stattgefundenen Umzug und der Einsamkeit ohne seinen Vater in Beziehung zu stehen. Sie sind jedoch nicht schwerwiegend genug, um die Kriterien einer Depressiven Störung zu erfüllen. Aus diesem Grund scheint die zusätzliche Diagnose einer **Anpassungsstörung** mit Depressiver Stimmung angebracht zu sein.

Es ist häufig schwierig, die ursächliche Beziehung zwischen der Störung des Sozialverhaltens und dem **Substanzmißbrauch** herauszufinden. Personen mit einer Störung des Sozialverhaltens tendieren zu einem verfrühten, anhaltenden und schwerwiegenden Substanzmißbrauch. Andererseits können Personen, die Substanzen mißbrauchen, durch ihre Enthemmtheit infolge des Rauschzustands oder durch die Notwendigkeit, Geld für ihren Substanzverbrauch aufzutreiben, in Schwierigkeiten geraten. Die Störung des Sozialverhaltens sollte nur diagnostiziert werden, wenn ein sich wiederholendes und durchgängiges Verhaltensmuster vorliegt und nicht bei einem einzelnen Fehlverhalten. Die Diagnose einer Störung des Sozialverhaltens ist jedoch angebracht, wenn die Verhaltensweisen in engem Zusammenhang mit einem Substanzgebrauch stehen und genügend häufig und anhaltend sind.

Interessant ist die Beziehung zwischen der Störung des Sozialverhaltens bei Kindern oder Jugendlichen und der Antisozialen Persönlichkeitsstörung bei Erwachsenen. Die Definition der **Antisozialen Persönlichkeitsstörung** fordert einen Hinweis auf eine Störung des Sozialverhaltens mit Beginn vor dem 15. Lebensjahr. Lediglich etwa ein Drittel der Personen, bei denen in der Kindheit oder Jugend eine Störung des Sozialverhaltens diagnostiziert wurde, entwickeln jedoch als Erwachsene eine Antisoziale Persönlichkeitsstörung. In seltenen Fällen kann bei einem älteren Jugendlichen oder einem jungen Erwachsenen eine Störung des Sozialverhaltens diagnostiziert werden, wenn dieser weiterhin schwerwiegende und beeinträchtigende Verhaltensprobleme zeigt, die nicht die Kriterien einer Antisozialen Persönlichkeitsstörung erfüllen. Im Unterschied dazu kann die Antisoziale Persönlichkeitsstörung nicht bei Personen unter 18 Jahren diagnostiziert werden. Bei ihnen würde das Symptommuster als Störung des Sozialverhaltens gesehen werden.

Kontrovers und unsicher bleibt die Diagnose einer Störung des Sozialverhaltens bei **Mädchen**. In den meisten Studien wird die Störung des Sozialverhaltens weit häufiger bei Jungen als bei Mädchen diagnostiziert. Obwohl dies ohne Zweifel die realen Geschlechtsunterschiede in der Prävalenz von straffälligem Verhalten widerspiegelt, können sie sich teilweise auch aus der Definition der Störung ergeben, die, zumindest im DSM-III-R, dazu tendierte, aggressive und konfrontative Verhaltensweisen eher hervorzuheben als solche, die für weibliche Delinquenz typisch sind (z. B. Lügen, Schule schwänzen, Weglaufen, Substanzgebrauch und Prostitution). Die Kriterien der Störung des Sozialverhaltens wurden im DSM-IV überarbeitet. Dabei wurde genauer zu beschreiben versucht, wie sich diese Störung bei Mädchen und bei Jungen ausdrücken kann.

Therapieplanung für die Störung des Sozialverhaltens

Die Behandlung von Störungen des Sozialverhaltens ist kontrovers. Eine Reihe von Klinikern ist der Meinung, daß nichts funktioniert, trotz beträchtlicher klinischer und Forschungsbemühungen, eine Behandlung oder Prophylaxe für diese Störung zu finden. Andere sind viel weniger pessimistisch. Die laufende Forschung untersucht eine Vielzahl von Ansätzen im kognitiven und Verhaltensbereich, im Bereich der Eltern- und Lehrerschulung sowie Milieuansätzen. Ihre letztendliche Wirksamkeit bleibt jedoch abzuwarten. Bei der Behandlung von Störungen des Sozialverhaltens ist es häufig nützlich, die anfängliche Aufmerksamkeit auf die Symptome des Substanzmißbrauchs zu richten, da Probleme, die im Zusammenhang mit Substanzen stehen, bei der Pathogenese der Verhaltensprobleme häufig wichtig und eher veränderbar sind als die anderen Merkmale der Störung. Die Diagnose und Behandlung komorbider Beschwerden hat ebenfalls starke Priorität. Depressionen sind bei Störungen des Sozialverhaltens üblich. Es besteht ein Selbstmordrisiko von etwa 5 % bei dieser Störung.

Zusammenfassung

Störungen des Sozialverhaltens bewegen sich in einem Grenzbereich zwischen Psychiatrie und Rechtssystem und werden zur Zeit in beiden Bereichen unzureichend gehandhabt. Die Untersuchung einer Störung des Sozialverhaltens sollte sich auf das Ausmaß konzentrieren, bis zu welchem die delinquenten Verhaltensweisen direkte Folgen von Substanzgebrauch oder von Druck seitens des Umfelds sind, da Verhaltensweisen, die aus diesen Ursachen resultieren, für eine Intervention zugänglicher sind als die Art von Delinquenz, bei der die Antriebsfaktoren eher innerhalb der Person liegen. Letztere ist mit einem frühen Beginn, starker familiärer Belastung und Gewalttätigkeit verbunden. Es scheint ein geringer Trost zu sein, aber die Zeit spielt bei dieser Störung eine wichtige Rolle, denn die Mehrzahl der Personen scheint nur vorübergehend betroffen zu sein und entwickelt im Erwachsenenalter keine Antisoziale Persönlichkeitsstörung. Selbst diejenigen, die als Erwachsene eine Antisoziale Persönlichkeitsstörung entwickeln, neigen dazu, mit zunehmendem Alter etwas umgänglicher zu werden.

ICD-10

Fallbeispiel: Ein Junge mit schweren Verhaltensproblemen (s.S. 41)

ICD-10 Diagnose
F91   Störung des Sozialverhaltens
F91.2 Störung des Sozialverhaltens bei vorhandenen sozialen Bindungen

G1. Vorliegen eines wiederholten, persistierenden Verhaltensmuster, bei dem entweder die Grundrechte anderer oder die wichtigsten altersentsprechenden sozialen Normen oder Gesetze verletzt werden, mindestens sechs Monate anhaltend, mit einigen der unten angegebenen Symptome (weitere Vorgaben und geforderte Zahl der Symptome siehe unter den Subkategorien).

Beachte: Die Symptome 11., 13., 15., 16., 20., 21., 23. brauchen nur einmal aufgetreten zu sein, um das Kriterium zu erfüllen.

1. für das Entwicklungsalter des Kindes ungewöhnlich häufige und schwere Wutausbrüche

2. häufiges Streiten mit Erwachsenen

3. häufige aktive Ablehnung und Zurückweisung von Wünschen und Vorschriften Erwachsener

4. häufiges, offensichtlich wohlüberlegtes Ärgern anderer

5. häufiges Verantwortlichmachen, für die eigenen Fehler oder für eigenes Fehlverhalten

6. häufige Empfindlichkeit oder Sichbelästigtfühlen durch andere

7. häufiger Ärger oder Groll

8. häufige Gehässigkeit oder Rachsucht

9. häufiges Lügen oder Brechen von Versprechen, um materielle Vorteile und Begünstigungen zu erhalten oder um Verpflichtungen zu vermeiden

10. häufiges Beginnen von körperlichen Auseinandersetzungen (außer Geschwisterauseinandersetzungen)

11. Gebrauch von gefährlichen Waffen (z. B. Schlagholz, Ziegelstein, zerbrochene Flasche, Messer, Gewehr)

12. häufiges Draußenbleiben in der Dunkelheit entgegen dem Verbot der Eltern (beginnend vor dem 13. Lebensjahr)

13. körperliche Grausamkeit gegenüber anderen Menschen (z. B. Fesseln, ein Opfer mit einem Messer oder mit Feuer verletzen)

14. Tierquälerei

15. absichtliche Destruktivität gegenüber dem Eigentum anderer (außer Brandstiftung)

16. absichtliches Feuerlegen mit dem Risiko oder der Absicht, ernsthaften Schaden anzurichten

17. Stehlen von Wertgegenständen ohne Konfrontation mit dem Opfer, entweder zu Hause oder außerhalb (z.B. Ladendiebstahl, Einbruch, Unterschriftenfälschung)

18. häufiges Schuleschwänzen, beginnend vor dem 13. Lebensjahr

19. Weglaufen von den Eltern oder elterlichen Ersatzpersonen, mindestens zweimal oder einmal länger als eine Nacht (außer dies geschieht zur Vermeidung körperlicher oder sexueller Mißhandlung)

20. jede kriminelle Handlung, bei der ein Opfer direkt angegriffen wird (einschließlich Handtaschenraub, Erpressung, Straßenraub)

21. Zwingen einer anderen Person zu sexuellen Aktivitäten

22. häufiges Tyrannisieren anderer (z. B. absichtliches Zufügen von Schmerzen oder Verletzungen – einschließlich andauernder Einschüchterung, Quälen oder Belästigung)

23. Einbruch in Häuser, Gebäude oder Autos.

G2. Die Kriterien für eine dissoziale Persönlichkeitsstörung (F60.2), eine Schizophrenie (F20), eine manische Episode (F30), eine depressive Episode (F32), eine tiefgreifende Entwicklungsstörung (F84) oder eine hyperkinetische Störung (F90) werden nicht erfüllt. (Werden Kriterien für eine emotionale Störung erfüllt, ist die Diagnose „gemischte" Störung des Sozialverhaltens und Emotionen (F92) zu stellen).

Der Störungsbeginn kann näher gekennzeichnet werden:

Beginn in der Kindheit: Auftreten eines Symptoms der Störung des Sozialverhaltens vor dem 10. Lebensjahr.

Beginn in der Adoleszenz: Keine Symptome einer Störung des Sozialverhaltens vor dem 10. Lebensjahr.

Mögliche Untergruppen:

Fachleute stimmen darin überein, daß die Störungen des Sozialverhaltens heterogen sind, die Art und Weise, wie in Untergruppen eingeteilt wird, ist jedoch unterschiedlich. Für die Prognose ist die Schwere (Zahl der Symptome) eine bessere Richtlinie als ein bestimmter Typ der Symptomatologie. Die am besten validierte Unterscheidung ist die zwischen Störungen des Sozialverhaltens bei fehlenden oder vorhandenen sozialen Bindungen, definiert nach dem Vorhandensein oder dem Fehlen andauernder Freundschaften mit Gleichaltrigen. Die auf den familiären Rahmen beschränkten Störungen scheinen jedoch ebenfalls eine wichtige Untergruppe zu bilden. Für diese Fälle ist eine eigene Kategorie vorgesehen. Natürlich ist weitere Forschung notwendig, um die Validität aller vorgeschlagenen Untergruppen der Störung des Sozialverhaltens zu überprüfen.

Es wird vorgeschlagen, zusätzlich zu diesen Kategorien die Fälle entsprechend dem Störungsausmaß in den folgenden drei Bereichen näher zu beschreiben:

1. Hyperaktivität (Unaufmerksamkeit, unruhiges Verhalten)
2. emotionale Störung (Angst, Depression, Zwanghaftigkeit, Hypochondrie)
3. Schweregrad der Störung des Sozialverhaltens:
   a. *leicht:* keine oder nur wenige Symptome, neben denen, die für die Diagnose gefordert werden; die Verhaltensprobleme verursachen anderen nur geringen Schaden
   b. *mittelgradig:* die Zahl der Symptome und der Schaden für andere liegt zwischen leicht und schwer
   c. *schwer:* viele Probleme neben den für die Diagnose geforderten Symptomen, oder die Verhaltensprobleme verursachen anderen nennenswerten Schaden, z. B. bei schwerer körperlicher Gewalt, Vandalismus oder Diebstahl.

F91.2 Störung des Sozialverhaltens bei vorhandenen sozialen Bindungen

A. Die allgemeinen Kriterien für eine Störung des Sozialverhaltens (F91) müssen erfüllt sein.

B. Drei oder mehr der unter F91, G1. genannten Symptome müssen vorliegen, davon mindestens drei von 9.-23.

C. Mindestens ein Symptom von 9.-23. muß mindestens sechs Monate lang vorgelegen haben.

D. Die Störung des Sozialverhaltens tritt auch außerhalb von zu Hause oder außerhalb des familiären Rahmens auf.

E. Beziehungen zu Gleichaltrigen im normalen Ausmaß.

Interpretation nach ICD-10

Störungen des Sozialverhaltens sind durch ein sich wiederholendes und andauerndes Muster dissozialen, aggressiven oder aufsässigen Verhaltens charakterisiert. Es soll schwerwiegender sein als gewöhnlicher kindlicher Unfug oder jugendliche Aufmüpfigkeit. Einzelne dissoziale oder kriminelle Handlungen sind kein Grund für die Diagnose, für die ein **anhaltendes Verhaltensmuster** gefordert wird.

Die psychosozialen Umstände bei Robert sind durch eine krankheitsbedingte Trennung von der Mutter im Alter von vier Jahren, durch Trennung und Scheidung der Eltern und durch die Präsens von neuen Lebenspartnern beider Elternteile gekennzeichnet. Zudem besteht bei Robert eine deutlicher Wunsch nach Nähe zum von ihm getrennt lebenden Vater. Die **„Störung des Sozialverhaltens"** wird bei Robert durch mehrere Verhaltensweisen begründet, die jede einzeln für sich genommen die Diagnose rechtfertigen würde: Er bestahl sowohl seine Eltern als auch Klassenkameraden, er legte Brände, blieb über Nacht **von zu Hause** ohne Erlaubnis fort, schwänzte die Schule, zeigte Wutausbrüche gegenüber der Mutter, einem Lehrer und gegenüber einem Arzt sowie erhebliche Destruktivität gegenüber seinem Bruder **(Kriterium G1)**.

Eine weitere Unterscheidung der Diagnose im Hinblick auf fehlende oder vorhandene soziale Bindungen außerhalb der Familie ist aufgrund der Angaben im Fallbeispiel nicht möglich. Der Bericht macht jedoch deutlich, daß die Störung nicht auf den familiären Bereich beschränkt ist (F91.0 trifft nicht zu).

Seine Aussagen „jemanden zu töten", damit sich die Polizei um ihn kümmere, als auch der Versuch, im Affekt aus dem 20. Stockwerk seines Wohnblocks zu springen sowie seine Aussagen zu seiner Wut und Trauer über die Trennung von seinem Vater, sind als Zeichen einer depressiven Störung zu sehen. Bei seiner Einlieferung wird er als ruhig, aber traurig und ängstlich beschrieben.

Für die Diagnose einer Störung des Sozialverhaltens mit depressiver Störung (F92.0) fehlen in der Beschreibung die typischen anhaltenden Symptome einer Depression, wie ausgeprägte Traurigkeit, Interessensverlust und Freudlosigkeit bei üblichen Aktivitäten, Schuldgefühle und Hoffnungslosigkeit. Ebenso fehlt auch für eine Affektive Störung (F30-F39) die typische o. g. Symptomatik.

Differentialdiagnostisch ist bei Robert auch an eine Anpassungsstörung (F43.2) zu denken, die als Folge der familiären Trennung und der damit verbundenen Versehrtheit seines sozialen Netzes aufgetreten ist. Demnach kann sich der Betreffende so fühlen, „als stehe er kurz vor dramatischem Verhalten oder Gewaltausbrüchen". Besonders bei Jugendlichen können Störungen des Sozialverhaltens, Aggressionen oder dissoziales Verhalten zu diesen Störungen gehören (Dilling, Mombour & Schmidt, 1993, S. 171). Die Schwere der Störung rechtfertigt aber nach ICD-10 die Diagnose einer Störung des Sozialverhaltens bei vorhandenen sozialen Bindungen (F91.2).

Vergleich DSM-IV/ICD-10

Das ICD-10 unterscheidet sich nicht wesentlich vom DSM-IV in seinen allgemeinen Kriterien für die Diagnose einer Störung des Sozialverhaltens. Bei den Unterkategorien der Störungen des Sozialverhaltens wird im ICD-10 nach dem Auftreten im familiären Rahmen (F91.0), bei fehlenden sozialen Bindungen (F91.1) und bei vorhandenen sozialen Bindungen unterschieden. Die Störung mit oppositionellem Trotzverhalten wird im ICD-10 als auch im DSM-IV als eigenständige Unterkategorie aufgefaßt. Im ICD-10 werden kombinierte Störungen des Sozialverhaltens mit depressiver Störung (F92.0) und der Emotion (F92.8) als häufig auftretende Kombination zweier Störungen extra kodiert. Nach den Regeln des DSM-IV würden bei einer vorhandenen Störung des Sozialverhaltens und zusätzlich vorliegender depressiver Störungen beide Diagnosen gestellt werden.

Ticstörungen

307.23	Tourette-Störung
307.22	Chronische Motorische oder Vokale Ticstörung
307.21	Vorübergehende Ticstörung
307.20	Nicht Näher Bezeichnete Ticstörung

Tourette-Störung

* Fallbeispiel: Multiple Tics bei einem Neunjährigen [3]

Der neunjährige Bob wird auf Ersuchen seines Kinderarztes in der Klinik untersucht, um die Notwendigkeit einer möglichen stationären Aufnahme festzustellen. Sein Kinderarzt ist besorgt, Bob könnte psychotisch werden, da er begonnen hat, leise vor sich hin zu fluchen. Wenn seine Eltern oder sein Lehrer ihn darum bitten, kann er eine Zeitlang damit aufhören, aber schließlich kommt das Fluchen wieder. Bob und seine Eltern sind zusammen in die Klinik gekommen und alle drei erzählen Bobs Geschichte.

Bob ist das erste von zwei Kindern. Die Schwangerschaft war geplant und die Entbindung verlief ohne Komplikationen. Die frühen Entwicklungsetappen verliefen normal. Bob war ein geselliges Kind, das im Alter von drei Jahren in die Vorschule kam. Dort stellte man fest, daß Bob bei Aktivitäten, die anhaltende Aufmerksamkeit erforderten, größere Schwierigkeiten hatte als andere Kinder. Die Probleme der Aufmerksamkeit setzten sich auch in der Grundschule fort, waren jedoch nicht schwerwiegend genug, um eine Diagnose oder pharmakologische Intervention zu erfordern. Trotz einiger Lernschwierigkeiten liegen Bobs schulische Leistungen auf dem für seine Klassenstufe erwarteten Niveau.

Bobs Vater berichtet, er habe bemerkt, daß Bob, seit er zur Schule ging, einige „komische Bewegungen" entwickelte (z. B. Blinzeln, schnelle Kopf- und Halsbewegungen und Schulterzucken). Sie schienen eine Zeitlang zu kommen und zu gehen und bei Streß und Angst schlimmer zu werden. Die Bewegungen traten zwar relativ selten auf, Bobs Altersgenossen machten sich jedoch manchmal darüber lustig. Im Jahr vor der Überweisung hielten die Bewegungen weiterhin an und wurden von Lauten begleitet, die Bob „vor

---

[3] Thanks to Fred Volkmar, M. D., of the Child Study Center at Yale University for this case.

sich hin murmelt". Bittet man ihn, damit aufzuhören, ist Bob nur eine kurze Zeit lang dazu in der Lage. Die gemurmelten Worte waren allmählich deutlicher zu verstehen und beinhalten verschiedene Fluchwörter. Im Verlauf des vergangenen Jahres gab es keinen Zeitabschnitt, der länger als einige Tage dauerte, in dem dieses Verhalten nicht auftrat.

Bis zu seiner Untersuchung brachten Bobs Probleme ihn immer in große Verlegenheit und bewirkten, daß er sich zurückzog und sich belastet fühlte. Seine schulischen Leistungen ließen ebenfalls nach und seine Beziehungen zu Gleichaltrigen verschlechterten sich dramatisch, obwohl er immer kontaktfreudig war. Bobs allgemeiner Gesundheitszustand ist gut und er war auch niemals mit psychotropen Substanzen in Berührung gekommen. Bobs Vater berichtet, er habe selbst als Kind einige ungewöhnliche Kopfbewegungen gezeigt, die jedoch mit zunehmendem Alter abgenommen haben.

Während der Untersuchung zeigt Bob sich wiederholende motorische und vokale Tics. Die motorischen Tics beinhalten Blinzeln und Schulterzucken. Die vokalen Tics beinhalten sowohl einfaches Räuspern als auch gelegentliche Koprolalie. Bob ist deutlich angespannt durch diese Verhaltensweisen, besonders durch die vokalen Tics. Obwohl er die Tics für kurze Zeit unterdrücken kann, spürt er einen inneren und letztlich unwiderstehlichen Drang, diese Handlungen durchzuführen. Er versucht die Bewegungen in ein Verhalten einzubauen, das zweckgerichtet aussieht wie z. B. sich am Kopf kratzen oder gähnen. Obwohl er deutlich belastet und ängstlich ist und an geringem Selbstwertgefühl leidet, zeigt er keine Merkmale einer Depression. Seine Sprache ist gut artikuliert und logisch strukturiert und er hat keine größeren Probleme mit der Aufmerksamkeit oder Konzentration. Es sind keine Symptome zu beobachten, die auf Schizophrenie oder andere psychotische Zustände hinweisen. Außer den Sorgen, die er sich über seine Störung oder die Möglichkeit „verrückt zu werden" macht, beschäftigt sich Bob nicht besonders mit wiederkehrenden Gedanken oder Sorgen. Zwanghafte Verhaltensweisen sind nicht offensichtlich. Psychologische Tests offenbaren einen IQ im Normalbereich mit entsprechenden Leistungspunkten.

DSM-IV Diagnose **(ICD-10 s.S. 55)**		
Achse I:	307.23	Tourette-Störung
Achse II:	V71.09	Keine Diagnose
Achse III:		Keine
Achse IV:		Schlechte Beziehungen zu Gleichaltrigen
Achse V:		GAF = 50 (gegenwärtig); 60 (höchster Stand im letzten Jahr)

Diagnostische Kriterien für 307.23 (F95.2) Tourette-Störung

A. Multiple motorische Tics sowie mindestens ein vokaler Tic treten im Verlauf der Krankheit auf, jedoch nicht unbedingt gleichzeitig (Tics sind plötzliche, schnelle, sich wiederholende, unrhythmische und stereotype motorische Bewegungen oder Lautäußerungen).

B. Die Tics treten mehrmals täglich (gewöhnlich anfallsartig) entweder fast jeden Tag oder intermittierend im Zeitraum von über einem Jahr auf. In dieser Zeit gab es keine ticfreie Phase, die länger als drei aufeinanderfolgende Monate andauerte.

C. Die Störung führt zu deutlichem Leiden oder verursacht in bedeutsamer Weise Beeinträchtigungen in sozialen, beruflichen oder anderen wichtigen Funktionsbereichen.

D. Der Beginn liegt vor Vollendung des 18. Lebensjahres.

E. Die Störung geht nicht auf die direkte körperliche Wirkung einer Substanz (z. B. Stimulantien) oder eines medizinischen Krankheitsfaktors (z. B. Huntingtonsche Erkrankung oder postvirale Enzephalitis) zurück.

Leitlinien für Diagnose und Differentialdiagnose der Tourette-Störung

Obwohl Bobs Symptome die Ursache für starke innere Anspannung und Beeinträchtigung im sozialen Funktionsbereich darstellen, sind sie jedoch kein Zeichen einer Psychose, wie seine Eltern und sein Kinderarzt befürchteten. Bob hat eine lange Geschichte von auftretenden motorischen Tics, die durch erst kürzlich begonnene vokalen Tics ergänzt werden. Die Diagnose einer Tourette-Störung erfordert sowohl motorische als auch vokale Tics, die intermittierend im Zeitraum von über einem Jahr auftreten, wobei die Phasen nie länger als drei Monate ticfrei sind.

Die **Ätiologie** der Tourette-Störung beinhaltet häufig eine Vorgeschichte von Problemen der Aufmerksamkeit. Diese sind manchmal schwerwiegend genug, um die zusätzliche Diagnose einer Aufmerksamkeitsdefizit-/Hyperaktivitätsstörung zu erhalten (wobei Bobs Probleme der Aufmerksamkeit nicht schwerwiegend genug waren, um die zusätzliche Diagnose zu rechtfertigen). Der Beginn der Tourette-Störung liegt vor dem 18. Lebensjahr, wobei die motorischen Tics gewöhnlich mehrere Jahre vor den vokalen Tics auftreten.

Die Unterschiede der einzelnen Störungen in der Kategorie der Ticstörungen basieren auf Dauer, Erscheinungsform und Beginn der Tics. Bei der **Vorübergehenden Ticstörung** dauern motorische und/oder vokale Tics mindestens vier Wochen an, jedoch nie länger als ein Jahr. Bei der **Chronischen Motorischen oder Vokalen Ticstörung** treten entweder motorische oder vokale Tics auf, aber niemals beide zusammen. Die Nicht Näher Bezeichnete Ticstörung wird angewandt, um ein klinisch bedeutsames Ticleiden zu beschreiben, das nicht die Kriterien einer der spezifisch definierten Ticstörung erfüllt (z. B. ein Leiden, das weniger als vier Wochen andauert oder nach dem achtzehnten Lebensjahr beginnt).

Die Tics der Tourette-Störung und der anderen Ticstörungen müssen von anderen **Bewegungsproblemen** wie choreiforme, dystone, athetotische, myoklonische, hemiballistische Bewegungen unterschieden werden. Im Unterschied zu diesen Bewegungen sind Tics plötzlich, schnell, stereotyp, unrhythmisch und wiederkehrend. Tics können in einfache Tics (wie z. B. Blinzeln oder Räuspern) oder komplexe Tics (Bewegungen des Gesichts oder Koprolalie) klassifiziert werden. Tics nehmen gewöhnlich während des Schlafens deutlich ab. Obwohl Tics für eine gewisse Zeit unterdrückt werden können, verschlimmern sie sich häufig durch belastende Situationen wie z.B. eine Anamnese. **Abnorme Bewegungen**, die mit verschiedenen medizinischen Krankheitsfaktoren (wie z. B. Chorea Huntington, Wilsonsche Krankheit, Hirnverletzungen etc.) einhergehen, müssen von der Tourette-Störung unterschieden werden. Treten Tics als direkte Folge von Medikamenteneinnahme auf, ist die Diagnose einer Nicht Näher Bezeichneten Medikamenteninduzierten Bewegungsstörung angebracht.

Die Tourette-Störung muß auch von den **stereotypen Bewegungen** unterschieden werden, die bei der Autistischen Störung oder anderen Tiefgreifenden Entwicklungsstörungen oder bei einer Stereotypen Bewegungsstörung auftreten. Einfache Tics sind gewöhnlich leicht zu unterscheiden. Die Unterscheidung von komplexen Tics und stereotypen Bewegungen ist jedoch häufig schwieriger. Stereotype Bewegungen scheinen in ihrem Wesen eher willkürlich und rhythmisch zu sein.

Komplexe motorische Tics sind manchmal schwer von den Zwängen der **Zwangsstörung** zu unterscheiden. Zwangshandlungen sind jedoch gewöhnlich sehr komplex und werden als Reaktion auf eine Zwangsvorstellung oder zwanghafte Regel durchgeführt. Einige Personen zeigen sowohl eine Tourette-Störung als auch eine Zwangsstörung, und es gibt immer mehr Forschungsberichte, die darauf hinweisen, daß beide Störungen auf einem Spektrum liegen. Gelegentlich werden motorische und vokale Tics als ungewöhnliches Verhalten von Schizophrenie mißverstanden.

Therapieplanung für die Tourette-Störung

Die Tourette-Störung ist ein chronisches Leiden, das über die Zeit einen schwankenden Verlauf aufweist. Wurden die Tics als willkürliche Verhaltensweisen des Kindes falsch wahrgenommen und führten sie zu negativen Erfahrungen, können pädagogische und unterstützende psychotherapeutische Maßnahmen einen großen Einfluß ausüben. Da Kinder mit einer Tourette-Störung manchmal auch Aufmerksamkeits- und Lernprobleme haben, kann eine pädagogische Intervention notwendig sein. Es ist häufig sehr hilfreich, den Eltern Informationen über die Störung zu geben. Pharmakologische Maßnahmen können indiziert sein. Die relativ selektiveren D2 Antagonisten (Haloperidol und Pimozid) haben sich in sorgfältig kontrollierten Doppelblindstudien als wirksam erwiesen. Die Symptomreduktion ist häufig auffallend, obwohl die Nebenwirkungen bisweilen die Nützlichkeit solcher Mittel einschränken. Clonidin , ein selektiver alpha 2-adrenerger Rezeptoragonist, kann bei einer kleineren Anzahl von Patienten hilfreich sein und hat den Vorteil von weniger Nebenwirkungen.

Zusammenfassung

Die Diagnose einer Tourette-Störung kann schwierig sein, insbesondere bei kleineren Kindern, die noch nicht motorische und vokale Tics zeigen. Manchmal wird eine Aufmerksamkeitsdefizit-/Hyperaktivitätsstörung diagnostiziert, bevor sich die Symptome einer Tourette-Störung entwickeln.

ICD-10

Fallbeispiel: Multiple Tics bei einem Neunjährigen (s.S. 51)

ICD-10 Diagnose
F95.2   Tourette-Syndrom

F95.2	kombinierte vokale und multiple motorische Tics (Tourette-Syndrom)
	A. Während der Störung haben multiple motorische Tics und ein oder mehrere vokale Tics eine Zeitlang bestanden, aber nicht notwendigerweise ununterbrochen.
	B. Die Tics treten viele Male am Tag auf, fast jeden Tag länger als ein Jahr, ohne Remission, die länger als zwei Monate dauert.
	C. Beginn vor dem 18. Lebensjahr.

Interpretation nach ICD-10

Ein Tic ist eine unwillkürliche, rasche, wiederholte, nichtrhytmische motorische Bewegung (gewöhnlich umschriebener Muskelgruppen) oder eine Lautproduktion, die plötzlich einsetzt und keinem offensichtlichen Zweck dient. Das **Tourette-Syndrom** ist eine Form der Ticstörung, bei der es gegenwärtig oder in der Vergangenheit multiple motorische Tics und einen oder mehrere vokale Tics gibt oder gegeben hat, nicht notwendigerweise gleichzeitig. Bei Bob lassen sich die Symptome einer Ticstörung, wie „komische Bewegungen", bis zur Einschulung zurückverfolgen. Seit einem Jahr wurden die motorischen Tics durch anfängliches Gemurmel und schließlich durch deutlich artikulierte Fluchwörter ergänzt. Der neunjährige Junge fühlt sich deutlich belastet und hat sich in seinen schulischen Leistungen verschlechtert. **Differentialdiagnostisch** zeigt sich bei Bob die für Tics typische Fähigkeit, die Bewegungen für eine gewisse Zeit zu unterdrücken. Bobs Bewegungen sind nicht rhythmisch und unterscheiden sich so von stereotypen repetetiven Bewegungen, wie sie bei Autismus oder Intelligenzminderung auftreten. Auch wenn Bob versucht, seine **motorischen Tics** in natürliche Bewegungsabläufe zu verstecken, unterscheiden sich die Bewegungsabläufe deutlich von Zwangshandlungen.

Vergleich DSM-IV/ICD-10

Die Einteilung der Ticstörungen im DSM-IV und ICD-10 weichen nicht von einander ab. Im Gegensatz zum ICD-10 wird im DSM-IV durch das Kriterium (C) auf die starke innere Anspannung und bedeutsames Leiden in sozialen, beruflichen oder anderen Funktionsbereichen hingewiesen.

Andere Störungen im Kleinkindalter, in der Kindheit oder Adoleszenz

309.21	Störung mit Trennungsangst
313.23	Selektiver Mutismus
313.89	Reaktive Bindungsstörung im Säuglings- und Kleinkindalter
307.3	Stereotype Bewegungsstörung
313.9	Nicht Näher Bezeichnete Störung im Kleinkindalter, in der Kindheit oder Adoleszenz

Störung mit Trennungsangst

*Fallbeispiel: Ein Achtjähriger, der sich weigert, zur Schule zu gehen

Der achtjährige Cal wird wegen sozialen Rückzugs, überwältigenden Ängsten, multiplen somatischen Beschwerden und Schulverweigerung überwiesen. Cals erste Schwierigkeiten begannen mit Einschlafstörungen und häufigen Alpträumen. Er beschäftigt sich mit morbiden Tagträumen, in denen Familienmitglieder sterben oder verletzt werden oder in denen bedrohliche und schreckliche Antihelden vorkommen. Er weigert sich kategorisch, zu Bett zu gehen, wenn sich seine Mutter nicht zu ihm setzt und kämpft an den meisten Abenden über eine Stunde lang gegen das Einschlafen an, damit sie nicht weggehen kann. Besonders an Schultagen beklagt sich Cal über zahlreiche Kopf- und Bauchschmerzen. Bei der kürzlich durchgeführten kinderärztlichen Untersuchung konnte dafür keine körperliche Ursache festgestellt werden. Aufgrund dieser körperlichen Beschwerden bleibt er häufig zu Hause. Geht er doch zur Schule, hat er Aufmerksamkeitsschwierigkeiten im Unterricht. Er besteht häufig darauf, daß er krank sei und nach Hause gehen müsse. Seine schulischen Leistungen sind schlechter geworden. Seine Noten sind von einem sehr guten Durchschnitt auf gerade noch ausreichend gefallen.

Cals soziale Beziehungen sind ebenfalls zunehmend eingeschränkt, da er nur widerwillig außer Haus bei Freunden spielt. Er weigert sich, bei einem Freund zu übernachten. Trotzdem freut er sich, wenn Freunde zu ihm nach Hause zum Spielen kommen. Geht er doch einmal zu einem Freund nach Hause, besteht er darauf, die Telefonnummer aufzuschreiben, unter welcher seine Mutter zu erreichen ist und daß seine Mutter ihm die genaue Zeit mitteilt, wann sie ihn abholen kommt. Er bittet ständig darum, seine Mutter anzurufen, um sich zu versichern, daß sie da ist. Er fragt auch wiederholt nach der Uhrzeit und danach, wie lange es noch dauert, bis sie kommt. Verspätet sie sich beim Abholen durch einen Umstand um nur wenige Minuten, wird er ängstlich und ist unfähig, sich auf Aktivitäten mit seinen Freunden zu konzentrieren.

Die Untersuchung seines psychischen Zustands zeigt, daß Cal ein besorgtes, ängstliches und trauriges Kind mit erhöhter Aktivität ist, das Schwierigkeiten hat, sich auf den Untersucher zu konzentrieren. Er wird jedoch jedes Mal schlagartig fröhlicher, wenn seine Mutter hereinkommt. Cal hat Schwierigkeiten, seine multiplen Probleme zu beschreiben und sagt, er habe Angst, daß es niemals besser werde. Gleichwohl versteht er sich gut mit dem Untersucher und äußert das Bedürfnis, sich besser fühlen und sein vorheriges schulisches Leistungsniveau erreichen zu wollen. Es gibt keinen Hinweis auf eine Gedanken-störung, kognitive Beeinträchtigungen oder Selbstmordgefährdung. Cals Mutter berichtet, seine Entwicklung sei normal verlaufen, außer, daß er fast von Geburt an ein ängstliches und besorgtes Kind gewesen sei. Seine Symptome verschlimmerten sich jedoch sehr, kurz nachdem sein Vater einen Schreibtischjob aufgegeben hatte und im Sicherheitsdienst einer Fabrik zu arbeiten begann und seine Mutter wegen akuter Emphysema im Krankenhaus lag und intermittierende dysphorische Episoden durchmachte. Cal ist das jüngste von drei Kindern. Die beiden älteren Schwestern sind verheiratet und leben nicht mehr zu Hause.

DSM-IV Diagnose
(ICD-10 s.S. 59)

Achse I:	309.21	Störung mit Trennungsangst
Achse II:	V71.09	Keine Diagnose
Achse III:		Keine
Achse IV:		Krankenhausaufenthalt und Krankheit der Mutter, neue Arbeitsstelle des Vaters
Achse V:		GAF = 60

Diagnostische Kriterien für 309.21 (F93.0) Störung mit Trennungsangst

A. Eine entwicklungsmäßig unangemessene und übermäßige Angst vor der Trennung von zu Hause oder von den Bezugspersonen, wobei mindestens drei der folgenden Kriterien erfüllt sein müssen:
   (1) wiederholter übermäßiger Kummer bei einer möglichen oder tatsächlichen Trennung von zu Hause oder von wichtigen Bezugspersonen,
   (2) andauernde und übermäßige Besorgnis, daß er/sie wichtige Bezugspersonen verlieren könnte oder daß diesen etwas zustoßen könnte,
   (3) andauernde und übermäßige Besorgnis, daß ein Unglück ihn/sie von einer wichtigen Bezugsperson trennen könnte (z. B. verlorenzugehen oder entführt zu werden),
   (4) andauernder Widerwillen oder Weigerung, aus Angst vor der Trennung zur Schule oder an einen anderen Ort zu gehen,
   (5) ständige und übermäßige Furcht oder Abneigung, allein oder ohne wichtige Bezugspersonen zu Hause oder ohne wichtige Erwachsene in einem anderen Umfeld zu bleiben,
   (6) andauernder Widerwillen oder Weigerung, ohne die Nähe einer wichtigen Bezugsperson schlafen zu gehen oder auswärts zu übernachten,
   (7) wiederholt auftretende Alpträume von Trennungen,
   (8) wiederholte Klagen über körperliche Beschwerden (wie z. B. Kopfschmerzen, Bauchschmerzen, Übelkeit oder Erbrechen), wenn die Trennung von einer wichtigen Bezugsperson bevorsteht oder stattfindet.

Fortsetzung nächste Seite

Fortsetzung

B. Die Dauer der Störung beträgt mindestens vier Wochen.

C. Der Störungsbeginn liegt vor dem Alter von 18 Jahren.

D. Die Störung verursacht in klinisch bedeutsamer Weise Leiden oder Beeinträchtigungen in sozialen, schulischen oder anderen wichtigen Funktionsbereichen.

E. Die Störung tritt nicht ausschließlich im Verlauf einer Tiefgreifenden Entwicklungsstörung, Schizophrenie oder einer anderen Psychotischen Störung auf und kann bei Jugendlichen und Erwachsenen nicht durch die Panikstörung mit Agoraphobie besser erklärt werden.

Bestimme, ob:

Früher Beginn: Die Störung beginnt vor dem Alter von 6 Jahren.

Leitlinien für Diagnose und Differentialdiagnose der Störung mit Trennungsangst

Der erste und wichtigste Faktor, der bei der Diagnose einer Störung mit Trennungsangst berücksichtigt werden muß ist, daß das Unbehagen des Kindes stärker sein muß als das, was normal und entwicklungsgemäß auftritt, wenn es von geliebten Personen getrennt ist. Der Untersucher muß das **Alter des Kindes** und die kulturellen Werte der Familie berücksichtigen. Wäre Cal vier oder fünf Jahre alt, würde seine Abneigung, die Nacht nicht zu Hause zu verbringen oder seine Beschäftigung mit dem Verbleib seiner Mutter wahrscheinlich nicht als übertrieben gelten. Im Alter von acht Jahren würde man jedoch zumindest in unserer Gesellschaft erwarten, daß Cal lernt, sich bereitwilliger von seiner Mutter zu trennen. Indem die Familie Cal zur Untersuchung brachte, zeigte sie deutlich, daß auch die Familie der Meinung ist, Cals Angst vor Trennung gehe über das hinaus, was sie für akzeptabel hält und, daß sie für beide Teile belastend sei.

Es ist weiterhin wichtig, **andere Störungen auszuschließen**, bei denen Trennungsangst als Begleitmerkmal auftreten kann, das keine gesonderte Diagnose erforderlich macht. Auf der Grundlage der Untersuchung seines psychischen Zustands zeigt Cal eindeutig keine Symptome von Autismus oder Schizophrenie. Die Diagnose einer Störung mit Trennungsangst ist gewöhnlich auf die Kindheit und frühe Adoleszenz beschränkt, da die meisten Betroffenen sie entweder überwinden oder danach eine Panikstörung mit Agoraphobie oder eine andere Angststörung entwickeln. Kommt es bei diesen Personen in der Adoleszenz oder im Erwachsenenalter zur Entwicklung einer Panikstörung, wird nur die Panikstörung diagnostiziert.

Zwei weitere Störungen sind bei der Diagnose einer Störung mit Trennungsangst in Erwägung zu ziehen. Weisen die Ängste des Kindes eine große Bandbreite auf und beziehen sie sich über die Furcht vor Trennung hinaus auf alltägliche Sorgen, kann die Diagnose einer **Generalisierten Angststörung** angebracht sein. Bei Cal ist die Angst jedoch fast völlig auf die Trennung von zu Hause und der Familie bezogen. Eine **Major Depression** kommt ebenfalls in Betracht, falls die Ängste des Kindes von deutlich depressiven Symptomen begleitet sind. Obwohl Cal unglücklich ist, ist dies wahrscheinlich zweitrangig im Vergleich zu seinen Trennungsängsten und nicht schwerwiegend genug, um alle Kriterien einer depressiven Störung zu erfüllen.

Therapieplanung für die Störung mit Trennungsangst

Die Behandlung einer Störung mit Trennungsangst ist nur wenig systematisch erforscht. Elternschulung, kognitive Verhaltenstherapie und der Zeitfaktor können wirksam sein.

Zusammenfassung

Es ist wichtig, eine „Unter- oder Überdiagnostizierung" dieser Störung zu vermeiden. „Unterdiagnostizierung" kann die Beibehaltung von andauernder Intoleranz gegenüber Ängsten zur Folge haben, was bei Erwachsenen zu Panikstörungen und Agoraphobie führen kann. Eine „Überdiagnostizierung" kann zu Stigmatisierung und überzogener Behandlung von normaler entwicklungsgemäßer Trennungsangst führen, die sich mit der Zeit von selbst reguliert.

ICD-10

Fallbeispiel: Ein Achtjähriger, der sich weigert, zur Schule zu gehen (s.S. 56)

ICD-10 Diagnose
F93   emotionale Störungen des Kindesalters

Beachte: Die phobische Störung des Kindesalters (F93.1), die Störung mit sozialer Ängstlichkeit des Kindesalters (F93.2) und die generalisierte Angststörung des Kindesalters (F93.80) haben eindeutig Ähnlichkeit mit Störungen des Abschnitts F4. Die gegenwärtige Auffassung ist jedoch, daß die Unterschiede in der Art und Weise, wie sich Angststörungen im Kindesalter äußern, eigene Kategorien dafür rechtfertigen. In weiteren Studien sollte untersucht werden, ob Beschreibungen und Definitionen erarbeitet werden können, die sowohl für Erwachsene als auch für Kinder geeignet sind oder ob die Trennung beibehalten werden sollte.

F93.0   emotionale Störung mit Trennungsangst des Kindesalters

A.   Mindestens drei der folgenden Merkmale:

1. unrealistische und anhaltende Besorgnis über mögliches Unheil, das der Hauptbezugsperson zustoßen könnte oder über den möglichen Verlust solcher Personen (z. B. Furcht, daß sie weggehen und nicht wieder kommen könnten oder daß das Kind sie nie mehr wiedersehen wird) oder anhaltende Sorge um den Tod von Bezugspersonen

2. unrealistische und anhaltende Besorgnis, daß ein unglückliches Ereignis das Kind von einer Hauptbezugsperson trennen werde (z. B., daß das Kind verloren gehen, gekidnappt, ins Krankenhaus gebracht oder getötet werden könnte)

3. aus Angst vor Trennung von einer Hauptbezugsperson oder um zu Hause zu bleiben (weniger aus anderen Gründen, z.B. Angst vor bestimmten Ereignissen in der Schule) andauernde Abneigung oder Verweigerung, die Schule zu besuchen

4. Trennungsschwierigkeiten am Abend, erkennbar an einem der folgenden Merkmale:

   a. anhaltende Abneigung oder Weigerung, schlafen zu gehen, ohne daß eine Hauptbezugsperson dabei oder in der Nähe ist

   b. häufiges Aufstehen nachts, um die Anwesenheit der Bezugsperson zu überprüfen oder bei ihr zu schlafen

   c. anhaltende Abneigung oder Weigerung, auswärts zu schlafen

5. anhaltende, unangemessene Angst davor, allein oder tagsüber ohne eine Hauptbezugsperson zu Hause zu sein

6. wiederholte Alpträume zu Trennungsthemen

7. wiederholtes Auftreten somatischer Symptome (Übelkeit, Bauchschmerzen, Kopfschmerzen oder Erbrechen) bei Gelegenheiten, die mit einer Trennung von einer Hauptbezugsperson verbunden sind, wie beim Verlassen des Hauses, um zur Schule zu gehen oder bei anderen Gelegenheiten, die mit einer Trennung verbunden sind (Urlaub, Ferienlager)

8. extremes und wiederholtes Leiden in Erwartung, während oder unmittelbar nach der Trennung von einer Hauptbezugsperson (es zeigt sich in Angst, Schreien, Wutausbrüchen; in der anhaltende Weigerung, von zu Hause wegzugehen; in dem intensiven Bedürfnis, mit den Eltern zu reden oder in dem Wunsch, nach Hause zurückzukehren, in Unglücklichsein, Apathie oder sozialem Rückzug).

B. Fehlen einer generalisierten Angststörung des Kindesalters (F93.80).

C. Beginn vor dem sechsten Lebensjahr.

D. Die Störung tritt nicht im Rahmen einer umfassenderen Störung der Emotionen, des Sozialverhaltens oder der Persönlichkeit auf oder bei einer tiefgreifenden Entwicklungsstörung, einer psychotischen Störung oder einer substanzbedingten Störung.

E. Dauer mindestens vier Wochen.

Interpretation nach ICD-10

Eine **Störung mit Trennungsangst** sollte nur dann diagnostiziert werden, wenn die Furcht vor Trennung den Angstfokus darstellt und eine solche Angst erstmals während der ersten Lebensjahre auftritt. Sie unterscheidet sich von der **normalen Trennungsangst** durch einen außergewöhnlichen Schweregrad einschließlich einer abnormen Dauer über die typische Altersstufe hinaus. Cal wird von Geburt an als ängstliches und besorgtes Kind beschrieben, ohne daß die Schwere der Störung in den ersten Lebensjahren deutlich wird. Mit acht Jahren ist das Ausmaß der Trennungsangst bei Cal untypisch für die Altersstufe. Seine soziale Funktion wird durch eingeschränkte Kontakte zu Gleichaltrigen und einen drastischen Leistungseinbruch in der Schule erheblich beeinträchtigt. Cals Angst ist nicht Teil einer generalisierten Angst, sondern bezieht sich nur auf die Trennung von seiner Mutter. Von den acht im ICD-10 aufgeführten angstbezogenen Symptomen zeigt er:

- eine unrealistische, vereinnahmende Besorgnis über ein mögliches Unheil, das er sich in morbiden Tagträumen vorstellt
- eine durch Trennungsangst bedingte andauernde Abneigung, die Schule zu besuchen
- eine andauernde Abneigung und Weigerung, ins Bett zu gehen, ohne daß seine Mutter in der Nähe ist
- wiederholtes Auftreten somatischer Symptome wie Bauch- und Kopfschmerzen beim Verlassen des Hauses oder in der Schule

Die Trennung von der Mutter ist bei Cal das gemeinsame Element der verschiedenen angst-auslösenden Situationen und steht deutlich im Mittelpunkt aller gezeigten Verhaltensauf-fälligkeiten.

Vergleich DSM-IV/ICD-10

Die im DSM-IV benannten Kriterien einer Störung mit Trennungsangst decken sich mit den Kriterien der emotionalen Störung mit Trennungsangst im Kindesalter im ICD-10. Das DSM-IV ordnet die Störung mit Trennungsangst unter eine Art „Restkategorie – Andere Störungen im Kleinkindalter, in der Kindheit oder Adoleszenz" ein. Das ICD-10 verfügt hier über eine eigene Gruppe von Diagnosen mit emotionalen Störungen mit Trennungs-angst im Kindesalter (F93.2), mit Geschwisterrivalität (F93.3), sonstige (F93.8) und nicht näher bezeichnete emotionale Störungen (F93.9). Die im ICD-10 benannten Ausschluß-kriterien decken sich im wesentlichen mit denen des DSM-IV. Die bei der Untersuchung festgestellte allgemeine Traurigkeit und Ängstlichkeit wird nicht näher beschrieben und rechtfertigt nicht die zusätzlich Diagnose einer affektiven Störung. Für eine Störung mit sozialer Ängstlichkeit des Kindesalters (F93.2) fehlt die ausgeprägte Furcht vor sozialen Begegnungen mit anderen Menschen.

Berater der deutschen Ausgabe: Prof. Dr. Franz Petermann, Bremen
                                   PD Dr. Michael Zaudig, Windach

Übersetzung und Bearbeitung: Diplomübersetzerin Karmela Tiller, Bremen
                                Dr. phil. Norbert R. Krischke, Bremen

KAPITEL 2

Delir, Demenz, amnestische und andere kognitive Störungen

Der Abschnitt über kognitive Störungen in DSM-IV beinhaltet die Diagnosen Delir, Demenz sowie amnestische und andere kognitive Störungen, die mit 294.9 (*„kognitive Störungen – NNB"*) codiert werden. Alle Störungen in diesem Abschnitt sind charakterisiert durch bestimmte kognitive Einschränkungen, welche auf einen medizinischen Krankheitsfaktor zurückgehen oder die Folge einer bestimmten Substanz oder Medikation darstellen. Sie können auch aus deren Kombination resultieren. Diese Störungen wurden früher als *„organische Störungen"* bezeichnet. Dies ist ein irreführender Begriff, der im DSM-IV gestrichen wurde, weil er fälschlicherweise implizierte, daß es eine bestimmte Form von Körper/Seele-Dichotomie gibt, welche die sogenannten *„organischen"* psychischen Erkrankungen von anderen abhob. Niemand nimmt jedoch heute an, daß Schizophrenie, affektive Störungen oder selbst Persönlichkeitsstörungen ohne biologische Basis denkbar sind. Indessen vertritt DSM-IV die Sichtweise, daß sämtliche Störungen in diesem Manual zumindest eine gewisse biologische Komponente haben und daß alle – einschließlich jener im hier vorliegenden Abschnitt - auch durch psychosoziale und Umgebungsfaktoren beeinflußt werden. In diesem Abschnitt stellen wir Fallbeispiele dar, welche das Delir Aufgrund Multipler Ätiologien, die Demenz vom Alzheimer Typ, die Vaskuläre Demenz sowie die Amnestische Störung aufgrund eines Medizinischen Krankheitsfaktors illustrieren.

Delir

Das Delir kann eine oder mehrere Ursachen haben. Die Klassifikation von DSM-IV für verschiedene Typen von Delir ist unten gezeigt:

Delir, Demenz, Amnestische und Andere Kognitive Störungen

Delir

293.0	F05	Delir Aufgrund von... [*Benenne den Medizinischen Krankheitsfaktor*]
—.—	—.—	Substanzintoxikationsdelir *(für substanzspezifische Codierung siehe Störungen im Zusammenhang mit Psychotropen Substanzen)*
—.—	—.—	Substanzentzugsdelir *(für substanzspezifische Codierung siehe Störungen im Zusammenhang mit Psychotropen Substanzen)*
—.—	—.—	Delir Aufgrund Multipler Ätiologien *(codiere jede der spezifischen Ätiologien)*
780.09	F05.9	NNB Delir

* Fallbeispiel: Eine ältere Frau, die plötzlich verwirrt erschien

Frau T. ist eine 79 Jahre alte berentete Lehrerin, die zur Notaufnahme gebracht wird, nachdem sie verwirrt und desorientiert in ihrer Nachbarschaft umherirrte. Sie schien bis vor wenigen Monaten in einem guten gesundheitlichen Allgemeinzustand zu sein bis zu dem Zeitpunkt, als ihr Ehemann für insgesamt 10 Tage wegen eines kleineren chirurgischen Eingriffs ins Krankenhaus mußte. Einen Monat nachdem er wieder nach Hause kam, berichteten dieser sowie die zwei verheirateten Töchter, die nicht im selben Haushalt leben, eine merkliche Veränderung in Frau T.'s geistiger Verfassung. Sie wurde in gewisser Weise übertrieben aktiv und schien über sehr ausgeprägte Energie zu verfügen, war irritierbar und agitiert. Sie hatte Schwierigkeiten nachts einzuschlafen und beschäftigte sich vornehmlich mit der Sorge, daß sie sterben könnte. Sie begann damit, sich auf den Tod vorzubereiten und wollte Verwandte im mittleren Westen der USA ein letztes Mal sehen.

Nachdem die Symptome von Verwirrung und Depression mehr als eine Woche anhielten, wurde sie einem Psychiater vorgestellt, der die Diagnose einer Depression stellte und Imipramin sowie Haloperidol ansetzte. Kurz nach dem Beginn dieser Medikation nahm zwar ihre Agitiertheit leicht ab, aber sie hatte zunehmend Schwierigkeiten kurz zurückliegende Ereignisse zu erinnern und schien sogar noch mehr verwirrt und desorientiert zu sein als vorher. Diese Symptome persistierten und eines Tages rief dann Frau T. die Polizei an, um dieser zu berichten, daß sie durch ihre Tabletten vergiftet würde. Sie wurde desorientiert zu Zeit und Ort, in deutlichem Ausmaß verwirrt und inkontinent. Außerdem begann sie damit, häufiger von zuhause wegzulaufen. Wenn sie dabei auf jemanden traf wurde sie verbal und nonverbal gegenüber diesen Personen ausfällig.

Als Frau T. zur Untersuchung gebracht wurde, zeigte sie vom ersten klinischen Eindruck her eine psychotische Depression auf dem Hintergrund einer demenziellen Erkrankung. Der hinzugezogene Arzt bemerkte außerdem, daß Frau T. eine Reihe anticholinerger Nebenwirkungen aufwies, wie etwa einen trockenen Mund, Verstopfung und Herzrasen. Er schlug vor, sämtliche Medikamente abzusetzen. Nachdem dies geschehen war, besserte sich der Zustand von Frau T. sehr rasch: Ihr psychotisches Denken und ihre Neigung andere zu attackieren verschwanden. Auch Agitiertheit und Verwirrtheit nahmen ab. Im Anschluß daran zeigte Frau T. über einige Wochen hinweg intermittierend auftretende Episoden von Bewußtseinstrübung, während denen sie verwirrt und desorientiert erschien. Sie wurde in ihrer Nachbarschaft in verwirrtem Zustand aufgegriffen und wurde zur vorliegenden Untersuchung in die Notaufnahme gebracht.

Im psychischen Befund bei Aufnahme erweist sie sich als desorientiert zu Zeit und Ort, agitiert und verwirrt. Während eines Interviews mit ihrem Ehemann kommt ein wichtiges Stück Information aus ihrer jüngsten Biographie erstmals zum Vorschein. Diese Information hatte sich in früheren Untersuchungen nicht ergeben und war daher nicht in die initiale Behandlungsplanung mit eingegangen. Frau T. litt über mehrere Jahre an Benommenheit und dem Gefühl, wie in Watte gepackt zu sein, sowie orthostatischen Beschwerden nach dem Aufstehen und war hin und wieder hingefallen, wobei keiner dieser Stürze irgendwelche anhaltenden Schäden hinterlassen hatte. Kurz bevor ihre depressiven und verwirrten Symptome begonnen hatten, erlitt Frau T. offensichtlich einen nächtlichen Sturz und wurde von ihrem Mann morgens in der Nähe ihres Bettes auf dem Boden in einem verwirrten Zustand aufgefunden. Da für beide Ehepartner solche Stürze keine Besonderheit darstellten, maßen weder Herr noch Frau T. diesem Vorfall besondere Bedeutung bei, noch berichteten sie ihn einem der verschiedenen Ärzte, die Frau T. bis zu diesem Zeitpunkt gesehen hatten. Eine Computertomographie (CT) zeigte ein subdurales Hämatom, welches anschließend chirurgisch entfernt wurde. Nach diesem Eingriff verschwanden bei Frau T. die Verwirrtheit und Desorientierung völlig und ihre frühere Leistungsfähigkeit kehrte zurück.

DSM-IV Diagnose
(ICD-10 s.S. 69)

Achse I:		Delir Aufgrund Multipler Ätiologien:
	293.0	Delir aufgrund eines Schädelhirntraumas
	292.81	Anticholinerg Induziertes Delir
Achse II:	V 71.09	Keine Diagnose
Achse III:	E 941.1	Zentrales Anticholinerges Syndrom
	852.2	Schädelhirntrauma mit Subduralhämatom
	733.00	Osteoporose
Achse IV:		Krankenhauseinweisung des Ehemannes, finanzielle Probleme
Achse V:		GAF = 20 (Einweisung); 70 (nach Entfernung des subduralen Hämatoms und Absetzen jeglicher Medikation)

Diagnostische Kriterien für 293.0 (F05) Delir Aufgrund von ...
[Benenne den Medizinischen Krankheitsfaktor]

A. Eine Bewußtseinsstörung (d.h. eine reduzierte Klarheit der Umgebungswahrnehmung) mit einer eingeschränkten Fähigkeit, die Aufmerksamkeit zu richten, aufrecht zu erhalten oder zu verlagern.

B. Eine Veränderung der kognitiven Funktionen (wie Gedächtnisstörung, Desorientiertheit, Sprachstörung) oder die Entwicklung einer Wahrnehmungsstörung, die nicht besser durch eine schon vorher bestehende, manifeste oder sich entwickelnde Demenz erklärt werden kann.

C. Das Störungsbild entwickelt sich innerhalb einer kurzen Zeitspanne (gewöhnlich innerhalb von Stunden oder Tagen) und fluktuiert üblicherweise im Tagesverlauf.

Fortsetzung nächste Seite

Fortsetzung

D. Es gibt Hinweise aus der Anamnese, der körperlichen Untersuchung oder den Laborbefunden, daß das Störungsbild durch die direkten körperlichen Folgeerscheinungen eines medizinischen Krankheitsfaktors verursacht ist.

Codierhinweis: Wenn ein Delir eine bereits bestehende Demenz vom Alzheimer Typ
oder eine Vaskuläre Demenz überlagert, bezeichne das Delir durch den entsprechen
Subtypus der Demenz, z. B. 290.3 (F00.1, F05.1) Demenz vom Alzheimer Typ, Mit
Spätem Beginn, Mit Delir.

Codierhinweis: Vermerke die Bezeichnung des medizinischen Krankheitsfaktors auf Achse I, z. B. 293.0 (F05.0) Delir Aufgrund einer Hepatischen Enzephalopathie, und codiere
den medizinischen Krankheitsfaktor auch auf Achse III (siehe die Codierungsnummern
im Anhang G von DSM-IV).

Diagnostische Kriterien für Substanzintoxikationsdelir

A. Eine Bewußtseinsstörung (d. h. eine reduzierte Klarheit der Umgebungswahrnehmung) mit einer eingeschränkten Fähigkeit, die Aufmerksamkeit zu richten, aufrecht
zu erhalten oder zu verlagern.

B. Eine Veränderung der kognitiven Funktionen (wie Gedächtnisstörung, Desorientiertheit, Sprachstörung) oder die Entwicklung einer Wahrnehmungsstörung, die
nicht durch eine schon vorher bestehende, manifeste oder sich entwickelnde
Demenz besser erklärt werden kann.

C. Das Störungsbild entwickelt sich innerhalb einer kurzen Zeitspanne (gewöhnlich
innerhalb von Stunden oder Tagen) und fluktuiert üblicherweise im Tagesverlauf.

D. Es gibt Hinweise aus Anamnese, körperlichem Befund oder Laborbefunden, für
entweder (1) oder (2):
(1) Die Symptome in Kriterium A und B entwickeln sich während einer Intoxikation
(2) der Gebrauch eines Medikaments steht in einem ätiologischen Zusammenhang
zu dem Störungsbild*.

Beachte: Diese Diagnose sollte nur dann anstelle der Diagnose Substanzintoxikation
gestellt werden, wenn die kognitiven Symptome über die Erscheinungen hinausgehen,
die normalerweise mit dem Intoxikationssyndrom verbunden sind und schwer genug
sind, um für sich allein genommen klinische Beachtung zu rechtfertigen.

*Beachte: Wenn ein Zusammenhang mit der Einnahme eines Medikaments besteht,
sollte die Diagnose als Substanzinduziertes Delir codiert werden. Die E-Codierungen
der spezifischen Medikamente sind dem Anhang G zu entnehmen.

Codiere: [Spezifische Substanz]-Intoxikationsdelir:
(291.0 (F10.03) Alkohol; 292.81 (F15.03) Amphetamin [oder Amphetaminähnliche
Substanz]; 292.81 (F12.03) Cannabis; 292.81 (F14.03) Kokain; 292.81 (F16.03)
Halluzinogen; 292.81 (F18.03) Inhalans; 292.81 (F11.03) Opiat; 292.81 (F19.03)
Phencyclidin [oder Phencyclidinähnliche Substanz]; 292.81 (F13.03) Sedativum,
Hypnotikum oder Anxiolytikum; 292.81 (F19.03) Andere [oder Unbekannte] Substanz
[z. B.: Cimetidin, Digitalis, Benztropin]).

Leitlinien für Diagnose und Differentialdiagnose des Delirs

Dieses Fallbeispiel illustriert den Kernpunkt, wonach eine spät einsetzende psychopathologische Veränderung mit wesentlich größerer Wahrscheinlichkeit auf Nebenwirkungen von Medikamenten, einen medizinischen Krankheitsfaktor oder kombinierte Effekte beider als auf die Entwicklung einer neuen primären psychischen Störung zurückgeht. Es ist überraschend, wie oft dies vergessen wird. Patienten, die ein Delir zeigen, werden oft fälschlicherweise mit der Diagnose **Depression** belegt und mit Medikamenten behandelt, die die Symptome weiter verwischen und verstärken, was zu einem Circulus vitiosus führt. Sehr oft würde die „Psychopathologie" verbessert, wenn die Medikation, die eigentlich deren Ursache war und nicht deren Behandlung, reduziert oder abgesetzt würde. Es ist aufschlußreich festzustellen, daß sich Frau T. deutlich verbesserte, nachdem sämtliche Medikamente abgesetzt wurden.

Außerdem illustriert dieser Fall wie wichtig es ist, soviel Information wie möglich über die **Vorgeschichte** des Patienten zu sammeln, besonders wenn die Symptome sich plötzlich und recht spät entwickelt haben. Vorkommnisse, die zunächst dem Patienten oder seiner Familie möglicherweise ganz und gar nicht wichtig erscheinen, wie Frau T.'s Neigung zu Stürzen und ihr kürzlich erlittenes Schädelhirntrauma, können für eine fachgerechte Untersuchung und Behandlung entscheidend sein.

Um ein Delir zu diagnostizieren muß der Kliniker entscheiden, ob eine **kognitive Störung** und Aufmerksamkeitsprobleme für die Symptome verantwortlich sind. Die Symptome eines Delirs entwickeln sich normalerweise innerhalb kurzer Zeit und neigen dazu, während des Tagesverlaufes zu fluktuieren. Frau T. zeigte kognitive Veränderungen (z. B. Gedächtnisprobleme, Verwirrtheit und Desorientierung) sowie Bewußtseinsstörungen. Letztere kamen durch ihre Schwierigkeiten, die Zeit und den Ort richtig zu benennen sowie ihre Weglauftendenz zum Ausdruck.

Ein Delir kann durch einen **Medizinischen Krankheitsfaktor** oder eine bestimmte Substanz bzw. Medikation sowie – was oft vorkommt – durch verschiedene Faktoren verursacht werden. Aus diesem Grund ist im DSM-IV eine Kategorie namens „Delir Aufgrund Multipler Ätiologien" aufgenommen worden, um den Kliniker auf diese Möglichkeit besonders hinzuweisen. Ein sehr häufiges Muster verschiedener ätiologischer Faktoren ist ein ursächlicher medizinischer Krankheitsfaktor, der medikamentös behandelt wird, was ebenfalls zum Delir beiträgt. Die eingangs bestehenden Symptome bei Frau T. scheinen durch das Subduralhämatom im Rahmen des Schädelhirntraumas zwar Ursache gewesen zu sein, aber sie wurden durch die verschiedenen Medikamente mit denen sie behandelt wurde konfundiert und exazerbiert. Wenn man die Symptome des Delirs untersucht ist es wichtig, die korrekte und spezifische Ursache zu finden, wenn es denn eine gibt. Auf der anderen Seite ist es in der Regel nützlich, sorgfältig mögliche zusätzliche Ursachen, die zu diesen Symptomen beitragen könnten, zu identifizieren. Der Kliniker sollte seine Untersuchungen so lange nicht als vollständig betrachten, bis nicht sämtliche mögliche Ursachen ausgeräumt wurden. Dies trifft im besonderen für das Alkoholentzugsdelir zu (Delirium tremens), das mit großer Wahrscheinlichkeit zusammen mit einem Medizinischen Krankheitsfaktor auftritt und durch diesen verstärkt wird. Wenn mehr als ein ätiologischer Faktor vorliegt, sollte jeder von ihnen getrennt codiert werden. Zu beachten ist, daß das Substanzentzugsdelir nur dann diagnostiziert werden sollte, wenn die kognitiven Symptome das Ausmaß übersteigen, das man normalerweise bei einer Intoxikation mit dieser Substanz erwarten würde.

Es ist oft schwer zu entscheiden, ob zusätzlich eine **Demenz** vorliegt, solange die akuten Symptome eines Delirs nicht verschwunden sind. Bei Frau T. begannen die Symptome plötzlich und hielten relativ kurz an. Dieses Erscheinungsbild ist stimmig mit der Diagnose eines Delirs. Ein charakteristisches Muster von Symptomen, welches ausgeprägte Verwirrtheit und Aufmerksamkeitsprobleme beinhaltet, ist außerdem wesentlich typischer für das Delir als ein fluktuierender Verlauf von Symptomen und Störungen im Rahmen des Schlaf-Wach-Rhythmus.

Die Diagnose eines Delirs wird wesentlich weniger übersehen, wenn es in der agitierten Form wie z. B. bei Frau T. auftritt. Wenn der Patient dagegen ruhig erscheint, ist es wahrscheinlicher, daß sie fälschlicherweise nicht gestellt wird. In solchen Fällen wird manchmal Delir als Depression, Demenz oder als gewöhnliche Passivität fehlinterpretiert. Viele Patienten in Altenheimen oder Krankenhäusern sind möglicherweise auf diese unauffällige Art und Weise desorientiert und dies würde erst durch ein systematisches klinisches Interview aufgedeckt werden.

Therapieplanung beim Delir

Das Delir ist ein medizinischer Notfall. Der Fokus seiner Behandlung liegt darauf, rasch eine medizinische Untersuchung und Interventionen einzuleiten. Das Delir hat schwerwiegende Risiken und Komplikationen, die durch rasches Handeln – nachdem die Ursachen identifiziert wurden – vermindert werden können. So kann die zugrundeliegende Ursache häufig korrigiert werden, aber bei unterlassener Behandlung können sich – unabhängig von den zugrundeliegenden Faktoren – hieraus letztendlich schwerwiegende medizinische Komplikationen und irreversible kognitive Einschränkungen ergeben (z. B. Demenz oder Amnestische Störung). Der Kliniker muß sich darüber im klaren sein, daß ein unbehandeltes Delir häufig zum Tode führt. Da die **Urteilsfähigkeit** und das Bewußtsein dieser Patienten deutlich eingeschränkt sind, besteht bei Patienten im deliranten Zustand ein erhöhtes Risiko für Unfälle, Selbstmord oder gewalttätiges Verhalten. Beispielsweise irrte Frau T. von zuhause aus ziellos in verwirrtem Zustand umher und sie verhielt sich dabei gegenüber Fremden auf der Straße verbal und nonverbal gewalttätig. Der Umgang mit dem Delir erfordert normalerweise die Bereitstellung einer strukturierten Umgebung mit entsprechenden Maßnahmen um die Sicherheit des Patienten zu garantieren sowie eine angemessene medizinische Untersuchung und Behandlung.

Zusammenfassung

Diese Diagnose gehört wahrscheinlich zu jenen, die am häufigsten übersehen werden und die, wenn dies geschieht, die schwerwiegendsten Folgen nach sich zieht. Die beste Möglichkeit dies zu vermeiden besteht darin, einen hohen Grad von Wachsamkeit sich zu erhalten, insbesondere was entsprechende Symptome bei Älteren oder bei Patienten mit Substanzmißbrauch betrifft. Der zweite zentrale Punkt ist der, daß die Befunderhebung nicht bereits dann als abgeschlossen gelten sollte, wenn eine Ursache gefunden wurde: Häufig sind noch andere Faktoren mit im Spiel. Delir kommt besonders häufig in der wenig vertrauten, fremden Krankenhausumgebungen vor, besonders nachts.

ICD-10

Fallbeispiel: Eine ältere Frau, die plötzlich verwirrt erschien (s.S.64)

ICD-10 Diagnose
F05.0 Delir ohne Demenz aufgrund eines Subduralhämatoms verstärkt durch ein Trizyklikum
Y49.0 trizyklische Antidepressiva

F05   Delir, nicht durch Alkohol oder andere psychotrope Substanzen bedingt

A. Bewußtseinsstörung, d. h. verminderte Klarheit in der Umgebungswahrnehmung, mit einer reduzierten Fähigkeit, die Aufmerksamkeit zu fokussieren, aufrechtzuerhalten und umzustellen.

B. Störung der Kognition, manifestiert durch die zwei folgenden Merkmale:

    1. Beeinträchtigung des Immediatgedächtnisses (der unmittelbaren Wiedergabe) und des Kurzzeitgedächtnisses bei relativ intaktem Langzeitgedächtnis

    2. Desorientierung zu Zeit, Ort und Person.

C. Mindestens eine der folgenden psychomotorischen Störungen:

    1. rascher, nicht vorhersagbarer Wechsel zwischen Hypo- und Hyperaktivität

    2. verlängerte Reaktionszeit

    3. vermehrter oder verminderter Redefluß

    4. verstärkte Schreckreaktion.

D. Störung des Schlaf-Wach-Rhythmus, mindestens durch eins der folgenden Merkmale manifestiert:

    1. Schlafstörung, in schweren Fällen völlige Schlaflosigkeit, mit oder ohne Schläfrigkeit am Tage oder Umkehr des Schlaf-Wach-Rhythmus

    2. nächtliche Verschlimmerung der Symptome

    3. unangenehme Träume oder Alpträume, die nach dem Erwachen als Halluzinationen oder Illusionen weiterbestehen können.

E. Plötzlicher Beginn und Schwankungen des Symptomverlaufes über.

F. Objektiver Nachweis aufgrund der Anamnese, der körperlichen, neurologischen und laborchemischen Untersuchungen einer zugrundeliegenden zerebralen oder systemischen Krankheit (außer einer durch psychotrope Substanzen bedingten), die für die klinischen Symptome A. bis D. verantwortlich gemacht werden kann.

    Kommentar: Affektive Störungen wie Depression, Angst oder Furcht, Reizbarkeit, Euphorie, Apathie oder staunende Ratlosigkeit, Wahrnehmungsstörungen (Illusionen oder Halluzinationen, meist optische) und flüchtige Wahnideen sind typisch, aber für die Diagnose nicht spezifisch.

Mit der vierten Stelle soll kodiert werden, ob das Delir eine Demenz überlagert oder nicht:

F05.0	Delir ohne Demenz
F05.1	Delir mit Demenz
F05.8	sonstiges Delir
F05.9	nicht näher bezeichnetes Delir

Interpretation nach ICD-10

Die Einordnung würde unter F05 „Delir, nicht durch Alkohol oder psychotrope Substanzen bedingt" erfolgen. Dieser Abschnitt ist nicht für delirante Zustandsbilder in folge des Gebrauchs psychotroper Substanzen (F1), wohl aber aufgrund ärztlich verordneter Medikation zu verwenden. Diese ist mit einer zusätzlichen Kodierung aus Kapitel XX (Abschnitt Y) zu verschlüsseln, d. h. im Falle von Frau T. mit: „Arzneimittel, psychotrope und biologisch aktive Substanzen, die bei therapeutischer Verwendung schädliche Wirkungen verursachen" (Y40-Y59).

Geht man die obenstehenden ICD-10 Forschungskriterien für Befunde von Frau T. nacheinander durch, so ist Bewußtseinsstörung (A) sicher gegeben. Schwieriger wird es schon beim zweiten Kriterium (B): Desorientierung als deren zweiter Teil ist vorhanden, andererseits fehlen beurteilbare Angaben zu Störungen der Gedächtnisfunktionen, die den ersten Teil dieses Kriteriums repräsentieren. Allerdings werden Gedächtnisstörungen pauschal erwähnt. Hier ist zu beachten, daß die klinische Aufteilung von ICD-10 in Störungen des Immediat-, Kurzzeit- und Langzeitgedächtnisses nicht mit der entsprechenden gedächtnis- und neuropsychologischen Nomenklatur übereinstimmt, in denen beispielsweise der Anglizismus ‚immediat' nirgens auftaucht. Gerade die kurzfristige Wiedergabe unterschiedlichen Materials ist charakteristischerweise durchgängig bei verschiedenen kognitiven Störungen im Alter erhalten (z.B. unauffällige Zahlenspanne). Da sowohl Orientierungs- wie auch Gedächtnisstörungen für das zweite Kriterium (B) vorliegen müssen, zu letzteren aber konkrete Angaben im Fallbeispiel fehlen, muß hier bei Frau T. ein Fragezeichen stehenbleiben.

Psychomotorische Störungen sind das dritte Kriterium (C) für Delir in ICD-10.

Von den vier genannten psychomotorischen Symptomen lag mit großer Wahrscheinlichkeit im Rahmen der berichteten Agitiertheit von Frau T. zumindest eines vor (verstärkter Redefluß). Das vierte Kriterium (D) circadianer Abweichungen ist bei Frau T. anschaulich illustriert. Auch die im fünften Kriterium (E) geforderten Aspekte eines plötzlichen Beginns der Symptomatik und deren Veränderung im Tagesverlauf ist bei Frau T. nachweisbar, da eine starke Fluktuation in der Fallbeschreibung betont wird. Schließlich ist der als letztes Kriterium zur Diagnose geforderte objektive Nachweis zerebraler Beteiligung (Kriterium F) durch die veranlaßte craniale Computertomographie geführt worden.

Vergleich DSM-IV/ICD-10

Im Unterschied zu den klinisch-diagnostischen Leitlinien von ICD-10 (1. Aufl., Dilling et al., 1991) sind **affektive Störungen** und Angst – es sei an die Todesangst von Frau T. erinnert – in den Forschungskriterien zwar als häufige Begleiterscheinung, nicht jedoch als zwingend für die Diagnose notwendige Symptome genannt (Forschungskriterien 1997, S. 56/57). In diesem Punkt haben sich die Forschungskriterien auf die DSM-IV-Nomenklatur zubewegt.

Erwähnenswert ist, daß der besonders im geriatrischen Bereich häufig vorkommende ätiologisch multipel determinierte Charakter eines Delirs – etwa Subduralhämatom und anticholinerge Nebenwirkungen eines Trizyklikums (Frau T.) – im DSM-IV durch „Delir, Aufgrund multipler Ätiologie" angemessener codiert werden.

Demenz

In diesem Abschnitt stellen wir einen Fall zur Demenz vom Alzheimer Typ sowie das Beispiel eines Patienten mit Vaskulärer Demenz vor. Demenz kann durch eine Reihe von Medizinischen Krankheitsfaktoren verursacht sein (z. B. 294.9 Demenz aufgrund einer HIV-Erkrankung, 294.1 Demenz nach Schädelhirntrauma, 294.1 Demenz bei Parkinson-Syndrom, etc.), durch Langzeiteffekte psychotroper Substanzen oder Medikamente (substanzinduzierte anhaltende Demenz), oder durch eine Kombination dieser Faktoren (Demenz aufgrund verschiedener ätiologischer Faktoren), wobei in diesem Fall jede der Ursachen getrennt für sich codiert wird (z. B. vaskuläre Demenz oder Demenz vom Alzheimer Typ). Obwohl ihre Ätiologie unterschiedlich ist, sind die Erscheinungsbilder der Typen von Demenz dieselben. Sie beinhalten eine Einschränkung des Gedächtnisses, welche zumindest von einer von insgesamt vier weiteren kognitiven Einschränkungen begleitet wird: Aphasie, Apraxie, Agnosie oder einer Störung exekutiver Funktionen. Die DSM-IV-Klassifikation für Demenz ist folgende:

Demenz

290.xx	F00.0x	Demenz vom Alzheimer Typ, Mit Frühem Beginn (codiere auch G30.0 Alzheimersche Erkrankung auf Achse III)
——.10	F00.00	Unkompliziert
——.11	F00.0/F05.1	Mit Delir
——.12	F00.01	Mit Wahn
——.13	F00.03	Mit Depressiver Verstimmung
		Bestimme, ob: Mit Verhaltensstörung
290.xx	F00.1x	Demenz vom Alzheimer Typ, Mit Spätem Beginn *(codiere auch G30.1 Alzheimersche Erkrankung auf Achse III)*
——.0	F00.10	Unkompliziert
——.3	F00.1/F05.1	Mit Delir
——.20	F00.11	Mit Wahn
——.21	F00.13	Mit Depressiver Verstimmung
		Bestimme, ob: Mit Verhaltensstörung

Fortsetzung nächste Seite

Fortsetzung

290.xx	F01.xx	Vaskuläre Demenz
—.40	F01.80	Unkompliziert
—.41	F01.0/F05.1	Mit Delir
—.42	F01.81	Mit Wahn
—.43	F01.83	Mit Depressiver Verstimmung
		Bestimme, ob: Mit Verhaltensstörung
294.9	F02.4	Demenz Aufgrund einer HIV-Erkrankung *(codiere auch B22.0 HIV-Infektion des Zentralnervensystems auf Achse III)*
294.1	F02.8	Demenz Aufgrund eines Schädel-Hirn-Traumas *(codiere auch S06.9 Kopfverletzung auf Achse III)*
294.1	F02.3	Demenz Aufgrund einer Parkinsonschen Erkrankung *(codiere auch G20 Parkinsonsche Erkrankung auf Achse III)*
294.1	F02.2	Demenz Aufgrund einer Huntingtonschen Erkrankung *(codiere auch G10 Huntingtonsche Erkrankung auf Achse III)*
290.10	F02.0	Demenz Aufgrund einer Pickschen Erkrankung *(codiere auch G31.0 Picksche Erkrankung auf Achse III)*
290.10	F02.1	Demenz Aufgrund einer Creutzfeldt-Jakobschen Erkrankung *(codiere auch A81.0 Creutzfeldt-Jakobsche Erkrankung auf Achse III)*
294.1	F02.8	Demenz Aufgrund von ... *[Benenne den Nicht Oben Aufgeführten Medizinischen Krankheitsfaktor] (Codiere den medizinischen Krankheitsfaktor auch auf Achse III)*
—.—	—.—	Persistierende Substanzinduzierte Demenz *(für substanzspezifische Codierung siehe Störungen im Zusammenhang mit Psychotropen Substanzen)*
—.—	F02.8	Demenz Aufgrund Multipler Ätiologien *(codiere F00.2 kombiniert für Alzheimersche Erkrankung und Vaskuläre Demenz)*
294.8	F03	NNB Demenz

Amnestische Störungen

294.0	F04	Amnestische Störung Aufgrund von ... *[Benenne den Medizinischen Krankheitsfaktor]*
		Bestimme, ob: Vorübergehend/Chronisch
—.—	F1x.6	Persistierende Substanzinduzierte Amnestische Störung *(für substanzspezifische Codierung siehe Störungen im Zusammenhang mit Psychotropen Substanzen)*
294.8	R41.3	NNB Amnestische Störung

Andere Kognitive Störungen

294.9	F06.9	NNB Kognitive Störung (erwäge auch: F06.7, F07.2, F07.8)

* Fallbeispiel: Ein älterer Mann, dessen Frau nicht länger für ihn sorgen kann

Herr E. ist 68 Jahre alt, verheiratet und hat zwei Kinder. Er wurde über die letzten sechs Jahre durch ein interdisziplinäres Team im klinisch-geriatrischen Zentrum des Department of Veterans Affairs (VA) untersucht. Der Anlaß für die Untersuchung war Frau E.'s Anfrage nach stationärer Heimunterbringung ihres Mannes.

Herr E. wurde das erste Mal vor 9 Jahren untersucht, als seine Ehefrau Veränderungen in seinem Gedächtnis und Verhalten beobachtet hatte und das Ehepaar medizinischen Rat aufsuchte. Zu diesem Zeitpunkt war Herr E. noch immer als Wachmann beschäftigt gewesen. Bei einem der ersten diesbezüglichen ärztlichen Kontakte gab Herr E. an, daß er über einen Zeitraum von 2 Jahren zunehmende Gedächtnisprobleme an sich beobachtet hatte. Er sagte, daß er häufig seine Schlüssel vergesse oder ins Haus ginge, um etwas zu holen und dann nicht mehr wisse was. Frau E. hatte bemerkt, daß er sich von einer geselligen, als angenehm wahrgenommenen Person zu jemandem entwickelt hatte, der Gespräche vermied. Sie sagte auch, daß er zuweilen feindselig erschien, ohne daß ein Grund hierfür ersichtlich gewesen sei. Herr E. war in gutem allgemeinem Gesundheitszustand und nahm keine Medikamente ein. Sein Alkoholkonsum war auf 2–3 Bier am Tag beschränkt. Es fehlten Auffälligkeiten in der medizinischen oder psychiatrischen Vorgeschichte des Patienten. Die Familienanamnese für kognitive oder psychiatrische Störungen war leer.

Drei Jahre später kam Frau E. auf das medizinisch-geriatrische Zentrum zu mit der Bitte um die Behandlung kognitiver und verhaltensbezogener Auffälligkeiten. Die durchgeführte allgemeinmedizinische Untersuchung bei diesem Besuch war unauffällig. Die neurologische Untersuchung zeigte ein Fehlen fokaler Auffälligkeiten aber der Glabella-, Schnauz- und Palmomentalreflex war auslösbar. Herr E. erschien zögerlich und hatte Schwierigkeiten, seine Konzentration aufrechtzuerhalten, was die Gesichtsfelduntersuchung erschwerte. Es gab keine Anzeichen für affektive Störungen. Bei der Prüfung des Sensoriums zeigte sich Herr E. desorientiert zu Ort und Zeit: Er verfehlte das aktuelle Datum um zwei Jahre und einen Monat. Allerdings schien er die Mehrzahl der Fragen zu verstehen und er war sich bewußt, daß er Schwierigkeiten im kognitiven Bereich hatte.

In der neuropsychologischen Testuntersuchung zeigte Herr E. mäßige bis schwere Beeinträchtigungen des Gedächtnisses, der Aufmerksamkeit, des visuospatialen Schlußfolgerns, der Umstellfähigkeit sowie seines Urteilsvermögens und seiner planerischen Fähigkeiten. Ergebnisse von Screening-Tests zeigten unauffällige Laborparameter. Das Elektroenzephalogramm (EEG) war leicht auffällig, zeigte unspezifische Theta-Wellen und bilateral scharfe Wellen. Ein kraniales Computertomogramm (CCT) zeigte eine leichtgradige Vergrößerung der Seitenventrikel und des dritten Ventrikels, die mit einer gering ausgeprägten Hirnatrophie kompatibel waren.

Frau E. berichtete, daß ihr Mann begonnen hatte, sich vor Nachbarn, insbesondere Kindern, die an ihren Fenstern vorbeiliefen, nackt zu zeigen. Sie sagte, daß er ihr gegenüber sexuell aggressiv geworden sei und sie hin und wieder im Haus umher jage und dabei versuche, ihr die Kleider vom Leib zu reißen. Auf diese Aktivitäten angesprochen, gab Herr E. an, daß er sich daran nicht erinnern könne.

Bei Herrn E. wurde 1 mg Haloperidol vor dem Zubettgehen angesetzt. Kurz darauf äußerte sich seine Frau besorgt darüber, daß diese Medikation die agitierten Verhaltensweisen sogar noch verstärke. Er habe damit angefangen, sich im Schlafzimmer einzuschließen. Er erlaube ihr nicht mehr, ihn sauberzumachen wenn er inkontinent wurde und sich Stuhlgang in der Kleidung befand. Das Haloperidol wurde daher auf 0,5 mg pro Tag reduziert. Unter dieser Medikation kam es zu keiner Verbesserung von Herrn E.'s Verhalten im Verlauf der folgenden vier Monate. Daher wurde diese auf Wunsch von Frau E. abgesetzt.

Anderthalb Jahre nach Herrn E.'s erstem Besuch im geriatrischen Zentrum (und sechs Jahre nachdem er kognitive und Verhaltensauffälligkeiten an sich bemerkt hatte), begann seine Frau zum ersten Mal mit dem behandelnden Arzt über eine langfristige stationäre Unterbringung ihres Mannes zu sprechen. Zu diesem Zeitpunkt war die Demenz deutlich ausgeprägt: Herr E. lief den Großteil der Nacht umher, weinte sehr oft und bedrohte seine Frau physisch. So kam es vor, daß Frau E. nachts aufstand und bemerkte, daß ihr Mann das Thermostat der Heizug auf dessen Maximaltemperatur hochgeschaltet, sämtliche Platten am Herd aufgedreht und den Ofen auf 250° C eingestellt hatte.

Nachdem allerdings verschiedene Möglichkeiten der Unterstützung im familiären Kontext zwischen dem Team und Frau E. ausgelotet worden waren, entschloß sie sich, die Pflege für ihren Ehemann zuhause fortzusetzen. Ein selektiver Serotoninwiederaufnahmehemmer wurde ihm verordnet, woraufhin Frau E. eine initiale Abnahme des Weinens, eine Verbesserung des Schlafs und einen größeren Willen, bei kleineren Tätigkeiten im Haushalt zu helfen, feststellen konnte. Allerdings bemerkte Frau E. bald, daß die Medikation ihren Mann verwirrter und im Umgang schwieriger machte, so daß auch diese nach 4 Monaten abgesetzt wurde.

Ca. 7 Monate später brachte Frau E. ihren Mann zur vorliegenden Untersuchung, um ernsthaft eine Heimunterbringung in Betracht zu ziehen. Sie sagte, daß sie mit ihren Nerven am Ende sei, da ihr Mann ständig weglaufe, wenn sie ihn nicht beobachte und er bereits mehrmals fast überfahren worden sei. Obwohl sie sich schrecklich schuldig wegen des „Abschiebens" ihres Mannes fühle, denke sie nicht, daß sie weiter mit der Verantwortung für seine Sicherheit umgehen könne. Sie sehe keine andere Möglichkeit, als für ihn die Unterbringung in einem Heim zu arrangieren. Hierzu wird Herr E. vom geriatrischen Zentrum zu einem ebenfalls zur Veterans Administration gehörigen Langzeiteinrichtung gebracht, welche 180 km entfernt liegt.

DSM-IV Diagnose
(ICD-10 s.S. 83)

Achse I:	290.10	Demenz vom Alzheimer Typ mit frühem Beginn, unkompliziert
Achse II:	V71.09	Keine Diagnose
Achse III:	331.0	Alzheimer Erkrankung
Achse IV:		Finanzielle Schwierigkeiten
Achse V:		GAF = 15 (derzeitig); 20 (höchster Wert im letzten Jahr)

Diagnostische Kriterien für Demenz vom Alzheimer Typ

A. Entwicklung multipler kognitiver Defizite, die sich zeigen in sowohl
   (1) einer Gedächtnisbeeinträchtigung (beeinträchtigte Fähigkeit, neue Information zu erlernen oder früher Gelerntes abzurufen) als auch
   (2) mindestens einer der folgenden kognitiven Störungen:
       (a) Aphasie (Störung der Sprache),
       (b) Apraxie (beeinträchtigte Fähigkeit, motorische Aktivitäten auszuführen, trotz intakter Motorik),
       (c) Agnosie (Unfähigkeit, Gegenstände wiederzuerkennen oder zu identifizieren, trotz intakter sensorischer Funktionen),
       (d) Störung der Exekutivfunktionen (d. h. Planen, Organisieren, Einhalten einer Reihenfolge, Abstrahieren).

B. Die kognitiven Defizite aus den Kriterien A1 und A2 verursachen jeweils in bedeutsamer Weise Beeinträchtigungen in sozialen oder beruflichen Funktionsbereichen und stellt eine deutliche Verschlechterung gegenüber einem früheren Leistungsniveau dar.

C. Der Verlauf ist durch einen schleichenden Beginn und fortgesetzten kognitiven Abbau charakterisiert.

D. Die kognitiven Einbußen in Kriterium A1 und A2 sind nicht zurückzuführen auf:
   (1) Andere Erkrankungen des Zentralnervensystems, die fortschreitende Defizite in Gedächtnis und Kognition verursachen (z. B. zerebrovaskuläre Erkrankung, Parkinsonsche Erkrankung, Huntingtonsche Erkrankung, subdurale Hämatome, Normaldruckhydrocephalus, Hirntumor),
   (2) Systemische Erkrankungen, die bekanntlich eine Demenz verursachen können (z. B. Hypothyreose, Vitamin B12-Mangel oder Folsäuremangel, Niacinmangel, Hyperkalzämie, Neurolues, HIV-Infektion),
   (3) Substanzinduzierte Erkrankungen.

E. Die Defizite treten nicht ausschließlich im Verlauf eines Delirs auf.

F. Die Störung kann nicht durch eine andere Störung auf Achse I (z. B. Major Depression, Schizophrenie) besser erklärt werden.

Codiere entsprechend der Art des Beginns und der Hauptsymptome:
Mit Frühem Beginn: Wenn der Erkrankungsbeginn vor dem 65. Lebensjahr liegt.
290.11 (F00.0, F05.1) Mit Delir: Wenn die Demenz von einem Delir überlagert wird.
290.12 (F00.01) Mit Wahn: Wenn Wahnphänomene das Hauptmerkmal sind.
290.13 (F00.03) Mit Depressiver Verstimmung: Wenn eine depressive Verstimmung vorherrschendes Merkmal ist (einschließlich der vollen Ausprägung einer Major Depression). Die zusätzliche Diagnose einer Affektiven Störung Aufgrund eines Medizinischen Krankheitsfaktors wird nicht gestellt.
290.10 (F00.00) Unkompliziert: Wenn keines der zuvor genannten Merkmale im Symptombild dominiert.

Mit Spätem Beginn: Wenn der Erkrankungsbeginn nach dem 65. Lebensjahr liegt.
290.3 (F00.1, F05.1) Mit Delir: Wenn die Demenz von einem Delir überlagert wird.
290.20 (F00.11) Mit Wahn: Wenn Wahnphänomene das Hauptmerkmal sind.

Fortsetzung nächste Seite

Fortsetzung

290.21 (F00.13) Mit Depressiver Verstimmung: Wenn eine depressive Verstimmung vorherrschendes Merkmal ist (einschließlich der vollen Ausprägung einer Major Depression). Die zusätzliche Diagnose einer Affektiven Störung Aufgrund eines Medizinischen Krankheitsfaktors wird nicht gestellt.

290.0 (F00.10) Unkompliziert: Wenn keines der zuvor genannten Merkmale im Symptombild dominiert.

Bestimme, ob:

Mit Verhaltensstörung.

Codierhinweis: Codiere auch 331.0 (G30.1) Alzheimersche Erkrankung auf Achse III.

Vaskuläre Demenz

* Fallbeispiel: Eine im fortgeschrittenen Alter einsetzende Depression mit Gedächtnisverlust

Herr A. ist ein 67-jähriger berenteter Fabrikarbeiter, der von einem anderen Krankenhaus zur stationären Untersuchung eingewiesen wurde, nachdem er auf eine Therapie seiner depressiven Episode nicht ansprach. Vor seiner Einweisung zeigte Herr A. anamnestisch über 2 Monate hinweg eine depressive Stimmung, ein reduziertes Interesse an gewöhnlichen Aktivitäten, einen Rückzug von der Familie und Freunden, einen Gewichtsverlust von 5 kg und Ein- sowie Durchschlafschwierigkeiten. Außerdem hatte er Probleme mit dem Gedächtnis sowie beim Treffen von Entscheidungen. Er wies Suizidgedanken auf und er war mehr und mehr der Auffassung, daß die Regierung wegen illegaler Aktionen versuchte, seiner habhaft zu werden. Letzteres entbehrte jedoch nach Angaben seiner Frau jeglicher Grundlage.

Während seines Aufenthaltes im einweisenden Krankenhaus erhielt Herr A. über 3 Wochen hinweg Doxepin (hiervon 2 Wochen in einer Maximaldosis von 150 mg/Tag) und Haloperidol 2 mg zweimal täglich. Er entwickelte unter dieser psychopharmakologischen Behandlung eine Harnverhaltung, Verstopfung, orthostatische Probleme und eine parkinsonähnliche Symptomatologie. Seine depressiven Symptome verschlechterten sich, was zur Überweisung in unsere Einrichtung führte. Doxepin und Haloperidol wurden bereits in der Woche vor der Aufnahme bei uns abgesetzt.

Obwohl Herr A. anamnestisch keine depressiven Episoden aufwies, berichtete seine Frau, daß sein Gedächtnis zumindest im Verlauf der letzten Jahre „nachgelassen" habe und daß er zunehmend „mißtrauisch" im Hinblick auf die Regierung wurde, was sie seit mehr als einem Jahr beobachte. Es gab keine Anhaltspunkte für psychische Erkrankungen in Herrn A.'s Familie mit Ausnahme des Vaters, der im Alter von 70 Jahren in ein Altersheim kam, weil "sein Verstand nicht mehr richtig arbeitete".

Als Herr A. bei seiner Übernahme untersucht wurde, wirkte er wie ein trauriger und hoffnungslos dreinschauender älterer Mann, mit dem nur schwer ein Gespräch aufzubauen war. Initial zeigte er deutliche Hinweise auf eine motorische Verlangsamung, obwohl er später im Verlauf des Interviews agitiert wurde, als man auf seine derzeitige Verfassung zu sprechen kam. Herr A. ist orientiert bis auf den Tag und den Monat. Nach 5 Minuten kann er keines von drei ihm vorgegebenen Items richtig erinnern.

Die körperliche Untersuchung ergibt völlig im Normbereich liegende Ergebnisse mit Ausnahme eines Blutdrucks von 190/110 und neurologischen Zeichen wie Greif- und Schnauzreflexen.

Der Neurologe schlußfolgert, daß diese Daten die mögliche Diagnose einer Demenz stützen und schlägt weitere Laboruntersuchungen einschließlich einer Kernspintomographie (MRI) des Gehirns, eines EEG's und einer Lumbalpunktion vor. Das MRI zeigt eine leicht ausgeprägte globale corticale Atrophie und eine leichte Vergrößerung der Seitenventrikel. Der Neuroradiologe berichtet, daß beide Veränderungen über die Altersnorm von Herrn A. hinausgehen. Außerdem zeigt ein T2-gewichtetes MRI verschiedene fleckenförmige und diffus hyperintense Herde periventrikulär und in der tiefen weißen Schicht. Das EEG zeigt eine leichte allgemeine Verlangsamung, die wiederum über das hinausgeht, was man bei einem Patienten im Alter von Herrn A. erwarten würde. Die Zusammensetzung des Liquors ist normal.

Die Ergebnisse anderer Laborparameter einschließlich eines Schilddrüsenfunktionstests sowie Vitamin B_{12} und Folsäurewerte sind alle normal mit Ausnahme eines Elektrokardiogramms (EKG), welches einen bivaszikulären Block zeigt. Der Kardiologe warnt vor einem weiteren Einsatz antidepressiver Medikation bei Herrn A. und schlägt alternativ eine elektrokonvulsive Therapie (EKT) vor. Darüber hinaus wird eine psychologische Untersuchung durchgeführt, um das Niveau von Herrn A.'s kognitiven Funktionen zu überprüfen. Die Resultate des Minnesota Multiphasic Personality Inventory (MMPI) sind kompatibel mit dem Vorliegen einer depressiven Episode mit psychotischen Wahnideen. Die Wechsler Adult Intelligence Scale-Revised (WAIS-R) zeigt eine deutliche Diskrepanz zwischen dem Verbal- (95) und dem Handlungs-IQ (70). Dieser Hinweis auf eine cerebrale Dysfunktion erfährt Unterstützung durch die Ergebnisse der Halstead-Reitan Battery. Diese sind kompatibel mit einer mäßiggradigen unspezifischen kognitiven Einschränkung, die Auswirkungen auf das Gedächtnis und andere kognitive Funktionen hat.

Nach dieser Untersuchung wird Herr A. zum für die Elektrokrampftherapie zuständigen Arzt überwiesen. Dieser unterstützt die Empfehlung für eine Elektrokrampftherapie und stimmt hierin mit dem Urteil des klinischen Teams überein. Eine danach durchgeführte spezifische Voruntersuchung zur Elektrokrampftherapie ist unauffällig. Herr A. ist damit einverstanden, Elektrokrampftherapie zu erhalten und gibt sein schriftliches Einverständnis ab. Herr A. erhält insgesamt 8 niedrig getaktete einseitige, an der nichtdominanten Hemisphäre ansetzende Elektrokrampfbehandlungen 3 mal pro Woche (die rechte Seite wird stimuliert, weil Herr A. rechtsseitig dominant ist). Es wird initial eine Verbesserung von Schlaf und Appetit festgehalten, die nach der zweiten Behandlung einsetzt. Nach der sechsten Behandlung sind sowohl affektive wie auch vegetative Symptome völlig verschwunden. Was Frau A. – wie auch einigen Mitarbeitern des Stationspersonals – besonders auffällt, ist, daß Herrn A.'s Gedächtnisprobleme offensichtlich ebenfalls reduziert wurden, was im Gegensatz zu diesbezüglichen Erwartungen während des Verlaufs der Elektrokrampftherapie stand.

Zwischenzeitlich wurde Herr A. aus dem Krankenhaus entlassen. 4 Tage nach dem Ende der Serie von Elektrokrampfbehandlungen, er ist gesprächig, geht unter die Leute und ist fähig, konstruktiv die ihm als Rentner zur Verfügung stehende Zeit zu planen und zu nutzen. Aufgrund seiner kardialen Auffälligkeiten wird die Entscheidung getroffen, mit einer längerfristigen Elektrokrampfbehandlung auf ambulanter Basis zu beginnen.

DSM-IV Diagnose
(ICD-10 s.S. 88)

Achse I: 290.43   Vaskuläre Demenz, mit depressiver Verstimmung

Achse II: V 71.09   Keine Diagnose

Achse III: 426.2   Bifaszikularer Block

Achse IV: Letztlich erfolgte Berentung

Achse V: GAF = 40 (bei Aufnahme); 65 (bei Entlassung)

Diagnostische Kriterien für 290.4x (F01.xx) Vaskuläre Demenz

A. Entwicklung multipler kognitiver Defizite, die sich zeigen in sowohl
    (1) einer Gedächtnisbeeinträchtigung (beeinträchtigte Fähigkeit, neue Information zu erlernen oder früher Gelerntes abzurufen) als auch
    (2) mindestens einer der folgenden kognitiven Störungen:
        (a) Aphasie (Störung der Sprache),
        (b) Apraxie (beeinträchtigte Fähigkeit, motorische Aktivitäten auszuführen, trotz intakter Motorik),
        (c) Agnosie (Unfähigkeit, Gegenstände wiederzuerkennen oder zu identifizieren, trotz intakter sensorischer Funktionen),
        (d) Störung der Exekutivfunktionen (d. h. Planen, Organisieren, Einhalten einer Reihenfolge, Abstrahieren).

B. Die kognitiven Defizite aus Kriterium A1 und A2 verursachen jeweils in bedeutsamer Weise Beeinträchtigungen in sozialen oder beruflichen Funktionsbereichen und stellen eine deutliche Verschlechterung gegenüber einem früheren Leistungsniveau dar.

C. Neurologische Fokalzeichen und -symptome (z. B. Steigerung der Muskeleigenreflexe, Fußsohlenextensorreflex, Pseudobulbärparalyse, Gangstörung, Schwäche einer Extremität) oder Laborbefunde, die auf eine zerebrovaskuläre Erkrankung hinweisen (z. B. multiple Infarkte, die den Cortex und die darunterliegende Weiße Substanz betreffen) und die als ursächlich für das Störungsbild eingeschätzt werden.

D. Die Einbußen treten nicht ausschließlich im Verlauf eines Delirs auf.

Fortsetzung nächste Seite

Fortsetzung

Codiere entsprechend der vorherrschenden Symptome:

290.41 (F01.0, F05.1) Mit Delir: Wenn die Demenz durch ein Delir überlagert wird.

290.42 (F01.x1) Mit Wahn: Wenn Wahnphänomene das Hauptmerkmal sind.

290.43 (F01.x3) Mit Depressiver Verstimmung: Wenn die depressive Verstimmung vorherrschendes Merkmal ist (einschließlich der vollen Ausprägung einer Major Depression). Eine zusätzliche Diagnose einer Affektiven Störung Aufgrund eines Medizinischen Krankheitsfaktors wird nicht gestellt.

290.4   (F01.x0) Unkompliziert: Wenn keines der zuvor genannten Merkmale im Symptombild dominiert.

Bestimme, ob:
Mit Verhaltensstörung.

Codierhinweis: Codiere auch die zerebrovaskuläre Erkrankung auf Achse III.

Leitlinien für Diagnose und Differentialdiagnose der Demenz

Obwohl die derzeit laufende Forschung zur Alzheimer-Krankheit sehr vielversprechend ist und uns wahrscheinlich mit genaueren und angemesseneren diagnostischen Methoden in nicht allzu ferner Zukunft ausstatten wird, ist die Demenz vom Alzheimer Typ derzeit eine deskriptive sowie eine Ausschlußdiagnose. Diese kann nicht bewiesen werden kann – es sei denn durch Autopsie oder durch Ergebnisse einer Hirnbiopsie. Die Diagnose wird dann gestellt, wenn keine anderen Ursachen für die Demenz gefunden werden können und das charakteristische Verlaufsmuster, welches normalerweise langsam progredient und schleichend ist. Daher ist es wichtig, sämtliche anderen Ursachen dementieller Erkrankungen in Betracht zu ziehen und zu gewichten, besonders weil einige von ihnen wirkungsvoll behandelt werden können, so daß das Fortschreiten der Demenz gestoppt oder sogar rückgängig gemacht werden könnte (z. B. Hypothyreose subdurales Hämatom, Vitamindefizit, Bluthochdruck oder vaskuläre Erkrankung). Anamnese, körperliche Untersuchung, Laborbefunde und Informationen von Familienmitgliedern sind gleichermaßen hilfreich um eine entsprechende Festlegung zu treffen.

Ältere Patienten haben sowohl ein erhöhtes Risiko für cerebrovaskuläre wie auch für eine Alzheimer-Erkrankung. Daher kann es schwierig sein, eine vaskuläre Demenz von einer Demenz vom Alzheimer Typ zu unterscheiden und beide Erkrankungen können gemeinsam auftreten. In diesem Fall würde die Diagnose „Demenz Aufgrund Multipler Ätiologien" lauten. Beide Erkrankungen würden getrennt codiert. Für **Herrn E.'s** Demenz konnten jedoch keine anderen medizinischen Begleiterkrankungen gefunden werden, die man hierfür verantwortlich machen könnte, so daß seine Diagnose daher die einer Demenz vom Alzheimer Typ wäre. Selbstverständlich wäre es wichtig sicherzustellen, daß sein Alkoholkonsum tatsächlich nur auf einige Bier am Tag beschränkt war und daß die für diesen Fall angemessene Diagnose nicht „Persistierende Substanzinduzierte Demenz" lautet.

Obwohl kognitive Defizite das hervorstechendste Merkmal einer Demenz darstellen, ist die Differentialdiagnose nicht einfach, da dementielle Erkrankungen häufig vergesellschaftet sind mit Delir, psychotischen bzw. depressiven Symptomen oder Persönlichkeits- bzw. Verhaltensstörungen. Sofern diese Symptome Teil des Erscheinungsbildes der Demenz

vom Alzheimer Typ oder der vaskulären Demenz sind, würden sie nicht getrennt diagnostiziert. Stattdessen würde dabei ein Sub-Typ benützt, um zu verdeutlichen, welche dieser
Symptome vorherrschend sind (z. B. mit Delir, mit Wahnvorstellungen, mit depressiver
Verstimmung). Für andere Formen der Demenz, d.h. solchen die auf andere körperliche
Erkrankungen oder auf Substanzen zurückgehen, werden, wenn ein Delir oder klinisch bedeutsame affektive oder psychotische Symptome vorhanden sind, zwei getrennte Diagnosen gestellt (z. B. „294.1 Demenz aufgrund von Parkinson-Erkrankung" und „293.83 affektive Störung im Rahmen einer Parkinson-Erkrankung"). Wenn jemand unter einer Demenz
leidet, entwickelt er vermehrt auch ein Delir. Dies liegt zum Teil daran, weil sein Zentral-
nervensystem in seiner Funktion eingeschränkt ist und vulnerabler auf körperliche und
umgebungsbezogene Veränderungen reagiert. Demenzkranke leiden außerdem häufig an
einer Reihe anderer körperlicher Erkrankungen, welche direkt ein Delir auslösen können.
Außerdem kann die Medikation bei Demenzkranken dazu beitragen, ein Delir zu fördern.
Obwohl Personen mit einem Delir auf dem Hintergrund einer Demenz zusätzlich dysphorisch
verstimmt sein können, erhält der Sub-Typ mit Delir den Vorrang vor dieser Codierung.
Darüber hinaus gilt es zu beachten, daß bei Demenz-Patienten, die stationär aufgenommen
werden müssen, die ungewöhnliche Umgebung als Stressor wirken kann, welcher bei ihnen
Desorientierung auslösen kann, was jedoch von Delir abzugrenzen ist.

Frühsymptom der Alzheimer-Erkrankung ist bei manchen Personen eine Depression und
dieses Zustandsbild kann mit einer Major Depression gemischt sein. Außerdem ist es nichts
Ungewöhnliches, daß bei Personen mit einer Major Depression kognitive Einschränkungen auftreten (was oft etwas irreführend als „Pseudodemenz" bezeichnet wird). Diese verbessern sich häufig, wenn die depressiven Symptome nachlassen. Um zwischen Demenz
und Major-Depression zu unterscheiden, sollte der Kliniker eine sorgfältige klinische Untersuchung durchführen und Ergebnisse der neuropsychologischen Testuntersuchungen,
bildgebender Verfahren und das Ansprechen des Patienten auf antidepressive Medikation
beachten. Diese Situation wird weiter dadurch kompliziert, daß Personen mit spät begin-
nender Depression in verfeinerten MRI-Bildern bestimmte Läsionen aufweisen.

Es ist wichtig, kognitive Einschränkungen die mit Demenz einhergehen, von „nichtpatho-
logischen" Gedächtniseinschränkungen des höheren Lebensalters abzugrenzen. Für diese
existiert in der DSM-IV-Klassifikation unter der Bezeichnung „780.9 Altersbedingter Kognitiver Abbau" eine neue Kategorie. Sie ist Teil des Abschnitts „Weitere Klinisch Relevante Probleme". Um dies schärfer voneinander abzuheben verlangt die DSM-IV-Diagnose einer Demenz, daß die Gedächtniseinschränkung bedeutsame Defizite in alltäglichen
Funktionen nach sich ziehen muß. Außerdem muß sie begleitet sein durch mindestens eine
von vier weiteren möglichen Einschränkungen der geistigen Leistungsfähigkeit. Diese sollten ihrerseits wiederum bedeutsam für die Alltagsbewältigung sein:

Eine Aphasie (Sprachstörung) kann den rezeptiven oder den expressiven Aspekt der Sprache sowie beide Punkte betreffen. Die Sprachprobleme müssen schwer genug sein, um zu
Einschränkungen zu führen. Hin und wieder Schwierigkeiten zu haben das richtige Wort zu
finden ist gerade unter älteren Personen recht weit verbreitet und würde dementsprechend
dieses Kriterium nicht erfüllen. Apraxie (verringerte Fähigkeit motorische Handlungen
auszuführen trotz intakter motorischer Funktionen) zeigt sich, wenn die entsprechende
Person gebeten wird, einfache Aufgaben wie Zähne putzen, Haare kämmen, Schuhe schnü-
ren oder Hemd zuzuknöpfen auszuführen. Das Problem des Patienten liegt nicht in seinen
motorischen Funktionen sondern in seiner Unfähigkeit, Abläufe innerhalb relativ komplexer
Handlungen auf eine Weise zu organisieren, wie dies ihre angemessene Ausführung erfor-

dert. Wiederum würde hier hin und wieder auftretende ‚Schusseligkeit' dieses Kriterium nicht erfüllen. Es besteht darin, daß die Apraxie eine bedeutsame Einschränkung in alltagsbezogenen Funktionen einer Person nach sich ziehen muß. Agnosie (Unfähigkeit Objekte wiederzuerkennen oder zu identifizieren trotz intakter sensorischer Funktionen) kann aufgedeckt werden durch die Unfähigkeit von jemandem ein Quadrat zu erkennen, wenn er dieses mit geschlossenen Augen abtasten soll. Analog zur Apraxie, die nicht aus Schwierigkeiten mit peripheren motorischen Funktionen resultiert, ist die Agnosie keine Folge peripherer sensorischer Defizite, sondern vielmehr die Unfähigkeit, sensorischen Input angemessen zu integrieren. Die Störung von Exekutivfunktionen (d. h. Planen, Organisieren, Sequenzieren und Abstrahieren) muß abgeschätzt werden in Beziehung zum früheren Funktionsniveau der entsprechenden Person. Beispielsweise kann jemand, der früher ein hohes Funktionsniveau aufwies, vielleicht üblichen Tests zur Sequenzierung oder Abstraktion noch immer gut abschneiden, auch wenn er in seinen funktionellen Fähigkeiten deutliche Einbußen erlitten hat. Herr A. hat offensichtlich sowohl Gedächtnisprobleme als auch schwere Einbußen in anderen kognitiven Bereichen, insbesondere in Exekutivfunktionen, was ihn in seinen alltäglichen Verrichtungen deutlich einschränkt. Wenn Gedächtnisdefizite vorliegen, die ausgeprägt genug sind um mit alltagsrelevanten Funktionen zu interferieren, aber wenn diese nicht mit bedeutsamen Einschränkungen in anderen kognitiven Bereichen einhergehen, so ist die angemessene Diagnose die einer amnestischen Störung. Erscheinungsbilder, die klinisch bedeutsame kognitive Einschränkungen beinhalten aber die Kriterien für Demenz oder amnestische Störungen nicht vollständig erfüllen, könnten die Kriterien für eine vorgeschlagene neue Kategorie erfüllen. Es handelt sich um die bereits angesprochene Leichte Neurokognitive Störung. Diese findet sich im Anhang B zu DSM-IV als eine der Diagnosen die noch weiterer Forschung bedürfen. Solche Erscheinungsbilder würden derzeit codiert unter „294.9 NNB Kognitive Störung". Herrn A.'s Fall illustriert eine im klinischen Alltag recht verbreitete und durch die Konfundierung unterschiedlicher Variablen gekennzeichnete Situation. Depressionen mit spätem Beginn (d. h. die erste depressive Episode findet sich erst im höheren Lebensalter) sollten den Kliniker stets wachsam machen. Es besteht die Möglichkeit, daß dem eine körperliche Erkrankung oder eine Nebenwirkung der Medikation zugrunde liegen kann. Was diese Situation besonders verwirrend macht, ist die Tatsache, daß eine Major Depression von kognitiven Symptomen begleitet sein kann, besonders bei älteren Patienten. Außerdem zeigt sich eine Demenz häufig durch depressive Symptome, noch bevor kognitive Einschränkungen sichtbar werden. Neuere Forschungsergebnisse mit kernspintomographischen Methoden (MRI) legen nahe, daß Depressionen mit spätem Beginn häufig mit Läsionen des zentralen Nervensystems assoziiert sind, die bei weniger verfeinerten Untersuchungstechniken nicht entdeckt würden. Darüber hinaus können Depression und kognitive Symptome verursacht oder verschlimmert werden durch eine Vielzahl anderer Medikamente, wie sie beim Vorliegen von psychiatrischen und körperlichen Erkrankungen verordnet werden. Es ist eine fundierte neurologische Untersuchung indiziert, wenn Patienten eine im fortgeschrittenen Lebensalter erstmals auftretende depressive Episode zeigen, insbesondere wenn diese mit kognitiven Problemen verbunden ist.

Therapieplanung bei Demenz

Obwohl derzeit eine Reihe von Medikamenten zur Verbesserung von Gedächtnisfunktionen entwickelt und getestet werden, gibt es momentan keine spezifische Behandlungsmöglichkeit der Alzheimer-Erkrankung. Zur Zeit vorhandene Behandlungsansätze zielen im wesentlichen auf Symptome, welche mit dieser Erkrankung einhergehen können (beispielsweise Depression, Psychose, Agitiertheit und Verhaltensstörungen). Im Umgang mit Alzheimer-Patienten ist es sehr wichtig für den Kliniker zu erfassen, wie gut jemand in der häuslichen Umgebung zurecht kommt. Hierzu gehört auch, Familienmitgliedern zu helfen, damit diese den Umgang mit dem Patienten lernen können. Außerdem ist es zentral, bestimmte Hilfen für zuhause ausfindig zu machen. Bezugspersonen, die Alzheimerkranke zuhause betreuen, leiden oft unter einem erheblichen Ausmaß von Belastung und leiden selbst sehr oft an einer Depression. Sie können von Hinweisen auf eine Reihe von Hilfsorganisationen in der Nähe des Wohnortes profitieren. Tagesbetreuung sowie Hilfen durch Krankenschwestern und Laienhelfer, wie sie von ortsansässiger Nachbarschaftshilfe vermittelt werden, können sehr hilfreich sein, um die Familie in der Betreuung des Patienten zuhause zu unterstützen. Angehörigengruppen für Betreuungspersonen können außerdem dazu beitragen, moralische Unterstützung für die Bezugspersonen bereitzustellen und deren Isolationsgefühle vermindern. Schließlich sollten die Situation und das Funktionsniveau des Patienten in regelmäßigen Abständen erneut untersucht werden, wobei Informationen von Betreuungspersonen notwendig sind um festzulegen, ab welchem Punkt eine Behandlung in einer bestimmten Einrichtung notwendig wird, sei es im Sinne einer längerfristigen Unterbringung oder als vorübergehende Möglichkeit, den Status des Patienten erneut zu erheben und in dieser Zeit die Familienmitglieder zu entlasten. Bei Demenz-Patienten findet sich oft so etwas wie „sundowning" d. h. eine Zunahme von Konfusion und Desorientierung über Nacht. Sie haben oft besonders ausgeprägte Schwierigkeiten, mit unstrukturierten oder ungewöhnlichen Situationen umzugehen. Das mit Demenz verbundene Verwirrtsein kann häufig verbessert werden, indem man vorhersehbare, strukturierte und die Orientierung fördernde Umgebungsreize anbietet. Es kann nützlich sein, Kalender, Uhren, Bilder aus der Familie und entsprechende Objekte sowie Nachttischlämpchen im Zimmer aufzustellen, um der Person die Orientierung zu erleichtern. Wenn bei einem Patienten mit Demenz ein Delir auftritt, ist es sehr wichtig, die zugrundeliegende Ursache zu suchen und diese möglichst auszuräumen. Dabei kann es sich um eine körperliche Erkrankung handeln (vielleicht diejenige, welche auch die Demenz verursacht oder auch ein anderer medizinischer Faktor, der im klinischen Erscheinungsbild eine Rolle spielt) oder den Nebeneffekt der Medikation, insbesondere bei älteren Menschen, die mit gewisser Wahrscheinlichkeit verschiedene Medikamente erhalten und bei denen die Fähigkeit, diese zu verstoffwechseln und zu eliminieren reduziert ist.

Zusammenfassung

Demenz ist nicht nur eine kognitive Störung, sondern sie beinhaltet eine vielschichtige Kombination von Symptomen, die folgende Punkte einschließen kann: Delir, psychotische Symptome, depressive Symptome, Persönlichkeitsveränderungen und Verhaltensstörungen (die jedoch nicht definiert sind. Anm. d. Verf.). Da sich Demenz mit solch einer breiten Palette von Symptomen präsentieren kann, muß jeder Typ von Symptomen in die Differential-Diagnose einer Demenz mit einbezogen werden. Darüber hinaus muß man an eine Demenz denken, wenn man differentialdiagnostische Überlegungen zu anderen Störungen anstellt, welche solche Symptome beinhalten (z. B. Major Depression). Zu beachten ist, daß wenn diese Symptome lediglich im Verlauf eines Delirs auftreten, die Diagnose einer Demenz nicht gestellt werden darf.

ICD-10

Fallbeispiel: Ein älterer Mann, dessen Frau nicht länger für ihn sorgen kann (s. S. 73)

ICD-10 Diagnose
F 00.041 Demenz bei Alzheimer Krankheit mit frühem Beginn, gemischte Symptomatik, mittelschwer

F0	Organische, einschließlich symptmatischer psychischer Störungen

Demenz

G1. Nachweis aller folgenden Bedingungen:

1. Eine Abnahme des Gedächtnisses, die am deutlichsten beim Lernen neuer Information und in besonders schweren Fällen auch bei der Erinnerung früher erlernter Informationen auffällt. Die Beeinträchtigung betrifft verbales und nonverbales Material. Die Abnahme sollte objektiv verifiziert werden durch eine Fremdanamnese, sowie möglichst durch eine neuropsychologische Untersuchung oder quantifizierte kognitive Verfahren. Der Schweregrad sollte folgendermaßen abgeschätzt werden (die leichte Beeinträchtigung gilt dabei als „Schwellenwert" für die Diagnose):

Leichte Beeinträchtigung: Ein Grad des Gedächtnisverlustes, der die täglichen Aktivitäten zwar beeinträchtigt, aber nicht so schwerwiegend ist, daß ein unabhängiges Leben unmöglich wird. In der Hauptsache ist das Lernen neuen Materials betroffen. Zum Beispiel haben die Betroffenen Schwierig keiten bei der Aufnahme, dem Speichern und Wiedergeben von alltäglichen Dingen, z. B. wo etwas hingelegt wurde, soziale Verabredungen oder kürzlich von Familienmitgliedern mitgeteilte Informationen.

Mittelgradige Beeinträchtigung: Ein Ausmaß an Gedächtnisstörung, das eine ernste Behinderung für ein unabhängiges Leben darstellt. Nur gut gelerntes oder sehr vertrautes Material wird behalten. Neue Informationen werden nur gelegentlich und sehr kurz behalten. Die Betroffenen sind nicht in der Lage, grundlegende Informationen darüber, wo sie leben, was sie vor kurzem getan haben oder Namen vertrauter Personen zu erinnern.

Schwere Beeinträchtigung: Schwerer Gedächtnisverlust mit vollständiger Unfähigkeit, neue Informationen zu behalten. Nur Fragmente von früher Gelerntem bleiben übrig. Die Betroffenen erkennen nicht einmal mehr enge Verwandte.

2. Eine Abnahme anderer kognitiver Fähigkeiten, charakterisiert durch eine Verminderung der Urteilsfähigkeit und des Denkvermögens, wie z. B. der Fähigkeit zu planen und zu organisieren und der Informationsverarbeitung. Dies sollte, wenn möglich, durch eine Fremdanamnese und eine neuropsychologische Untersuchung oder quantifizierte objektive Verfahren nachgewiesen werden. Die Verminderung der früher höheren Leistungsfähigkeit sollte nachgewiesen werden. Der Schweregrad der intellektuellen Beeinträchtigung sollte folgendermaßen abgeschätzt werden (die leichte Beeinträchtigung gilt dabei als „Schwellenwert" für die Diagnose):

Leichte Beeinträchtigung: Die Abnahme kognitiver Fähigkeiten beeinträchtigt die Leistungsfähigkeit im täglichen Leben, macht die Betroffenen aber nicht von anderen abhängig. Komplizierte tägliche Aufgaben oder Freizeitbeschäftigungen können nicht ausgeführt werden.

Mittelgradige Beeinträchtigung: Die Abnahme der kognitiven Fähigkeiten führt dazu, daß die Betroffenen nicht ohne Hilfe im täglichen Leben, wie z. B. mit dem Einkaufen sowie im Umgang mit Geld, zurechtkommen. Zuhause werden nur einfache Tätigkeiten beibehalten. Die Tätigkeiten werden zunehmend eingeschränkt und kaum durchgehalten.

Schwere Beeinträchtigung: Der kognitive Abbau ist durch das Fehlen nachvollziehbarer Gedankengänge charakterisiert.

Der Gesamtschweregrad der Demenz wird am besten bestimmt durch das Ausmaß der Gedächtnis- oder der anderen kognitiven Leistungseinbußen, je nachdem welche Beeinträchtigung schwerwiegender ist (z. B. eine leichte Beeinträchtigung der Gedächtnisleistung und eine mittelschwere Beeinträchtigung der intellektuellen Fähigkeiten zeigen eine Demenz mittleren Schweregrades an).

G2. Um G1. eindeutig nachweisen zu können, muß die Wahrnehmung der Umgebung ausreichend lange erhalten geblieben sein (d. h. Fehlen einer Bewußtseinstrübung, wie in F05, Kriterium A, definiert). Bestehen gleichzeitig delirante Episoden, sollte die Diagnose Demenz aufgeschoben werden.

G3. Die Verminderung der Affektkontrolle, des Antriebs oder des Sozialverhaltens manifestiert sich in mindestens einem der folgenden Merkmale:

1. emotionale Labilität

2. Reizbarkeit

3. Apathie

4. Vergröberung des Sozialverhaltens

G4. Für eine sichere klinische Diagnose sollte G1 mindestens sechs Monate vorhanden sein. Wenn der Verlauf seit dem manifesten Krankheitsbeginn kürzer ist, kann die Diagnose nur vorläufig gestellt werden.

Kommentar: Die Diagnose wird außerdem durch den Nachweis eines Abbaus weiterer höherer kortikaler Funktionen wie Aphasie, Agnosie und Apraxie gestützt.

Die Beurteilung von unabhängigem Leben und der Entwicklung von Hilfsbedürftigkeit (u. a.) bedarf der Berücksichtigung kultureller Erwartungen und Zusammenhänge.

Für die Demenz wird hier eine Mindestdauer von sechs Monaten gefordert, um Verwechslungen mit reversiblen Zuständen mit identischen Verhaltensmustern zu vermeiden (z. B. traumatisches subdurales Hämatom (S06.5), Normaldruck-Hydrozephalus (G91.2) und diffuse oder fokale Gehirnverletzungen (S06.2, S06.3)).

Eine fünfte Stelle kann zur Kennzeichnung begleitend auftretender Symptome der Demenz, Kategorien F00-F03 (F00 Demenz bei Alzheimer-Krankheit, F01 vaskuläre Demenz, F02 Demenz bei andernorts klassifizierten Krankheiten und F03 nicht näher bezeichnete Demenz) wie folgt verwendet werden:

.x0 ohne zusätzliche Symptome

.x1 zusätzliche Symptome, vorwiegend wahnhaft

.x2 zusätzliche Symptome, vorwiegend halluzinatorisch

.x3 zusätzliche Symptome, vorwiegend depressiv

.x4 zusätzliche gemischte Symptome

Mit einer sechsten Stelle kann der Schweregrad der Demenz näher gekennzeichnet werden:

.xx0 leicht

.xx1 mittelschwer

.xx2 schwer

Wie bereits oben erwähnt, richtet sich der Gesamtschweregrad der Demenz nach dem Niveau der Ged„chtnis- oder der intellektuellen Leistung, je nachdem welche schwerer beeinträchtigt ist.

F00   Demenz bei Alzheimer-Krankheit

A. Die allgemeinen Kriterien für eine Demenz (G1-G4) müssen erfüllt sein.

B. In der Anamnese, bei der körperlichen Untersuchung oder aufgrund spezieller Untersuchungen gibt es keinen Hinweis auf eine andere Ursache der Demenz (z. B. zerebrovaskuläre Erkrankung, HIV-Krankheit, Normaldruck-Hydrozephalus, Parkinson- oder Huntington-Krankheit), eine Systemerkrankung (z. B. Hypothyreose, Vitamin B12- oder Folsäuremangel, Hyperkalzämie) oder auf einen Alkohol- oder Substanzmißbrauch.

Kommentar: Die Diagnose wird gesichert durch den postmortalen Nachweis über das Altersmaß hinausgehender neurofibrillärer Verklumpungen und neuritischer Plaques.

Die folgenden Merkmale stützen die Diagnose, sind aber nicht notwendig: Beteiligung kortikaler Funktionen, nachgewiesen durch Aphasie, Agnosie oder Apraxie; Abnahme von Motivation und Antrieb, was zu Apathie und einem Mangel an Spontanität führt; Reizbarkeit und Störung des Sozialverhaltens; Nachweis einer zerebralen Atrophie aufgrund spezieller Untersuchungen, besonders, wenn eine Zunahme im Zeitverlauf nachweisbar ist.

In fortgeschrittenen, schweren Fällen können parkinsonähnliche extrapyramidale Veränderungen, Logoklonie und epileptische Anfälle auftreten.

Beschreibung von Merkmalen möglicher Subgruppen: Da es möglicherweise Subgruppen gibt, wird vorgeschlagen, die folgenden charakteristischen Merkmale als Basis für eine weitere Klassifikation festzuhalten: Alter bei Ersterkrankung, Ausmaß der Progredienz, Konfiguration der klinischen Merkmale, besonders das relative Vorherrschen (oder Fehlen) von Temporal-, Parietal- oder Frontallappensymptomatik; jede neuropathologische und neurochemische Abweichung und ihr Muster.

Die Einteilung der Demenz vom Alzheimer Typ kann zur Zeit auf zwei Arten vorgenommen werden: Erstens kann die Alzheimer-Krankheit anhand des Krankheitsbeginnes, als früh oder spät beginnend bezeichnet werden, mit einem Trennpunkt bei 65 Jahren; oder zweitens je nachdem, ob die Symptome der Betroffenen zum Syndrom des früh oder spät beginnenden Typus passen.

Es sollte beachtet werden, daß es wahrscheinlich keine strenge Trennung zwischen dem früh und spät beginnenden Typus gibt. Der früh beginnende Typus kann im späteren Leben auftreten, so wie der spät beginnende Typus gelegentlich vor dem 65. Lebenjahr auftreten kann.

Die folgenden Kriterien sollen F00.0 und F00.1 differenzieren. Es ist aber zu bedenken, daß diese Unterteilung immer noch kontrovers diskutiert wird.

F00.0 Demenz bei Alzheimer-Krankheit mit frühem Beginn

1. Die Kriterien für die Demenz bei Alzheimer-Krankheit (F00) müssen erfüllt sein und der Krankheitsbeginn liegt vor dem 65. Lebensjahr.

2. Außerdem muß mindestens eine der folgenden Bedingungen erfüllt sein:

   a. Nachweis eines relativ plötzlichen Beginns und einer raschen Progredienz.

   b. Zusätzlich zur Gedächtnisstörung eine amnestische oder sensorische Aphasie, Agraphie, Alexie, Akalkulie oder Apraxie (als Hinweis auf das Vorliegen einer temporalen, parietalen und/oder frontalen Beteiligung).

Interpretation nach ICD-10

Herr E. erfüllt die allgemeinen ICD-10 Kriterien für eine Demenz, d. h. er hat zum letzten Untersuchungszeitpunkt eine mindestens mittelgradige Beeinträchtigung des Gedächtnisses **(G 1.1)**, eine mittelgradige Beeinträchtigung der intellektuellen Fähigkeiten **(Kriterium G 1.2)** und der Gesamtschweregrad des dementiellen Syndroms ist als mittelschwer einzustufen **(G 1.1 + G 1.2)**. Bei dem Patienten lag nie eine längerdauernde Bewußtseinstrübung vor **(Kriterium G 2)**, jedoch eine deutliche Verminderung der Affektkontrolle, des Antriebes und des Sozialverhaltens **(Kriterium G 3)** wie z. B. verstärkte Reizbarkeit und Labilität, Aggressivität und Vergröberung des Sozialverhaltens durch inadäquate Sexualität. **Kriterium G 4** ist ebenfalls erfüllt, da die Störung nachweislich schon 9 Jahre langsam progredient zunimmt. An 5. Stelle wurden die Verhaltensstörungen (gemischte Symptome) codiert und an 6. Stelle der Schweregrad des Demenzsyndroms (mittelschwer).

Die o.g. allgemeinen Kriterien für eine Demenz sind gut erfüllt, ebenso wurden andere spezifische Ursachen für das Demenzsyndrom ausgeschlossen. Dies ist die Voraussetzung für die spezifische Diagnose einer Demenz bei Alzheimer Krankheit. Für die Demenz bei Alzheimer Krankheit mit frühem Beginn müssen die Kriterien für die Demenz der Alzheimer Krankheit erfüllt sein und der Krankheitsbeginn liegt vor dem 65. Lebensjahr **(Kriterium 1 von F00.0)**. Bei Herrn E. trifft diese Forderung eindeutig zu. Außerdem sollte eine von den beiden folgenden Bedingungen erfüllt sein: Nachweis eines relativ plötzlichen Beginns und einer raschen Progredienz oder zusätzlich zur Gedächtnisstörung besteht eine amnestische oder sensorische Aphasie, Agraphie, Alexie, Akalkulie oder Apraxie. Bei Herrn E. liegt zumindestens der letztgenannte Punkt vor **(Kriterium 2b von F00.0)**, so daß abschließend eine Demenz bei Alzheimer Krankheit mit frühem Beginn diagnostiziert werden kann. Die ICD-10 Forderung nach einem relativ plötzlichen Beginn und einer raschen Progredienz (alternativ) ist bei Herrn E. nicht erfüllt, der Verlauf ist daher eher atypisch für eine Alzheimer Demenz mit frühem Beginn.

Vergleich DSM-IV/ICD-10

Dementielles Syndrom

Nach DSM-IV gibt es nur noch **spezifische Demenzdiagnosen** und ein **allgemeines Demenzsyndrom** wird separat nicht mehr definiert. Dennoch fällt bei genauerer Betrachtung der Kriterien für die spezifischen Demenzen nach DSM-IV auf, daß alle weiterhin ein identisches Kernsyndrom aufweisen. In ICD-10 ist das allgemein definierte Demenzsyndrom von den spezifischen Demenzdiagnosen getrennt, aber wesentlicher integraler Bestandteil jeder spezifischen Demenzdiagnose. **Identisch** sind ICD-10 und DSM-IV bei der Forderung nach Gedächtnisstörungen bei Demenzen, **abweichend** wird in ICD-10 jedoch zusätzlich eine Abnahme der intellektuellen Fähigkeiten gefordert. In DSM-IV wird dagegen mindestens das Vorliegen einer der folgenden Werkzeugstörungen gefordert: Aphasie, Agnosie, Apraxie und Beeinträchtigung der exekutiven Funktionen. Übereinstimmend in beiden Klassifkationssystemen wird der Schweregrad psychosozial definiert, d. h. die kognitiven Störungen müssen so ausgeprägt sein, daß sie die Alltagsfunktionen deutlich und signifikant beeinträchtigen. **Verhaltensstörungen** werden in DSM-IV (Zaudig, 1996) nicht aufgeführt, werden auch nicht speziell definiert (allerdings kann ein Subtyp spezifiziert werden), anders als in den allgemeinen Kriterien für die Demenz in ICD-10. Dort wird in Kriterium G 3 explizit eine Störung der Affektkontrolle, des Antriebes oder des Sozialverhaltens gefordert. Leider gibt es keine genaue Beschreibung der „Verhaltensstörungen und psychologischen Symptome der Demenz" – Behavioral and Psychological Symptoms of Dementia (BPSD) – sowohl in ICD-10 als auch in DSM-IV. Das BPSD Konzept hat sich international bereits sehr durchgesetzt (Finkel, 1998; Zaudig, 1998). In ICD-10 wird darüberhinaus noch ein Zeitkriterium von 6 Monaten gefordert, was sich in den Demenzkriterien für DSM-IV nicht findet. Wie vielfach inzwischen in der Literatur beschrieben (Übersicht: Zaudig, 1995), lassen sich daher die Demenzdiagnosen in leichteren und mittelschweren Stadien nach DSM-IV und ICD-10 nur bedingt vergleichen.

Demenz vom Alzheimer Typ

Für die spezifische Demenz bei Alzheimer Krankheit nach ICD-10 müssen zum einen die allgemeinen Demenzkriterien vorliegen, zum anderen eine gründliche organische Ausschlußdiagnostik. Es wird unterschieden in eine Demenz bei Alzheimer Krankheit **mit frühem Beginn**, die eigenständige Kriterien aufweist (F00.0). Dies ist in DSM-IV nicht der Fall, es wird zwar nach frühem und **spätem Beginn** wie in ICD-10 unterschieden, ohne dies jedoch mit eigenen Kriterien nochmals zu spezifizieren. Nach ICD-10 wird für die Demenz bei Alzheimer Krankheit mit frühem Beginn alternativ entweder der Nachweis eines relativ plötzlichen Beginns und einer **raschen Progredienz** oder zusätzlich eine Aphasie, Agraphie, Alexie, Akalulie oder Apraxie gefordert. Diese spezifischen Kriterien gibt es in DSM-IV nicht. Gleiches gilt übrigens für den späten Beginn. Nach DSM-IV ist der Verlauf einer Demenz vom Alzheimer Typ, gleichgültig ob früher oder später Beginn, immer gekennzeichnet durch einen schleichenden Beginn und fortgesetzten kognitiven Abbau. Insofern wird **Herr E.** ohne Probleme die Kriterien für die Demenz vom Alzheimer Typ, Subtyp, früher Beginn, erfüllen. Nach ICD-10 erfüllt er ebenfalls die Kriterien für eine Demenz bei Alzheimer Krankheit mit frühem Beginn, da der Nachweis eines relativ plötzlichem Beginns und rascher Progredienz nur alternativ vorgesehen ist.

Grundsätzlich ist darauf hinzuweisen, daß die Kriterien für Demenz in ICD-10 und DSM-IV sehr unterschiedlich sind, insbesondere, wenn es sich um frühe Stadien der Demenz handelt.

ICD-10

Fallbeispiel: Eine im fortgeschrittenen Alter einsetzende Depression mit Gedächtnisverlust (s.S.76)

ICD-10 Diagnose
F07.8b   Leichte kognitive Störung bei Verdacht auf beginnende vaskuläre Demenz
F32.31   schwere depressive Episode mit psychotischen Symptomen (parathym)

Differentialdiagnostisch ist an eine gemischte vaskuläre Demenz vorwiegend depressiv (F01.33) zu denken.

F07	Persönlichkeits- und Verhaltensstörungen aufgrund einer Krankheit, Schädigung und Funktions störung des Gehirns

G1. Objektiver Nachweis (aufgrund körperlicher, neurologischer und laborchemischer Untersuchungen) und/oder Anamnese einer zerebralen Krankheit, Schädigung oder Funktionsstörung.

G2. Fehlen von Bewußtseinstrübung oder ausgeprägten Gedächtnisstörungen.

G3. Kein ausreichender oder überzeugender Beleg für eine andere Verursachung der Persönlichkeits- und Verhaltensstörung, die die Einordnung im Kapitel F6 rechtfertigen würde.

F07.0	organische Persönlichkeitsstörung

A. Die allgemeinen Kriterien für F07 müssen erfüllt sein.

B. Mindestens drei der folgenden Merkmale müssen über einen Zeitraum von sechs oder mehr Monaten bestehen:

1. andauernd reduzierte Fähigkeit, zielgerichtete Aktivitäten durchzuhalten, besonders wenn es sich um längere Zeiträume handelt und darum, Befriedigungen aufzuschieben

2. eine oder mehrere der folgenden affektiven Veränderungen:

   a. emotionale Labilität (unkontrollierter, unbeständiger und wechselnder Ausdruck von Emotionen)

   b. Euphorie und flache, inadäquate Scherzhaftigkeit, den Umständen nicht angemessen

   c. Reizbarkeit und/oder Ausbrüche von Wut und Aggression

   d. Apathie.

3. ungehemmte Äußerung von Bedürfnissen oder Impulsen, ohne Berücksichtigung der Konsequenzen oder der sozialen Konventionen (die Betroffen können unsoziale Handlungen begehen, wie Stehlen, unangemessene sexuelle Annäherungsversuche, gieriges Essen oder die Körperpflege extrem vernachlässigen).

4. kognitive Störungen, typischerweise in Form von:

    a. ausgeprägtem Mißtrauen und paranoiden Ideen

    b. exzessive Beschäftigung mit einem einzigen Thema, wie Religion oder die strenge Einteilung des Verhaltens anderer in „richtig" und „falsch".

5. auffällige Veränderungen der Sprachproduktion und des Redeflusses mit Umständlichkeit, Begriffsunschärfe, zähflüssigem Denken und Schreibsucht.

6. verändertes Sexualverhalten (Hyposexualität oder Änderungen der sexuellen Präferenz).

Nähere Beschreibung möglicher Subgruppen:

Option 1: Ein deutliches Vorherrschen von 1. und 2.d. kann einen pseudo-retardierten oder apathischen Typ kennzeichnen, ein Vorherrschen von 1., 2.c. und 3. einen pseudo-psychopathischen Typ und die Kombination von 4., 5. und 6. wird als charakteristisch für das limbisch-epileptische Persönlichkeitssyndrom angesehen. Keine dieser Einheiten ist bis jetzt ausreichend validiert worden, um eine separate Beschreibung zu rechtfertigen.

Option 2: Wenn gewünscht, können folgende Subgruppen näher gekennzeichnet werden: labiler, enthemmter, aggressiver, apathischer, paranoider, gemischter oder sonstiger Typus.

F07.8 sonstige organische Persönlichkeits- und Verhaltensstörungen aufgrund einer Krankheit, Schädigung oder Funktionsstörung des Gehirns

Krankheiten, Schädigungen oder Funktionsstörungen des Gehirns können sehr viele verschiedene kognitive, affektive, Persönlichkeits- und Verhaltensstörungen zur Folge haben, von denen einige nicht in einer der oben angegebenen Kategorien (F07.0–F07.2) zu klassifizieren sind. Solange die nosologische Stellung dieser provisorischen Syndrome unsicher ist, sollten sie unter „sonstige" klassifiziert werden. Mit einer fünften Stelle können, wenn notwendig, einzelne Entitäten näher bezeichnet werden.

Interpretation nach ICD-10

Allein die oben aufgeführte Diagnose und Differentialdiagnose weist darauf hin, daß es sich um einen höchst schwierigen diagnostischen Fall handelt. Nach Angaben der Ehefrau sei das Gedächtnis von Herrn A. die letzten Jahre schlechter geworden, er sei auch mißtrauischer geworden, zum Teil auch wahnhaft (Verfolgungswahn), allerdings erst unter der depressiven Symptomatik. Dennoch kann davon ausgegangen werden, daß es sich nach den Angaben der Ehefrau (mehr Angaben liegen nicht vor) evtl. um eine leichte kognitive Störung handelt, die noch nicht das Ausmaß einer Demenz hatte. Dies änderte sich erst mit Eintritt der **schweren Depression**, die alle Kriterien einer schweren depressiven Episode nach ICD-10 erfüllt. Während dieser depressiven Episode weist der Patient auch deutliche

Gedächtnisstörungen auf, die er in diesem Maße vor der Depression nicht hatte (Kurzzeit-gedächtnis), er ist zeitlich leicht desorientiert und weist auch Einbußen im neuro-psychologischen Testbereich auf. Die **Elektrokrampftherapie** bezüglich der depressiven Symptomatik ist äußerst erfolgreich und, was wohl am auffälligsten ist, Frau A. stellt fest, daß ihr Mann auch im Gedächtnisbereich deutlich besser geworden sei. Ferner weist er eine kardiale Problematik auf. Im Querschnitt wirkt der Patient nahezu **„pseudodement"**, den-noch kann aufgrund der vorliegenden Texte und auch der Interpretation nicht konkret auf eine vaskuläre Demenz geschlossen werden, auch wenn entsprechende neuroradiologische Befunde diesbezüglich Hinweise geben, aber auch diese Befunde reichen nicht aus, um dies Hypothese einer vaskulären Demenz konkret zu stützen. Letztlich bleibt der Verdacht auf eine leichte kognitive Störung, die durch den Eintritt einer schweren Depression den Ein-druck einer Pseudodemenz erweckt. Er war vor der Depression nicht dement, aber er hatte eine **leichte kognitive Störung**, die auch nach der EKT-Behandlung persistierte. Aus die-sem Grunde favorisieren wir die Diagnose einer leichten kognitiven Störung bei schwerer depressiver Episode (siehe oben). Zur **Diagnostik der leichten kognitiven Störung** (Über-sicht: Zaudig, 1995) ist zu sagen, daß es sich hierbei um eine Restkategorie in der ICD-10 handelt, die nicht weiter definiert ist, in den Forschungskriterien finden sich keine Hinweise darauf, jedoch in den klinisch-diagnostischen Leitlinien (unter F 07.8, b). Die Kategorie F06.7 trifft nicht zu, da das Kriterium der Reversibilität der kognitiven Störung nicht vorliegt. Die hier vorgestellte ICD-10 Diagnose weicht also deutlich von der DSM-IV-Diagnose ab.

Vergleich DSM-IV /ICD-10

Aus den vorliegenden Beschreibungen und auch aus der Diskussion geht der Schweregrad der kognitiven Beeinträchtigung im Rahmen der Depression nicht deutlich hervor, so daß aus unserer Sicht die allgemeinen Demenzkriterien nicht erfüllt sind. Damit ist es auch nach ICD-10 nicht mehr möglich, die Diagnose einer vaskulären Demenz zu stellen. Die **neurolo-gischen Befunde** (auch die neuroradiologischen) reichen nicht aus, um die Diagnose einer vaskulären Demenz nach ICD-10 zu stützen. In DSM-IV ist dies ebenfalls ein Problem (ob-wohl die Originalautoren diesen Fall als **vaskuläre Demenz** diagnostiziert haben). Sowohl nach ICD-10 als auch nach DSM-IV ist der Subtyp mit Depression bei vaskulärer Demenz verschlüsselbar, dennoch dürfen nach ICD-10 die Kriterien für eine **depressive Episode** nicht erfüllt sein (dies wird in den klinisch-diagnostischen Leitlinien ausgeführt, nicht je-doch in den Forschungskriterien). Nach ICD-10 müßte also sowohl eine vaskuläre Demenz als auch eine schwere depressive Episode separat diagnostiziert werden. In DSM-IV ist dies gerade nicht der Fall. Hier ist der Subtyp der vaskulären Demenz: mit depressiver Verstim-mung, auch vom Schweregrad einer **Major Depression** zulässig.

Herr A. weist eine schwere Depression auf, damit einher gehen deutliche kognitive Störun-gen, die jedoch aus unserer Sicht **nicht** den Schweregrad einer Demenz haben. Vom Verlauf her ist zu sagen, daß es sich vor der Depression höchstens um eine leichte kognitive Stö-rung (ICD-10: F07.8b) oder eine **Leichte Neurokognitive Störung** (DSM-IV) handeln kann (aufgrund der Angaben). Nach der erfolgreichen EKT-Behandlung ist sowohl das depressi-ve Syndrom als auch die kognitive Störung deutlich gebessert. Von Demenz kann sicherlich nicht die Rede sein.

Amnestische Störungen

Die DSM-IV-Klassifikation amnestischer Störungen lautet wie folgt:

Diagnostische Kriterien für 294.0 (F04) Amnestische Störung Aufgrund von ...
[Benenne den Medizinischen Krankheitsfaktor]

A. Entwicklung einer Gedächtnisbeeinträchtigung im Sinne einer Einschränkung der Fähigkeit, neue Informationen zu lernen oder der Unfähigkeit, früher gelernte Informationen abzurufen.

B. Die Gedächtnisstörung verursacht in bedeutsamer Weise Beeinträchtigungen in sozialen und beruflichen Funktionsbereichen und stellt eine bedeutsame Verschlechterung gegenüber einem früheren Leistungsniveau dar.

C. Die Gedächtnisstörung tritt nicht ausschließlich im Verlauf eines Delirs oder einer Demenz auf.

D. Es gibt Hinweise aus der Krankengeschichte, der körperlichen Untersuchung und Laborbefunden, daß das Störungsbild die direkte körperliche Folge eines medizinischen Krankheitsfaktors (einschließlich physisches Trauma) ist.

Bestimme, ob:
Vorübergehend: Wenn die Gedächtnisstörung 1 Monat oder weniger andauert.
Chronisch: Wenn die Gedächtnisstörung länger als 1 Monat anhält.

Codierhinweis:
Schließe den Namen des medizinischen Krankheitsfaktors auf Achse I ein, z. B. 294.0 (F04) Amnestische Störung Aufgrund eines Schädel-Hirn-Traumas; codiere den medizinischen Krankheitsfaktor zusätzlich auf Achse III (siehe Anhang G für die Codierungsnummern).

---

* Fallbeispiel: Eine Frau ohne Erinnerungsvermögen

Frau R. ist eine 48-jährige geschiedene Frau, die drei Kinder im Teenageralter hat. Bis vor 3 Jahren arbeitete Frau R. als Verkäuferin in einem Kaufhaus. Zu diesem Zeitpunkt litt sie unter Müdigkeit, Vergeßlichkeit, Apathie und Kopfschmerzen, die sie auf eine vorbestehende Neigung zur Migräne zurückführte. Sie ging zu einem Psychiater, der ihr ein Antidepressivum verschrieb, auf das sie allerdings nicht ansprach. Die Kopfschmerzen verschlimmerten sich und Frau R. suchte einen Neurologen auf, der in der neurologischen Untersuchung nichts finden konnte. Allerdings empfahl er als Vorsichtsmaßnahme eine kraniale Computertomographie (CCT). Das CCT offenbarte ein ausgedehntes rechtsfrontales Gliom im zweiten von vier möglichen Entwicklungsstadien. Dieses wurde chirurgisch entfernt und mit Strahlentherapie zentriert auf den rechtsfrontalen Quadranten nachbehandelt. Frau R. erholte sich von der Operation und der Bestrahlung rasch, sie zeigte keine fokalen neurologischen Ausfälle. Der Heilungsverlauf war überraschend gut und sie konnte an ihren Arbeitsplatz zurückkehren. Die einzige Medikation, die sie einnahm, war Carbamazepin zur Vorbeugung von cerebralen Krampfanfällen, auch wenn sie solche noch nie erlebt hatte. 3 Jahre nach der Operation bemerkten sie und ihre Familie Probleme im Kurzzeitgedächtniss. Diese bestanden anfangs im Vergessen von Terminen und im Liegenlassen einzelner Gegenstände. Eines Tages war sie unfähig, ihr Auto auf dem Parkgelände des Flughafens wiederzufinden, weil sie dessen Kennzeichnung ebenso vergessen hatte wie den Ort, wo sie das Auto geparkt hatte. Über die Zeit hinweg nahm die Vergeßlichkeit zu und wurde so ausgeprägt, daß sie ihre Arbeitsfähigkeit beeinträchtigte. Beispielsweise vergaß sie, daß sie Bestellungen bereits aufgegeben hatte und wiederholte diese deshalb. Zunächst war Frau R. wegen dieser Vorkommnisse sehr irritiert und beschuldigte andere für ihre Probleme (z.B. ihre Sekretärin für das Verlegen ihrer Unterlagen und ihre Kinder für das von Gegenständen im Haushalt). Frau R.'s Gedächtnisprobleme waren für sie besonders belastend, weil sie immer auf ihr Gedächtnis stolz gewesen war. Sie war früher diejenige, die für andere Personen manche Dinge im Haushalt wiedergefunden hatte. Mit der Zeit entwickelte sie allerdings eine gewisse Einsicht und akzeptierte, daß dieses Gedächtnisproblem eine Folge der Strahlentherapie war, die sie erhalten hatte. Das Langzeitgedächtnis ist ebenso wie andere kognitive Fähigkeiten nicht beeinträchtigt. Eine Ausnahme hiervon bildet die etwas reduzierte Fähigkeit vorauszuplanen, aber da dies zuvor ihre Stärke gewesen war, lieferte die Patientin hier noch überdurchschnittliche Resultate. Schließlich machte Frau R. so viele Fehler bei der Arbeit, daß offensichtlich wurde, daß sie diese nicht länger ausüben konnte. Sie kommt zuhause ziemlich gut zurecht, allerdings benötigt sie die Hilfe von Listen mit alltäglichen Dingen und in vielen Räumen ihres Hauses schriftliche Hinweise, die sie an bestimmte Tätigkeiten erinnern.

DSM-IV Diagnose
(ICD-10 s.S. 94)

Achse I:	294.0	Amnestische Störung nach Strahlenbehandlung des zentralen Nervensystems, chronisch
Achse II:	V 71.09	Keine Diagnose
Achse III:	990	Radiotherapie nach Hirntumor
Achse IV:		Arbeitsunfähigkeit und daraus resultierende finanzielle Belastung
Achse V:		GAF = 55

Leitlinien für Diagnose und Differentialdiagnose der Amnestischen Störung

Um eine Amnestische Störung zu diagnostizieren, muß der Kliniker differentialdiagnostische Erwägungen in Betracht ziehen und sich vergegenwärtigen, daß normales Vergessen auch im Alltag auftritt. Gedächtnisleistungen, insbesondere Kurzzeitgedächtnisleistungen nehmen im Rahmen von **Alterungsprozessen** ab, besonders nach dem 50. Lebensjahr. Dies geschieht in einer Art und Weise die dem Nachlassen der Sehkraft ähnelt, was manchmal dazu führt, daß Leute nach dem 40. Lebensjahr eine Weitsichtigkeit entwickeln. Leider wurde bisher kein mentales Gegenstück zu Lesebrillen entwickelt. Die amnestische Störung unterscheidet sich von altersassoziierten kognitiven Einschränkungen in der Schwere der Gedächtniseinbußen und im Vorhandensein klinisch relevanter Defizite. Beispielsweise hätte Frau R. zum Zeitpunkt, als sie begann Dinge zu vergessen, aber weiterhin ihre Berufstätigkeit ausüben konnte, mit diesem Erscheinungsbild die Diagnose einer amnestischen Störung nicht gerechtfertigt. Weil **Altersbedingter Kognitiver Abbau** (Einschränkungen) nicht als psychische Störung aufgefaßt wird (780.9), sind diese in DSM-IV in der Kategorie anderer Störungen, Weitere Klinisch Relevante Probleme, abgehandelt (S. 770). Auf der anderen Seite ist eine Abgrenzung amnestischer Störungen im differentialdiagnostischen Sinne hinsichtlich Demenz, die ebenfalls durch Gedächtniseinschränkungen charakterisiert ist, aber zusätzlich Einschränkungen in zumindest einem anderen kognitiven Funktionsbereich wie Aphasie, Apraxie, Agnosie oder dysexekutive Störungen erfordert, notwendig. Diese Abgrenzung ist weit schwieriger als es zunächst den Anschein haben mag, da insbesondere für ältere Personen es nichts Ungewöhnliches darstellt, leichte Ausprägungen von Aphasie, Apraxie, Agnosie und Einschränkungen in planerischen (exekutiven) Fertigkeiten aufzuweisen. DSM-IV liefert hierzu keine definitiven Richtlinien mit Ausnahme der Forderung, daß die zusätzlichen kognitiven Einschränkungen schwer genug sein müssen, tägliche Verrichtungen einzuschränken, um im Sinne der Diagnose einer Demenz verwertet werden zu können. Die hin und wieder auftretende Schwierigkeit, sich an ein bestimmtes Wort zu erinnern, spricht dagegen für die zu erwartende normale altersbedingte aber für das Leben im Alltag irrelevante Einschränkung kognitiver Fähigkeiten und dies würde nicht dazu führen, die Diagnose von der einer amnestischen Störung hin zu einer Demenz auszudehnen. Im Falle von Frau R. scheinen keine zusätzlichen kognitiven Einschränkungen vorzuliegen, die schwer genug sind, Schwierigkeiten im Alltag zur Folge zu haben, so daß daher die angemessene Diagnose in diesem Fall die einer amnestischen Störung darstellt.

Obwohl dies im vorliegenden Fall keine Rolle spielt, muß man eine **dritte Störung**, die **dissoziative Amnesie** mit der Differentialdiagnose einer amnestischen Störung in Betracht ziehen. Eine entsprechende Festlegung fällt besonders dann schwer, wenn die Amnesie auf traumatische Ereignissen – wie etwa einen Autounfall – folgt. In diesen Fällen muß der Kliniker entscheiden, ob die Gedächtniseinschränkungen eine direkte körperliche Folge des Schädelhirntraumas, ein psychoreaktives Phänomen aufgrund des unfallbedingten Schocks oder eine Konsequenz beider Faktoren darstellt. Unter diesen Umständen muß stets eine fundierte neurologische Untersuchung erfolgen, um eine Hirnverletzung als kausalen Faktor der Amnesie auszuräumen, bevor man diese als Folge eines dissoziativen Prozesses ansehen kann. Ein differentialdiagnostischer Aspekt besteht darin, daß Gedächtniseinbußen aufgrund direkter körperlicher Folgen der Hirnschädigung weniger reversibel sind, während entsprechende Defizite bei **dissoziativen Störungen** eher plötzlich beginnen und mit emotional beladenen Ereignissen verbunden sind. Außerdem sprechen sie auf eine hypnotische bzw. suggestive Beeinflussung in Richtung auf die Wiederherstellung des Gedächtnisses an.

Um eine amnestische Störung im Rahmen einer körperlichen Erkrankung zu diagnostizieren, muß der Kliniker entscheiden, ob die Gedächtnisbeeinträchtigungen nicht kurz- oder längerfristige Folge einer bestimmten Substanzeinwirkung oder Medikation darstellen. Wenn Funktionsausfälle während einer Intoxikation im Sinne von Blackouts vorkommen, aber keine anhaltende Gedächtniseinbuße darstellen, würde man nur eine Substanzbedingte Intoxikation diagnostizieren und dies nicht als Substanzinduzierte Anhaltende Amnestische Störung ansehen. Die Diagnose einer **Substanzinduzierten Anhaltenden Amnestischen Störung** wäre dann gerechtfertigt, wenn langfristig Gedächtniseinbußen infolge bestimmter Substanzen nachweisbar sind. Obwohl Frau R. Carbamazepin zur Vorbeugung von cerebralen Krampfanfällen einnahm, scheint ihre Amnesie nicht mit der Medikation zusammenzuhängen, da sie wesentlich schwerer ausgeprägt ist, als man dies aufgrund von Carbamazepin erwarten dürfte und weil eine Reduktion von dessen Dosis keinerlei Verbesserung brachte.

Als Kliniker sollte man an die Möglichkeit denken, daß jemand eine amnestische Störung vorgibt, um die Verantwortlichkeit für bestimmte Handlungen abgeben zu können, was insbesondere bei forensischen Fragestellungen relevant ist.

Therapieplanung bei Amnestischer Störung

Derzeit existiert keine spezifische Behandlungsmöglichkeit für die amnestische Störung. Behandlungsstrategien müssen sich an der zugrundeliegenden Ätiologie orientieren, d. h. daran ausgerichtet sein, ob es sich um eine körperliche Erkrankung, die Folge einer bestimmten Substanz oder um die Nebenwirkung einer bestimmten Medikation handelt. Es kann sich als hilfreich erweisen, dem Patienten Strategien zur Verbesserung des Gedächtnisses zu vermitteln oder ihm zu zeigen, wie er seine Gedächtniseinbußen überbrücken kann. Dies kann Techniken beinhalten wie die Benutzung eines Terminkalenders oder einer Pin-Wand.

Zusammenfassung

Dies ist eine Störung, die von gewöhnlichem Vergessen und Demenz abzugrenzen ist. Sie wird wahrscheinlich zu wenig diagnostiziert, weil viele Kliniker hiermit weniger vertraut als mit anderen Formen kognitiver Beeinträchtigung sind. Dennoch kann die amnestische Störung deutlich ausgeprägt sein und spezifische Beeinträchtigungen im alltäglichen Leben nach sich ziehen. Die häufigste aber auch vermeidbare Ursache dieser Störung ist die Wernicke-Enzephalopathie. Dieses Krankheitsbild resultiert aus einem Thiamindefizit im Rahmen einer chronischen Alkoholabhängigkeit und kann zur Entwicklung einer alkoholinduzierten anhaltenden amnestischen Störung respektive Korsakoff-Syndrom (291.1) führen, wenn sie nicht frühzeitig mit hohen Dosen von Thiamin behandelt wird.

ICD-10

Fallbeispiel: Eine Frau ohne Erinnerungsvermögen (s.S.91)

ICD-10 Diagnose
F 04   Organisches amnestisches Syndrom nach Strahlenbehandlung des zentralen Nervensystems

F04 Organisches amnestisches Syndrom, nicht durch Alkohol oder psychotrope Substanzen bedingt

A. Gedächtnisstörungen in zwei Bereichen:

1. Störung des Kurzzeitgedächtnisses (beeinträchtigtes Lernen neuen Materials) in einem das tägliche Leben beeinflußenden Ausmaß
2. verminderte Fähigkeit, sich an vergangene Erlebnisse zu erinnern.

B. Fehlen

1. einer Störung des Immediatgedächtnisses (der unmittelbaren Wiedergabe) (geprüft z. B. durch Zahlennachsprechen)
2. von Bewußtseins- und Auffassungsstörungen, wie in F05, Kriterium A definiert
3. eines allgemeinen Abbaus intellektueller Fähigkeiten (Demenz).

C. Objektiver (aufgrund körperlicher, neurologischer und laborchemischer Untersuchungen) und/oder anamnestischer Nachweis eines Insultes oder einer Gehirnerkrankung (die besonders bilateral dienzephale und mediotemporale Strukturen betrifft, außer einer Alkoholenzephalopathie), die für die unter A. beschriebenen klinischen Manifestationen verantwortlich gemacht werden kann.

Kommentar: Zusätzliche Merkmale, einschließlich Konfabulationen, affektive Veränderungen (Apathie, Entschlußlosigkeit) und Mangel an Einsichtsfähigkeit sind hilfreiche zusätzliche Hinweise auf die Diagnose, aber nicht immer vorhanden.

Interpretation nach ICD-10

Entscheidend für die Diagnose F 04 ist der Ausschluß substanzbedingter Schädigungen. Bei Frau R. liegen eindeutig Störungen des Kurzzeitgedächtnisses vor, auch eine verminderte Fähigkeit, sich an vergangene Ereignisse zu erinnern. Die Unterscheidung zur **leichten kognitiven Störung (F 07.8 oder F 06.7)** ist eindeutig, da fokussiert eine schwere Beeinträchtigung des Kurzzeitgedächtnisses vorliegt, die sich auch in den psychosozialen Bereich hin auswirkt. Damit ist ein eindeutiger Schweregrad gegeben. Bei leichten kognitiven Störungen wäre das Ausmaß der Gedächtnisstörung deutlich leichter. Entsprechend ist auch die Abgrenzung zur **Demenz**. Nach ICD-10 müßte bei einer Demenz zusätzlich eine deutliche intellektuelle Beeinträchtigung vorliegen (generalisiert), dies ist bei Frau R. sicherlich nicht der Fall. Differentialdiagnostisch käme auch noch die **dissoziative Störung** in Frage (F 44). Hier gibt es jedoch keinen Hinweis auf ein belastendes Ereignis, was der Symptomatik vorausgeht, im Gegenteil, die Strahlentherapie ist kausal sicherlich als organisch bedingt anzusehen. Bei einer dissoziativen Störung dürfte keine körperliche oder sonstige organische Störung als Ursache vorliegen.

Vergleich DSM-IV/ICD-10

Auch nach DSM-IV wird eine Beeinträchtigung des Kurzzeitgedächtnisses gefordert, ebenso sollten diese Gedächtnisstörungen sich psychosozial bzw. im Alltag signifikant auswirken. Nach DSM-IV wird allerdings in vorübergehend und chronisch unterschieden. Dies wird nach ICD-10 nicht gefordert. Nach DSM-IV kann die amnestische Störung auch auf einen medizinischen Krankheitsfaktor zurückgeführt werden oder auf eine Persistente Substanzinduzierte Amnestische Störung. Ähnlich ist in ICD-10 die Unterteilung organisches amnestisches Syndrom und amnestisches Syndrom, bedingt durch psychtrope Substanzen. Insgesamt sind sich die Kriterien für amnestische Störungen sowohl in ICD-10 als auch DSM-IV sehr ähnlich.

Berater der deutschen Ausgabe: PD Dr. med. Michael Zaudig, Windach

Übersetzung und Bearbeitung: Dr. Dipl.-Psych. Rainer Kaschel, Windach

Störungen im Zusammenhang mit psychotropen Substanzen

Diagnosen in Verbindung mit Psychotropen Substanzen beinhalten verschiedenartige Störungen, die von Drogen- und Medikamentenmißbrauch, deren Nebenwirkungen bis hin zum Einfluß bzw. der Intoxikation durch toxische Stoffe reichen. Die in diesem Kapitel diskutierten Störungen werden nach elf Gruppen psychotroper Substanzen unterteilt:

Alkohol

Amphetamine (oder ähnlich wirkende Sympathomimetika)

Koffein

Cannabis

Cocaine

Halluzinogene

Inhalantien

Nikotin

Opiate

Phencyclidine (oder ähnlich wirkende Arylcyclohexylamine)

Sedativa, Hypnotika und Anxiolytika

Die DSM-IV-Restkategorie „Störungen im Zusammenhang mit Anderen (oder Unbekannten) **Substanzen"** wurde aufgenommen, um auch eine Einordnung von Störungen im Zusammenhang mit Psychotropen Substanzen zu ermöglichen, (1.) die auf andere als die oben aufgeführten Substanzklassen rückführbar sind; (2.) wenn erwiesen ist, daß eine Substanz ätiologisch im Zusammenhang mit der Störung steht, die Substanzklasse selbst allerdings nicht eindeutig identifizierbar ist; sowie (3.) wenn psychische Symptome auf die Wirkung oder Intoxikation einer anderen Substanz- oder Medikamentengruppe zurückzuführen sind.

Störungen im Zusammenhang mit Psychotropen Substanzen werden in **zwei Gruppen** unterteilt: **Störungen durch/infolge Substanzkonsum** (Substanzabhängigkeit und Substanzmißbrauch) und **Substanzinduzierte Störungen** (also Substanzintoxikation, Substanzentzug, Substanzinduziertes Delir, Persistierende Substanzinduzierte Demenz, Persistierende Substanzinduzierte Amnestische Störung, Substanzinduzierte Psychotische Störung, Substanzinduzierte Affektive Störung, Substanzinduzierte Angststörung, Substanzinduzierte Sexuelle Funktionsstörung, Substanzinduzierte Schlafstörung und Persistierende Wahrnehmungsstörung im Zusammenhang mit Halluzinogenen (Flashbacks). Beachten Sie, daß nicht für jede der elf Substanzgruppen diese Unterteilungen möglich sind!

Für **Substanzmißbrauch** und **Substanzabhängigkeit** werden in diesem Kapitel nur die allgemeinen substanzübergreifenden Kriterien aufgeführt, da die Merkmale dieser beiden Diagnosen bei allen Substanzenklassen relativ konsistent sind. Aufgrund der spezifischen Eigenschaften einzelner Substanzen werden jedoch die unterschiedlichen Diagnosekriterien für Substanzintoxikation und Substanzentzug jeweils separat für die verschiedenen Substanzen genannt. Die Kodierung der Störungen im Zusammenhang mit Psychotropen Substanzen richtet sich nach der betreffenden Substanz (z. B. 303.00 Alkoholintoxikation, 292.89 Kokainintoxikation, 305.90 Koffeinintoxikation). Sie sollten demnach für die korrekte Kodierung jeder einzelnen Störungsart und -klasse immer das DSM-IV heranziehen.

Substanzinduzierte Störungen sind durch Symptome charakterisiert, die vom Erscheinungsbild den Symptomen anderer psychischer Störungen zwar ähneln, jedoch durch die Intoxikationswirkung bzw. den Entzug von einer Substanz verursacht werden. Dabei gehen definitionsgemäß die Symptome weit über das zu erwartende Ausmaß bei normaler Substanzeinwirkung oder Entzug hinaus und rechtfertigen als solche die gesonderte klinische Aufmerksamkeit. Das heißt, daß ein Patient die Diagnose einer Alkoholinduzierten Affektiven Störung mit Beginn während des Entzugs (291.8) zugewiesen bekommen sollte, wenn die affektiven Symptome deutlich über das zu erwartende Maß hinausgehen, welches bei normalem Alkoholentzug zu erwarten wäre. Gehen die Symptome jedoch nicht über das zu erwartende Ausmaß hinaus und erfordern zudem keinen zusätzlichen Behandlungsschwerpunkt, lautet die richtige Diagnose **Substanzintoxikation** oder **Substanzentzug** (z. B. 291.8 Alkoholentzug). Um die Differentialdiagnostik zu erleichtern, wurden diese Subtypen wegen ihres Erscheinungsbildes jeweils in die Sektion der einzelnen psychischen Störungen aufgenommen (so wird z. B. die Substanzinduzierte Affektive Störung den Affektiven Störungen zugeordnet; oder die Substanzinduzierte Angststörung den Angststörungen). In diesem Buch werden zusätzliche Fallbeispiele zum Anticholinergen-induzierten Delir auf Seite 65, zur Kokaininduzierten Psychotischen Störung auf Seite 158 und zur Alkoholinduzierten Affektiven Störung auf Seite 220 beschrieben.

In diesem Kapitel stellen wir zur Substanzabhängigkeit und zum Substanzmißbrauch je ein Fallbeispiel vor, das die Merkmale der beiden Störungen jeweils anschaulich illustriert. Wir haben uns für eine Fokussierung auf diese beiden Diagnosen entschieden, da die Differenzierung zwischen normalem Freizeitkonsum, problematischem Konsum, Substanzmißbrauch und Substanzabhängigkeit einen wichtigen Entscheidungsschwerpunkt der Differentialdiagnostik darstellt.

Substanzabhängigkeit

* Fallbeispiel: Eine junge Mutter, deren Alkoholkonsum außer Kontrolle geraten ist[1]

Frau W., eine 28jährige verheiratete Börsenmaklerin und Mutter einer sechsjährigen Tochter kommt auf Anraten ihrer Mutter, die selbst Mitglied bei den Anonymen Alkoholikern ist, zur Beratung, da sie a) zu viel trinke und b) eine „vergrößerte Leber" habe. Frau

---

[1] Thanks go to Richard Frances, M. D., Direktor, Departement of Psychiatry, Hackensack Medical Center for supplying the cases in this chapter.

W. ist die älteste von vier Mädchen. Ihre jüngste Schwester ist geistig behindert und zeigt Symptome eines fötalen Alkoholsyndroms. Beide Elternteile, einige Tanten und Onkel sowie beide Großväter sind Alkoholiker. Der Alkoholismus kann in dieser Familie über viele Generationen zurückverfolgt werden. Es gibt keine familiäre Vorbelastung von psychischen Störungen bei ihren Eltern; allerdings beging eine Großtante väterlicherseits Suizid.

Frau W. begann mit ihrem exzessiven Alkoholkonsum auf dem College, zusammen mit ihrem späteren Ehemann und damaligem Klassenkameraden; sie war zu der Zeit 19 Jahre alt. Ihr Trinken startete mit regelmäßigen Saufereien mit gelegentlichen Blackouts an Wochenenden und gipfelte in täglichem übermäßigem Alkoholkonsum während der letzten College-Jahre. Eines Morgens, nach einem heftigen „Saufgelage" fand sie die Stoßstange ihres Wagens eingebeult vor. Sie erkannte, daß sie offensichtlich zu viel getrunken hatte, war jedoch der Meinung, daß sie verglichen mit ihrem Verlobten und ihren Eltern in keiner Weise ein Alkoholproblem hatte. Kurz danach heiratete sie ihren Verlobten, der kurz zuvor erfolgreich das College abgeschlossen hatte und nun in dem Installateurbetrieb seiner Familie mitarbeitete. Ihr Mann hatte eine beachtliche Alkoholtoleranz, und sie beide wiesen eine starke familiäre Vorbelastung mit Alkohol auf. In den ersten Jahren ihrer Beziehung hatten sie viel Vergnügen daran, gemeinsam zu trinken und konnten damals auch erfolgreich ihr Trinkverhalten kontrollieren.

Im Alter von 22 Jahren hörte Frau W. für ein Jahr mit dem Trinken auf, kurz nachdem sie festgestellt hatte, daß sie mit ihrer jetzigen Tochter schwanger war. In dieser Zeit hatte sie große Schwierigkeiten, abstinent zu bleiben, riß sich aber dennoch zusammen, da sie Angst hatte, daß ihr Kind ebenfalls eine fötale Abnormalität entwickeln könnte, wie sie bei ihrer jüngsten Schwester vorlag. Zur selben Zeit verließ ihre Mutter ihren Vater, der ebenfalls Alkoholiker war. Nach einer kurzen stationären Reha-Maßnahme wurde Frau W.'s Mutter Mitglied bei den Anonymen Alkoholikern.

Kurz nach der Geburt ihrer Tochter fühlte sich Frau W. von ihren Verpflichtungen als junge Mutter und berufstätige Frau zunehmend überlastet, so daß sie der Versuchung erlag, erneut mit ihrem Mann zu trinken. Bald darauf begann sie, direkt nach Feierabend regelmäßig bei der nächsten Kneipe einen „Zwischenstop" zu machen, bevor sie nach Hause fuhr. Daheim trank sie dann jeden Abend mit ihrem Mann einige Cocktails und am Wochenende fünf bis zehn Drinks pro Tag. In der Folge wurde sie in der Versorgung ihrer Tochter immer stärker von ihrem Kindermädchen abhängig. Im Alter von 26 Jahren trank sie täglich bereits fünf bis zehn Drinks und am Wochenende bis zu 15 Drinks pro Tag. Sie meldete sich häufig montags krank, litt regelmäßig unter ausgeprägten „Kater"- und Entzugserscheinungen und entwickelte eine Gastritis. Ihr behandelnder Arzt diagnostizierte eine vergrößerte Leber sowie in den Laborbefunden Abweichungen der SGOT-SGPT und ein erhöhtes Erythrozytenvolumen (MCV). Er riet ihr daher nachdrücklich, mit dem Trinken aufzuhören. Sie veränderte ihren Alkoholkonsum jedoch keineswegs und ging auch nicht auf die Therapieempfehlungen ihrer Mutter und des Arztes ein. Obwohl sie zahlreiche Autounfälle in den letzten sechs Monaten hatte und bei einem sogar ihre kleine Tochter mit im Wagen saß, wurde sie niemals wegen Fahrens unter Alkoholeinfluß angezeigt oder inhaftiert. Sie bemüht sich nach Kräften, ihren Alkoholismus am Arbeitsplatz zu verbergen, jedoch nicht zu Hause, da ihr Trinken von ihrem alkoholabhängigen Ehemann gewöhnlich toleriert wird. Seit vielen Jahren unterstützen sich beide Ehepartner gegenseitig nach besten Kräften bei der Vertuschung ihrer Alkoholprobleme und erweisen sich dabei als äußerst „talentiert" und erfolgreich. Obwohl das gegenseitige sexuelle Interesse stark abgenommen hat und sie häufige Auseinandersetzungen führen, äußern sie dennoch den Wunsch, aufgrund ihrer Tochter zusammenbleiben zu wollen.

Frau W. hat inzwischen bemerkt, daß sie zwar deutlich weniger trinkt als ihr Mann, ihr Alkoholkonsum aber dennoch weitaus negativere gesundheitliche Folgen mit sich bringt als bei ihm. Sie fühlt sich jedoch unfähig, eigenständig mit dem Trinken aufzuhören. Es berührt sie schmerzlich, und sie leidet unter Schuldgefühlen, daß sie nicht in der Lage ist, konsequenter zu sein und darüberhinaus ihre Tochter vernachlässigt, die sich inzwischen beklagt, daß ihre „Mutti" zu viel trinkt. Obwohl Frau W. niemals eine sonderlich enge Beziehung zu ihrer Mutter hatte, erklärte sie sich schließlich damit einverstanden, mit ihr gemeinsam an den Treffen der Anonymen Alkoholiker teilzunehmen und zusätzlich mit einer ambulanten, speziell auf Alkoholismus ausgerichteten Therapie zu beginnen. Frau W. begann mit 14 Jahren zu rauchen und hatte ihren Zigarettenkonsum inzwischen auf eine Schachtel täglich gesteigert. Sie nahm jedoch niemals andere Drogen. Ferner bestehen keine Hinweise auf Angststörungen, Depressionen oder andere psychopathologische Auffälligkeiten in der Vorgeschichte der Patientin.

Frau W. ist eine zierliche, hübsche, gut gekleidete 28jährige Frau, die sich offensichtlich sehr ihrer Probleme schämt und kaum in der Lage ist, mit dem Interviewer offen über ihre Schwierigkeiten zu sprechen. Die körperliche Untersuchung zeigt, daß ihre Körpertemperatur leicht erhöht ist (37,7 °C), ihr Blutdruck bei 140/90 liegt, ihre Pulsfrequenz 104 beträgt und sie ferner einen leichten Tremor aufweist. Sie berichtet über Schlaflosigkeit, Parästhesien am ganzen Körper und Gefühlen von Ängstlichkeit. Frau W. hat innerhalb der letzten zwölf Stunden vor dem Gespräch keinerlei Alkohol zu sich genommen und verspürt zur Zeit einen offensichtlich unwiderstehlichen Drang nach erneutem Alkoholkonsum. Sie spricht über ihr niedriges Selbstwertgefühl und ihre Gefühle von Hoffnungslosigkeit und meint, daß sie vermutlich niemals mit dem Trinken werde aufhören können; Frau W. ist jedoch schnell zu beruhigen, als sie daran erinnert wird, daß sie während ihrer gesamten Schwangerschaft durchaus fähig war, keinen Alkohol zu trinken und auch ihre Mutter seit einiger Zeit erfolgreich abstinent ist. Frau W. ist weder in ihrer generellen Funktionsfähigkeit eingeschränkt noch in klinisch bedeutsamer Weise depressiv; ferner gibt sie an, viele gute Freunde zu haben, und daß auch die Kollegen ihre Fröhlichkeit und ihren Humor sehr schätzen würden.

DSM-IV Diagnose
(ICD-10 s.S. 102)

Achse I:	291.8	Alkoholentzug, Mit Wahrnehmungsstörungen
		Alkoholabhängigkeit, Mit Körperlicher Abhängigkeit
		Nikotinabhängigkeit, Mit Körperlicher Abhängigkeit
Achse II:	V71.09	Keine Diagnose
Achse III:	535.30	Gastritis aufgrund exzessiven Alkoholkonsums
	789.1	Hepatomegalie
Achse IV:		kürzlicher Autounfall, Vernachlässigung der Tochter, Eheprobleme
Achse V:		GAF = 50

Kriterien für (F1x.2) Substanzabhängigkeit

Ein unangepaßtes Muster von Substanzgebrauch führt in klinisch bedeutsamer Weise zu Beeinträchtigungen oder Leiden, wobei sich mindestens drei der folgenden Kriterien manifestieren, die zu irgendeiner Zeit in demselben 12-Monats-Zeitraum auftreten:

(1) Toleranzentwicklung, definiert durch eines der folgenden Kriterien:
    (a) Verlangen nach ausgeprägter Dosissteigerung, um einen Intoxikationszustand oder erwünschten Effekt herbeizuführen,
    (b) deutlich verminderte Wirkung bei fortgesetzter Einnahme derselben Dosis.

(2) Entzugssymptome, die sich durch eines der folgenden Kriterien äußern:
    (a) charakteristisches Entzugssyndrom der jeweiligen Substanz (siehe Kriterien A und B der Kriterien für Entzug von den spezifischen Substanzen),
    (b) dieselbe (oder eine sehr ähnliche) Substanz wird eingenommen, um Entzugssymptome zu lindern oder zu vermeiden.

(3) Die Substanz wird häufig in größeren Mengen oder länger als beabsichtigt eingenommen.

(4) Anhaltender Wunsch oder erfolglose Versuche, den Substanzgebrauch zu verringern oder zu kontrollieren.

(5) Viel Zeit für Aktivitäten, um die Substanz zu beschaffen (z. B. Besuch verschiedener Ärzte oder Fahrt langer Strecken), sie zu sich zu nehmen (z. B. Kettenrauchen) oder sich von ihren Wirkungen zu erholen.

(6) Wichtige soziale, berufliche oder Freizeitaktivitäten werden aufgrund des Substanzgebrauchs aufgegeben oder eingeschränkt.

(7) Fortgesetzter Substanzgebrauch trotz Kenntnis eines anhaltenden oder wiederkehrenden körperlichen oder psychischen Problems, das wahrscheinlich durch die Substanz verursacht oder verstärkt wurde (z. B. fortgesetzter Kokaingebrauch trotz des Erkennens kokaininduzierter Depressionen oder trotz des Erkennens, daß sich ein Ulcus durch Alkoholkonsum verschlechtert).

Bestimme, ob:
Mit Körperlicher Abhängigkeit: Vorliegen von Toleranzentwicklung oder Entzugserscheinungen (**Kriterium 1 oder 2 ist erfüllt**).
Ohne Körperliche Abhängigkeit: kein Vorliegen von Toleranzentwicklung oder Entzugserscheinungen (weder Kriterium 1 noch Kriterium 2 ist erfüllt).

Verlaufszusatzcodierungen (vgl. Text bzgl. Definitionen)
Früh Vollremittiert
Früh Teilremittiert
Anhaltend Vollremittiert
Anhaltend Teilremittiert
Bei Agonistischer Therapie
In Geschützter Umgebung

ICD-10

Fallbeispiel: Eine junge Mutter, deren Alkoholkonsum außer Kontrolle geraten ist (s. S. 98)

ICD-10 Diagnose
F10.30   Alkoholentzugssyndrom ohne Komplikationen
F10.25   Alkoholabhängigkeit, ständiger Substanzgebrauch (F10.24 gegenwärtiger Substanzgebrauch)
F17.25   Nikotinabhängigkeit, ständiger Substanzgebrauch

F1	Psychische und Verhaltensstörungen durch psychotrope Substanzen
F10	Störungen durch Alkohol
F11	Störungen durch Opioide
F12	Störungen durch Cannabinoide
F13	Störungen durch Sedativa oder Hypnotika
F14	Störungen durch Kokain
F15	Störungen durch andere Stimulanzien einschließlich Koffein
F16	Störungen durch Halluzinogene
F17	Störungen durch Tabak
F18	Störungen durch flüchtige Lösungsmittel
F19	Störungen durch multiplen Substanzgebrauch und Konsum sonstiger psychotroper Substanzen
F1x.3	Entzugssyndrom

G1. Nachweis des Absetzens oder Reduzierens einer Substanz, nach wiederholtem und meist langanhaltendem Konsum in hoher Dosierung oder auch nur nach Konsum großer Mengen.

G2. Symptome und Anzeichen, die den bekannten Merkmalen eines Entzugssyndroms der betreffenden Substanz(en) (siehe unten) entsprechen.

G3. Nicht durch eine vom Substanzgebrauch unabhängige körperliche Krankheit zu erklären und nicht besser auf eine andere psychische oder Verhaltensstörung zurückzuführen.

Die Diagnose Entzugssyndrom kann mit der fünften Stelle weiter differenziert werden:

F1x.30 ohne   Komplikationen
F1x.31 mit   Krampfanfällen

F10.3   Alkoholentzugssyndrom

A. Die allgemeinen Kriterien für ein Entzugssyndrom (F1x.3) sind erfüllt.

B. Drei der folgenden Symptome:

1. Tremor der vorgehaltenen Hände, der Zunge oder der Augenlider
2. Schwitzen
3. Übelkeit, Würgen und Erbrechen
4. Tachykardie oder Hypertonie
5. psychomotorische   Unruhe
6. Kopfschmerzen
7. Insomnie
8. Krankheitsgefühl oder Schwäche
9. vorübergehende optische, taktile oder akustische Halluzinationen oder Illusionen
10.Krampfanfälle (Grand mal).

Kommentar: Besteht ein Delir, sollte die Diagnose Alkoholentzugssyndrom mit Delir („Delirium tremens") (F10.4) gestellt werden.

F1x.2   Abhängigkeitssyndrom

A. Drei oder mehr der folgenden Kriterien sollten zusammen mindestens einen Monat lang bestanden haben, falls sie nur für eine kürzere Zeit gemeinsam aufgetreten sind, sollten sie innerhalb von zwölf Monaten wiederholt bestanden haben.

1. Ein starkes Verlangen oder eine Art Zwang, die Substanz zu konsumieren.
2. Verminderte Kontrolle über den Substanzgebrauch, d. h. über Beginn, Beendigung oder die Menge des Konsums, deutlich daran, daß mehr von der Substanz konsumiert wird   oder über einen längeren Zeitraum als geplant und an erfolglosen Versuchen oder dem anhaltenden Wunsch, den Substanzkonsum zu verringern oder zu kontrollieren.
3. Ein körperliches Entzugssyndrom (siehe F1x.3 und F1x.4), wenn die Substanz reduziert oder abgesetzt wird, mit den für die Substanz typischen Entzugssymptomen oder auch nachweisbar durch den Gebrauch derselben oder einer sehr ähnlichen Substanz, um Entzugssymptome zu mildern oder zu vermeiden.
4. Toleranzentwicklung gegenüber den Substanzeffekten. Für eine Intoxikation oder um den gewünschten Effekt zu erreichen, müssen größere Mengen der Substanz konsumiert werden, oder es treten bei Konsum derselben Menge deutlich geringere Effekte auf.
5. Einengung auf den Substanzgebrauch, deutlich an der Aufgabe oder Vernachlässigung anderer wichtiger Vergnügen oder Interessensbereiche wegen des Substanzgebrauchs; oder es wird viel Zeit darauf verwandt, die Substanz zu bekommen, zu konsumieren oder sich davon zu erholen.
6. Anhaltender Substanzgebrauch trotz eindeutig schädlicher Folgen (siehe F1x.1), deutlich an dem fortgesetzten Gebrauch, obwohl der Betreffende sich über die Art und das Ausmaß des Schadens bewußt war oder hätte bewußt sein können.

Die Diagnose Abhängigkeitssyndrom kann mit der fünften und sechsten Stelle weiter differenziert werden:

F1x.20   gegenwärtig abstinent

F1x.200	frühe Remission
F1x.201	Teilremission
F1x.202	Vollremission
F1x.21	gegenwärtig abstinent, aber in beschützender Umgebung (z. B. Krankenhaus, in therapeutischer Gemeinschaft, im Gefängnis usw.)
F1x.22	gegenwärtige Teilnahme an einem ärztlich überwachten Ersatzdrogenprogramm (kontrollierte Abhängigkeit) (z. B. Methadon, Nikotinkaugummi oder -pflaster)
F1x.23	gegenwärtig abstinent, aber in Behandlung mit aversiven oder antagonistischen Medikamenten (z. B. Naltrexon oder Disulfiram)
F1x.24	gegenwärtiger Substanzgebrauch (aktive Abhängigkeit)
F1x.240	ohne körperliche Symptome
F1x.241	mit körperlichen Syptomen
	Der Verlauf der Abhängigkeit kann, wenn gewünscht, näher gekennzeichnet werden:
F1x.25	ständiger Substanzgebrauch
F1x.26	episodischer Substanzgebrauch (z. B. Dipsomanie)

Interpretation nach ICD-10

Bei der Patientin liegt eine eindeutige Alkoholabhängigkeit vor und Frau W. erfüllt deutlich mehr als die drei geforderten Symptome für eine Abhängigkeit (**Kriterium A**). Sie erfüllt auch das geforderte Zeitkriterium von mindestens 12 Monaten (9 Jahre). Zusätzlich kann an der 5.Stelle der gegenwärtige Substanzgebrauch, d. h. die aktive Abhängigkeit, codiert werden (F10.24). Ferner ist eine Spezifikation möglich, ob körperliche Symptome vorliegen (F10.241). Auch der Verlauf der Abhängigkeit kann näher gekennzeichnet werden, in dem oben genannten Beispiel liegt eine ständiger Substanzgebrauch vor (F10.25).

Ebenfalls erfüllt die Patientin die geforderten Kriterien für ein **Alkoholentzugssyndrom**: Frau W. nahm seit 12 Stunden keinen Alkohol mehr zu sich (**Kriterium G1** von F10.3), sie weist spezifische Entzugssymptome (Alkohol) auf und erfüllt damit **Kriterium G2**. Es sollten mindestens drei Entzugssymptome vorliegen, bei der Patientin liegen vegetative Symptome vor wie Schwitzen und Tachykardie, ferner psychomotorische Unruhe, Tremor, Insomnie, jedoch keine Halluzinationen und keine Krampfanfälle. Es kann die Diagnose „Entzugssyndrom ohne Komplikationen" (F10.30) gestellt werden.

Vergleich DSM-IV/ICD-10

Die Diagnose einer **Substanzabhängigkeit** ist nach DSM-IV sehr komplex, insbesondere da es ein eigenes Kapitel gibt („Störungen im Zusammenhang mit psychotropen Substanzen"), andererseits jedoch die substanzbedingten Störungen in den jeweils dazu relevanten Kapiteln aufzusuchen sind. Völlig anders sind in ICD-10 alle Störungsbilder, die durch psychotrope Substanzen ausgelöst werden, in Kapitel F1 zusammengefaßt und aus den spezifischen psychiatrischen Kapiteln entfernt. Vergleicht man jedoch auf Syndromebene, liegt eine sehr hohe Ähnlichkeit, z. B. bei der Substanzabhängigkeit, vor, wobei nach ICD-10 (F10.2) sechs Kriterien notwendig sind und in DSM-IV sieben. Kriterium 3 (Abhängigkeit) nach DSM-IV lautet: „Die Substanz wird häufig in größeren Mengen und länger als beabsichtigt eingenommen. Dieses Kriterium, kommt in ICD-10 nicht vor. Alle übrigen Kriterien stimmen völlig überein.

Vergleicht man die Kriterien für den **Alkoholentzug**, werden nach ICD-10 drei von insgesamt zehn Symptomen gefordert, in DSM-IV mindestens zwei von acht Symptomen. Auch hier überlappen sich die acht Symptome, wobei in ICD-10 „Kopfschmerzen" und „Krankheitsgefühl" zusätzlich aufgelistet werden. Nach ICD-10 wird zusätzlich auch gefordert, daß die Entzugssymptome sich auch im psychosozialen Bereich massiv auswirken. Nach ICD-10 besteht zusätzlich die Möglichkeit, ein Alkoholentzugssyndrom mit Delir (Delirium tremens) zu diagnostizieren (F10.4). Abschließend kann festgestellt werden, daß inhaltlich sowohl die Abhängigkeit als auch das Entzugssyndrom sehr ähnlich – nahezu identisch – beschrieben werden, die Wege der diagnostischen Zuordnung jedoch in DSM-IV und ICD-10 sehr unterschiedlich sind.

Substanzmißbrauch

* Fallbeispiel: Ein College-Student, der seine Drogenprobleme abstreitet

Herr B., ein 20jähriger Collegestudent, wurde kürzlich aufgrund des Besitzes von Marihuana verhaftet, als er wegen seiner auffälligen Fahrweise von der Polizei angehalten wurde. Er erhielt ein Bußgeld und sein Führerschein wurde ihm vorübergehend entzogen, weil er unter Cannabisintoxikation Auto fuhr. Herr B. ist der Älteste von drei Geschwistern und lebt noch zu Hause. Seine Mutter ist eine erfolgreiche Rechtsanwältin und sein Vater Schuldirektor. Herr B. begann mit 16 Jahren Zigaretten zu rauchen. Zur Zeit raucht er eine Schachtel täglich. Gelegentlich nimmt er bis zu 5 Drinks am Tag zu sich und raucht seit einem Jahr mehrmals wöchentlich Marihuana. Normalerweise konsumiert er vor allem am Wochenende exzessiv Marihuana, wobei er Freitag abends beginnt und bereits frühmorgens am Samstag bis in die späte Nacht seinen Marihuanakonsum fortsetzt. Er hatte bislang zwei Verkehrsunfälle, bei denen er unter dem Einfluß von Marihuana Auto fuhr. In den letzten Monaten rauchte er auch manchmal unter der Woche abends Marihuana, so daß er am darauffolgenden Morgen gewöhnlich verschlief und den Unterricht schwänzte. Obwohl er immer ein guter Student war, ließen seine Collegeleistungen deutlich nach, und er erreichte bei weitem nicht mehr sein früheres Leistungspotential; ferner zog er sich auch zunehmend von Freizeitaktivitäten und anderen sozialen Interessen zurück.

Die Eltern von Herrn B. entdeckten seinen Marihuanakonsum erstmalig vor sechs Monaten. Von da an begannen die Probleme mit seinen Eltern, die im Gegensatz zu ihm nicht der Meinung waren, daß es sein „gutes Recht" sei, Marihuana zu rauchen. Seine Eltern insistierten, daß er professionelle Hilfe aufsuchen soll, weil er nach ihrer Meinung ein Drogenproblem habe. Obwohl sie ihm androhten, den Dekan des Colleges zu informieren, weigerte sich Herr B. beharrlich, jegliche Hilfe anzunehmen und begann stattdessen darüber zu diskutieren, daß er das College verlassen wolle. Er reduzierte seinen Drogenkonsum etwas und war unter Druck seiner Eltern sogar in der Lage, eine Zeitlang völlig das Marihuanarauchen aufzugeben. Seine Eltern entzogen ihm auch die Erlaubnis, den Familienwagen zu fahren und machten sich ernsthafte Sorgen über seinen schlechten Einfluß auf die jüngeren Geschwister. Beide Elternteile selbst hatten aktuell keine Probleme mit Substanzkonsum, allerdings hatte seine Mutter erst vor drei Jahren ihre Tabakabhängigkeit erfolgreich überwunden; ein Onkel mütterlicherseits war Alkoholiker.

Herr B. gibt zu, daß seit Beginn des Marihuanarauchens, sich seine ursprünglich gute Beziehung zu seinen Eltern drastisch verschlechtert hat. Er verbarg seinen Marihuanakonsum so gut es ging, belog seine Eltern und konnte sich inzwischen selbst nicht mehr leiden, vor allem, seitdem seine Noten sich deutlich verschlechterten und er seine vormals vielseitigen Interessen zunehmend einschränkte. Bei einer Gelegenheit probierte er Kokain und ein anderes Mal LSD; beide Erfahrungen waren jedoch äußerst unangenehm für ihn. Erst während seines Gefängnisaufenthalts begann er zu realisieren, daß sein Drogenkonsum die Beziehung zu seinen Eltern sowie seinen Wunsch, Rechtsanwalt zu werden, ernsthaft gefährdete. Er wurde sich auch zunehmend bewußt, daß Marihuana möglicherweise seine Motivation zu studieren negativ beeinflußte.

Herr B. hatte Marihuana über seine Freundin kennengelernt, die es selbst jeden Tag raucht und deren Mutter ebenfalls gelegentlich Marihuana raucht. Herr B. raucht sowohl alleine als auch mit Freunden; es gibt jedoch Zeiten, so z. B. während der Sommermonate oder wenn seine Eltern ihn massiv unter Druck setzen, an denen er seinen Marihuanakonsum völlig aufgibt. Herr B. führte auch seinen 17jährigen Bruder in das Rauchen von Cannabis ein. Dieser entwickelte jedoch dabei kurzzeitige paranoide Symptome und rauchte seither kein Marihuana mehr.

Die schulische und leistungsmäßige Entwicklung von Herrn B. verlief normal, und seine Leistungen in der Schule waren immer sehr gut gewesen. Sein Wunsch war es, während seiner Collegezeit von zu Hause auszuziehen, doch seine Eltern verweigerten ihm diesen Wunsch, indem sie ihn finanziell unter Druck setzten; auch sonst neigten sie zur Überbehütung ihrer Kinder.

Zur Untersuchung erscheint Herr B. ordentlich und sauber gekleidet. Seine Ausdrucksweise ist auffällig sarkastisch und er scheint zwischen Scham und Wut zu schwanken, weil er gezwungen wurde, Hilfe in Anspruch zu nehmen. Er behauptet, erstmalig bei seiner Verhaftung Marihuana genommen zu haben und äußert Zweifel über die Gefährlichkeit dieser Droge. Für ihn sei der Marihuanakonsum durchaus angenehm und entspannend, und wenn er einen Weg finden könnte, nicht geschnappt zu werden, würde er es auch weiterhin rauchen. Er glaubt, daß Marihuana ihm dabei geholfen hätte, sich nicht so schlecht darüber zu fühlen, daß er weder seine eigenen hohen Erwartungen noch die seiner Eltern habe erfüllen können. Herr B. zeigt keine Anzeichen einer Denkstörung. Es gebe manchmal Phasen, in denen er sich unglücklich fühle, dieser Zustand halte gewöhnlich aber nie lange an. Es besteht kein Anhalt für Schlaf- oder Eßprobleme, noch für Suizidgedanken, Panikattacken oder Agoraphobie in der Vorgeschichte, kognitive Defizite oder Lernschwächen.

DSM-IV Diagnose
(ICD-10 s.S. 108)

Achse I:	303.20	Cannabis Mißbrauch
	305.10	Nikotinabhängigkeit
	V61.20	Eltern-Kind-Problem
Achse II:	V71.09	Keine Diagnose
Achse III:		Keine
Achse IV:		Kürzliche Inhaftierung, Verschlechterung der schulischen Leistungen, Konflikte mit den Eltern
Achse V:		GAF = 70

Kriterien für (F1x.1) Substanzmißbrauch

A. Ein unangepaßtes Muster von Substanzgebrauch führt in klinisch bedeutsamer Weise zu Beeinträchtigungen oder Leiden, wobei sich mindestens eines der folgenden Kriterien innerhalb desselben 12-Monats-Zeitraums manifestiert:

(1) Wiederholter Substanzgebrauch, der zu einem Versagen bei der Erfüllung wichtiger Verpflichtungen bei der Arbeit, in der Schule oder zu Hause führt (z. B. wiederholtes Fernbleiben von der Arbeit und schlechte Arbeitsleistungen in Zusammenhang mit dem Substanzgebrauch, Schulschwänzen, Einstellen des Schulbesuchs oder Ausschluß von der Schule in Zusammenhang mit Substanzgebrauch, Vernachlässigung von Kindern und Haushalt).

(2) Wiederholter Substanzgebrauch in Situationen, in denen es aufgrund des Konsums zu einer körperlichen Gefährdung kommen kann (z. B. Alkohol am Steuer oder das Bedienen von Maschinen unter Substanzeinfluß).

(3) Wiederkehrende Probleme mit dem Gesetz in Zusammenhang mit dem Substanzgebrauch (Verhaftungen aufgrund ungebührlichen Betragens in Zusammenhang mit dem Substanzgebrauch).

(4) Fortgesetzter Substanzgebrauch trotz ständiger oder wiederholter sozialer oder zwischenmenschlicher Probleme, die durch die Auswirkungen der psychotropen Substanz verursacht oder verstärkt werden (z. B. Streit mit dem Ehegatten über die Folgen der Intoxikation, körperliche Auseinandersetzungen).

B. Die Symptome haben niemals die Kriterien für Substanzabhängigkeit der jeweiligen Substanzklasse erfüllt.

ICD-10

Fallbeispiel: Ein College-Student, der seine Drogenprobleme abstreitet (s.S. 105)

ICD-10 Diagnose
F12.1 Schädlicher Gebrauch von Cannabis

F1x.1 schädlicher Gebrauch

A. Deutlicher Nachweis, daß der Substanzgebrauch verantwortlich ist für die körperlichen oder psychischen Probleme, einschließlich der eingeschränkten Urteilsfähigkeit oder des gestörten Verhaltens, das evtl. zu Behinderung oder zu negativen Konsequenzen in den zwischenmenschlichen Beziehungen geführt hat.

B. Die Art der Schädigung sollte klar bezeichnet werden können.

C. Das Gebrauchsmuster besteht mindestens seit einem Monat oder trat wiederholt in den letzten zwölf Monaten auf.

D. Auf die Störung treffen die Kriterien einer anderen psychischen oder Verhaltensstörung bedingt durch dieselbe Substanz, zum gleichen Zeitpunkt nicht zu (außer akute Intoxikation F1x.0).

Interpretation nach ICD-10

Die Kriterien der Cannabisabhängigkeit werden knapp nicht erfüllt (**nur 2 von 6 Kriterien**). Ein gestörtes Verhalten mit negativen Konsequenzen auf das Sozialleben würde man diesem Studenten durchaus attestieren (**Kriterium A** von F12.1). Das Kriterium scheint erfüllt, da der Substanzgebrauch für diese Probleme verantwortlich sein dürfte. Dies gilt, obwohl nur psychologische bzw. soziale, nicht aber körperliche Folgen des schädlichen Gebrauchs in diesem Fallbeispiel genannt werden.

Die Art der Schädigung – als zweiter Punkt (**Kriterium B**) gefordert – ist klar zu definieren und besteht in Sanktionen durch Eltern und Justiz. Der Konsum von Marihuana besteht bereits länger als einen Monat (6 Monate). Dasselbe gilt für dessen gewohnheitsmäßige Wiederholung – dem zweiten Aspekt von **Kriterium C**. Die Zunahme des Konsums auch während der Woche kann man als einen der lieferbaren Belege hierfür ansehen. Schließlich ist die Störung – wie **Kriterium D** dies fordert – nicht durch eine andere Erkrankung erklärbar.

Vergleich DSM-IV/ICD-10

Grundsätzlich würde man auf der Basis der ICD-10-Forschungskriterien ähnlich wie nach DSM-IV argumentieren. Nach ICD-10 (Kriterium A) sind die negativen Folgen für das Alltagsleben dieses Studenten der Grund von schädlichem Gebrauch bzw. Mißbrauch (DSM-IV) zu sprechen. Dies hebt ihn ab von jemandem „der halt mal eine raucht, aber weder mit seinen Verwandten, noch mit seiner Arbeit oder der Polizei deswegen gleich Probleme hat". Daß der Student dies bislang nicht als Problem sieht, ist wahrscheinlich ein Teil seines Problems (Stichwort „Urteilsfähigkeit" – in Kriterium A).

Leitlinien für die Diagnose und Differentialdiagnose der Substanzabhängigkeit und des Substanzmißbrauchs

Der wichtigste Aspekt in der Differentialdiagnostik von Verhaltensweisen, die im Zusammenhang mit Substanzgebrauch stehen, ist die Unterscheidung zwischen **Substanzabhängigkeit, Substanzmißbrauch** sowie **normalem Freizeitgebrauch** bzw. anderen Formen unproblematischen Substanzgebrauchs. In der Vergangenheit gab es zahlreiche Kontroversen darüber, ob (1) Alkohol- und Drogenprobleme überhaupt eine Krankheit darstellen oder ob es sich hierbei vielmehr um ein moralisches Problem handelt und (2) darüber, wo die Grenze zwischen Mißbrauch und Abhängigkeit verläuft. Es kann sich in einzelnen Fällen auch als schwierig herausstellen, hier eine klare Entscheidung zu fällen, da Substanzgebrauch auf einem Kontinuum von unproblematischem Freizeitgebrauch an einem Ende, über Substanzmißbrauch irgendwo bis hin zur äußerst problematischen Substanzabhängigkeit am anderen Ende des Spektrums liegen kann.

Die ältere Definition für **Substanzabhängigkeit** in DSM-III betonte noch in erster Linie physiologische Symptome (d. h. Toleranzentwicklung und Entzug), da diese sich u. a. sehr gut auf Alkohol übertragen ließen. Bei anderen Substanzklassen konnte jedoch oft nicht ohne weiteres ein Bezug zur ausgeprägten **Toleranzentwicklung** und **Entzugssymptomen** hergestellt werden. So geht beispielsweise Cannabisgebrauch vor allem mit Symptomen einer „psychischen" Abhängigkeit einher. Die Definition für Substanzabhängigkeit wurde deshalb im DSM-III-R erweitert und schloß von da an Merkmale mit ein, die den „zwanghaften Gebrauch" der jeweiligen Substanz betonten, um die Diagnosemerkmale der Substanzabhängigkeit auch auf alle anderen Substanzklassen übertragen zu können. **Substanzmißbrauch** wurde im DSM-III-R in erster Linie als Restkategorie aufgeführt. Bei der Entwicklung des DSM-IV wurde hingegen darauf geachtet, (a) die Substanzabhängigkeit von Substanzmißbrauch deutlicher abzugrenzen und (b) Substanzmißbrauch eindeutiger zu definieren. Obwohl im DSM-IV **Substanzabhängigkeit** definitionsgemäß mit **Toleranzentwicklung**, **Entzugssymptomen** oder einem **zwanghaftem Gebrauchsmuster** einhergeht, ist sie auch so gut wie immer mit negativen Konsequenzen assoziiert. Im Gegensatz dazu wird Substanzmißbrauch zwar über negative Konsequenzen definiert, jedoch treten hier weder Toleranzentwicklung noch Entzugssymptome oder zwanghafte Gebrauchsmuster auf.

Eine Vielzahl von unterschiedlichen Faktoren rechtfertigt es, Substanzabhängigkeit und Mißbrauch als psychische Störungen zu definieren und sie damit von Freizeitkonsum oder unproblematischem Gebrauch bestimmter Substanzen abzugrenzen: die beachtliche Morbidität und Mortalität im Zusammenhang mit Substanzgebrauch; die Entwicklung von substanzspezifischer Toleranz und Entzug bei Substanzabhängigkeit; sowie die Vielschichtigkeit typischer psychosozialer Probleme im Kontext von Substanzabhängigkeit und -mißbrauch, welche die Arbeitsfähigkeit und das Privatleben negativ beeinflussen und zu erheblichen rechtlichen Problemen führen können.

Ferner ist zu beachten, daß Störungen im Zusammenhang mit Psychotropen Substanzen sehr häufig mit anderen psychischen DSM-IV-Störungen vergesellschaftet (komorbide) sind. Daher ist es bei der anamnestischen und diagnostischen Untersuchung von größter Wichtigkeit, den Patienten nach allen aktuellen oder in der Vorgeschichte bestehenden Problemen im Zusammenhang mit psychotropen Substanzen ausführlich zu befragen.

Gewöhnlich ist es etwas leichter, eine Substanzabhängigkeit als einen Mißbrauch zu diagnostizieren, da eine Abhängigkeit anhand von Meßwerten für die **Toleranzentwicklung**, der Blutkonzentration sowie anhand objektiv verifizierbarer Entzugssymptome erfaßt werden kann. In unserem ersten Fallbeispiel gibt es in diesem Zusammenhang eine Reihe wichtiger Hinweise auf Substanzabhängigkeit: So hat Frau W. eine starke familiäre Vorbelastung mit Alkoholismus. Dies ist insofern ein relevanter Befund, da genetische und familiäre Faktoren die Entwicklung von Substanzabhängigkeit und Mißbrauch, in diesem Fall Alkohol, deutlich beeinflussen. Die Pathogenese von Frau W. ist durch eine frühe und gleichzeitig ausgeprägte Toleranzentwicklung sowie einer Vielzahl zunehmender Probleme, die im Zusammenhang mit Alkohol stehen, gekennzeichnet. Sie hatte bereits sehr früh Blackouts, die gewöhnlich erst bei äußerst schweren Alkoholikern auftreten. Am Anfang ihrer „Alkoholikerkarriere" hatten Frau W. und ihr Mann viel Spaß am Trinken. Nach einiger Zeit wurde es für Frau W. jedoch immer schwieriger, ihren Alltag zu bewältigen, für ihre Tochter zu sorgen und ihrem Beruf nachzugehen, da die negativen Konsequenzen ihres Trinkens mit der Zeit immer mehr zunahmen (z. B. Autounfälle, Spannungen in ihrer Ehe und gesundheitliche Probleme), so daß sie sich letztlich gezwungen sah, die Ernsthaftigkeit ihres Problem anzuerkennen.

Ein weiterer wichtiger Aspekt in der Differentialdiagnostik liegt in dem Ausschluß zusätzlicher **medizinischer Krankheitsfaktoren** oder anderer **psychischer Störungen**, die ursächlich für die vorliegende Symptomatik verantwortlich sein könnten. Während der Konsultation wies Frau W., nachdem sie zwölf Stunden keinen Alkohol mehr zu sich genommen hatte, eine leicht erhöhte Temperatur, beschleunigten Puls, Zittern und Wahrnehmungsstörungen mit taktilen Halluzinationen auf. Obwohl dieses Erscheinungsbild typisch für eine Alkoholentzugssymptomatik ist, sollte der Kliniker sorgfältig andere mögliche Ursachen ausschließen (z. B. Infektionskrankheiten, Endokrinopathien, strukturelle Gehirnläsionen wie Tumore, Entzugssymptome nach Barbiturat- oder Benzodiazepingebrauch sowie zusätzliche psychische Probleme wie Angststörungen oder Depressionen).

Ferner ist es nach dem diagnostischen Algorithmus des DSM-IV nicht mehr möglich, nach der Diagnose einer Substanzabhängigkeit für dieselbe Substanz die Diagnose eines Mißbrauchs zu vergeben; d. h. wenn Frau W. nach einer Remissionsphase erneut mit dem Alkoholkonsum beginnt und die damit verbundenen Probleme auftreten, die zum aktuellen Zeitpunkt aber nicht genügend ausgeprägt sind, um die Kriterien einer Substanzabhängigkeit zu erfüllen, wird in jedem Fall die Diagnose einer Substanzabhängigkeit gestellt, und zwar entweder mit der Zusatzkodierung „Frühe Teilremission" oder „Anhaltende Teilremission" (wenn es länger als ein Jahr her ist, daß sie die Kriterien einer Substanzabhängigkeit erfüllte).

Allerdings kann es sich als nicht so einfach erweisen, die frühen und zum Teil subtilen Anzeichen eines Substanzmißbrauchs zu erkennen, der zu einer Reihe **psychosozialer Schwierigkeiten** führt, wie z. B. Einschränkungen in der Erfüllung sozialer, beruflicher oder gesetzlicher Verpflichtungen oder sogar die totale Unfähigkeit, den geringsten Anforderungen in diesen Bereichen gerecht zu werden. Das Problem besteht letztlich in der Beurteilung des Ausmaßes der Einschränkungen, die auf den Substanzkonsum zurückführbar sind, da (a) **kulturelle Normen** und (b) unterschiedliche **familiäre Toleranzgrenzen** für Substanzkonsum stark variieren. Meist ist der Wechsel zu einem fehlangepaßten Verhalten bei einem Individuum das beste Indiz dafür, daß diese Person die Grenze vom nicht-pathologischen zum pathologischen Substanzgebrauch überschritten hat. In der Regel haben fast alle Kulturgemeinschaften Schwierigkeiten damit, Einschränkungen oder den Verlust von Kontrolle, physiologische und kognitive Veränderungen sowie ein Persistieren von problembehafteten Symptomen zu tolerieren.

Auch **Alter** und **Geschlecht** können wichtige Hinweise darauf geben, ob ein Mißbrauch vorliegt. Die gleiche Menge Alkohol hat beispielsweise in Abhängigkeit vom Alter einen unterschiedlichen Effekt auf das Nervensystem, weil die Toleranzentwicklung bei älter werdenden Menschen deutlich abnimmt. Ferner haben Männer eine höhere Toleranz für Alkohol als Frauen. Dies kann als biologisch-protektiver Faktor für Frauen betrachtet werden, birgt jedoch gleichzeitig für Männer ein höheres Risiko für Alkoholprobleme. Weiterhin führen geringere Mengen an Alkohol bei Frauen zu ernsteren gesundheitlichen Problemen als bei Männern.

Obwohl die **Symptome von Herrn B.** nicht schwer genug sind, um die Kriterien für Abhängigkeit zu erfüllen, legt die Vielzahl seiner klinisch auffälligen Probleme die Diagnose eines Mißbrauchs nahe: so vernachlässigt er sein Studium, und seine Noten verschlechtern sich rapide infolge seines Cannabiskonsums. Herr B. hatte ferner unter Cannabisintoxikation einige Autounfälle, so daß seine Eltern ihm schließlich die Erlaubnis verweigerten, den Familienwagen zu fahren und die Polizei ihm kürzlich den Führerschein entzogen hatte. Letztendlich führte sein Drogenkonsum zu einer dramatischen Verschlechterung der ehemals positiven Beziehung zu seiner Familie. Zwischen Herrn B. und seinen Eltern scheint es zudem viele innerfamiliäre Probleme zu geben, die in gewissem Umfang zu seinen Drogenproblemen beigetragen haben könnten und in einer Therapie gezielt fokussiert werden sollten. Aus diesem Grunde wurde bei der Diagnose Eltern-Kind-Problem auf Achse I kodiert.

Gleichzeitig bestehende **medizinische Krankheitsfaktoren** wie Ulcus, Lebererkrankungen, Pankreatitis oder Schädelhirntrauma verdeutlichen nachdrücklich die Gefährlichkeit von Alkohol oder anderem Substanzgebrauch für ein Individuum. Das Ausmaß negativer Wirkungen von Substanzen oder Störungen im Zusammenhang mit Psychotropen Substanzen auf den menschlichen Organismus hängt vom jeweiligen individuellen Gesundheitszustand ab. Daher kann die Grenze vom nicht-pathologischen zum pathologischen Substanzgebrauch immer nur unter Berücksichtigung der individuellen Merkmale bzw. der Konstitution gezogen werden. So wird beispielsweise eine bestimmte Alkoholmenge bei einem gesunden Individuum nicht als Alkoholmißbrauch betrachtet, hingegen dieselbe Menge bei einem Ulcuspatienten, der trotz aller ärztlicher Warnungen seinen Alkoholkonsum uneingeschränkt fortsetzt, als Mißbrauch diagnostiziert. Oder wenn jemand bei einem Autounfall ein Schädelhirntrauma erleidet, sind die gesundheitlichen Konsequenzen des Traumas deutlich weniger negativ, wenn sich der Unfall nicht unter Alkoholintoxikation ereignete. Alkohol kann zudem die Symptome einer Pankreatitis erheblich verschlimmern und zu fatalen Folgen bei bestehender Hepatitis führen.

Bei den verschiedenen Substanzgruppen gibt es einige auffällige paradoxe Zusammenhänge. So trinken beispielsweise die meisten Amerikaner **Alkohol**. Davon ist jedoch nur ein geringer Prozentsatz tatsächlich Alkoholiker, da der Durchschnittsamerikaner nur geringfügig bis mäßig Alkoholika trinkt. Im Gegensatz hierzu ist die Wahrscheinlichkeit höher, daß Raucher nikotinabhängig sind, nur sehr wenige Raucher erfüllen nicht die Kriterien für Nikotinabhängigkeit. Ein weiteres Paradoxon besteht darin, daß Individuen, die gegen Alkohol allergisch sind, d. h. die sich bereits nach leichtem Alkoholgenuß krank fühlen oder eine geringe Toleranzentwicklung haben oder die wie viele asiatische Menschen einen „Alkoholflush" entwickeln, in gewissem Ausmaß gegen die Entwicklung von Alkoholabhängigkeit geschützt sind. Im Gegensatz dazu konnte die Forschung nachweisen, daß Individuen, die sehr viel Alkohol trinken können, ohne sich danach krank zu fühlen und deshalb eine hohe Toleranz für Alkohol haben, häufig sowohl Probleme im Zusammenhang mit Alkohol als auch eine genetische Disposition für Alkoholismus aufweisen. Ein letztes Paradoxon liegt in der Tatsache, daß in Familien, die ein erhöhtes Risiko für Alkoholismus aufweisen, gleichzeitig die meisten Individuen zu finden sind, die völlig abstinent leben, und dieses vermutlich deshalb, weil sie um ihre familiäre Vorbelastung wissen und daher die realistische Befürchtung haben, selbst Alkoholprobleme zu entwickeln.

Wenn ein Therapeut einen Patienten mit starker **familiärer Vorbelastung** an Alkoholproblemen behandelt, sollte er sich therapeutisch unbedingt auf präventive Maßnahmen konzentrieren, die auf eine absolute Abstinenz zielen. In unserer Gesellschaft erscheint es gewöhnlich „normaler", zumindest wenig oder etwas Alkohol zu trinken, als völlig abstinent zu bleiben. Aus diesem Grunde werden manche Menschen, die wegen ihrer familiären Vorbelastung mit Alkoholismus keinerlei Alkohol konsumieren, häufig von ihren Bekannten und Freunden als Außenseiter betrachtet und deshalb dazu gedrängt, Alkohol zu trinken. Obwohl der sogenannte kontrollierte Substanzgebrauch, speziell Alkohol, von Patienten mit Substanzmißbrauch in der Vorgeschichte inzwischen mehr Aufmerksamkeit und auch zunehmend mehr öffentliche Unterstützung erhält, sollte diese Strategie nur mit äußerster Vorsicht angewendet werden. Patienten mit jeglichem Substanzmißbrauch in der Vorgeschichte, Alkohol eingeschlossen, sollten vielmehr die Empfehlung von ihrem Therapeuten erhalten, grundsätzlich von allen Drogen oder Alkohol abstinent zu leben.

Therapieplanung bei Substanzabhängigkeit und Mißbrauch

Der erste Schritt in der Behandlung der Substanzabhängigkeit von Frau W. ist die vollständige **Entgiftung**. Obwohl es prinzipiell möglich ist, die Entgiftung auch ambulant durchzuführen, sollte in ihrem Fall aufgrund der Gefahr einer Delirentwicklung eine drei- bis fünftägige stationäre Behandlung sinnvollerweise in Erwägung gezogen werden. Gegebenenfalls erhält Frau W. während ihrer Entgiftungsphase auch eine Begleitmedikation, wie z. B. ein Benzodiazepin; sobald sie sich jedoch in der Phase der Frühen Vollremission befindet, sollte das Benzodiazepin aufgrund der Suchtgefährdung abgesetzt werden. Nach ihrer Entgiftung könnte Frau W. erfolgreich an einem strukturierten ambulanten Suchtprogramm teilnehmen, beispielsweise unter engem Bezug zum Zwölfstufenprogramm einer Anonymen Alkoholiker Gruppe. Ein erstes Ziel bestünde darin, daß Frau W. ihre Probleme realistisch einzuschätzen lernt und ferner die Notwendigkeit einer dauerhaften Abstinenz anerkennt.

Der Alkoholkonsum ihres Mannes mag eine erfolgreiche Therapie zusätzlich erschweren, andererseits könnte jedoch die Genesung ihrer Mutter einen wichtigen supportiven Faktor darstellen. Es könnte sich daher durchaus als hilfreich erweisen, wenn Frau W. in der Anfangsphase der ambulanten Behandlung möglichst viel Zeit mir ihrer Mutter verbringt. Zudem wäre sicherlich auch eine Teilnahme an einem speziell für Frauen ausgerichteten Zwölfstufenprogramm sinnvoll, da viele dieser Frauen ebenfalls einen alkoholabhängigen Ehemann haben. Der behandelnde Therapeut sollte insbesondere sorgfältig die **familiären Probleme** und **ehelichen Schwierigkeiten** von Frau W. in der Therapie berücksichtigen. Solange ihr Mann jedoch nicht selbst mit dem Trinken aufhört, ist es vermutlich wenig angebracht, auch ihn in das soziale Hilfsnetz miteinzubeziehen. Es scheint jedoch, daß das Ehepaar sich seit langer Zeit sehr liebt, so daß es nicht nur für ihre Ehe einen positiven stabilisierenden Effekt beinhalten, sondern auch für ihre aus familiengenetischer Perspektive stark alkoholgefährdete Tochter eine wirkungsvolle präventive Maßnahme darstellen würde, wenn der gemeinsame Haushalt vollständig alkoholfrei gestaltet werden könnte.

In unserer Gesellschaft ist die Alkoholabhängigkeit von Frauen wesentlich stärker mit einer **sozialen Stigmatisierung** verbunden als bei männlichen Alkoholikern. So ist Frau W. ihr Alkoholproblem nicht nur sehr peinlich, sie schämt sich darüber hinaus vor allem über ihre mangelnde Fähigkeit, sich alkoholbedingt um ihr eigenes Kind adäquat kümmern zu können und zudem auf therapeutische Hilfe angewiesen zu sein. Sie erweckt den Eindruck einer Frau, die an sich selbst sehr hohe Ansprüche stellt, jedoch ihren eigenen – überhöhten – Anforderungen nicht entsprechen kann, und somit sehr leicht von sich selbst schwer enttäuscht ist. Es könnte sich zu Beginn einer Therapie als sinnvoll erweisen, Frau W. Strategien zu vermitteln, ihre alkoholbedingten Probleme besser zu erkennen und sie damit zu ermutigen, das Trinken vollständig aufzugeben. Im weiteren Therapieverlauf sollte Frau W. lernen, zunehmend mehr Eigenverantwortung für sich selbst zu übernehmen, da sie seit ihrer Adoleszenz in starker Abhängigkeit sowohl vom Alkohol als auch von ihrem Ehemann lebt. Eine „Patin" von den Anonymen Alkoholikern könnte sie bei dieser Aufgabe hilfreich unterstützen, so daß sie schließlich in der Lage sein sollte, ein **positiveres Selbstwertgefühl** zu entwickeln.

Ein Teil ihrer Schuldgefühle bzgl. ihrer Tochter rührt sicherlich aus dem Gefühl ihrer eigenen früheren Unfähigkeit, als sie als kleines Mädchen nicht in der Lage war, ihre eigene Mutter vom Alkoholkonsum fernzuhalten, der letztlich das fötale Alkoholsyndrom ihrer jüngeren Schwester bedingte. Obwohl Frau W. als junges Mädchen eine sehr schlechte Beziehung zu ihrer Mutter hatte, wurde sie ihrer Mutter dennoch im Laufe der Zeit zunehmend ähnlicher. Möglicherweise wird Frau W. auch viele der negativen Erfahrungen, die sie in der Beziehung zu ihrer Mutter erlebte, auf die Therapeutin übertragen. Die Therapeutin sollte sie bei diesem schwierigen, therapeutisch jedoch sicherlich sehr wichtigen Prozeß, hilfreich unterstützen, so daß Frau W. mit der Zeit besser lernt, Rat und Hilfe von anderen anzunehmen, ohne das Gefühl, manipuliert oder kontrolliert zu werden. Seitdem ihre Mutter selbst erfolgreich alkoholfrei lebt, besteht eventuell die Möglichkeit einer positiven Identifikation mit der Mutter, und zwar mit der Zielsetzung, daß Frau W. weiterhin regelmäßig an den Treffen der **Anonymen Alkoholiker** teilnimmt und ferner ihre Abstinenz aufrechterhält.

Da Frau W. eine intelligente, erfolgreiche junge Frau ist, die zusätzlich über bemerkenswerte **Bewältigungsstrategien** verfügt, kann für ihren weiteren Krankheitsverlauf durchaus mit einer vielversprechenden Prognose gerechnet werden. Die Zukunft ihrer Ehe hängt jedoch wesentlich von ihrem Ehemann ab. Der Alkoholkonsum beider Ehepartner impliziert insbesondere negative Folgen für ihre sexuelle Beziehung, so daß im Augenblick keine Aussagen darüber möglich sind, ob sich die Sexualität zwischen beiden Partnern verbessern kann, wenn Herr W. weiterhin exzessiv Alkohol trinkt. Sobald die Genesung von Frau W. fortgeschritten ist, sollten in der Therapie neben ihrem Beziehungsverhalten auch kreative **Coping-Strategien** thematisiert werden, um sowohl ihren beruflichen Erfolg als auch ihr soziales Netzwerk zu verbessern und zu stabilisieren.

Bei **alkoholabhängigen Männern** ist die Wahrscheinlichkeit grundsätzlich größer, eine nicht-alkoholabhängige Ehefrau zu haben, die dann in vielen Fällen für die Genesung eine wichtige Stütze bildet und sich gleichzeitig aktiv für einen alkoholfreien Haushalt einsetzt. Im Gegensatz dazu sind viele alkoholkranke Frauen mit einem ebenfalls alkoholabhängigen Mann verheiratet, von dem sie im Falle einer Therapie in der Regel keine Unterstützung erwarten können, da er selbst abhängig ist. Frauen sind daher häufig stärker oder fast ausschließlich auf die Hilfe von anderen Familienmitgliedern und Freunden angewiesen. Bei einigen Frauen mag es angebracht sein, den Ehemann zu verlassen, wenn sie ihr Leben eigenständig in den Griff bekommen wollen, solange dieser abhängig bleiben will. **Alkoholabhängige Frauen** haben ein erhöhtes Risiko, von ihren Ehemännern mißbraucht zu werden, ihre eigene Kompetenz als Mutter in Frage zu stellen, und haben häufig Angst, therapeutische Hilfe aufzusuchen, da sie befürchten, das Sorgerecht für ihre Kinder zu verlieren. Viele alkoholabhängige Frauen lehnen eine stationäre Therapie kategorisch ab, da sie dann für eine gewisse Zeitspanne von ihren Kindern getrennt werden. Diesen Aspekt sollten Therapeuten daher bei der Wahl des Therapieverfahrens bei Müttern mit kleinen Kindern immer berücksichtigen.

Bei **Herrn B.** besteht das vordringlichste therapeutische Ziel darin, ihm bewußt zu machen, daß sein **Cannabismißbrauch** verschiedenste Probleme mit sich bringen kann: Cannabis beeinträchtigt sein Fahrverhalten im Straßenverkehr, so daß ihm unter Umständen sogar der Führerschein entzogen werden kann; ferner beeinflußt Cannabis seine Motivation und sein schulisches Leistungsvermögen und kann zu verschiedenen psychischen Störungen und Syndromen führen. Der behandelnde Therapeut sollte Herrn B. helfen, sich bewußt zu werden, daß es sich bei Cannabis nicht um ein normales und kulturell anerkanntes Konsummittel für Jugendliche oder junge Erwachsene handelt. Eine **stationäre Behandlung** sollte nur in Fällen von schwerwiegender Drogenabhängigkeit in Betracht gezogen werden, bei Mißbrauch sind jedoch bereits weniger restriktive Maßnahmen häufig ausreichend. Die Behandlung Jugendlicher mit Substanzmißbrauch kann beispielsweise die Teilnahme an speziellen schulinternen Schülertreffen oder an einer **ambulanten Therapie** beinhalten. Manchmal besteht auch die Möglichkeit, an speziellen Trainingsprogrammen psychoedukativer Art teilzunehmen, die vielfach die Familien der Jugendlichen aktiv miteinbeziehen. Ferner kann es sich als nützlich erweisen, die betroffenen Jugendlichen mit anderen Gleichaltrigen zusammenzuführen, die bereits ihre Drogenproblematik erfolgreich überwunden haben oder gerade selbst an vergleichbaren Programmen teilnehmen. Auch eine Zusammenarbeit mit Schulpsychologen oder den Beratungslehrern hat sich erfahrungsgemäß als hilfreich bei der Überwindung einer Drogenproblematik herausgestellt. Bei dieser Zusammenarbeit lernt der Jugendliche Selbstverantwortung für seine Probleme zu übernehmen sowie die Notwendigkeit einer konsequenten Abstinenz zu akzeptieren, um einem Rückfall vorzubeugen.

Für den **Behandlungserfolg** ist es sehr wichtig, daß Herr B. von seiner Familie nicht nur Unterstützung erhält, sondern seine Eltern auch weiterhin konsequent bei ihrer Entscheidung bleiben, ihm das Auto nur dann zur Verfügung zu stellen, wenn er sich in therapeutische Behandlung begibt. Seine Eltern sollten insbesondere achtsam sein, daß sich die Problematik nicht unabsichtlich noch weiter verschlimmert, indem sie die damit verbundenen Schwierigkeiten einfach ignorieren oder bagatellisieren. Andererseits werden sie wohl kaum in der Lage sein, seinen Drogenkonsum zu beeinflussen, wenn ihr Sohn nicht aus freiem Willen an einer Therapie teilnimmt. Seine freiwillige und aktive Mitarbeit an einer Therapie ist ein wesentlicher Baustein zur Prävention von Rückfällen sowie zur Verlängerung von drogenfreien Phasen. Der behandelnde Therapeut sollte in erster Linie darauf bedacht sein, realistische Behandlungsziele anzustreben, da bei vielen Patienten die alleinige Verbesserung des Symptomverhaltens realistischer ist als eine vollständige Heilung. Unter Verbesserung der Drogenproblematik fallen neben einer reduzierten Rückfallwahrscheinlichkeit, Verhaltensänderungen beim Substanzkonsum und Substanzmißbrauch, die Entwicklung eines adäquaten Problembewußtseins und die Erkenntnis, Hilfe zu brauchen, Leistungsverbesserungen in Schule und Beruf, die Fähigkeit, soziale, berufliche und familiäre Verpflichtungen zu übernehmen sowie eine Verbesserung des physischen Gesundheitszustandes.

Zusammenfassung

Sowohl der normale Konsum von unterschiedlichen Substanzen und Medikamenten als auch ihr Mißbrauch sind in unserer heutigen Gesellschaft weit verbreitet; die damit verbundenen Folgen werden allerdings vielfach übersehen oder falsch diagnostiziert. Eine **Substanzabhängigkeit** beinhaltet immer eine Toleranzentwicklung, ein Auftreten von Entzugssymptomen oder einen zwanghaften Substanzgebrauch, und wird zudem häufig von unterschiedlichen negativen Konsequenzen begleitet. Der **Substanzmißbrauch** zeichnet sich durch ein unangemessenes Konsumverhalten einer oder mehrerer Substanzen aus und ist grundsätzlich mit beeinträchtigenden, negativen Konsequenzen für den Konsumenten verbunden; Mißbrauch beinhaltet jedoch weder eine Toleranzentwicklung noch das Auftreten von Entzugssymptomen oder einen zwanghaften Substanzgebrauch. Störungen im Zusammenhang mit Psychotropen Substanzen zeigen nicht selten charakteristische Symptome von **primären psychischen Störungen** (z. B. Substanzinduzierte Affektive Störung und Substanzinduzierte Psychotische Störung). Aus diesem Grund wird im DSM-IV jeweils die Frage, ob ein Substanzgebrauch ätiologisch im Zusammenhang mit den vorliegenden Symptomen stehen könnte, bei der Differentialdiagnostik des Delirs, der Demenz, der Amnestischen Störungen, der Psychotischen Störungen, der Affektiven Störungen, der Angststörungen, der Sexuellen Dysfunktion und der Schlafstörungen besonders hervorgehoben. Der Kliniker sollte demzufolge grundsätzlich bei jeder diagnostischen Evaluation einen möglichen Substanzgebrauch abklären.

Berater der deutschen Ausgabe: PD Dr. med. Michael Zaudig, Windach

Übersetzung und Bearbeitung: Prof. Dr. phil. Hans-Ulrich Wittchen, München
Frau Dipl.-Psych. Christina Lamertz, München
Dr. Dipl.-Psych. Rainer Kaschel, Windach

KAPITEL 4

Schizophrenie und andere psychotische Störungen

Schizophrenie und eine Vielzahl von Anderen Psychotischen Störungen erscheinen in DSM-IV in einem einzigen Kapitel. Dieses Kapitel beinhaltet die folgenden Störungen:

Schizophrenie und Andere Psychotische Störungen		
295	.xx	Schizophrenie
	.30	Paranoider Typus
	.10	Desorganisierter Typus
	.20	Katatoner Typus
	.90	Undifferenzierter Typus
	.60	Residualer Typus
295	.40	Schizophreniforme Störung
295	.70	Schizoaffektive Störung
297	.1	Wahnhafte Störung
298	.8	Kurze Psychotische Störung
297	.3	Gemeinsame Psychotische Störung
293	.xx	Psychotische Störung Aufgrund von … (benenne den Medizinischen Krankheitsfaktor)
	.81	mit Wahnvorstellungen
	.82	mit Halluzinationen
-.-		Substanzinduzierte Psychotische Störung (siehe bei Störungen im Zusammenhang mit Psychotropen Substanzen für die substanzspezifischen Codierungen)
298.9		Nicht Näher Bezeichnete Psychotische Störung

Der **Ausdruck psychotische Symptome** bezieht sich allgemein auf das Vorhandensein von Wahnvorstellungen und Halluzinationen, kann aber auch erheblich desorganisiertes Verhalten und desorganisierte Sprache beinhalten. Psychotische Symptome können auch im Verlauf anderer Störungen auftreten, die nicht in diesem Kapitel aufgeführt sind (z. B. Delir, Demenz, Affektive Störung mit Psychotischen Merkmalen und Katatone Störung Aufgrund eines Medizinischen Krankheitsfaktors), die alle differentialdiagnostisch berücksichtigt werden müssen. Der häufigste Fehler bei der Diagnose von psychotischen Symptomen ist, die mögliche ätiologische Rolle von Drogen-/Medikamentenmißbrauch, Medikamentennebenwirkungen oder Medizinischen Krankheitsfaktoren zu vernachlässigen oder völlig zu vergessen. Bevor eine der primären Psychotischen Störungen aus diesem Kapitel diagnostiziert werden kann, sollte der Arzt immer zuerst beurteilen, ob ein Medizinischer Krankheitsfaktor oder Substanzgebrauch ursächlich für die psychotische Störung sein könnte. Der zweithäufigste Fehler ist, die kulturellen Glaubenssätze von jemandem als psychotisch fehl zu interpretieren, der aus einem anderen Kulturkreis stammt, obwohl sie von der Kultur der betreffenden Person akzeptiert sind.

Wir werden Fallbeispiele einer Schizophrenie, einer Schizophreniformen Störung, einer Schizoaffektiven Störung, einer Wahnhaften Störung, einer Kurzen Psychotischen Störung und einer Substanzinduzierten Psychotischen Störung präsentieren. Bei der Schizophrenie und der Wahnhaften Störung werden jeweils mehrere Beispiele dargestellt, um die verschiedenen Subtypen dieser Störungen zu illustrieren und um die Vielfalt der möglichen klinischen Bilder zu demonstrieren, die in diese Kategorien fallen.

Schizophrenie

* Fallbeispiel: Eine Frau, die glaubt, telepathische Kräfte zu haben

Frau A. ist eine 26jährige alleinstehende Frau, die von ihren Eltern in die Sprechstunde gebracht wird, weil ihre psychotischen Symptome wieder aufgetreten sind, und weil sie insgesamt wenig funktionstüchtig ist. Sie lebt zu Hause mit ihren Eltern und arbeitete zuletzt vor 5 Jahren, vor dem ersten von zwei vorangegangenen Klinikaufenthalten, als Sekretärin. Zwei Monate vor der jetzigen Untersuchung wurde die Trifluoperazin-Dosis von Frau A. auf 10 mg/Tag reduziert. Frau A. sagt, sie könne durch ihr Atmen das Verhalten von anderen Leuten kontrollieren, und dass die Leute ihre Gedanken lesen könnten. Sie ist überzeugt davon, dass sie beobachtet und verfolgt wird, klagt über Gefühle von Verwirrtheit und wiederholt manchmal jeden Satz, den sie hört, auch unsinnige Ausdrücke. Sie berichtet weiterhin, dass sie verschiedene Stimmen höre, die ihr wiederholt sagen, dass sie bald umgebracht werden wird, weil sie andere Menschen dazu bringe, Verbrechen zu begehen. An den meisten Tagen beginnen diese Stimmen am Morgen und sind abgesehen von kurzen Unterbrechungen über den ganzen Tag vorhanden. Sie gibt zu, dass sie schon früher ähnlich bedrohliche Stimmen gehört habe, aber dass sie dies ihrem behandelnden Arzt nicht erzählt habe. Frau A.'s Energieniveau ist niedrig, sie hat wenig Motivation und sie hat sich selbst aufgegeben, da sie unfähig sei zu denken und „irreversibel zerstört". Ihr Zustand hat sich verschlimmert, seit sich ihr Freund zwei Monate zuvor entschieden hat, sie weniger häufig zu sehen. Nach der Untersuchung wird Frau A. auf der psychiatrischen Station aufgenommen.

Die erste Aufnahme von Frau A. erfolgte nach einem Streit mit ihrem Freund. Bei Aufnahme berichtete Frau A., dass sie glaube, jeder um sie herum kenne ihre Gedanken, und dass sie „telepathisch" die Handlungen anderer Menschen kontrollieren solle, indem sie diese ansehe und in einer bestimmten Weise atme. Sie erlebte ihre Gedanken, als würden sie mitten im Fluß innehalten, und dass ihr Geist dann leer sei. Unter neuroleptischer Medikation besserten sich ihre Symptome nach und nach im Verlauf von 2 Monaten.

Nach der ersten Entlassung aus dem Krankenhaus erhielt Frau A. eine Erhaltungsdosis von 25 mg Trifluoperazin täglich. Obwohl hierunter keine psychotischen Symptome vorhanden waren, schaffte sie es nicht, an ihre Arbeitsstelle zurückzukehren. Ihr vorher aktives soziales Leben beschränkte sich auf Kontakte mit einer Freundin und ihrem Freund, den sie ein bis zwei Mal pro Woche sah.

18 Monate nach ihrem ersten Krankenhausaufenthalt, wurde Frau A. zum zweiten Mal aufgenommen, da ihre Wahnvorstellung, dass sie andere Menschen durch ihr Atmen kontrollieren könne, wiederaufgetreten war. Zusätzlich glaubte sie, dass ihre Aktivitäten von einer Fernsehkamera aufgezeichnet würden, und dass Videokassetten von ihr gemacht und verkauft würden. Trifluoperazin wurde 4 Monate vor dieser zweiten Aufnahme abgesetzt, eine Veränderung, die anfänglich wenig Auswirkungen auf Frau A. zu haben schien. Nachdem die ursprüngliche Trifluoperazin-Dosis wieder gegeben wurde, lösten sich die psychotischen Symptome innerhalb von 6 Wochen auf. Die Patientin verbrachte ein Jahr in einem beruflichen Rehabilitationsprogramm, aber sie schaffte nie mehr als kurze Probearbeiten.

Während ihres dritten Klinkaufenthaltes wurde die Trifluoperazindosis auf 30 mg/Tag erhöht und ihre psychotischen Symptome lösten sich nach und nach auf bis auf ein gewisses Mißtrauen. Kurz nach der Entlassung brachten sie ihre Eltern wieder zur Klinikambulanz, da sie depressive Symptome entwickelt hatte. Sie berichtet, sich traurig zu fühlen, verzweifelt, erschöpft und unfähig, selbst einfache Freuden zu empfinden. Sie sagt, sie denke, dass es nichts gibt, was irgend jemand an ihr mögen könne. Sie schläft schlecht und weint gelegentlich. Sie gibt sich selbst die Schuld für ihre Faulheit, sagt aber selbst, dass sie besonders am Morgen einfach nicht genug Energie habe, um in Gang zu kommen und es vorziehe, im Bett liegen zu bleiben und zu schlafen, obwohl dieses Verhalten dazu führt, dass sie sich als „schlecht" empfindet. Ihr Appetit ist vermindert, ihr Gewicht veränderte sich jedoch nicht; zudem fühlt sie sich ständig ängstlich. Sie glaubt, dass sie unfähig sei zu arbeiten. Meist bleibt sie zu Hause, und sie nimmt trotz des Drängens ihrer Eltern an wenigen Aktivitäten teil. Der einzige Sozialkontakt neben ihren Eltern ist der zu ihrem Freund.

DSM-IV Diagnose
(ICD-10 s.S. 126)

Achse I:	295.30	Schizophrenie, Paranoider Typus, Episodisch mit Residualsymptomen zwischen den Episoden
	311	Depressive Störung NNB
Achse II:	V71.09	Keine Diagnose
Achse III:		Keine
Achse IV:		Weniger Kontakt mit dem Freund
Achse V:		GAF = 30 (bei Aufnahme ins Krankenhaus); 45 (bei Entlassung)

Fallbeispiel: Ein junger Mann, der glaubt, er könne die Rassenprobleme mit Farbe lösen

Herr D. ist ein 24jähriger, alleinstehender, arbeitsloser Studienabbrecher, der in die Klinik eingeliefert wird, 3 Wochen nachdem er alles, was er sah, schwarz und weiß anmalte einschließlich seines Zimmers, seiner Möbel, seiner Kleidung und schließlich sich selbst. Er reagierte damit auf eine ständig vorhandene männliche Stimme, die ihm sagte, daß sein Verhalten irgendwie das Rassenproblem in Amerika lösen und seiner Familie Frieden bringen würde.

Herr D. wurde während der letzten 5 Jahre bereits mindestens fünf Mal stationär aufgenommen, jeweils für 4 bis 6 Wochen. Jede Hospitalisierung war bedingt durch eine Exazerbation seiner Erkrankung, die darin bestand, dass imperative Stimmen, bizarres Verhalten und Verfolgungsideen vorlagen. Er sprach jeweils recht gut auf die Behandlung mit Neuroleptika an, trotzdem mag er die Medikamente nicht nehmen, da sie dazu führten, dass er sich „toter als tot" fühle. Zwischen den Krankenhausaufenthalten neigt er dazu, die Medikation unregelmäßig oder überhaupt nicht zu nehmen und die ambulanten Termine häufiger zu verpassen als sie einzuhalten.

Herrn D.'s Funktionsniveau zwischen den Episoden ist schlecht und scheint immer schlechter zu werden. Er zeigt zunehmend sozialen Rückzug, Mangel an Interesse an der Umgebung, Anhedonie, mangelhafte persönliche Hygiene und gestörtes Denken. Er wurde bei drei Gelegenheiten wegen Störung der öffentlichen Ordnung durch unanständige Zurschaustellung und Predigen an Straßenecken verhaftet. Wenn der Patient allerdings Medikamente nimmt, hat er eine etwas bessere äußere Erscheinung und er spricht kohärenter.

Herr D. ist das vierte von fünf Kindern aus einer extrem engstirnigen, Schuldgefühle provozierenden und streitsüchtigen Familie. Seine Mutter war zwei Mal im Krankenhaus wegen Halluzinationen und Verfolgungsideen; sie kommt jetzt aber verhältnismäßig gut ohne Medikation zurecht. Sie glaubt, dass sie besser als die Ärzte weiß, was für ihren Sohn das Beste ist. Ihre anderen Kinder sind aus der Wohnung der Familie ausgezogen und Frau D. fühlte sich zunehmend hingezogen und abhängig von „dem einzigen Kind, das mir blieb". Herr D. reagiert auf die Anweisungen seiner Mutter mit Ärger und Vermeidung, wird aber auch ärgerlich, wenn sie keine gibt.

Herr D. verbringt den größten Teil seiner Zeit in seiner Wohnung, indem er Yoga macht und über Jung'sche Archtetypen und soziale Unterdrückung liest. Er schläft den ganzen Tag und bleibt für die meiste Zeit der Nacht auf, außer wenn er hospitalisiert ist, er spricht selten mit jemandem außerhalb seines unmittelbaren Familienkreises. Er hat Angst, nach draußen zu gehen, speziell während des Tages, da er glaubt, dass Fremde auf der Straße miteinander über ihn reden und in der Lage sind, seine Gedanken und Handlungen zu kontrollieren. Er ist überzeugt, dass die Übertragung von Gedankenbefehlen Sonnenenergie erfordert und dass er deshalb in der Nacht sicherer sei. Er glaubt auch, dass eine „Rechter Flügel, Neo-Nazi"-Gruppe versucht, sein Ansehen zu ruinieren, indem sie Gerüchte verbreitet, dass er zu einem Achtel Jude sei.

Wie bereits zuvor reagiert Herr D. auch während dieses Krankenhausaufenthaltes gut auf die neuroleptische Medikation. Er bleibt zwar überzeugt von seinen Wahnvorstellungen, ist sich aber nicht mehr ganz so sicher, so dass auch mit ihm darüber diskutiert werden kann. Er ist auch in der Lage, mit dem Personal mit weniger Mißtrauen und mit größerer Kohärenz zu sprechen als zum Zeitpunkt der Aufnahme; ferner wirkt sein Verhalten nicht mehr so offensichtlich bizarr, so dass zu diesem Zeitpunkt eine Entlassung gerechtfertigt erscheint.

Frau D.'s Mutter hat sein Zimmer neu gestrichen und möchte ihn unbedingt zurück haben. Herr D.'s Therapeut zentrierte seine Aufmerksamkeit auf Herrn D.'s Widerstand gegenüber einer Medikation und auf die verheerende Auswirkung, die dieser Widerstand auf die Behandlung und sein Leben hat. Herr D. scheint etwas mehr Einsicht zu haben in sein Verhalten als in der Vergangenheit. Bemühungen, seine Mutter zur Mitarbeit zu bewegen, waren nicht besonders erfolgreich.

DSM-IV Diagnose

Achse I:	295.90	Schizophrenie, Undifferenzierter Typus, Episodisch mit Residualsymptomen zwischen den Episoden
Achse II:	V71.09	Keine Diagnose
Achse III:		Keine
Achse IV:		Keine
Achse V:		GAF = 25 (gegenwärtig); 35 (höchstes Niveau während des letzten Jahres)

Diagnostische Kriterien für Schizophrenie

A. *Charakteristische Symptome*: mindestens zwei der folgenden, jedes bestehend für einen erheblichen Teil einer Zeitspanne von 1 Monat (oder weniger, falls erfolgreich behandelt):
   (1) Wahn,
   (2) Halluzinationen,
   (3) desorganisierte Sprechweise (z. B. häufiges Entgleisen oder Zerfahrenheit),
   (4) grob desorganisiertes oder katatones Verhalten,
   (5) negative Symptome, d. h. flacher Affekt, Alogie oder Willensschwäche.

Beachte: Nur ein Kriterium A-Symptom ist erforderlich, wenn der Wahn bizarr ist oder wenn die Halluzinationen aus einer Stimme bestehen, die einen fortlaufenden Kommentar über das Verhalten oder die Gedanken des Betroffenen abgibt oder wenn zwei oder mehrere Stimmen sich miteinander unterhalten.

Fortsetzung nächste Seite

Fortsetzung

B. *Soziale/berufliche Leistungseinbußen*: Für eine bedeutende Zeitspanne seit dem Beginn der Störung sind einer oder mehrere Funktionsbereiche wie Arbeit, zwischenmenschliche Beziehungen oder Selbstfürsorge deutlich unter dem Niveau, das vor dem Beginn erreicht wurde (oder falls der Beginn in der Kindheit oder Adoleszenz liegt, wird das zu erwartende Niveau der zwischenmenschlichen, geistigen oder beruflichen Leistungen nicht erreicht).

C. *Dauer*: Zeichen des Störungsbildes halten für mindestens 6 Monate an. Diese 6monatige Periode muß mindestens 1 Monat mit Symptomen (oder weniger, falls erfolgreich behandelt) umfassen, die das Kriterium A (d. h. floride Symptome) erfüllen, und kann Perioden mit prodromalen oder residualen Symptomen einschließen. Während dieser prodromalen oder residualen Perioden können sich die Zeichen des Störungsbildes auch durch ausschließlich negative Symptome oder zwei oder mehrere Symptome manifestieren, die im Kriterium A aufgelistet und in einer abgeschwächten Form vorhanden sind (z. B. seltsame Überzeugungen, ungewöhnliche Wahrnehmungserlebnisse).

D. *Ausschluß von Schizoaffektiver und Affektiver Störung*: Eine Schizoaffektive Störung und eine Affektive Störung mit Psychotischen Merkmalen wurden ausgeschlossen, da entweder (1) keine Episode einer Major Depression, keine Manische oder Gemischte Episode gemeinsam mit den floriden Symptomen vorgekommen ist; oder (2) falls affektive Episoden während der floriden Symptome aufgetreten sind, war ihre Gesamtdauer im Vergleich zur Dauer der floriden und residualen Perioden kurz.

E. *Ausschluß von Substanzeinfluß/medizinischem Krankheitsfaktor*: Das Störungsbild geht nicht auf die direkte körperliche Wirkung einer Substanz (z. B. Droge, Medikament) oder eines medizinischen Krankheitsfaktors zurück.

F. *Beziehung zu einer Tiefgreifenden Entwicklungsstörung*: Bei einer Vorgeschichte mit Autistischer Störung oder einer anderen Tiefgreifenden Entwicklungsstörung wird die zusätzliche Diagnose einer Schizophrenie nur dann gestellt, wenn mindestens einen Monat lang (oder weniger, falls erfolgreich behandelt) gleichzeitig ausgeprägte Wahnphänomene oder Halluzinationen vorhanden sind.

Klassifikation des Längsschnittverlaufes (kann nur angewandt werden, nachdem mindestens 1 Jahr seit dem ersten Einsetzen florider Symptome vergangen ist):
– **Episodisch mit Residualsymptomen zwischen den Episoden** (Episoden sind definiert durch Wiederauftreten eindeutiger psychotischer Symptome); *bestimme auch, ob*: **Mit Ausgeprägten Negativen Symptomen,**
– **Episodisch ohne Residualsymptome zwischen den Episoden,**
– **Kontinuierlich** (ausgeprägte psychotische Symptome sind während der Beobachtungsperiode durchgängig vorhanden); *bestimme auch, ob*: **Mit Ausgeprägten Negativen Symptomen,**
– **Einzelne Episode Teilremittiert;** *bestimme auch, ob*: **Mit Ausgeprägten Negativen Symptomen,**
– **Einzelne Episode Vollremittiert,**
– **Anderes oder Unspezifisches Muster.**

Leitlinien für die Diagnose und Differentialdiagnose der Schizophrenie

Die Diagnose einer Schizophrenie ist ziemlich klar bei Patienten, die eine der chronischen und klassischen Formen haben. Am Beginn der Erkrankung jedoch ist die Diagnose sehr viel schwieriger. Bevor bei jungen Menschen, die eine erste Episode von psychotischen Symptomen hatten, eine Schizophrenie diagnostiziert wird, ist es besonders wichtig, eine Substanzinduzierte Psychotische Störung, eine Affektive Störung mit Psychotischen Merkmalen oder eine der anderen Psychotischen Störungen aus diesem Kapitel auszuschließen. Ein erster Beginn von psychotischen Symptomen bei einem älteren Menschen mag gelegentlich eine Schizophrenie mit spätem Beginn anzeigen, ist jedoch wahrscheinlicher auf eine Demenz oder ein Delir, eine Psychotische Störung aufgrund eines Medizinischen Krankheitsfaktors, einer Medikamentennebenwirkung, eine Affektive Störung mit Psychotischen Merkmalen oder eine Wahnhafte Störung zurückzuführen.

Es ist besonders schwierig, eine **Schizophrenie** von einer **Schizoaffektiven Störung** und von einer **Affektiven Störung mit Psychotischen Merkmalen** abzugrenzen. Die DSM-IV-Definition einer Schizophrenie ist eng. Wann immer psychotische Symptome nur während einer affektiven Episode auftreten, ist die Diagnose Affektive Störung mit Psychotischen Merkmalen zu stellen und nicht Schizophrenie oder Schizoaffektive Störung. Wie weiter unten ausführlich diskutiert, wird die Diagnose **Schizoaffektive Störung** nur dann gestellt, wenn zum einen die psychotischen Symptome gleichzeitig mit einer affektiven Episode auftreten und zum anderen für eine Zeitdauer von mindestens 2 Wochen psychotische Symptome in Abwesenheit einer affektiven Episode vorliegen und die affektiven Symptome während eines erheblichen Anteils der gesamten Krankheitsdauer vorhanden sind. Frau A. hat keine **Affektive Störung mit Psychotischen Merkmalen**, da ihre psychotischen Symptome sowohl während Perioden einer affektiven Störung vorhanden waren als auch in Abwesenheit von affektiven Störungen. Ihre Diagnose ist Schizophrenie und nicht Schizoaffektive Störung, weil die affektiven Symptome kein bedeutender Teil ihres Krankheitsbildes sind. Das typische Bild einer Schizophrenie ist bei Männern und Frauen verschieden, so daß die Unterscheidung zwischen Schizophrenie und Affektiver Störung erschwert ist. Frauen haben üblicherweise einen späteren Beginn der Schizophrenie (Ende der 20er Jahre gegenüber Anfang der 20er bei Männern), haben deutlichere affektive Symptome und haben eine bessere Prognose.

Depressive Symptome treten häufig im Zusammenhang mit einer Schizophrenie auf und haben oft eine große Bedeutung für die Behandlung. Personen mit Schizophrenie haben eine hohe Suizidrate (Lebenszeitrisiko 10–20 %). Eine eigene Diagnose für die depressiven Symptome ist nicht notwendig, wenn diese Symptome keine spezifische klinische Aufmerksamkeit erfordern und nicht die Kriterien für eine Episode einer Major Depression erfüllen. Eine zusätzliche Kategorie „postpsychotische Depression der Schizophrenie" wurde zum Einschluß in DSM-IV vorgeschlagen, weil depressive Symptome ein spezielles Problem in der Remissionsphase der akuten Symptome darstellen. Diese vorgeschlagene Diagnose erfordert, dass die Kriterien für eine Episode einer Major Depression erfüllt sind aber nur während der Residualphase einer Schizophrenie. Bis weitere Daten hierzu gesammelt sind, wird diese Diagnose nicht ins DSM-IV als offizielle Kategorie eingeschlossen, aber die Forschungskriterien für eine solche Diagnose finden sich in einem Anhang zum DSM-IV (In ICD-10 wurde diese Kategorie bereits integriert. Anm. d. Übers.). Die offizielle diagnostische Spezifikation für die beschriebene Situation im DSM-IV ist Depressive Störung NNB.

Obwohl eine antidepressive Behandlung hilfreich sein kann, um die depressiven Symptome im Zusammenhang mit einer Schizophrenie zu mildern, gibt es auch Bedenken, dass zumindest bei einigen Personen die antidepressive Behandlung einen negativen Einfluß auf die Positivsymptomatik haben könnte.

Die Symptome von Frau A. und Herrn D. waren mehr oder weniger kontinuierlich über einige Jahre vorhanden, wodurch die Diagnose einer **Schizophreniformen Störung** ausgeschlossen ist, bei der die Symptome weniger als 6 Monate andauern dürfen. Zusätzlich zu den bizarren Wahnvorstellungen haben beide auch deutliche akustische Halluzinationen und negative Symptome, wodurch die Diagnose einer Wahnhaften Störung ausgeschlossen ist.

Bei Heranwachsenden oder Erwachsenen kann es schwierig sein zwischen dem **Residualzustand** einer Schizophrenie und einer Tiefgreifenden Entwicklungsstörung wie der Autistischen Störung oder der Asperger-Störung zu unterscheiden. Um eine genaue Unterscheidung zu treffen, muß der Kliniker – üblicherweise von Außenstehenden – eine komplette Krankengeschichte erhalten, um festzustellen ob die Symptome begannen, als die Person ein Baby oder Kleinkind war, was auf die Diagnose einer **Tiefgreifenden Entwicklungsstörung** hinweisen würde. Bei Personen mit einer Tiefgreifenden Entwicklungsstörung stehen üblicherweise Wahnvorstellungen oder Halluzinationen nicht im Vordergrund. Wenn diese später als wesentlicher Teil des klinischen Bildes auftreten, können beide Diagnosen (Tiefgreifende Entwicklungsstörung und Schizophrenie) gestellt werden.

Subtypen der Schizophrenie

Die Subtypisierung der Schizophrenie im DSM-IV zielt darauf ab, die Vielfalt der klinischen Bilder spezifischer zu beschreiben. Dieses Subtypisierungssystem wird auf die Art des klinischen Bildes, das sich in der aktuellsten Episode zeigt, angewandt und ist in einer diagnostischen Hierarchie organisiert, so dass zu einer bestimmten Zeit immer nur ein Subtyp zutreffen kann.

Der Algorithmus für die Subtypisierung der Schizophrenie ist kompliziert. An der Spitze der Hierarchie steht der **Katatone Typus**, der immer dann diagnostiziert wird, wenn katatone Symptome im Vordergrund stehen unabhängig von anderen Aspekten des klinischen Bildes.

Der **Desorganisierte Typus** kommt als nächstes in der Hierarchie. Um die Bedingungen für die Diagnose Schizophrenie, Desorganisierter Typus, zu erfüllen, müssen alle drei Merkmale – desorganisierte Sprache, desorganisiertes Verhalten und flacher oder unangemessener Affekt – vorhanden sein.

Schizophrenie, Paranoider Typus, kommt als nächstes im Algorithmus. Bei diesem Subtyp, der am besten die Symptome von Frau A. beschreibt, wird gefordert, dass Wahnvorstellungen und Halluzinationen im Vordergrund stehen und dass katatone Symptome, flacher Affekt, desorganisiertes Verhalten und desorganisierte Sprache nicht vorhanden sind. Der paranoide Subtyp der Schizophrenie zeigt im klinischen Bild Ähnlichkeiten mit der Wahnhaften Störung und unterscheidet sich davon nur durch das Vorhandensein von Halluzinationen oder durch bizarre Wahnvorstellungen und (üblicherweise) einer größeren Beeinträchtigung im sozialen und beruflichen Funktionsniveau.

Obwohl reine Typen der Schizophrenie vorkommen, zeigen Betroffene oft klinische Bilder mit einer Mischung von Symptomen, die nicht exakt einem dieser Bilder entsprechen. Dies ist der Fall bei Herrn D., dessen Symptome als **Schizophrenie, Undifferenzierter Typus** klassifiziert würden – eine Kategorie, die benutzt wird, um klinische Bilder zu beschreiben, die zwar die Kriterien für Schizophrenie, nicht jedoch für einen spezifischen Subtyp erfüllen. Herr D. zeigt keinerlei katatone Symptome, so dass der katatone Subtyp nicht zutrifft. Obwohl er paranoide Wahnvorstellungen hat, würde sein klinisches Bild nicht in den paranoiden Subtyp fallen, weil er ebenfalls desorganisiertes Verhalten und flachen Affekt zeigt, die definitionsgemäß beim paranoiden Subtyp nicht im Vordergrund stehen dürfen. Herrn D.'s Symptome rechtfertigen jedoch nicht die Diagnose eines Desorganisierten Typus, weil Herr D. zwar desorganisiertes Verhalten und flachen Affekt zeigt, desorganisierte Sprechweise jedoch nicht im Vordergrund steht. Für die Diagnose eines Desorganisierten Typus müssen alle drei Merkmale – desorganisierte Sprechweise, desorganisiertes Verhalten und verflachter oder inadäquater Affekt – vorhanden sein. Der Undifferenzierte Typus des Krankheitsbildes tritt bei längeren Krankheitsverläufen häufiger auf. Personen mit Desorganisiertem Typus und Undifferenziertem Typus haben tendenziell eine schlechtere Prognose, wohingegen die Prognose für diejenigen mit dem Paranoiden und Katatonen Typus besser ist.

Der Undifferenzierte Typus der Schizophrenie unterscheidet sich vom **Residualen Typus** dadurch, dass bei einer Person mit Undifferenziertem Typus kontinuierlich positive Symptome wie Wahnvorstellungen, Halluzinationen, desorganisierte Sprechweise oder desorganisiertes Verhalten vorhanden sind. Die Diagnose einer Schizophrenie, Residualer Typus, wird benutzt, um solche Perioden zwischen den Episoden zu beschreiben, in denen nur negative Symptome fortbestehen oder während der zwei oder mehr positive Symptome vorhanden sind aber nur in einer abgemilderten Form.

Therapieplanung für Schizophrenie

Die Behandlung einer Schizophrenie erfordert eine Kombination aus Psychoedukation, einem konsequenten Umgang mit der Medikation, Rehabilitation und unterstützender Therapie, um der Person zu helfen, ihre Fähigkeiten im Hinblick auf die Aktivitäten des täglichen Lebens zu verbessern und ihre sozialen Fertigkeiten zu steigern. Neuere Studien messen einer angemessenen Erhaltungsdosis der **neuroleptischen Medikation** eine entscheidende Bedeutung zu, wenn auch Niedrig-Dosis-Strategien manchmal notwendig und machbar sind speziell für solche Personen, die besonders empfindlich gegenüber Nebenwirkungen sind und die dazu neigen, die verschriebene Medikation nicht in der üblichen Erhaltungsdosis einzunehmen. Ein großes Dilemma beim Management der Schizophrenie ist, daß viele Patienten ihre Medikamente nicht einnehmen oder diese durch „street drugs" ersetzen wie z. B. Kokain, das die Dopaminkonzentration erhöht. Solche Drogen haben den gegenteiligen Effekt der Neuroleptika, die die Funktion des Dopaminsystems herabsetzen. Die Patienten beschäftigen sich üblicherweise mehr damit, gegen die negativen Symptome der Schizophrenie oder die medikamenteniduzierten Nebenwirkungen anzugehen, während die Ärzte sich eher Sorgen machen über das Risiko von positiven Symptomen.

Depot-Neuroleptika sind oft notwendig für Patienten mit Compliance-Problemen. Glücklicherweise haben einige (Anm. d. Übers.: in den USA) neuere Antipsychotika (z. B. Clozapin, Risperidon) ein günstiges Nebenwirkungsprofil bei vielen Patienten und können bei denjenigen, die auf eine vorangegangene neuroleptische Behandlung nicht ansprachen, wirksam sein.

Die **Suizidraten** bei Schizophreniepatienten liegen zwischen 10 und 20 %. Suizide kommen vor während akuter Episoden und während einer depressiven Phase, die beginnen kann, nachdem die psychotischen Symptome sich gebessert haben. Es gibt einige Belege dafür, daß Antidepressiva bei der Behandlung der postpsychotischen Depression hilfreich sein können (siehe die Diskussion oben), aber diese müssen vorsichtig verschrieben werden und mit angemessener neuroleptischer Abdeckung.

ICD-10

Fallbeispiel: Eine Frau, die glaubt, telepathische Kräfte zu haben (s.S. 118)

ICD-10 Diagnose

F20.4   Postschizophrene Depression bei Zustand nach paranoider Schizophrenie, episodisch mit zunehmender Entwicklung „negativer" Symptome in den Krankheitsintervallen (F20.01)

F20.0-F20.3

Allgemeine Kriterien für die paranoide, die hebephrene, die katatone und die undifferenzierte Schizophrenie:

G1. Während der meisten Zeit innerhalb eines Zeitraumes von mindestens einem Monat (oder während einiger Zeit an den meisten Tagen) sollte eine psychotische Episode mit entweder mindestens einem der unter 1. aufgezählten Syndrome, Symptome und Anzeichen oder mit mindestens zwei der unter 2. aufgezählten Symptome und Anzeichen bestehen.

    1. Mindestens eines der folgenden Merkmale:

      a. Gedankenlautwerden, Gedankeneingebung, Gedankenentzug oder Gedankenausbreitung

      b. Kontrollwahn, Beeinflussungswahn, Gefühl des Gemachten, deutlich bezogen auf Körper- oder Gliederbewegungen oder bestimmte Gedanken, Tätigkeiten oder Empfindungen; Wahnwahrnehmung

      c. kommentierende oder dialogische Stimmen, die über die Patienten reden oder andere Stimmen, die aus bestimmten Körperteilen kommen

      d. anhaltender kulturell unangemessener, bizarrer Wahn, wie der, das Wetter kontrollieren zu können oder mit Außerirdischen in Verbindung zu stehen.

    2. Oder mindestens zwei der folgenden Merkmale:

      a. Anhaltende Halluzinationen jeder Sinnesmodalität, täglich während mindestens eines Monats, begleitet von flüchtigen oder undeutlich ausgebildeteten Wahngedanken ohne deutliche affektive Beteiligung oder begleitet von langanhaltenden überwertigen Ideen

      b. Neologismen, Gedankenabreißen oder Einschiebungen in den Gedankenfluß, was zu Zerfahrenheit oder Danebenreden führt

      c. katatone Symptome wie Erregung, Haltungsstereotypien oder wächserne Biegsamkeit (Flexibilitas cerea), Negativismus, Mutismus und Stupor

d. „negative" Symptome wie auffällige Apathie, Sprachverarmung, verflachte oder inadäquate Affekte. (Es muß sichergestellt sein, daß diese Symptome nicht durch eine Depression oder eine neuroleptische Medikation verursacht werden.)

G2. Häufigste Ausschlußkriterien:

1. Wenn die Patienten ebenfalls die Kriterien für eine manische Episode (F30) oder eine depressive Episode (F32) erfüllen, müssen die oben unter G1.1. und G1.2. aufgelisteten Kriterien vor der affektiven Störung aufgetreten sein.

2. Die Störung kann nicht einer organischen Gehirnerkrankung (im Sinne von F00-F09) oder einer Alkohol- oder Substanzintoxikation (F1x.0), einem Abhängigkeitssyndrom (F1x.2) oder einem Entzugssyndrom (F1x.3, F1x.4) zugeordnet werden.

Kommentar: Bei dem Nachweis der abnormen subjektiven Erfahrungen und Verhaltensweisen sollten falsch positive Beurteilungen sorgfältig vermieden werden, vor allem wenn kulturell oder durch Subkulturen beeinflußte Ausdrucks- und Verhaltensweisen bzw. eine verminderte Intelligenz eine Rolle spielen.

Im Hinblick auf die große Variationsbreite des Verlaufs einer schizophrenen Störung ist es vor allem für die Forschung wünschenswert, den Verlauf mit der fünften Stelle zu differenzieren. Der Verlauf sollte nur nach einem Beobachtungszeitraum von mindestens einem Jahr kodiert werden (bei Remission siehe Anmerkung 5. in den Anwendungshinweisen).

Verlaufsbilder:

F20.x0 kontinuierlich (keine Symptomremission im Beobachtungszeitraum)

F20.x1 episodisch, mit zunehmender Entwicklung „negativer" Symptome in den Krankheitsintervallen

F20.x2 episodisch, mit anhaltenden, aber nicht zunehmenden „negativen" Symptomen in den Krankheitsintervallen

F20.x3 episodisch (remittierend), mit vollständiger oder praktisch vollständiger Remission zwischen den psychotischen Episoden

F20.x4 unvollständige Remission

F20.x5 vollständige Remission

F20.x8 sonstiger Verlauf

F20.x9 Verlauf unsicher, Beobachtungszeitraum weniger als ein Jahr.

F20.0   paranoide Schizophrenie

A. Die allgemeinen Kriterien für eine Schizophrenie (F20.0-F20.3) müssen erfüllt sein.

B. Halluzinationen oder Wahnphänomene müssen vorherrschen (Verfolgungswahn, Beziehungswahn, Abstammungswahn, Sendungswahn, coenästhetischer oder Eifersuchtswahn; drohende oder befehlende Stimmen, Geruchs- und Geschmackshalluzinationen, sexuelle oder andere körperliche Sensationen).

C. Ein verflachter oder inadäquater Affekt, katatone Symptome oder Zerfahrenheit dominieren das klinische Bild nicht. Alle diese Phänomene können jedoch in leichter Form vorhanden sein.

F20.1   hebephrene   Schizophrenie

    A.   Die allgemeinen Kriterien für eine Schizophrenie (F20.0-F20.3) müssen erfüllt sein.

    B.   Kriterium 1. oder 2. muß erfüllt sein:

          1. eindeutige und anhaltende Verflachung oder Oberflächlichkeit des Affekts

          2. eindeutige und anhaltende Inadäquatheit oder Unangebrachtheit des Affekts.

    C.   Kriterium 1. oder 2. muß erfüllt sein:

          1. zielloses und unzusammenhängendes Verhalten, statt Zielstrebigkeit

          2. eindeutige Denkstörungen, die sich als unzusammenhängende, weitschweifige oder zerfahrene Sprache äußern.

    D.   Halluzinationen oder Wahnphänomene bestimmen das klinische Bild nicht, können jedoch in leichter Form vorhanden sein.

F20.2   katatone Schizophrenie

    A.   Die allgemeinen Kriterien für eine Schizophrenie (F20.0-F20.3) müssen möglichst erfüllt sein, auch wenn dies zu Beginn der Störung bei nicht kommunikationsfähigen Personen nicht feststellbar ist.

    B.   Für mindestens zwei Wochen müssen eins oder mehrere der folgenden katatonen Merkmale vorhanden sein:

          1. Stupor (eindeutige Verminderung der Reaktionen auf die Umgebung, sowie Verminderung spontaner Bewegungen und Aktivität) oder Mutismus

          2. Erregung (anscheinend sinnlose motorische Aktivität, die nicht durch äußere Reize beeinflußt ist)

          3. Haltungsstereotypien (freiwilliges Einnehmen und Beibehalten unsinniger und bizarrer Haltungen)

          4. Negativismus (anscheinend unmotivierter Widerstand gegenüber allen Aufforderungen oder Versuchen, bewegt zu werden; oder statt dessen Bewegungen in gegensinniger Richtung)

          5. Rigidität (Beibehaltung einer starren Haltung gegenüber Versuchen, bewegt zu werden)

          6. wächserne Biegsamkeit (Verharren der Glieder oder des Körpers in Haltungen, die von außen auferlegt sind)

          7. Befehlsautomatismus (automatische Befolgung von Anweisungen).

F20.3   undifferenzierte Schizophrenie

    A.   Die allgemeinen Kriterien für Schizophrenie (F20.0-F20.3) müssen erfüllt sein.

    B.   Kriterium 1. oder 2. muß erfüllt sein:

          1. Die Symptome erfüllen die Kriterien für eine der Untergruppen F20.0, F20.1, F20.2, F20.4, F20.5 nicht.

          2. Die Symptome sind so zahlreich, daß die Kriterien für mehr als eine der unter B.1. aufgeführten Subgruppen erfüllt werden.

F20.4 postschizophrene Depression

    A. Die allgemeinen Kriterien für eine Schizophrenie (F20.0-F20.3) müssen während der letzten zwölf Monate erfüllt gewesen sein, sind aber zur Zeit nicht nachweisbar.

    B. Eins von den Kriterien F20 G1.2.a,b,c oder d muß noch vorhanden sein.

    C. Die depressiven Symptome müssen ausreichend lange andauern, sowie schwer und umfassend genug sein, um mindestens die Kriterien für eine leichte depressive Episode (F32.0) zu erfüllen.

Interpretation nach ICD-10

Die gesamte Symptomatik von Frau A. besteht länger als 1 Monat, womit das **zeitliche Kriterium (G1.)** für die Diagnose einer Schizophrenie nach ICD-10 erfüllt wäre. Bei Frau A. liegt ein anhaltender, kulturell unangemessener und völlig unrealistischer Wahn vor (das Verhalten von anderen Menschen durch ihren Atem kontrollieren zu können) **(Kriterium G1.1.d.)**. Sie glaubt, dass andere Menschen ihre Gedanken lesen können **(Kriterium G1.1.a.)**. Damit sind bereits die generellen Kriterien für das Vorliegen einer Schizophrenie nach ICD-10 erfüllt, da es hierfür ausreicht, wenn eines der Symptome aus G1.1 vorhanden ist. Alternativ müßten von den Symptomen G1.2. mindestens zwei vorhanden sein, um die Diagnose einer Schizophrenie nach ICD-10 zu rechtfertigen, was bei Frau A. zusätzlich der Fall ist. Die Beschreibung „klagt über Gefühle von Verwirrtheit" kann als formale Denkstörung interpretiert werden, ebenso wird über Gedankenabreißen berichtet **(Kriterium G1.2.b.)**. Weiterhin liegen eine Reihe von Negativsymptomen vor **(Kriterium G1.2.d.)**: niedriges Energieniveau, wenig Motivation (Apathie) und sozialer Rückzug. Dass die Patientin zeitweise jeden Satz, den sie hört, wiederholt, könnte auch als katatones Symptom (Echolalie) aufgefaßt werden, das jedoch in ICD-10 nicht als spezifisches Kriterium für eine katatone Schizophrenie aufgeführt ist. Die Überzeugung, beobachtet und verfolgt zu werden, führt zur spezifischen Diagnose der paranoiden Schizophrenie. Zudem liegen bedrohliche akustische Halluzinationen vor **(Kriterium B für paranoide Schizophrenie)**.

Die Kriterien für eine **postschizophrene Depression** sind erfüllt: 1. hat die Patientin innerhalb der letzten 12 Monate unter einer Schizophrenie gelitten **(Kriterium A)**. 2. Einige schizophrene Symptome wie Mißtrauen und Negativsymptomatik, die natürlich nur schwer von der depressiven Symptomatik getrennt werden können, liegen noch vor **(Kriterium B)**, allerdings war der soziale Rückzug schon im Sinne der Negativsymptomatik vorhanden, als die übrigen depressiven Symptome noch nicht vorlagen. 3. Die depressiven Symptome stehen quälend im Vordergrund und erfüllen die Kriterien für eine depressive Episode (im Text findet sich keine genaue Angabe, man kann aber wohl davon ausgehen, dass die depressive Symptomatik länger als 2 Wochen bestand) **(Kriterium C)**. Die Diagnose richtet sich nach der im Vordergrund (derzeit) stehenden Symptomatik, daher lautet die Diagnose: postschizophrene Depression (F20.4).

Vergleich DSM-IV/ICD-10

Einen hierarchischen Algorithmus für die Subtypen der Schizophrenie – wie oben für DSM-IV beschrieben – gibt es im ICD-10 nicht. Das soziale und berufliche Funktionsniveau spielt in der ICD-10 für die Diagnose einer Schizophrenie keine Rolle. Ein wesentlicher grundsätzlicher Unterschied zwischen beiden Diagnosesystemen ist das Zeitkriterium (6 Monate im DSM-IV, 4 Wochen in ICD-10), das aber für die dargestellten Fälle keine Rolle spielt, da es sich hier jeweils um lange Verläufe handelt (s. jedoch unten bei der Falldarstellung für eine schizophreniforme Störung nach DSM-IV). Die Diagnose einer paranoiden Schizophrenie ist für dieses Fallbeispiel in beiden Systemen eindeutig. Schwierigkeiten bereitet dagegen die Einordnung der geschilderten depressiven Episode unmittelbar im Anschluß an die dritte Episode der schizophrenen Störung. Schwere und Dauer der Störung werden im Text nicht ausreichend beschrieben. Wenn man nach ICD-10 zur Diagnose einer postschizophrenen Depression kommt, müssen die Kriterien für eine depressive Episode erfüllt sein, entsprechend müßten nach DSM-IV auch die Kriterien für eine Episode einer Major Depression erfüllt sein. Damit wären auch nach DSM-IV die Forschungskriterien für die postpsychotische depressive Störung der Schizophrenie [DSM-IV S.801] erfüllt. Da sich diese Diagnosemöglichkeit jedoch nur im Anhang B des DSM-IV befindet und nicht im offiziellen Text, muß nach DSM-IV eine Depressive Störung NNB diagnostiziert werden.

Forschungskriterien für postpsychotische depressive Störung der Schizophrenie

A. Die Kriterien für eine Episode einer Major Depression treffen zu.
   Beachte: Die Episode einer Major Depression muß Kriterium A1: depressive Verstimmung enthalten. Symptome, die besser durch medikamentöse Nebenwirkungen oder negative Symptome der Schizophrenie erklärt werden können, werden nicht eingeschlossen.

B. Die Episode einer Major Depression überlagert die Residualphase der Schizophrenie und tritt lediglich während dieser auf.

C. Die Episode einer Major Depression geht nicht auf die direkte körperliche Wirkung einer Substanz oder eines medizinischen Krankheitsfaktors zurück.

Schizophreniforme Störung

* Fallbeispiel: Ein vielversprechender junger Rechtsanwalt erholt sich zufriedenstellend

Herr B., ein 30-jähriger Rechtsanwalt, wird in Handschellen in die Notaufnahme gebracht. Er ist zerzaust, er schreit und kämpft mit dem Polizisten, der ihn hereinbrachte. Der Patient hört offensichtlich Stimmen, da er ihnen mit lauten und kämpferischen Entgegnungen antwortet („Geh weg von mir – Ich will das nicht tun"), aber er bestreitet, diese zu hören. Er hat einen hypervigilanten Blick, und er reagiert schnell verstört schon durch leise Geräusche im Flur außerhalb des Büros. Er gibt offen zu, dass er erwartet, jeden Moment umgebracht zu werden und bittet verzweifelt um Erlaubnis, wegrennen zu dürfen.

Herr B. ging es bis vor drei Monaten gut. Nach Beendigung des Jurastudiums begann er einen lukrativen Job bei einem prestigeträchtigen Rechtsanwaltsbüro, und er war kurz davor zu heiraten. Andere Leute würden Herrn B. als etwas streitsüchtig und sich ständig beschwerend beschreiben, aber diese Eigenschaften behinderten sein berufliches oder soziales Leben bis dato nicht.

Es gab keinen Hinweis auf eine beginnende Psychose bis plötzlich alles in sich zusammenfiel. Herrn B.'s Verlobte entschied unerwartet, dass sie die Beziehung nicht weiterführen wollte und zog abrupt aus der gemeinsamen Wohnung aus. Der Patient war verwirrt und gereizt und tat sich selbst leid. Er kam zu dem Schluß, dass er sie zurückgewinnen könnte, indem er „zufällige Treffen" außerhalb ihrer neuen Wohnung und außerhalb des Büros, in dem sie arbeitete, arrangierte. Als sie darauf bestand, dass er ihre Privatsphäre respektiere, setzte sich bei Herrn B. die Idee fest, dass sie ihn wegen eines anderen Mannes verlassen habe, und er fing an, sie zu verfolgen, um sie auf frischer Tat zu ertappen.

Bereits seit langem litt die Arbeitsleistung von Herrn B. an seiner neuen Arbeitsstelle. Nach mehreren Wochen wurde er zum Chef zitiert, dabei heftig beschimpft, und es wurde ihm gesagt, dass er sich hinsichtlich seiner Anwesenheit, Pünktlichkeit und Produktivität steigern müsse. Das Ergebnis war, dass Herr B. einen enormen Groll gegenüber seinem Chef fühlte. Er beschäftigte sich gedanklich zunehmend mit der Art und Weise, in der er kritisiert und gedemütigt wurde. Er konnte das immer wiederkehrende Bild des spöttischen Gesichts seines Vorgesetzen nicht mehr aus seinem Kopf bringen. Innerhalb einer Woche fügte Herr B. verschiedene Hinweise und Beweisstücke zusammen und schloß hieraus, dass sein Vorgesetzter und seine frühere Freundin ein Verhältnis miteinander hätten.

Herrn B.'s Einsicht wurde bestätigt von einer männlichen Stimme, wahrscheinlich derjenigen seines Vorgesetzten, die ihn verhöhnte als „Schwuchtel" und „Wichser". Die Stimme befahl, dass er seinen Job aufgeben und seine Freundin vergessen solle. Herr B. war entschlossen, seinem Vorgesetzten weder den einen noch den anderen Gefallen zu tun. Er setzte seine Arbeit fort und folgte an den Abenden weiterhin seiner Freundin. Er war zunehmend überzeugt davon, dass die Sekretärinnen im Büro auf ihrem Weg zum Getränkeautomat gegen ihn intrigierten. Die ganze Firma schien in das Geheimnis eingeweiht zu sein und sich gegen ihn verschworen zu haben. Er begann den Verdacht zu hegen, dass sein Leben in Gefahr war, und er glaubte, dass er Polizeischutz brauchte. Er überlegte sich auch, ob er eine Waffe kaufen und schon vorsorglich gegen seine Peiniger einen Schlag ausführen sollte.

Herr B. fühlte sich während der gesamten Episode wie ein unschuldiges Opfer. Sein Schlaf war von Alpträumen unterbrochen, aber er konnte im allgemeinen ohne Schwierigkeiten wieder einschlafen. Er verlor nicht an Gewicht und hatte keine anderen vegetativen Symptome. Sein Affekt wechselte zwischen Zorn und Schrecken. Sein Geist war üblicherweise wachsam und aktiv, aber er war sonst nicht hyperaktiv, außerordentlich energiereich oder expansiv. Er zeigte keinerlei formale Denkstörungen.

Der Patient wurde hospitalisiert und mit neuroleptischer Medikation behandelt. Nach mehreren Wochen, in denen sich sein Zustand nach und nach besserte, remittierten seine psychotischen Symptome allesamt, und er war kurz danach wieder in der Lage, an seine Arbeitsstelle zurückzukehren.

DSM-IV Diagnose
(ICD-10 s.S. 134)

Achse I:	295.40	Schizophreniforme Störung Mit Günstigen Prognostischen Merkmalen
Achse II:	V71.09	Keine Diagnose
Achse III:		Keine
Achse IV:		Trennung von Freundin
Achse V:		GAF = 30 (bei Aufnahme); 60 (bei Entlassung);
		GAF = 90 (höchstes Niveau im letzten Jahr)

Diagnostische Kriterien für 295.40 (F20.8) Schizophreniforme Störung

A. Kriterien A, D und E für Schizophrenie sind erfüllt.

B. Eine Episode der Störung (einschließlich prodromaler, florider und residualer Phasen) dauert länger als 1 Monat, jedoch weniger als 6 Monate. (Wenn die Diagnose gestellt werden muß, ohne auf die Remission zu warten, sollte sie als „vorläufig" gekennzeichnet werden.)

Bestimme, ob:

Ohne Günstige Prognostische Merkmale

Mit Günstigen Prognostischen Merkmalen: belegt durch mindestens zwei der folgenden:

(1) Auftreten ausgeprägter psychotischer Symptome innerhalb von 4 Wochen nach den ersten bemerkbaren Veränderungen des üblichen Verhaltens oder der Leistungsfähigkeit.

(2) Verwirrtheit oder Ratlosigkeit auf dem Höhepunkt der psychotischen Episode.

(3) Gute prämorbide soziale und berufliche Leistungsfähigkeit.

(4) Kein abgestumpfter oder verflachter Affekt.

Leitlinien für die Diagnose und Differentialdiagnose einer Schizophreniformen Störung

Die Diagnose Schizophrenie ließ früher kaum eine Vorhersage zu im Hinblick auf den weiteren Verlauf. Im DSM-III wurde deshalb das Konzept der Schizophreniformen Störung eingeführt. Dadurch wird die Kategorie Schizophrenie homogener. Das klinische Bild einer Schizophreniformen Störung ist im wesentlichen das gleiche wie das einer Schizophrenie außer dass 1) die Forderung hinsichtlich der Dauer der Störung mindestens ein, aber weniger als sechs Monate ist und 2) es nicht gefordert ist, dass es zu einer Störung des (beruflichen oder sozialen) Funktionierens kommen muß (obwohl es sein kann). Herrn B.'s Krankheitsbild erfüllt eindeutig diese Kriterien, weil seine Symptome ungefähr vier Monate dauerten und sehr rasch aufgrund der Behandlung remittierten. In ICD-10 (WHO 1992) würden klinische Bilder von solch kurzer Dauer nicht getrennt von Schizophrenie diagnostiziert werden. Der Hauptgrund, warum das DSM-System zwischen Schizophreniformer Störung und Schizophrenie unterscheidet, ist die **prognostische Bedeutung**. Bei Personen, die einen kürzeren Verlauf haben wie Herr B. ist die Wahrscheinlichkeit für einen günstigen Ausgang wesentlich größer (z. B. besseres Ansprechen auf Medikation, weniger Chronizität, weniger negative Symptome, weniger Symptome der Desorganisation und eine geringere Wahrscheinlichkeit für eine progrediente Verschlimmerung). Sind die Kriterien für Schizophrenie über 6 Monate erfüllt, kann ein eher chronischer Verlauf und ein wahrscheinlich schlechteres Ansprechen auf die Behandlung vorausgesagt werden. Eines der Probleme bei der Diagnose einer Schizophreniformen Störung ist, daß es bis zur Remission der Symptome nicht klar ist, ob die Episode lange genug andauert, um als Schizophrenie diagnostiziert zu werden. Daher wird die Diagnose einer Schizophreniformen Störung, dann wenn die Symptome noch andauern und 6 Monate noch nicht vorüber sind, nur vorläufig gegeben.

Herrn B.'s Symptome würden wegen ihres plötzlichen Beginns und Herrn B.'s guten prämorbiden sozialen und beruflichen Funktionsniveaus als „Mit Günstigen Prognostischen Merkmalen" beschrieben. Es ist wichtig, günstige prognostische Merkmale festzuhalten, weil je akuter die Symptome und je mehr die positiven statt der negativen Symptome im Vordergrund stehen und je besser das prämorbide Funktionsniveau, desto eher wird sich die Person komplett von der Episode erholen und später nicht die Kriterien für Schizophrenie erfüllen.

Schizophreniforme Störung würde nicht diagnostiziert werden, wenn die psychotischen Symptome in weniger als einem Monat remittieren. Ein solches klinisches Bild würde als **Kurze Psychotische Störung** diagnostiziert werden, die dadurch definiert ist, dass psychotische Symptome mindestens einen Tag aber weniger als einen Monat vorhanden sind. Wiederum ist der Grund für diese diagnostische Unterscheidung hauptsächlich die Prognose. Personen mit sehr kurzen psychotischen Episoden haben eine höhere Wahrscheinlichkeit für einen relativ gutartigen Verlauf.

Wenn die psychotischen Symptome nur während einer affektiven Episode auftreten, ist die Diagnose **Affektive Störung mit Psychotischen Merkmalen**. Dies kann allerdings eine schwierige Beurteilung sein, weil psychotische Personen oft eine emotionale Aufgewühltheit erleben, die leicht mit einer agitierten Depression oder einer gereizten Manie verwechselt werden kann.

Schizophrenie und Schizophreniforme Störung werden von der **Wahnhaften Störung** dadurch unterschieden, daß andere psychotische Symptome zusätzlich zu den Wahnvorstellungen vorhanden sind und im Vordergrund des klinischen Bildes stehen. Herr B. erlebte Halluzinationen als wesentlichen Teil seines klinischen Bildes, so daß die Diagnose einer Wahnhaften Störung ausgeschlossen ist.

Therapieplanung für Schizophreniforme Störung

Die Behandlung der akuten Symptome einer Schizophreniformen Störung ist vergleichbar mit der Behandlung der akuten Symptome einer Schizophrenie. Der Hauptunterschied im

Umgang mit beiden Störungen bezieht sich auf die Psychoedukation bezüglich der Störung und der Notwendigkeit einer neuroleptischen Dauerbehandlung. Obwohl man zumindest bei einigen Personen mit Schizophrenie optimistisch sein kann (was die Prognose betrifft aufgrund der psychoedukativen Maßnahmen und der Behandlung mit Neuroleptika) ist trotzdem die Diagnose einer Schizophrenie oft mit einer gewissen Angst verbunden im Hinblick auf den weiteren Verlauf, die jedoch bei denjenigen, die das relativ kurzzeitige Bild einer Schizophreniformen Störung bieten, oft unangemessen ist. Dies trifft vor allem dann zu, wenn die Störung mit günstigen prognostischen Merkmalen einhergeht wie im Falle von Herrn B.

Es gibt keine klaren Richtlinien hinsichtlich der Dauer einer Erhaltungsmedikation bei Schizophreniformen Störungen. Bei der klinischen Einschätzung sollte man die Schwere und Dauer der Episode berücksichtigen; das Risiko von selbst- oder fremdgefährdendem Verhalten; das Vorhandensein von vorangegangenen Episoden; das Alter bei Beginn der vorausgegangenen Episoden; die Familienanamnese; das prämorbide Funktionsniveau der Person; die Bedeutung von Medikamentennebenwirkungen; und das Niveau an Einsicht von Seiten des Patienten und seiner Familie, sowie deren Fähigkeit, Frühzeichen eines Rückfalles zu erkennen, und deren Vorlieben bezüglich der Art der Behandlung.

ICD-10

Fallbeispiel: Ein vielversprechender junger Rechtsanwalt erholt sich zufriedenstellend (s.S. 130)

ICD-10 Diagnose

F20.05   paranoide Schizophrenie, vollständige Remission

ICD-10 Kriterien für F20.05 siehe vorangehendes Fallbeispiel.

F23.0   akute polymorphe psychotische Störung ohne Symptome einer Schizophrenie

A. Die allgemeinen Kriterien für eine akute vorübergehende psychotische Störung (F23) müssen erfüllt sein.

B. Die Symptomatologie wechselt rasch in Art und Schwere von Tag zu Tag und während desselben Tages.

C. Jede Art von Halluzinationen oder Wahnideen besteht mindestens mehrere Stunden lang, zu irgendeiner Zeit nach Auftreten der Störung.

D. Gleichzeitig auftretende Symptome von mindestens zwei der folgenden Syndrome:

1. emotionale Aufgewühltheit mit intensiven Glücksgefühlen oder Ekstase, oder überwältigende Angst oder deutliche Reizbarkeit

2. Ratlosigkeit oder Verkennung von Personen und Orten

3. Antriebssteigerung oder Antriebsschwäche von deutlichem Ausmaß.

E. Schizophrene Symptome (F20 G1.1, G1.2) kommen, wenn überhaupt, nur sehr kurz, zu Beginn vor, d. h. das Kriterium F23.1 B. wird nicht erfüllt.

F. Die Dauer der Störung beträgt nicht mehr als drei Monate.

F23.1	akute polymorphe psychotische Störung mit Symptomen einer Schizophrenie

A. Die Kriterien A., B., C. und D. der akuten polymorphen psychotischen Störung (F23.0) müssen erfüllt sein.

B. Einige, der für die Schizophrenie (F20.0-F20.3) typischen Symptome müssen während des größten Teils der Zeit seit Beginn der Störung vorhanden sein. Wenn auch die spezifischen Kriterien nicht vollständig erfüllt sein müssen, sollte doch mindestens eins der Symptome von F20 G1.1a bis G1.2c nachweisbar sein.

C. Die schizophrene Symptomatik (F23.1, B.) dauert nicht länger als einen Monat an.

F23.2	akute schizophreniforme psychotische Störung

A. Die allgemeinen Kriterien für die akute vorübergehende psychotische Störung (F23) müssen erfüllt sein.

B. Die Kriterien für Schizophrenie (F20.0-F20.3) müssen, außer den Zeitkriterien, erfüllt sein.

C. Die Störung erfüllt nicht die Kriterien B., C. und D. für die akute polymorphe psychotische Störung (F23.0).

D. Die Gesamtdauer der Störung beträgt nicht mehr als einen Monat.

Interpretation nach ICD-10

Der Beginn der Störung liegt etwa drei Monate zurück; somit ist das **Zeitkriterium** für die Diagnose einer Schizophrenie nach ICD-10 von mindestens einem Monat erfüllt. Der relativ akute Beginn und die teilweise wechselnde affektive Symptomatik, könnten auch an eine akute polymorphe psychotische Störung mit Symptomen einer Schizophrenie (F23.1) oder an eine akute schizophreniforme psychotische Störung (F23.2) denken lassen. Für beide Störungen darf jedoch die Gesamtdauer nicht mehr als einen Monat betragen, so dass diese Diagnosen für die deutlich länger dauernde Störung von Herrn B. nicht infrage kommen. Bei Herrn B. liegen akustische Halluzinationen vor, die wohl teilweise imperativen Charakter haben (**Kriterium G2.a.** für Schizophrenie allgemein). Er fühlt sich sowohl durch diese Stimmen, aber auch ganz allgemein – insbesondere durch seine verschiedensten Wahnvorstellungen – bedroht (**Kriterium B** der paranoiden Schizophrenie). Es gibt keine Hinweise für katatone Symptome, keine eindeutigen Hinweise für desorganisiertes Verhalten (immerhin war er weiterhin in der Lage, zur Arbeit zu gehen), keine negativen Symptome und keine klaren affektiven Symptome bis auf die beschriebene Gereiztheit, außerdem wirkte er hypervigilant. Damit ergibt sich nach ICD-10 die o.g. Diagnose.

Vergleich DSM-IV/ICD-10

Eine vergleichbare Diagnose zur DSM-Kategorie Schizophreniforme Störung findet sich im ICD-10 nicht. Die Diagnose einer akuten schizophreniformen psychotischen Störung kann nach ICD-10 nur dann gestellt werden, wenn entweder die schizophrene Symptomatik nach spätestens einem Monat wieder weitgehend abgeklungen ist oder wenn der Beobachtungszeitraum kürzer als ein Monat ist. Dauern die psychotischen Symptome länger als einen Monat an, ist die Diagnose zu ändern in Schizophrenie.

Es gibt nach ICD-10 auch keine Möglichkeit zu kennzeichnen, ob eher günstige oder ungünstige Prognosefaktoren vorliegen. Allerdings kann bei den vorübergehenden akuten psychotischen Störungen eine akute Belastung zusätzlich kodiert werden (F23.x1).

Schizoaffektive Störung

* Fallbeispiel: Eine junge Frau mit einem verwirrenden klinischen Bild

Frau D. ist eine 26-jährige Frau, deren Familie sie in einem akuten psychotischen Zustand zur Aufnahme in die Klinik bringt. Frau D. ist die jüngste von sechs Geschwistern. Sie wurde vorzeitig geboren, wog nur 4 Pfund, hatte aber keine anderen perinatalen Komplikationen. Die weitere Entwicklung verlief normal: Sie zeigte in der Schule gute Leistungen, hatte Freunde, und begann, nach Abschluß der high school in einer Bank zu arbeiten. Dann heiratete sie (vier Jahre vor ihrer ersten Aufnahme) und bekam zwei Kinder. Frau D. arbeitete seit der Geburt ihrer Kinder nicht außerHaus. In der Familienanamnese gibt es eine psychotische Erkrankung bei einer Tante mütterlicherseits und Drogenmißbrauch bei zwei Geschwistern.

Eine Woche vor der jetzigen Vorstellung, kam Frau D. zur psychiatrischen Notaufnahme und klagte über Benommenheit und Schlafstörungen. Sie sagte, dass sie sich immer wieder depressiv fühle und dass sie als Frau und Mutter ein Versager sei. Es wurde ein Termin am Mental Health Center vereinbart, aber bevor dieser stattfinden konnte, brachte Frau D.'s Familie sie zur hier beschriebenen Untersuchung in die Notaufnahme. Frau D. wurde daraufhin zum zweiten Mal auf der psychiatrischen Station aufgenommen.

Vier Monate zuvor trennte sich Frau D. von ihrem Mann und kehrte nach Hause zurück, um mit ihrer Mutter und zwei Geschwistern zu leben. Kurz nachdem sie wieder bei ihrer Mutter lebte, kam einer ihrer Brüder ins Gefängnis und ihr jetziger Freund fuhr ihr neues Auto zu Schrott. Etwa einen Monat nachdem Frau D. zu ihrer Mutter gezogen war, bemerkte ihre Familie eine Verschlechterung ihres Zustandes, was darin gipfelte, daß sie auf einem Bahnhof in einem verwirrten Zustand aufgefunden wurde. An diesem Tag wurde sie ins Krankenhaus gebracht, wo man beobachtete, dass sie agitiert war und halluzinierte sowie ausgeprägte Denkstörungen hatte. Sie klagte über Stimmen, die sowohl aufmunternde als auch abwertende Bemerkungen über sie machten, und über imperative Stimmen, die befahlen, sich selbst und ihren Mann zu töten. Frau D. wurde stationär aufgenommen und mit Neuroleptika behandelt. Nach drei Tagen wurde sie entlassen und lebte wieder bei ihrer Mutter. Sie begann eine ambulante Behandlung am örtlichen Mental Health Center.

Als Frau D. dieses zweite Mal aufgenommen wird, berichtet sie, dass sie während der letzten drei Wochen Angst gehabt habe und unter Schlaflosigkeit, Wahnvorstellungen und akustischen Halluzinationen gelitten habe. Bei genauerer Exploration stellte sich jedoch heraus, daß sie Halluzinationen und Wahnvorstellungen bereits seit drei Monaten hatte. Aus Angst vor einer erneuten Einweisung ins Krankenhaus hatte sie allerdings ihrem ambulanten Therapeuten davon nichts erzählt. Sie beschreibt paranoide Wahnvorstellungen bezüglich ihrer Mutter, die sie verletzen wolle. Sie sagt, sie glaube, daß das Fernsehen ihren Geist kontrolliere und dass andere ihre Gedanken lesen könnten. Sie erlebt akustische Kontroll-Halluzinationen und sagt, daß diese bereits seit ihrer ersten Aufnahme recht häufig auftreten würden.

Frau D. zeigt auch deutliche manische Symptome, die nach Angaben der Mutter erst drei Wochen vor der jetzigen Aufnahme begonnen hätten. Frau D.'s Mutter sagt, daß ihre Tochter zu dieser Zeit begonnen habe, zu häufigen „Einkaufsorgien" zu gehen; sie habe plötzlich den Eindruck gemacht, als sei sie von einem Motor angetrieben, sie habe nicht geschlafen und sei häufig während der meisten Zeit der Nacht herumgelaufen. Drei Tage vor der jetzigen Aufnahme wurde sie reizbar und entwickelte paranoide Ideen bezüglich ihres Lehrers am College, das sie besuchte. Als sie von der Schule nach Hause kam, begann sie, akustische Halluzinationen zu erleben in der Form, dass Gott zu ihr sprach und dass Stimmen über sie diskutierten begleitet von körperlichen Halluzinationen, dass jemand sie berührte und sie sexuell erregte. Sie schlief kaum während der zwei Nächte vor der Aufnahme und ihre Familie berichtet, dass sie getanzt hatte, laut sang und am Esstisch die Bibel rezitierte.

Während dieser zweiten Aufnahme war Frau D. anfangs feindselig und agitiert, bemerkte wiederholt, sie glaube, dass das Personal mit Hilfe eines Spiegels in ihrem Zimmer versuche, sie zu verletzen. Sie ist hyperaktiv, verhält sich störend und wirkt gespannt; sie zeigt Ideenflucht und spricht ununterbrochen. Sie erlebt weiterhin somatische Halluzinationen. Sie zeigt hypersexuelles Verhalten gegenüber anderen Patienten und erlebt grandiose Wahnvorstellungen; dass sie diese mit ihren Gedanken heilen könne.

Frau D. wird behandelt mit Fluphenazin in Dosen bis zu 60 mg/Tag. Trotz 2-wöchiger Behandlung mit Fluphenazin werden ihre Symptome schlimmer, und es wird ein Versuch mit Lithium begonnen. Innerhalb von drei Wochen, nachdem Frau D. einen therapeutischen Lithiumspiegel im Serum erreicht hat, kehrt ihr geistiger Zustand zum Normalen zurück. Sie wird entlassen mit 15 mg Fluphenazin zur Nacht und 300 mg Lithiumcarbonat täglich.

Ihr ambulanter Behandler hilft ihr, einfache Ziele zu setzen, um mit kleineren Haushalts- und Kinderbetreuungsaufgaben umzugehen. Frau D. und ihre Mutter kommen weiterhin regelmäßig zur Familientherapie. In diesen Sitzungen wird der Schwerpunkt auf die Aufklärung über Frau D.'s Krankheit gelegt, auf die Erkennung von Frühzeichen eines Rückfalles, auf die Reduktion der häuslichen Spannungen, und es wird versucht, realistische Ziele zu setzen für Frau D.'s weiteren Genesungsprozeß. Über die nächsten 6 Monate wird Frau D.'s Fluphenazin-Dosis reduziert und schließlich abgesetzt, und sie erreicht ihr prämorbides Funktionsniveau, während Lithium weiter gegeben wird.

DSM-IV Diagnose
(ICD-10 s.S. 140)

Achse I: 295.70   Schizoaffektive Störung, Bipolarer Typus

Achse II: V71.09   Keine Diagnose

Achse III: Keine

Achse IV: Freund verursachte Totalschaden an ihrem neuen Auto, zwei Brüder im Gefängnis

Achse V: GAF = 30 (bei der zweiten Aufnahme); 70 (derzeit)

Diagnostische Kriterien für 295.70 (F25.x) Schizoaffektive Störung

A. Ununterbrochene Krankheitsperiode, während derer zu irgendeinem Zeitpunkt entweder eine Episode einer Major Depression, eine Manische Episode oder eine Gemischte Episode gleichzeitig mit Symptomen besteht, die das Kriterium A für Schizophrenie erfüllen.
   Beachte: Die Episode der Major Depression muß das Kriterium A1, depressive Verstimmung, einschließen.

B. Während derselben Krankheitsperiode haben Wahnphänomene oder Halluzinationen für mindestens zwei Wochen bei gleichzeitiger Abwesenheit ausgeprägter affektiver Symptome vorgelegen.

C. Symptome, die die Kriterien einer Affektiven Episode erfüllen, bestehen während eines erheblichen Anteils an der gesamten Dauer der floriden und residualen Perioden der Krankheit.

D. Das Störungsbild geht nicht zurück auf die direkte körperliche Wirkung einer Substanz (z. B. Drogen, Medikament) oder eines medizinischen Krankheitsfaktors.

Bestimme den Typus:
Bipolarer Typus (F25.0 oder F25.2): falls das Störungsbild eine Manische oder Gemischte Episode einschließt (oder eine Manische oder eine Gemischte Episode und Episoden einer Major Depression),
Depressiver Typus (F25.1): falls das Störungsbild nur Episoden einer Major Depression einschließt.

Leitlinien für Diagnose und Differentialdiagnose der Schizoaffektiven Störung

Bestimmte klinische Bilder liegen auf einem Kontinuum zwischen Schizophrenie und der Affektiven Störung Mit Psychotischen Merkmalen. Die Kategorie der Schizoaffektiven Störung füllt diese Lücke im System, aber leider tut sie das nicht sehr gut, weil die klinischen

Bilder so verschieden und deren Definitionen vage sind. Kliniker haben Schwierigkeiten, bezüglich dieser Grenzdiagnose Übereinstimmung zu erzielen, deswegen ist die Schizoaffektive Störung wahrscheinlich die am wenigsten reliable Diagnose in DSM-IV. Dies sollte vielleicht nicht zu sehr verwundern. Es ist immer sehr schwierig, Übereinstimmung zu erzielen bei der Diagnose von verwirrenden Grenzbedingungen. Die schwierigste Frage bei der Diagnose Schizoaffektive Störung ist die Entscheidung, ob die **affektiven Symptome** von genügender Dauer und Schwere sind, um die Diagnose einer Schizoaffektiven Störung statt einer **Schizophrenie** zu rechtfertigen. Ferner ist es schwierig zu entscheiden, ob die psychotischen Symptome nur im Kontext einer affektiven Episode auftreten, dann wäre die Diagnose Affektive Störung mit Psychotischen Merkmalen statt Schizoaffektive Störung (Für eine detailliertere Diskussion über die Differentialdiagnose einer Bipolar I Störung siehe Kapitel „Affektive Störungen".)

Frau D.'s klinisches Bild ist tatsächlich verwirrend. Während ihres ersten stationären Aufenthaltes war ihr Bild charakterisiert durch floride psychotische Symptome, die den Eindruck machten, als hätten sie sich als Reaktion auf eine Reihe von Belastungsfaktoren entwickelt. Diese psychotischen Symptome schienen rasch und vollständig auf eine neuroleptische Behandlung anzusprechen, und die offensichtliche Diagnose war Kurze Psychotische Störung, da ihre Symptome für weniger als einen Monat festzustellen waren. Allerdings zeigte sich, dass Frau D. sich bemühte, so gesund wie möglich zu erscheinen, tatsächlich hatten sich ihre psychotischen Symptome jedoch nicht vollständig aufgelöst. In der Zeit, bevor Frau D. **manische Symptome** entwickelte, wäre die passende Diagnose Schizophreniforme Störung gewesen (wenn man ihre psychotischen Symptome gekannt hätte). In dem Moment, wo sich deutliche affektive Symptome entwickelten, mußte die Diagnose zu Schizoaffektive Störung geändert werden, da die drei wesentlichen Bedingungen für diese Störung erfüllt waren: 1) eine Überlappung von affektiven und psychotischen Symptomen, 2) eine Periode von psychotischen Symptomen ohne affektive Symptome und 3) affektive Symptome, die ein herausragender und länger dauernder Teil des klinisches Bildes darstellen. Die Diagnose einer Schizoaffektiven Störung trifft nur auf eine gegebene Episode der Krankheit zu, nicht auf den Lebenszeit-Verlauf einer Person. Dies führt zu der wahrscheinlich unglücklichen Möglichkeit, dass im Verlauf eines Lebens, ein gegebener Patient **Episoden** haben kann, die mal als **Schizophrenie**, mal als **Schizoaffektive Störung** und mal als **Affektive Störung** mit Psychotischen Merkmalen bezeichnet werden. Diese Veränderungen in der Diagnose für verschiedene Episoden während eines Lebens zeigen unzweifelhaft die Begrenzung in dem diagnostischen System und nicht das Vorhandensein einer Vielzahl von verschiedenen Störungen an.

Therapieplanung für Schizoaffektive Störung

Die Behandlung der Schizoaffektiven Störung ist schwierig und erlaubt es noch nicht, klare Therapierichtlinien aufzustellen. Es hat sich eingebürgert, die Zielsymptome zu behandeln und empirisch festzustellen, was in der akuten und in der Erhaltungsphase der Behandlung für einen bestimmten Patienten am besten zu helfen scheint. Die akute Behandlung ist einigermaßen klar; sie umfaßt eine neuroleptische Medikation, um die akuten psychotischen Symptome zu behandeln, Lithium oder ein anderes stimmungsstabilisierendes Medikament für manische oder gemischte Symptome und ein Antidepressivum für depressive Symptome. Was weitaus wenig klar ist, ist wie mit dem Patienten in der Erhaltungs- und Stabilisierungsphase umgegangen werden soll. Soll Frau D. weiterhin Lithium erhalten und/oder Neuroleptika für sechs Monate, ein Jahr, zwei Jahre oder fünf Jahre nehmen? Verschiedene Kliniker und verschiedene Patienten würden in dieser Hinsicht unterschiedliche Präferenzen haben. Die psychoedukativen Tips im Hinblick auf die Identifizierung von Frühsymptomen, Reduktion von Stress und Medikamentencompliance, die nützlich sind bei Affektiven Störungen und Schizophrenie, könnten hier ebenso hilfreich sein.

ICD-10
Fallbeispiel: Eine junge Frau mit einem verwirrenden klinischen Bild (s. S. 136)

ICD-10 Diagnose
F25.0   schizomanische Störung

F25   schizoaffektive   Störungen
Beachte: Diese Diagnose zeichnet sich durch eine relative „Balance" zwischen Zahl, Schwere und Dauer schizophrener und affektiver Symptome aus.

G1. Die Störung erfüllt die Kriterien für eine affektive Störung (F30, F31, F32) vom Schweregrad mitttelgradig oder schwer, wie für jede Subgruppe beschrieben.

G2. Aus mindestens einer der unten aufgeführten Symptomgruppen müssen Symptome während des größten Teils einer Zeitspanne von mindestens zwei Wochen vorhanden sein (die Symptomgruppen entsprechen nahezu denen der Schizophrenie (F20.0-F20.3)):

1. Gedankenlautwerden, Gedankeneingebung, Gedankenentzug, Gedankenausbreitung (F20 G1.1a)

2. Kontrollwahn, Beeinflußungswahn, Gefühl des Gemachten, deutlich bezogen auf Körper- oder Gliederbewegungen oder bestimmte Gedanken, Tätigkeiten oder Empfindungen (F20 G1.1b)

3. kommentierende oder dialogische Stimmen, die über die Patienten sprechen, oder andere Stimmen, die aus bestimmten Körperteilen kommen (F20 G1.1c)

4. anhaltender, kulturell unangemessener und bizarrer Wahn (d. h. nicht ausschließlich Größen- oder Verfolgungswahn) (F20 G1.1d), sondern z. B. die Überzeugung, andere Welten besucht zu haben, Wolken durch Ein- und Ausatmen kontrollieren zu können, mit Pflanzen oder Tieren ohne Sprache kommunizieren zu können etc.

5. Danebenreden oder deutlich zerfahrene Sprache, oder häufiger Gebrauch von Neologismen (ausgeprägte Form von F20 G1.2b)

6. intermittierendes, aber häufiges Auftreten einiger katatoner Symptome, wie Haltungsstereotypien, wächsernde Biegsamkeit und Negativismus (F20 G1.2c).

G3. Die Kriterien G1. und G2. müssen während derselben Störungsepisode und wenigstens für einige Zeit gleichzeitig erfüllt sein. Das klinische Bild muß durch Symptome beider Kriterien, G1. und G2., geprägt sein.

G4. Häufigstes Ausschlußkriterium: Die Störung ist nicht bedingt durch eine organische Krankheit des Gehirns i. S. von F0 oder durch psychotrope Substanzen (F1) (bei Intoxikation, Abhängigkeit oder Entzug).

| F25.0 | schizomanische Störung |

A. Die allgemeinen Kriterien für eine schizoaffektive Störung (F25) müssen erfüllt sein.

B. Die Kriterien für eine Manie (F30.1 oder F31.1) müssen erfüllt sein.

Interpretation nach ICD-10

Die Patientin zeigte eine Woche vor der jetzt zu diagnostizierenden Episode eine depressive Symptomatik. Zum Zeitpunkt der Aufnahme lagen ein agitiertes Verhalten vor, akustische Halluzinationen, formale Denkstörungen wie Ideenflucht und „Verwirrtheit", Halluzinationen und Wahnvorstellungen (paranoid und grandios) über drei Monate, Schlafstörungen, Ich-Störungen, manische Symptome seit mindestens 3 Wochen. Damit liegen hier gleichzeitig in derselben Krankheitsepisode sowohl schizophrene als auch manische Symptome vor, auch die entsprechenden Zeitkriterien nach ICD-10 sind erfüllt: 4 Wochen für die schizophrene Symptomatik, 2 Wochen für die affektive Symptomatik. Die depressive Symptomatik bestand nur eine Woche und erfüllt nicht die Kriterien einer depressiven Episode.

Vergleich DSM-IV/ICD-10

Nach DSM-IV muß ein Bipolarer Typus diagnostiziert werden, da das Vorliegen einer manischen Episode als wesentlicher Teil des klinischen Bildes automatisch zu dieser Diagnose führt. In diesem Fall ist dies sicherlich auch gerechtfertigt, da sich kurz vor der jetzigen Aufnahme auch eine deutliche depressive Symptomatik zeigte. In ICD-10 läßt sich diese Situation nicht abbilden, hier kann nur die aktuell vorliegende Episode diagnostisch eingeordnet werden, und da steht das manische Bild im Vordergrund. Allenfalls käme noch F25.2 gemischte schizoaffektive Störung in Betracht. Die depressive und die manische Symptomatik tritt bei Frau D. jedoch nacheinander auf. Demgegenüber soll nach ICD-10 eine gemischte affektive Störung nur dann diagnostiziert werden, „wenn beide Gruppen von Symptomen während des überwiegenden Teils der gegenwärtigen Krankheitsepisode gleichermaßen im Vordergrund stehen, und wenn diese Phase wenigstens zwei Wochen lang angedauert hat" (ICD-10 Leitlinien, S. 127).

Wahnhafte Störung

Wir stellen im folgenden mehrere Fallbeispiele dar, um einige der verschiedenen Subtypen der Wahnhaften Störung zu illustrieren:

* Fallbeispiel: Ein Restaurantbesitzer unter Belagerung

Herr C., ein 44 Jahre alter, unverheirateter Restaurantbesitzer, kommt aufgrund einer Anklage wegen Gewalttätigkeit und Körperverletzung zur Behandlung. Er verbrachte eine Woche im Gefängnis, bevor er auf Bewährung frei kam. Während er auf den Beginn seines Prozesses wartete, wurde er depressiv . Die Anklage erfolgte wegen einer körperlichen Auseinandersetzung zwischen Herrn C. und seinem Metzger, den er des Versuches beschuldigte, sein Geschäft zu ruinieren, indem er ihm absichtlich vergiftetes Fleisch liefere. Endgültig überzeugt davon war er, nachdem sich ein Gast beklagt hatte, daß er nach einem Essen in seinem Restaurant krank geworden sei; bereits vor diesem Vorfall war er jedoch schon beunruhigt darüber, ob sich sein Metzger nicht mit anderen Zulieferern verschworen habe und mit diesen Preisabsprachen getroffen habe, um ihn aus dem Geschäft zu vertreiben. Herr C. ist vollständig von seinem Geschäft in Beschlag genommen und arbeitet 16 Stunden pro Tag; er ist ständig beängstigt, daß er übervorteilt werden könnte und hat sehr häufig verbale und manchmal auch körperliche Auseinandersetzungen mit seinen Bedienungen und Köchen. Er hat die Bedienungen beschuldigt Essen, Geschirr und Einrichtungsgegenstände zu stehlen. Er ist überzeugt davon, daß seine Belegschaft das Essen sabotiert und hierfür vom Metzger bezahlt wird. Er ist sich außerdem sicher, daß irgend etwas mit dem Heizungssystem nicht stimmt, und daß von dort eine gefährliche Verschmutzung der Luft ausgeht, die niemand außer ihm wahrnehmen kann. Wenn er auf den Markt geht, glaubt er, daß ihn alle beobachten und ihn für einen "Trottel" halten, der immer betrogen wird.

Diese aktuelle wahnhafte Episode hat drei Monate gedauert, Herr C. hat jedoch eine Vorgeschichte von Problemen dieser Art, die viele Jahre zurückgeht. Die Symptome begannen, als er Ende zwanzig war, in Form von Verfolgungsideen und einem Beziehungswahn. Diese Episoden dauerten nur einige Monate, verschwanden einige Male spontan, erforderten jedoch in der Regel eine neuroleptische Behandlung. Sie wechselten sich ab mit Perioden, in denen er nicht wahnhaft war, wo er jedoch weiterhin ausgeprägte paranoide Züge zeigte, indem er stets das Gefühl hatte, alle Leute wollten ihn übervorteilen. Herr C. ist zudem ein Perfektionist, der hohe Ansprüche stellt.

DSM-IV Diagnose
(ICD-10 s.S. 150)

Achse I:	297.1	Wahnhafte Störung, Typus mit Verfolgungswahn
Achse II:	Schließe aus: 301.0 Paranoide Persönlichkeitsstörung (prämorbid)	
	Schließe aus: 301.4 Zwanghafte Persönlichkeitsstörung	
Achse III:	Keine	
Achse IV:	Finanzielle Schwierigkeiten	
Achse V:	GAF = 50 (gegenwärtig); 65 (höchster Wert im letzten Jahr)	

* Fallbeispiel: Eine Frau mit Parasitenbefall

Die 49-jährige Frau W. wird von einem Dermatologen überwiesen, der keinen objektiven Befund einer Hautkrankheit erheben konnte, obwohl die Patientin darauf besteht, daß sie von Insekten befallen sei. Sie sagt, daß der „Parasitenbefall" vor ungefähr 12 Jahren in Form eines Juckreizes der Haut, der sich über den ganzen Körper ausbreitete, begann. Sie ist davon überzeugt, daß der Juckreiz von „Käfern" verursacht wird. Sie glaubt, daß sich die Käfer unter ihre Haut gegraben haben, und obwohl sie sie nie sehen konnte, behauptet sie, Ansammlungen von Käfern unter ihrer Haut fühlen zu können und Schmerzen von deren Bissen zu verspüren. Sie hat im Laufe dieser 12 Jahre zahlreiche Ärzte aufgesucht, vor allem Dermatologen, und sie ist verzweifelt und wütend, weil ihr keiner von ihnen helfen konnte.

Kurz vor dem Beginn ihrer Beschwerden wurde die Patientin geschieden. Das Scheidungsverfahren erlebte Frau W. als äußerst belastend. Als die Hautsymptome auftraten, wurde sie mehr und mehr von diesen gefangen genommen und sie begann, sich und ihre Kleidung immer häufiger zu waschen. Als die Behandlung von mehreren Hausärzten und Dermatologen, die u. a. trizyklische Antidepressiva, Neuroleptika und Benzodiazepine umfaßte, erfolglos blieb, griff sie als letzte Lösung auf verschiedene ätzende Tinkturen (vor allem Bleiche) zurück, die ihre Haut verbrannten. Sie gewöhnte sich an, die „Ansammlungen" unter ihrer Haut zu zerquetschen bis blaue Flecke entstanden, heutzutage hält sie sich damit jedoch zurück. Während der letzten 10 Jahre hat sie zweimal eine ernsthafte Überdosis Medikamente in suizidaler Absicht eingenommen, weil sie sich so erbärmlich gefühlt hat. Sie hat ihre Arbeit aufgegeben, sich sozial zurückgezogen und schläft üblicherweise sehr schlecht.

Frau W. hatte eine höchst instabile und unglückliche Kindheit und hat während ihres gesamten Lebens unter Nervosität gelitten. Im Alter von 10 Jahren hat sie eine Überdosis Tabletten eingenommen und ungefähr zur selben Zeit infolge eines Sturzes eine Schädelfraktur erlitten. Eine Schwester beging Suizid und eines ihrer eigenen 3 Kinder nahm ebenfalls einmal eine Überdosis Medikamente in suizidaler Absicht.

Während des Interviews ist Frau W. agitiert, wirkt sehr unglücklich und vollkommen auf die „Käfer" fixiert. Sie zeigt ausgeprägte Beziehungsideen, vor allem, daß Leute ihr aus dem Weg gehen, weil sie „schmutzig" sei. Wenn sie allerdings von dem Thema ihres Parasitenbefalls abgelenkt ist, scheint sie rational zu denken und eine charmante und engagierte Frau zu sein, die sich intelligent über eine Vielzahl von Themen unterhalten kann. Frau W. ist ärgerlich darüber, daß sie zu einem Psychiater überwiesen wurde und besteht darauf, daß ihre Probleme körperlicher Natur sind.

Die psychiatrische Untersuchung ergibt, daß eine Störung vorliegt, die durch ein Wahnthema gekennzeichnet ist und von schwerer Angst begleitet wird. Die Wahnphänomene beherrschen praktisch das ganze Leben von Frau W., obwohl viele Aspekte ihrer Persönlichkeit gut erhalten sind. Sie bietet keine Hinweise für Halluzinationen und zeigt keine auffälligen formalen Denkstörungen. Es findet sich kein Anhalt für das Vorliegen einer Major Depression, Schizophrenie oder eines anderen medizinischen Krankheitsfaktors, der für ihre Symptome verantwortlich sein könnte.

DSM-IV Diagnose
(ICD-10 s.S. 150)

Achse I:	297.1	Wahnhafte Störung, Typus mit Körperbezogenem Wahn
	311	Nicht Näher Bezeichnete Depressive Störung
Achse II:	V71.09	Keine Diagnose
Achse III:	900.9	Schädeltrauma im 10.Lebensjahr: Keine offensichtlichen neurologischen Folgeschäden
Achse IV:		Soziale Isolation, Unfähigkeit zu arbeiten, anhaltende Angst, daß andere sie als unsauber betrachten
Achse V:		GAF = 30 (gegenwärtig); 40 (höchster Wert im letzten Jahr)

* Fallbeispiel: Ein Opfer der Liebe

Frau T. ist eine 25-jährige Jurastudentin im 2. Studienjahr, die auf Drängen eines ihrer Professoren zur Behandlung kommt. Sie ist überzeugt, daß dieser Jura- Professor, ein 45-jähriger verheirateter Mann, insgeheim in sie verliebt ist. Frau T. vermutete aufgrund der Art, wie er sie angeschaut hat und wegen der freundlichen Art, mit der er ihre Fragen nach den Vorlesungen beantwortet hat, daß er etwas für sie empfinde. Sie kam zu der Überzeugung, daß seine Korrekturen ihrer juristischen Ausarbeitungen verschlüsselte Liebesbotschaften sind. Sie reagierte darauf, indem sie ihm Postkarten schickte und ihm kleine Geschenke wie Krawatten und Bücher machte. Zu Beginn nahm er diese Geschenke an, aber sehr bald fing er an, die Geschenke mit dem Hinweis zurückzugeben, daß es ihrer professionellen Beziehung nicht entspräche, sie anzunehmen. Statt daß dies ihr Interesse gemindert hätte, führte dies bei ihr noch mehr zu der Überzeugung, daß er zutiefst in sie verliebt sei und sehr hart damit kämpfe, seine wahren Absichten nicht preiszugeben. Sie begann daraufhin, ihn im Büro anzurufen und bezüglich ihrer Hausaufgaben im Studium Fragen zu stellen, ohne daß dies sachlich von Nöten gewesen wäre. Schließlich fing sie an, bei ihm zu Hause anzurufen und seine Frau in Gespräche zu verwickeln, die Frau T. davon überzeugten, daß der Professor und seine Frau sich nicht mehr lieben würden.

Schließlich konnte sie eines Tages ihre Gefühle nicht länger für sich behalten und offenbarte sich ihm in seinem Büro in der juristischen Fakultät. Geschockt, verwirrt und überrascht negierte er jede romantische Anziehung oder Absicht ihr gegenüber. Frau T. wurde daraufhin sehr wütend und beschuldigte ihn, ihr Hoffnungen gemacht zu haben; obwohl er sie ihrer Ansicht nach schäbig behandelt hatte, erklärte sie, daß sie ihn für immer lieben würde. Sie sagte ihm, daß sie sich sicher sei, daß er sie im Geheimen auch lieben würde und daß er nur aufgrund eines unangebrachten Sinns für Loyalität bei seiner Frau bleiben würde, und sie forderte ihn auf, seinem Herzen zu folgen. Als sie anfing, lange Botschaften auf seinem Anrufbeantworter zu hinterlassen, die ihn beeinflussen sollten, fühlte sich der Professor ernsthaft beunruhigt und warnte Frau T., daß sie für so ein Verhalten eingesperrt werden könnte. Er teilte ihr mit, daß er die Polizei informieren und sie aus seinem Kurs herausnehmen werde, falls sie keine professionelle Hilfe in Anspruch nähme.

Während der ersten Untersuchung betont Frau T., daß nicht sie die Irre sei und daß sie nur auf Drängen ihres „Liebsten" in Behandlung gekommen sei, damit sie in seinem Kurs bleiben und hiermit nahe bei dem Mann sein könne, den sie liebe und der auch sie (hiervon sei sie überzeugt) wirklich liebe, obwohl er dies verleugnet. Sie sagt, daß sie glaubt, daß er sie anruft und wieder aufhängt, ihr im Campus nachstellt und daß er ihr Telefon angezapft hat.

Frau T. hatte bereits früher zwei Episoden dieser Art, in denen sie von jemandem geliebt wurde, der „sich geweigert hat, dies zuzugeben": Die erste bezog sich auf einen ihrer Gymnasiallehrer und die zweite auf einen Geschäftspartner ihres Vaters, während sie im College war. Als diese zweite Episode in einer sehr demütigenden Weise endete, unternahm Frau T. einen Suizidversuch indem sie 40 Tabletten Aspirin schluckte. Diese zwei vorangegangenen Ereignisse waren die einzigen Male in ihrem Leben, in denen Frau T. das Gefühl hatte, verliebt zu sein oder sie das Gefühl hatte, daß jemand anderes in sie verliebt sei. Mit Ausnahme dieser drei Ereignisse war Frau T. psychisch stets unauffällig.

DSM-IV Diagnose
(ICD-10 s. S. 150)

Achse I:	297.1	Wahnhafte Störung, Typus mit Liebeswahn
Achse II:	V71.09	Keine Diagnose
Achse III:		Keine
Achse IV:		Keine
Achse V:		GAF = 50 (initiale Bewertung); 70 (höchster Wert im letzten Jahr)

Diagnostische Kriterien für 297.1 (F22.0) Wahnhafte Störung

A. Nicht-bizarre Wahnphänomene (d. h. bezogen auf Situationen, die in der Realität vorkommen können, wie etwa verfolgt, vergiftet, infiziert, aus der Ferne geliebt, vom (Ehe-)Partner betrogen zu werden oder eine Krankheit zu haben) für die Dauer von mindestens einem Monat.

B. Kriterium A für Schizophrenie war niemals erfüllt.
   Beachte: Taktile und olfaktorische Halluzinationen können bei der Wahnhaften Störung vorliegen, wenn sie mit dem Wahnthema im Zusammenhang stehen.

Fortsetzung nächste Seite

Fortsetzung

> C. Abgesehen von den primären und sekundären Auswirkungen des Wahns ist die Leistungsfähigkeit nicht wesentlich beeinträchtigt und das Verhalten ist nicht auffallend seltsam oder bizarr.
>
> D. Wenn affektive Episoden gleichzeitig mit Wahnphänomenen aufgetreten sind, war deren Gesamtdauer kurz im Verhältnis zur Dauer der wahnhaften Perioden.
>
> E. Das Störungsbild geht nicht auf die direkte körperliche Wirkung einer Substanz (z. B. Droge, Medikament) oder eines medizinischen Krankheitsfaktors zurück.
>
> *Bestimme* den Typus (abhängig vom vorherrschenden Wahnthema werden die folgenden Typen zugeordnet):
> **Typus mit Liebeswahn:** Der Wahn, daß eine gewöhnlich höhergestellte Person in den Betroffenen verliebt ist.
> **Typus mit Größenwahn:** Der Wahn, in übersteigerter Weise Wert, Macht oder Wissen zu besitzen, eine besondere Persönlichkeit zu sein oder eine besondere Beziehung zu einer Gottheit oder berühmten Person zu haben.
> **Typus mit Eifersuchtswahn:** Der Wahn, daß der Sexualpartner des Betroffenen untreu ist.
> **Typus mit Verfolgungswahn:** Der Wahn, daß die Person (oder jemand, dem die Person nahesteht) auf irgendeine Art schlecht behandelt wird.
> **Typus mit Körperbezogenem Wahn:** Der Wahn, daß die Person einen körperlichen Defekt oder einen medizinischen Krankheitsfaktor hat.
> **Typus mit Gemischtem Wahn:** Wahnthemen, die für mehr als einen der o. g. Typen charakteristisch sind, ohne daß ein einzelnes Wahnthema vorherrscht.
> **Unspezifischer Typus**

Leitlinien für Diagnose und Differentialdiagnose der Wahnhaften Störung nach DSM-IV

Aus mehreren Gründen ist es sehr viel schwieriger, festzustellen, ob eine Person unter Wahnphänomenen leidet, als einige Kliniker zuerst glauben mögen. Als Erstes könnten die Überzeugungen der Person, so eigenartig sie sich auch anhören mögen, die wirkliche Situation reflektieren. So unwahrscheinlich es auch erscheinen mag, könnte sich die Person in wirklicher körperlicher Gefahr befinden, könnte tatsächlich unter einer „wirklichen" Krankheit leiden oder könnte von jemandem geliebt werden, der diese Liebe noch nicht öffentlich erklärt hat. Zweitens könnten die Überzeugungen, obwohl offensichtlich falsch, nicht mit unkorrigierbarer wahnhafter Überzeugung vertreten werden und könnten einer Veränderung zugänglich sein (zum Beispiel wie bei falschen Überzeugungen oder überwertigen Ideen, die eine Zwangsstörung, Soziale Phobie oder die Hypochondrie charakterisieren). Drittens könnte die Überzeugung Teil eines kulturellen Systems sein, mit dem der Kliniker nicht vertraut ist, in dem aber solche Überzeugungen gebilligt sind und angemessen erscheinen. Wie all diese Möglichkeiten im Einzelnen zu bewerten sind, wird im Anschluß ausführlich diskutiert.

Um herauszufinden, ob die Überzeugungen einer Person auf **realen Gegebenheiten** basieren, muß der Kliniker zuerst soviel wie möglich über die wirkliche Situation des Patienten wissen. Um genauere Informationen zu erhalten, sollten andere Quellen wie Familienmitglieder, Freunde, Ärzte und Mitarbeiter, wann immer möglich, hinzugezogen werden. Hilfreich ist es auch, die Vorgeschichte des Patienten zu untersuchen, um herauszufinden, ob vorher schon einmal wahnhafte Episoden aufgetreten sind.

Die Unterscheidung zwischen Überzeugungen, die **wahnhaft** sind und solchen, an denen nur sehr hartnäckig festgehalten wird, basiert darauf, ob die Person zugeben kann, daß es eine Möglichkeit gibt, daß die Überzeugungen nicht korrekt sein könnten. Wenn die Person beharrlich verneint, daß irgendeine andere Erklärung für die beschriebenen Ereignisse verantwortlich sein könnte, deutet dies sehr stark darauf hin, daß die Person wahnhaft ist. Der Behandler muß beurteilen, ob das Haften des Patienten an der Überzeugung nicht momentanem Argumentationsdruck oder einem Widerstand entspricht. Das Ergebnis kann kompliziert sein, weil die Stärke, mit der an der Überzeugung festgehalten wird, sogar während der Durchführung eines klinischen Interviews schwanken kann.

Wenn der Kliniker Überzeugungen begegnet, die er als wahnhaft einschätzt, mit deren Hintergründen er aber nicht vertraut ist, ist es, wie oben erwähnt, besonders wichtig zu erwägen, ob diese nicht in Wirklichkeit kulturelle oder religiöse Überzeugungen widerspiegeln, die in ihrem jeweiligen Bezugssystem adäquat sind. In solchen Fällen kann es für den Kliniker hilfreich sein, jemanden zu konsultieren, der mehr mit der **Kultur** oder dem **Glaubenssystem** des Patienten vertraut ist. Fehldiagnosen der Wahnhaften Störung treten zumeist durch Mißverständnisse auf, die durch die kulturelle Zugehörigkeit des Untersuchers hervorgerufen werden.

Nachdem festgestellt worden ist, daß Wahnphänomene tatsächlich vorhanden sind, muß der Kliniker entscheiden, ob sie auf einen **Substanzgebrauch** (z. B. Substanzinduzierte Psychotische Störung) oder einen **medizinischen Krankheitsfaktor** (z. B. Psychotische Störung Aufgrund eines Medizinischen Krankheitsfaktors) zurückzuführen sind.

Bei jüngeren Menschen ist es vor allem wichtig, an Drogen zu denken; bei älteren Leuten hingegen sind Alkohol, ein medizinischer Krankheitsfaktor, oder die Nebenwirkungen eines Medikaments häufige Ursachen von Wahnphänomenen. Wenn die Wahnphänomene während eines Delirs oder einer Demenz auftreten, ist es nicht erforderlich, zusätzlich eine Wahnhafte Störung zu diagnostizieren.

Nachdem man festgestellt hat, daß ein Wahn vorliegt und dieser eher einer **primären psychischen Erkrankung** zugerechnet werden kann, als daß er substanzinduziert ist oder einem medizinischen Krankheitsfaktor zugerechnet werden kann, ist der nächste Schritt zu bestimmen, zu welcher primären Erkrankung der Wahn wahrscheinlich gehört (z. B. Schizophrenie, Schizophreniforme Störung, Schizoaffektive Störung, Affektive Störung mit Psychotischen Merkmalen, Wahnhafte Störung oder Kurze Psychotische Störung).

Die Wahnhafte Störung unterscheidet sich von der **Schizophrenie** durch das Fehlen charakteristischer Symptome wie Halluzinationen, bizarrer Wahn, desorganisierte Sprache, schwer desorganisiertes oder katatones Verhalten und Negativsymptomatik. Der Wahn, der die Wahnhafte Störung kennzeichnet, ist per definitionem nicht bizarr. Das bedeutet, daß er Inhalte einbezieht, die im realen Leben vorkommen können und gewöhnlich eingegrenzt, plausibel und systematisch sind. Vorübergehende Halluzinationen dürfen bei einer Wahnhaften Störung auftauchen, aber sie sind nicht häufig, und wenn sie vorhanden sind, sind sie auf Ideen begrenzt, die zu dem wahnhaften Thema in Bezug stehen (z. B. könnte Frau W. gelegentlich das Gefühl gehabt haben, daß die Käfer auf ihr krabbeln). Im Gegensatz zu den Patienten mit Schizophrenie kann der Betroffene in Bereichen, die das wahnhafte

System nicht berühren, hervorragend zurecht kommen, wenn es auch zu deutlichen schädlichen Auswirkungen durch Reaktionen auf den Wahn kommen kann. Bei Frau W. kommt es
zu erheblichen schädlichen Auswirkungen, die in direktem Zusammenhang mit ihren wahnhaften Überzeugungen stehen, indem sie z. B. die Arbeit aufgegeben hat und sich sozial
zurückgezogen hat, weil sie glaubt, daß Leute den Kontakt mit ihr vermeiden, weil sie
„schmutzig" ist. Jedoch zeigt Frau W. in Themenbereichen, die ihren Wahn nicht berühren,
keine Störung im Denken. Obwohl **sozialer Rückzug** auch in der Schizophrenie häufig zu
beobachten ist, tritt er dort meist als Folge der charakteristischen Negativsymptome auf.
Der soziale Rückzug, der bei einer Wahnhaften Störung auftreten kann, erscheint mehr als
eine Konsequenz der wahnhaften Überzeugung. Zum Beispiel ist, wie oben erwähnt, Frau
W.'s sozialer Rückzug die Folge ihrer Überzeugung, daß andere denken, sie sei „schmutzig". Patienten mit der wahnhaften Überzeugung, daß andere sie vergiften wollen, können
es vermeiden, in einem Restaurant zu essen, aus Angst vergiftet zu werden. Um eine richtige
Diagnose zu stellen, muß der Kliniker deshalb nicht nur feststellen, welche Art von Verhalten gegenwärtig vorhanden ist, sondern auch wodurch dieses Verhalten bedingt wird.

Viele Experten sind der Ansicht, daß die Schizophrenie und die Wahnhafte Störung ein
Kontinuum sind, daß sie eine ähnliche Pathogenese haben und daß sie insofern evtl. als Teil
einer Störung angesehen werden sollten. Einige Hinweise zeigen jedoch, daß sich die
Wahnhafte Störung von der Schizophrenie unterscheidet durch eine andere familiäre Belastung, Verlauf , Prognose und Ansprechen auf Behandlung.

Die schwierigste Differentialdiagnose kann die zu **affektiven Störungen** sein. Viele Betroffene mit Wahnhafter Störung zeigen Symptome einer affektiven Störung, wie z. B. Herr C.
es tat, als er nach seiner Inhaftierung zur Behandlung kam.

Sogar wenn Wahnphänomene vorhanden wären, würde die Diagnose Affektive Störung
mit Psychotischen Symptomen lauten, wenn die Wahnphänomene nur während der Phasen
der affektiven Störung auftreten würden. Jedoch können hervorstechende affektive Symptome auch ein sekundärer Aspekt der Wahnhaften Störung sein (z. B. Herrn C.'s Verzwei-
lung über das schlechte Laufen seines Geschäftes) und können entweder als ein assoziier-
tes Symptom, das keiner eigenständigen Diagnose bedarf, oder als Nicht Näher Bezeichnete
Depressive Störung diagnostiziert werden.

Eine Wahnhafte Störung kann gleichzeitig mit einer **Paranoiden Persönlichkeitsstörung**
auftreten, unterscheidet sich jedoch von dieser durch das Vorhandensein von anhaltenden
Wahnvorstellungen. Wenn eine Person mit einer Paranoiden, Schizoiden, oder Schizotypischen Persönlichkeitsstörung später entweder eine Wahnhafte Störung oder eine Schizophrenie entwickelt, wird dies auf Achse II so notiert, indem die Persönlichkeitsstörung
aufgeführt wird gefolgt von „(prämorbid)."

Subtypen der Wahnhaften Störung im DSM-IV

Der Diagnose einer Wahnhaften Störung kann eine Reihe von Subtypen zugeordnet werden, je nachdem was das hervorstechendste Wahnthema ist. Diese Untergruppen helfen zu
entscheiden, welche anderen Störungen aus **differentialdiagnostischer Sicht** am ehesten
zu erwägen sind: Für den Typus mit Körperbezogenem Wahn ist die häufigste Differentialdiagnose die einer Somatoformen Störung, wie z. B. die Körperdysmorphe Störung oder die
Hypochondrie; für den Typus mit Verfolgungswahn und/oder Eifersuchtswahn ist der Paranoide Typus der Schizophrenie die wichtigste Differentialdiagnose; für den Typus mit

Liebeswahn ist die wichtigste Differentialdiagnose die echte unerwiderte Liebe sowie die Schizophrenie oder eine Affektive Störung mit Psychotischen Merkmalen; für den Typus mit Größenwahn ist es eine Affektive Störung mit Psychotischen Symptomen und eine der Persönlichkeitsstörungen.

Frau W.'s Symptome rechtfertigen eindeutig die Diagnose einer Wahnhaften Störung aus der Subgruppe mit **Körperbezogenem Wahn**. Sie ist überzeugt, daß sie an einer körperlichen Erkrankung leidet (einem Befall mit Parasiten), und sie hält an dieser Idee mit wahnhafter Intensität fest, indem sie darauf besteht, daß sie keinen Psychiater zu sehen braucht, sondern wegen eines wirklichen körperlichen Leidens behandelt werden sollte.

Frau T. zeigt keine auffälligen affektiven Symptome und ist trotz gegenteiliger Beweise davon überzeugt, daß ihre Liebe für den Professor erwidert wird; deshalb rechtfertigen ihre Symptome die Diagnose einer Wahnhaften Störung vom Typus mit Liebeswahn. Personen wie Frau T. mit einer Wahnhaften Störung vom **Typus mit Liebeswahn**, entwickeln auch häufig Verfolgungsideen. Sie können zu der Überzeugung gelangen, daß ihr angeblicher Liebhaber ihnen folgt oder nachschleicht, ihnen auflauert oder ihr Telefon abhört. Wenn Symptome des Typus mit Liebeswahn und Symptome des Typus mit Verfolgungswahn vorliegen, erhält der Typus mit Liebeswahn diagnostischen Vorrang.

Herr C. hat keines der anderen charakteristischen Symptome einer Schizophrenie und erhält deshalb die Diagnose einer Wahnhaften Störung vom **Typus mit Verfolgungswahn**. Jedoch kann es manchmal schwierig sein zu entscheiden, ob eine desorganisierte Sprache, desorganisiertes Verhalten oder eine Negativsymptomatik in einem solchen Ausmaß vorliegen, daß eine Änderung der Diagnose von Wahnhafter Störung zu Schizophrenie gerechtfertigt erscheint. Wir halten eine hohe Schwelle bei der diesbezüglichen Entscheidung für gerechtfertigt. Zum Beispiel reicht eine leichte „Assoziationslockerung" nicht aus für die Diagnose Schizophrenie, weil eine nur unvollständig logische Sprache weit verbreitet ist, besonders wenn sich Leute in Streßsituationen befinden. „Desorganisiertes" Verhalten muß wirklich desorganisiert sein und darf nicht nur darin bestehen, sozial ungeschickt zu sein oder darin, Schwierigkeiten zu haben, Augenkontakt zu halten. Zuletzt zählt auch der Verlust von Motivation, der durch ein Gefühl bedingt wird, daß man Gefahr vermeiden muß oder einer Verfolgung entkommen muß, nicht als Negativsymptomatik.

Therapieplanung für eine Wahnhafte Störung

Weil die Wahnhafte Störung relativ selten ist und sich nicht für kontrollierte Studien anbietet, ist sie bisher nicht systematisch untersucht worden. Obwohl Fallberichte nahe legen, daß die Wahnhafte Störung auf Neuroleptika anspricht, bleibt die Wahl innerhalb dieser Medikamentengruppe unklar. Zudem sind Patienten oft mit einer solchen Medikation nicht einverstanden. Wenn hervorstechende affektive Symptome den Wahn begleiten, kann es notwendig sein, eine antidepressive Medikation anzusetzen.

Ebenso wird die Wahl des richtigen psychotherapeutischen Zugangs in der Literatur kontrovers diskutiert. Viele Autoren raten davon ab, die Patienten mit der Irrealität ihres Wahns zu konfrontieren, mit dem Hinweis, dies würde die therapeutische Beziehung gefährden, die Angst erhöhen und einer weitergehenden Dekompensation Vorschub leisten. Auf der anderen Seite wird die Nicht-Konfrontation mit der Irrealität des Wahns häufig von den Patienten als stillschweigende Bestätigung dahingehend interpretiert, daß die Befürchtungen tatsächlich real sind, was letztendlich noch erschreckender ist. Ein vorsichtiges Infragestellen führt manchmal zu einer dramatisch verbesserten Realitätswahrnehmung. Im Falle von Frau T. fragte der Untersucher z. B. was ihr beweisen könnte, daß ihre Phantasie mit ihr durchgegangen sei und daß ihr „Liebhaber" sie gar nicht wirklich liebe. Frau T. entgegnete, daß sie ihre Vorstellung überdenken würde, wenn er ihr in die Augen schauen würde und ihr gerade heraus sagen würde, daß er sie nicht liebt. Hierauf wurde für einen späteren Zeitpunkt des Tages ein Treffen arrangiert, in dem der Professor mit bemerkenswerter Sensibilität, jedoch gerade heraus, ihr in die Augen blickte und sagte, daß er sie nicht liebe, daß er nie solche Gedanken gehabt habe und daß ihm ihre romantischen Angebote Unbehagen bereitet hätten. Die Patientin war in der Lage, dies zu akzeptieren und ihre Symptome zwischenzeitlich aufzugeben. Einige Monate später jedoch begann die Patientin zu spüren, daß ihr männlicher Therapeut in sie verliebt sei.

ICD-10

Fallbeispiel: Ein Restaurantbesitzer unter Belagerung (Herr C., s.S. 142)

ICD-10 Diagnose
F22.0 Wahnhafte Störung, Typus mit Verfolgungswahn

Fallbeispiel: Eine Frau mit Parasitenbefall (Frau W., s.S. 143)

ICD-10 Diagnose
F22.0 Wahnhafte Störung, Typus mit hypochondrischem Wahn

Fallbeispiel: Ein Opfer der Liebe (Frau T., s.S. 144)

ICD-10 Diagnose
F 22.0 Wahnhafte Störung, Typus mit Liebeswahn

F22.0 wahnhafte Störung
A. Ein Wahn oder Wahnsystem mit anderen als den typischen unter F20 G1.1b. oder d.) aufgezählten schizophrenen Inhalten (d. h. keine völlig unmöglichen oder kulturell inakzeptablen Vorstellungen). Am häufigsten sind Verfolgungs-, Größen-, Eifersuchts-, Liebes- oder hypochondrischer Wahn.
B. Die Wahngedanken (A.) müssen mindestens drei Monate bestehen.
C. Die allgemeinen Kriterien für eine Schizophrenie (F20.0-F20.3) werden nicht erfüllt.
D. Anhaltende Halluzinationen jeglicher Sinnesmodalität dürfen nicht vorkommen (vorübergehende oder gelegentliche akustische Halluzinationen, die nicht in der dritten Person sprechen oder laufend kommentieren, können vorkommen).

E. Depressive Symptome (oder sogar eine depressive Episode, F32) können im Verlauf vorkommen, vorausgesetzt, die Wahngedanken bestehen auch nach Rückbildung etwaiger affektiver Symptome unverändert weiter.

F. Häufigstes Ausschlußkriterium: Kein Nachweis einer primären oder sekundären Gehirnerkrankung wie unter F0 angegeben oder einer durch psychotrope Substanzen bedingten psychotischen Störung (F1x.5).

Spezifizierung möglicher Subtypen:

Folgende Typen können, wenn gewünscht unterschieden werden: Verfolgungswahn, Querulantenwahn, Beziehungswahn, Größenwahn, hypochondrischer Wahn, Eifersuchtswahn, Liebeswahn.

Interpretation nach ICD-10

Nach den Kriterien der ICD-10 würde **Herr C.** ebenfalls die Diagnose einer wahnhaften Störung bekommen. Seine Wahninhalte entsprechen dem geforderten **Kriterium A**, die Wahngedanken bestehen drei Monate (**Kriterium B**), allgemeine, wie im Rahmen der DSM-IV- Richtlinien ausführlich diskutierte Hinweise auf eine Schizophrenie finden sich nicht (**Kriterium C**). Fraglich ist die Erfüllung des Kriteriums D: Es wird berichtet, daß Herr C. sich sicher ist, daß irgend etwas mit dem Heizungssystem nicht stimmt und daß von dort eine gefährliche Verschmutzung der Luft ausgeht, die niemand außer ihm wahrnehmen kann. Ob es sich hierbei nur um eine wahnhafte Überzeugung oder tatsächlich um eine (nicht nur kurzzeitige sondern) anhaltende z. B. olfaktorische Halluzination handelt, ist anhand dieser Beschreibung nicht sicher zu sagen. Gleiches gilt für die geschilderte depressive Symptomatik; auch von ihr kann anhand des Textes nicht sicher gesagt werden, ob sie unter dem **Kriterium D** zu subsumieren ist oder ob hier eine zusätzliche depressive Episode (F32) zu diagnostizieren ist. Entsprechend dem DSM-IV können auch im ICD-10 Spezifizierungen möglicher Subtypen (Verfolgungswahn, Querulantenwahn, Beziehungswahn, Größenwahn, hypochondrischer Wahn, Eifersuchtswahn, Liebeswahn) vorgenommen werden. Herr C. würde den Subtypus Verfolgungswahn bekommen. **Frau W.** (Fallbeispiel: Eine Frau mit Parasitenbefall) würde ebenfalls nach ICD-10 die gleiche Diagnose wie im DSM-IV erhalten; sie erfüllt das **Kriterium A, das Kriterium B** (die Symptomatik besteht seit 12 Jahren), die **Kriterien C, D und F** (wie beschrieben finden sich keine Hinweise für Halluzinationen, Denkstörungen, Aspekte der Persönlichkeit außerhalb des Wahns sind gut erhalten und, wie oben diskutiert, ist der soziale Rückzug nicht als Negativsymptomatik zu werten; ferner ergibt sich kein Anhalt für einen medizinischen Krankheitsfaktor). Depressive Symptome scheinen zumindest leichter ausgeprägt zu bestehen (sie fühlte sich erbärmlich, schläft schlecht etc.), insofern wäre auch das **Kriterium E** erfüllt. Da derzeit in ICD-10 (noch) keine unterschiedlichen Achsen offiziell publiziert sind, um parallel zur psychiatrischen Hauptdiagnose andere, z. B. körperliche, Diagnosen zu verschlüsseln, kann das im 10. Lebensjahr erlittene Schädeltrauma - unabhängig davon, ob es für die jetzige Diagnose von Bedeutung ist oder nicht – nicht verschlüsselt werden. Ebenso erfüllt auch Frau T. nach ICD-10 alle Kriterien einer wahnhaften Störung (wobei das Kriterium E anhand der Aussagen des Textes nicht zu beantworten ist) und die Diagnose könnte anhand des Subtypes Liebeswahn näher spezifiziert werden.

Vergleich DSM-IV/ICD-10

Gemäß den Leitlinien der ICD-10 sind Wahnvorstellungen das auffälligste oder einzige Charakteristikum einer wahnhaften Störung. Im Gegensatz zum DSM-IV, das im Kriterium A eine Dauer der Symptome von mindestens einem Monat fordert, wird im ICD-10 über das Kriterium B eine Mindestdauer der Symptomatik von drei Monaten gefordert. Kürzere Episoden sollen zumindest vorübergehend mit der Diagnose F23.3, akute vorwiegend wahnhafte psychotische Störung klassifiziert werden. Die ICD-10 versucht diesem Prinzip der „anhaltenden Dauer" der wahnhaften Symptome für die Diagnose wahnhafte Störung auch dadurch Rechnung zu tragen, daß sie als Überbegriff für wahnhafte Störungen mit F22 den Terminus der „anhaltenden wahnhaften Störungen" definiert. Neben dem Zeitkriterium fordert die ICD-10 daß die Wahnsymptomatik eindeutig auf die Person bezogen und nicht subkulturell bedingt ist. Depressive Symptome oder sogar eine vollentwickelte depressive Episode (F32) können zwischenzeitlich auftreten, vorausgesetzt, daß der Wahn auch dann weiterbesteht, wenn keine affektiven Symptome vorhanden sind. Etwas verwirrend sind in der ICD-10 die unterschiedlichen Aussagen hinsichtlich des Auftretens schizophrener Symptome: Während in den Forschungskriterien (Dilling et al: ICD-10: Kapitel V (F); Forschungskriterien / WHO, Huber Verlag, Bern 1997) im Kriterium C die Aussage getroffen wird, daß die allgemeinen Kriterien für eine Schizophrenie (F20.0-F20.3) nicht erfüllt werden (und dies bei dem Leser ein „**gegenwärtig**" impliziert), wird in den Klinisch -diagnostischen Leitlinien (Dilling et al: ICD-10: Kapitel V (F); Klinisch diagnostische Leitlinien / WHO, Huber Verlag, Bern 1992) unter dem Absatz diagnostische Leitlinien (Seite 106) postuliert, daß schizophrene Symptome (Kontrollwahn, Gedankenausbreitung etc.) in der Vorgeschichte nicht vorgekommen sein dürfen. Dies ist im DSM-IV über das Kriterium B exakter definiert, indem gefordert wird, daß das Kriterium A für eine Schizophrenie **nie** erfüllt war. Als weitere Kriterien die nicht mit der Diagnose einer wahnhaften Störung vereinbar sind werden in der ICD-10 zerebrale Erkrankungen sowie ständiges Stimmenhören genannt.

Kurze Psychotische Störung

* Fallbeispiel: Ein frisch gebackener Hochschulabsolvent ist überwältigt

Herr Y. ist ein 26-jähriger frisch gebackener Absolvent einer Wirtschaftsschule, der gerade seine erste Anstellung in einer sehr renommierten Firma erhalten hat und damit über ein Jahresgehalt verfügt, das dreimal so hoch ist, wie das höchste, das sein Vater je verdient hat. Herr Y. war über seinen Erfolg überrascht, weil sowohl das College als auch die Wirtschaftsschule, die er besucht hatte, relativ klein und wenig wettbewerbsträchtig waren. Sein neuer Job erforderte, daß er aus der kleinen Stadt, in der er aufwuchs, in eine viel größere Stadt umzog. Während der letzten 3 Wochen hat Herr Y. an einem Ferienkurs in Management-Training teilgenommen, das von seiner Firma für dreißig Neuanfänger finanziert wurde, bevor sie im Herbst ihre Arbeit beginnen sollten. Beinahe zeitgleich mit Beginn des Kurses begann sich Herr Y. „vollkommen aus der Spur" zu fühlen. Er hatte den Eindruck, daß jeder andere im Kurs in der Lage war, alles sofort zu verstehen, während er sich vollkommen verloren fühlte. Er begann, Angstsymptome zu entwickeln und unter Schlafstörungen zu leiden. Ungefähr eine Woche nach Beginn des Kurses gelangte Herr Y. zunehmend zu der Überzeugung, daß die anderen Kursteilnehmer abschätzig über ihn sprechen und konspirieren würden, damit er einen Mißerfolg erleide. Als er dann einige wichtige Kursunterlagen nicht mehr finden konnte, war er sich sicher, daß einer der anderen Kursteilnehmer diese gestohlen hätte, um sein „Scheitern" zu sichern. Er hatte komische Klickgeräusche in seinem Telefon gehört und war überzeugt davon, daß die Firma sein Telefon angezapft habe, um einen Grund zu finden, ihn loszuwerden. Drei Wochen nach Beginn des Kurses kommt er zur Untersuchung, weil er nicht mehr schlafen oder im Kurs adäquate Leistungen bringen kann und große Angst hat zu versagen. Binnen einer Woche unter neuroleptischer Medikation sind die psychotischen Symptome von Herrn Y. komplett abgeklungen. Er ist fähig, den Kurs zu beenden, obwohl er sich durch die Medikation „gedämpft" fühlt. Obwohl Herr Y. während dieser Episode an Schlaflosigkeit und Unruhe litt, fand sich kein anderes Symptom, das für das Vorliegen einer Manie sprach. Nichtsdestotrotz scheint es erwähnenswert, daß eine Tante mütterlicherseits an einem klassischen Verlauf einer Bipolaren Störung mit vielen Krankenhausaufenthalten gelitten hatte.

DSM-IV Diagnose
(ICD-10 s.S. 155)

Achse I:	298.8	Kurze Psychotische Störung
Achse II:	V71.09	Keine Diagnose
Achse III:		Keine
Achse IV:		Neue und sehr belastende Arbeitssituation, Umzug von seiner kleinen Heimatstadt in eine große Stadt
Achse V:		GAF = 45 (Bei Erstvorstellung); 90 (höchster Wert im letzten Jahr)

Diagnostische Kriterien für 298.8 (F23.xx) Kurze Psychotische Störung

A. Vorhandensein von mindestens einem der folgenden Symptome:
   (1) Wahn,
   (2) Halluzinationen,
   (3) desorganisierte Sprechweise (z. B. häufiges Entgleisen oder Inkohärenz),
   (4) grob desorganisiertes oder katatones Verhalten.
   Beachte: Schließe ein Symptom nicht ein, wenn es ein kulturell akzeptiertes Reaktionsmuster darstellt.

B. Eine Episode dieses Störungsbildes dauert mindestens einen Tag, aber weniger als einen Monat an, mit schließlich vollständiger Wiederherstellung des prämorbiden Leistungsniveaus.

C. Das Störungsbild kann nicht besser durch eine Affektive Störung mit Psychotischen Merkmalen, eine Schizoaffektive Störung oder eine Schizophrenie erklärt werden, und es geht nicht auf die direkte körperliche Wirkung einer Substanz (z. B. Droge, Medikament) oder eines medizinischen Krankheitsfaktors zurück.

Fortsetzung nächste Seite

Fortsetzung

Bestimme, ob:

Mit Deutlichen Belastungsfaktoren (kurze reaktive Psychose): Wenn die Symptome kurz nach und offensichtlich als Reaktion auf Ereignisse auftreten, die einzeln oder zusammengenommen für fast jede Person desselben Kulturkreises unter ähnlichen Umständen erheblich belastend wären.

Ohne Deutliche Belastungsfaktoren: Wenn die psychotischen Symptome *nicht* kurz nach oder offensichtlich in Reaktion auf Ereignisse auftreten, die einzeln oder zusammengenommen für fast jede Person desselben Kulturkreises unter ähnlichen Umständen erheblich belastend wären.

Mit Postpartalem Beginn: bei Beginn innerhalb von vier Wochen nach einer Entbindung.

Leitlinien für Diagnose und Differentialdiagnose einer Kurzen Psychotischen Störung

Die DSM-IV Kategorie „Kurze Psychotische Störung" ersetzt die DSM III-R Diagnose „Kurze Reaktive Psychose". Das Konzept wurde erweitert, um alle psychotischen Erscheinungen, die weniger als einen Monat gedauert haben (ob sie nun durch einen Belastungsfaktor ausgelöst wurden oder nicht) einzuschließen, die nicht besser einer anderen psychischen Störung (z. B. einer Affektiven Psychose mit Psychotischen Merkmalen) oder den Auswirkungen eines medizinischen Krankheitsfaktors zugeordnet werden können. Wenn, wie es oft der Fall ist, eine Kurze Psychotische Störung durch einen erkennbaren Belastungsfaktor herbeigeführt wird, wie z. B. Besuch einer neuen Schule oder Beginn einer neuen Arbeit oder Wehrdienst, dann kann dies durch die Verwendung des **Subtypes „Mit Deutlichen Belastungsfaktoren"** gekennzeichnet werden. Manchmal kann sich auch als Belastungsfaktor erweisen, was normalerweise als positives Ereignis bewertet wird (z. B: einen richtig guten Job zu bekommen, eine beeindruckende Beförderung zu erreichen oder die Geburt eines Kindes). Die Kurze Psychotische Störung ist generell durch einen guten prämorbiden Zustand und eine gute Prognose gekennzeichnet.

Die geforderte Dauer der Anwesenheit der Symptome, um eine Kurze Psychotische Störung zu diagnostizieren, beträgt mindestens einen Tag und höchstens einen Monat. Dies bedeutet eine Änderung gegenüber der Definition des DSM III-R, in der auch Symptome, die nur einige Stunden vorhanden waren, eingeschlossen wurden. Wenn der Behandler diese sehr kurzen Symptome, die manchmal im Rahmen einer Schizotypischen, Paranoiden oder Borderline Persönlichkeitsstörung auftreten, gesondert diagnostizieren will, kann er die Diagnose „Nicht Näher Bezeichnete Psychotische Störung" verwenden.

Die Diagnose einer Kurzen Psychotischen Störung darf nicht provisorisch gegeben werden (d. h. bevor die psychotischen Symptome remittiert sind). Sie ist dann angemessen, wenn der Betroffene innerhalb eines Zeitraumes von weniger als einem Monat wieder genesen ist. Als sich Herr Y. zum erstenmal zur Behandlung vorstellte, wäre es zum Beispiel unmöglich gewesen zu entscheiden, ob sein nachfolgender Krankheitsverlauf dieser Störung entspricht, oder aber einer Schizophreniformen, Wahnhaften oder Affektiven Störung zuzuordnen wäre. Deshalb wäre die angemessene Diagnose zu diesem Zeitpunkt „Nicht Näher Bezeichnete Psychotische Störung".

Therapieplanung für die Kurze Psychotische Störung

Kurze psychotische Störungen werden grundsätzlich mit einer Kombination aus neuroleptischer Medikation und Psychotherapie behandelt. Die Psychotherapie verfolgt hierbei das Ziel, dem Betroffenen zu helfen, den Belastungsfaktor (falls vorhanden) zu bewältigen oder sich von ihm zu befreien. Die schwierigste Frage ist häufig, wie lange eine medikamentöse Behandlung fortgeführt werden sollte, nachdem die psychotischen Symptome abgeklungen sind. Die Antwort hängt von der Dauer und Schwere der Symptome ab, ob suizidale oder fremdgefährdende Impulse mit ihnen vergesellschaftet waren und ob es wahrscheinlich ist, daß der Patient und seine Familie auf frühe Anzeichen eines Rückfalls reagieren werden. Sie hängt auch davon ab, ob gleichzeitig eine affektive Störung besteht.

Die schwierigste Frage in der Behandlung von Herrn Y. ist die, ob die richtige Diagnose tatsächlich eine Kurze Psychotische Störung ist, oder ob dies eine erste und atypische Präsentation eines Zustandes ist, der sich zu einer Bipolaren Affektiven Störung weiterentwickeln wird. Die **Differentialdiagnose** würde weitreichende therapeutische Konsequenzen nach sich ziehen, da die Diagnose einer Bipolaren Affektiven Störung implizieren würde, daß mit sehr großer Wahrscheinlichkeit mit weiteren wiederkehrenden Phasen zu rechnen ist; dies würde eine Langzeitbehandlung mit stimmungsstabilisierenden Medikamenten erforderlich machen. Herr Y. und seine Familie wurden über die Möglichkeit einer Anfälligkeit für wiederkehrende Episoden einer Bipolaren Störung informiert und ermutigt, stressreduzierende und stabilisierende Schritte im Hinblick auf seine allgemeine Lebensgestaltung einzuleiten, wie dies in der Diskussion der Behandlung einer Bipolaren Störung I dargestellt wurde. Herr Y. wurde für die Dauer eines Jahres auf Lithium eingestellt.

ICD-10

Fallbeispiel: Ein frisch gebackener Hochschulabsolvent ist überwältigt (s.S. 152)

ICD-10 Diagnose
F23.31   akute vorwiegend wahnhafte psychotische Störung mit akuter Belastung

F23	akute vorübergehende psychotische Störungen
	G1. Akuter Beginn von Wahngedanken, Halluzinationen und unverständlicher oder zerfahrener Sprache oder jegliche Kombination von diesen Symptomen. Das Zeitintervall zwischen dem ersten Auftreten der psychotischen Symptome und der Ausbildung des voll entwickelten Störungsbildes sollte nicht länger als zwei Wochen betragen.
	G2. Wenn vorübergehende Zustandsbilder mit Ratlosigkeit, illusionärer Verkennung oder Aufmerksamkeits- und Konzentrationsstörungen vorkommen, erfüllen sie nicht die Kriterien für eine organisch bedingte Bewußtseinsstörung wie sie unter F05 A beschrieben wird.

G3. Die Störung erfüllt nicht die Kriterien für eine manische (F30), eine depressive (F32) oder eine rezidivierende depressive Episode (F33).

G4. Kein Nachweis eines vorangegangenen Konsums psychotroper Substanzen, die gravierend genug wäre, die Kriterien für eine Intoxikation (F1x.0), einen schädlichen Gebrauch (F1x.1), ein Abhängigkeitssyndrom (F1x.2) oder ein Entzugssyndrom (F1x.3 und F1x.4) zu erfüllen. Ein kontinuierlicher und im wesentlichen unveränderter Alkoholkonsum oder Substanzgebrauch in einer Menge oder Häufigkeit, die die Betroffenen gewohnt sind, schließt die Diagnose F23 nicht aus. Das klinische Urteil und die Erfordernisse des in Frage kommenden Forschungsprojektes sind hier ausschlaggebend.

G5. Häufigstes Ausschlußkriterium: Kein Nachweis einer organischen Gehirnerkrankung (F0) oder schweren metabolischen Störung, die das zentrale Nervensystem betreffen (Geburt und Wochenbett sind hier nicht gemeint).

Um zu differenzieren, ob der akute Beginn der Störung mit einem akuten belastenden Ereignis (in den letzten zwei Wochen vor dem Auftreten der ersten psychotischen Symptome) im Zusammenhang steht, sollte die fünfte Stelle verwandt werden:

F23.x0 ohne akute Belastung

F23.x1 mit akuter Belastung

Für Forschungszwecke ist es empfehlenswert, außerdem den Umschlag der Störung von einem nicht-psychotischen zu einem eindeutig psychotischen Zustandsbild zu differenzieren als entweder:

abrupt(innerhalb von 48 Stunden) oder

akut (mehr als 48 Stunden, aber weniger als zwei Wochen).

| F23.3 | andere akute vorwiegend wahnhafte psychotische Störung |

A. Die allgemeinen Kriterien für eine akute vorübergehende psychotische Störung (F23) müssen erfüllt sein.

B. Es liegen relativ stabile Wahnideen und/oder Halluzinationen vor, die aber nicht die Kriterien für eine Schizophrenie (F20.0-F20.3) erfüllen.

C. Die Störung erfüllt nicht die Kriterien für die akute polymorphe psychotische Störung (F23.0).

D. Die Gesamtdauer der Störungen beträgt nicht mehr als drei Monate.

Interpretation nach ICD-10

Herr Y. zeigte paranoide Wahnphänomene, wobei diese nur für kurze Zeit anhielten und insofern nicht einer wahnhaften Störung zugeordnet werden können (Mindestdauer drei Monate!). Diese Wahnphänomene erfüllen das **Kriterium G1**. Die vorhandenen Konzentrationsstörungen entsprechen den in **G2 geforderten Kriterien**. Die Symptomatik erfüllt nicht die Kriterien einer manischen, depressiven oder rezidivierenden depressiven Episode **(G3)**. Ebenso findet sich kein Hinweis für die **Kriterien G4 und G5**. Das Zustandsbild war nicht polymorph und klang binnen eines Monats ab. Insofern kann die von Herrn Y. gebotene Symptomatik unter Berücksichtigung des Verlaufes als akute vorwiegend wahnhafte psychotische Störung diagnostiziert werden, wobei hier der Zusatz „mit akuter Belastung" sicherlich gerechtfertigt erscheint. Differentialdiagnostisch gilt es hier vor allem eine akute schizophreniforme Störung auszuschließen, wobei sich im Text keine Hinweise für weitergehende schizophrene Symptomatik (z. B. Denkstörungen, Halluzinationen etc.) finden lassen.

Vergleich DSM-IV/ICD-10

Entgegen den klaren und einfachen Kriterien des DSM-IV wird diese Gruppe von Störungen im ICD-10 in eine Vielzahl von schwer zu überschauenden Untergruppen eingeteilt. Bei Fehlen eines bewährten multiaxialen Systems wird hier eine Rangfolge angegeben, welche Priorität den Schlüsselsymptomen der Störung zukommt. Die hier verwendete Rangfolge ist:

1. **Akuter Beginn** innerhalb von 2 Wochen als entscheidendes Kriterium der gesammten Gruppe von Störungen.
   Akuter Beginn wird hierbei definiert als Wechsel von einem Zustand ohne psychotische Symptome in einen eindeutig abnormen psychotischen Zustand innerhalb von zwei Wochen oder weniger.

2. Das **Vorhandensein typischer Syndrome**
   Die ausgewählten typischen Syndrome sind 1. das schnell wechselnde und unterschiedliche Erscheinungsbild, hier polymorph genannt, das als charakteristisch für akute psychotische Zustandsbilder bezeichnet wird und 2. das Vorhandensein typischer schizophrener Symptome.

3. Das Vorliegen einer **akuten Belastung**
   Wobei dieses Kriterium als niedrigstes in der Rangfolge gilt und insofern nicht erfüllt sein muß.

Weiter wird darauf hingewiesen, daß eine vollständige Besserung der Symptomatik in der Regel nach zwei oder drei Monaten erfolgt und nur wenige Patienten anhaltende oder Beschwerdebilder mit dauerhaften Behinderungen entwickeln. Insofern unterscheiden sich hier beide Diagnostiksysteme deutlich: Während ein entscheidender Aspekt im Verständnis der Störung nach DSM-IV vor allem im **Kriterium B** liegt, das den zeitlichen Rahmen der Symptomatik streng eingrenzt und eine vollständige Wiederherstellung des **prämorbiden Zustandes** postuliert, ist der Schwerpunkt -Aspekt der ICD-10 auf den abrupten Beginn der Störung gelegt. Dem Konzept des DSM-IV am entsprechendsten ist die Untergruppe F23.2 akute schizophreniforme psychotische Störung, für die gilt, daß die gezeigten Zustandsbilder nicht polymorph sind und im wesentlichen denen einer Schizophrenie entsprechen und vor allem innerhalb eines Monats wieder abgeklungen sind.

Substanzinduzierte Psychotische Störung

* Fallbeispiel: Ein College Student hat einen sehr schlechten Trip

Herr K. ist ein 19-jähriger College Student im 2. Jahr, der sehr gut arbeitete, bis er Ende letzter Woche begann, große Mengen an „Crack-Kokain" zu nehmen, weil er sich ungenügend auf die bevorstehenden Prüfungen vorbereitet fühlte. Er begann unter der wahnhaften Überzeugung zu leiden, daß er von der Polizei beobachtet werde und daß seine Eltern einen Detektiv beauftragt hätten, ihn zu überwachen. Herr K. war überzeugt, daß sein Zimmergenosse ein Informant des Collegepräsidenten sei und entwickelte die Vorstellung, daß der Collegepräsident seinen Eltern bezüglich seines Lernverhaltens, seiner Leistungen in der Klasse sowie seines Drogenkonsums nächtens Protokoll erstatte. Schließlich wurde Herr K. etwa eine Woche, nachdem diese wahnhaften Symptome begannen, extrem aufgeregt und agitiert und drohte, seinen Zimmerkollegen zu verletzen, wenn er weiterhin Informationen über ihn liefern würde. Wie unschwer nachvollziehbar, war der Zimmerkollege über das Verhalten von Herrn K. ernsthaft beunruhigt und informierte den Sicherheitsdienst des Campus. Diese Aktion bestärkte Herrn K. wiederum in seiner Überzeugung, daß sein Zimmergenosse ein feindseliger Spion sei, der ihn überwache und Informationen über ihn weitergebe.

Der Patient wurde vom Studentendekan, der von den Sicherheitsleuten des Campus informiert wurde, in die Notaufnahme gebracht. Während der notfallmäßigen Untersuchung berichtete der Patient über Schlaflosigkeit und akustische Halluzinationen, die ihm ständig vorschlagen würden, daß er die Registratur der Collegeverwaltung verwüsten solle. Er war sehr agitiert und ging ständig auf und ab. Nach der Einweisung in ein psychiatrisches Krankenhaus wurden dem Pat. Neuroleptika in niedrigen Dosen sowie Schlafmittel verordnet, worunter Herr K. binnen drei Tagen gesundete. Herr K. hat nur mehr eine vage, traumähnliche Erinnerung an diese Vorfälle. Als seine Eltern kommen, berichten sie über eine unauffällige Vorgeschichte bezüglich solcher Symptome. Sie berichten jedoch, daß der Patient bereits in der Vergangenheit Marihuana und Kokain genommen habe. Ein Drogentest auf Kokain, der auf Veranlassung der Klinik durchgeführt wurde, ist positiv.

DSM-IV Diagnose
(ICD-10 s.S. 161)

Achse I:	292.11	Kokaininduzierte Psychotische Störung, mit Wahnphänomenen
Achse II:	V71.09	Keine Diagnose
Achse III:		Keine
Achse IV:		Sorgen bzgl. Prüfungen
Achse V:		GAF = 30 (bei Einweisung); 85 (höchster Wert im letzten Jahr)

Diagnostische Kriterien für Substanzinduzierte Psychotische Störung

A. Ausgeprägte Halluzinationen oder Wahnphänomene.
   Beachte: Berücksichtige keine Halluzinationen, wenn der Betroffene selbst einsieht, daß sie substanzinduziert sind.

B. Es gibt Hinweise in der Vorgeschichte, der körperlichen Untersuchung oder in Laborbefunden auf entweder (1) oder (2):
   (1) Die Symptome des Kriteriums A entwickelten sich während oder innerhalb eines Monats nach einer Substanzintoxikation oder einem -Entzug.
   (2) Eine Medikamenteneinnahme steht in ursächlichem Zusammenhang mit dem Störungsbild.

C. Das Störungsbild kann nicht durch eine Psychotische Störung, die nicht substanzinduziert ist, besser erklärt werden. Folgende Hinweise würden dafür sprechen, daß die Symptome durch eine Psychotische Störung, die nicht substanzinduziert ist, besser erklärt werden können: Die Symptome traten vor Beginn der Substanzeinnahme (oder Medikamenteneinnahme) auf; die Symptome halten über eine beträchtliche Zeitspanne (z. B. etwa einen Monat) nach Beendigung des akuten Entzugs oder der schweren Intoxikation an oder gehen deutlich über das hinaus, was aufgrund der Art oder der Menge der eingenommenen Substanz oder aufgrund der Dauer der Einnahme zu erwarten wäre; oder es gibt andere Hinweise, die die Existenz einer unabhängigen, nicht substanzinduzierten Psychotischen Störung nahelegen (z. B. wiederholte nicht substanzinduzierte Episoden in der Vorgeschichte).

D. Das Störungsbild tritt nicht ausschließlich im Verlauf eines Delirs auf.

Beachte: Diese Diagnose sollte nur dann anstelle der Diagnose einer Substanzintoxikation oder eines Substanzentzuges gestellt werden, wenn die Symptome über diejenigen hinausgehen, die gewöhnlich mit dem Intoxikations- oder Entzugssymptom einhergehen, und wenn sie schwer genug sind, um für sich allein genommen klinische Beachtung zu rechtfertigen.

Codiere [Spezifische Substanz-]induzierte Psychotische Störung (F1x.5x):
291.5 Alkohol, Mit Wahn; 291.3 Alkohol, Mit Halluzinationen; 292.11 Amphetamin [oder amphetaminähnliche Substanz], Mit Wahn; 292.12 Amphetamin [oder amphetaminähnliche Substanz], Mit Halluzinationen; 292.11 Cannabis, Mit Wahn; 292.12 Cannabis, Mit Halluzinationen; 292.11 Kokain, Mit Wahn; 292.12 Kokain, Mit Halluzinationen; 292.11 Halluzinogen, Mit Wahn; 292.12 Halluzinogen, Mit Halluzinationen; 292.11 Inhalans, Mit Wahn; 292.12 Inhalans, Mit Halluzinationen; 292.11 Opiat, Mit Wahn; 292.12 Opiat, Mit Halluzinationen; 292.11 Phencyclidin [oder phencyclidinähnliche Substanz], Mit Wahn; 292.12 Phencyclidin [oder phencyclidinähnliche Substanz], Mit Halluzinationen; 292.11 Sedativum, Hypnotikum oder Anxiolytikum, Mit Wahn; 292.12 Sedativum, Hypnotikum oder Anxiolytikum, Mit Halluzinationen; 292.11 Andere [oder Unbekannte] Substanz, Mit Wahn; 292.12 Andere [oder Unbekannte] Substanz, Mit Halluzinationen.

Fortsetzung nächste Seite

Fortsetzung

Bestimme, ob
Mit Beginn Während der Intoxikation: Wenn die Kriterien für eine Intoxikation mit der Substanz erfüllt sind und die Symptome sich während des Intoxikationssyndroms entwickeln.
Mit Beginn Während des Entzugs: Wenn die Kriterien für einen Entzug von der Substanz erfüllt sind und die Symptome sich während oder kurz nach einem Entzugssyndrom entwickeln.

Leitlinien für Diagnose und Differentialdiagnose einer Substanzinduzierten Psychotischen Störung

Die Differentialdiagnose einer **Substanzinduzierten Psychotischen Störung** erfordert die Berücksichtigung der folgenden drei Punkte: Zuerst die Bestätigung, daß eine Substanz eingenommen wurde; zweitens die Beurteilung, daß die psychotischen Symptome solcher Art sind, wie man sie bei einer unkomplizierten Intoxikation mit dieser Substanz oder einem Entzug von dieser Substanz erwarten würde, und drittens die Gewißheit, daß die Substanz die direkte physiologische Ursache der psychotischen Symptome ist. Die DSM-IV Kriterien für Substanzinduzierte Psychotische Störungen geben einige Hinweise bezüglich der Entscheidung, ob die Substanzeinnahme als ursächlich zu betrachten ist.

Die psychotischen Symptome sind wahrscheinlich **primär** und nicht dem Substanzgebrauch zuzuschreiben wenn 1.) die Symptome präsent waren, bevor der Substanzgebrauch begann, 2.) die Symptome über das Ende eines akuten Entzuges oder einer Intoxikation hinaus für einen längeren Zeitraum (wie z. B. 4 Wochen) hinweg bestehen bleiben, 3.) die Entwicklung der psychotischen Symptome nicht charakteristisch ist, bezogen auf den Typ oder die Menge der benutzten Substanz und 4.) es eine familiäre Belastung mit einer primären psychotischen Störung gibt.

Wenn die Symptome nicht ernster sind, als man es bei einer Intoxikation mit Kokain erwarten würde (z. B. zwischenzeitliche Ängste, daß die Polizei kommt, die eine oder zwei Stunden anhalten), würde man die psychotischen Symptome nicht extra diagnostizieren; die Diagnose einer **Kokain-Intoxikation** würde die Symptome ausreichend beschreiben. Außerdem ist es wichtig zu entscheiden, ob Entzugssymptome oder eine zugrundeliegende medizinische Erkrankung vorhanden sind und behandelt werden sollten.

Die Entscheidung, daß Herrn K.'s Wahn und Halluzinationen aus einem Drogengebrauch resultieren, erscheint relativ klar, weil seine Symptome erst begannen, als er große Mengen „Crack-Kokain" einnahm und diese sich sehr schnell zurückbildeten, als er damit wieder aufhörte. In der klinischen Praxis können solche Entscheidungen jedoch sehr viel schwerer zu treffen sein, vor allem wenn die psychotischen Symptome persistieren. Z. B. ist es oft schwierig zu entscheiden, ob die psychotischen Symptome einer Drogeneinnahme oder einer **Schizophrenie** zuzuordnen sind, weil viele Personen mit Schizophrenie einen frühen Beginn der Symptome und einen konstanten Verlauf der Erkrankung zeigen, und dabei nehmen sie häufig und (dies auf beharrliche Weise) mißbräuchlich Substanzen zu sich. Wenn möglich muß der Behandler den Betroffenen für einen Zeitraum von vier bis sechs Wochen in eine drogenfreie Situation bringen um herauszufinden, ob dies hilft, die psychotischen Symptome zum Abklingen zu bringen. Ebenso können bestimmte Befunde der körperlichen Untersuchung, wie Pupillenerweiterung und Tachykardie helfen, eine kokaininduzierte Psychose von anderen Psychosen zu unterscheiden.

Bei jemandem, der eine Vulnerabilität für Psychosen aufweist, ist es außerdem häufig unklar, welchen Anteil die Substanz bei der Entstehung einer Psychotischen Episode einnimmt. Die Differentialdiagnose kann besonders schwer sein in Fällen, in denen LSD involviert ist, da wiederkehrende Flashbacks manchmal ein Kennzeichen dieser Droge sind.

Wenn die psychotischen Symptome nur im Rahmen eines Delirs auftreten, diagnostiziert man nur das Delir und behandelt die Symptome im Rahmen der medizinischen Notfall-behandlung.

Therapieplanung für die Substanzinduzierte Psychotische Störung

Die erste Priorität, die in der Behandlung von jemandem, der sich mit substanzinduzierten psychotischen Symptomen vorstellt, zu beachten ist, ist mögliche Risiken zu berücksichtigen, die mit den **psychotischen Gedanken** assoziiert sind und den Betroffenen zu entgiften. Wenn möglich, sollte der Betroffene aus einem Umfeld, in dem die Substanz erhältlich ist, herausgenommen werden. Der Behandler sollte sich außerdem bewußt sein, daß die Symptome eines Substanzentzuges mit psychotischen Symptomen vermischt sein können. Er sollte sicher gehen, daß Entzugssymptome, die behandelt werden sollten, nicht übersehen werden. Die kurzzeitige Gabe von **Neuroleptika** ist oft notwendig. Letztendlich sollten Vorkehrungen getroffen werden, um zu verhindern, daß Patienten sich selbst oder andere aufgrund eines Wahnes oder bestehender Halluzinationen verletzen.

ICD-10

Fallbeispiel: Ein College Student hat einen sehr schlechten Trip (s.S. 158)

ICD-10 Diagnose
F14.51   Psychotische Störung vorwiegend wahnhaft aufgrund von Kokaingenuß

F1x.5   psychotische Störung

A.   Beginn von psychotischen Symptomen während des Substanzgebrauches oder innerhalb von zwei Wochen nach Substanzgebrauch.

B.   Dauer der psychotischen Symptome länger als 48 Stunden.

C.   Dauer der Störung nicht länger als 6 Monate.

Die Diagnose einer psychotischen Störung kann mit der folgenden fünften Stelle differenziert werden:

F1x.50 schizophreniform
F1x.51 vorwiegend wahnhaft
F1x.52 vorwiegend halluzinatorisch
F1x.53 vorwiegend polymorph
F1x.54 vorwiegend depressive Symptome
F1x.55 vorwiegend manische Symptome
F1x.56 gemischt

Für Forschungszwecke ist es empfehlenswert, den Übergang der Störung von einem nicht-psychotischen zu einem eindeutig psychotischen Zustand näher zu kennzeichnen:

Abrupt (Beginn innerhalb von 48 Stunden)

akut (Beginn nach mehr als 48 Stunden, aber innerhalb von zwei Wochen)

Interpretation nach ICD-10

Wie im Text ausführlich dargestellt begann die Störung vor ca. einer Woche in unmittelbarem Zusammenhang mit der Einnahme von „Crack-Kokain". Insofern ist das **Kriterium A** klar erfüllt. Die Symptome hielten länger als 48 Stunden an **(Kriterium B)** und dauerten insgesamt keine drei Wochen (klare Erfüllung des **Kriteriums C**). Die vorherrschende Symptomatik ist vorwiegend wahnhaft. Die induzierende Substanz ist bekannt (Crack) und kann durch die dritte Stelle (F14) gekennzeichnet werden.

In diese Kategorie sollten psychotische Störungen, die während oder unmittelbar nach der Einnahme einer Substanz auftreten eingeordnet werden, falls sie nicht Ausdruck eines Entzugssyndroms mit Delir sind oder eine verzögert auftretende psychotische Störung nach Substanzgebrauch darstellen. Der Begriff „verzögert" bedeutet, daß alle psychotischen Störungen nach Substanzgebrauch, die länger als zwei Wochen nach der letzten Substanzeinnahme auftreten unter der Diagnose „F1x.75 verzögert auftretende substanz-bedingte psychotische Störung" klassifiziert werden sollten. Die dritte Stelle der Diagnose ist mit der jeweils gebrauchten Substanz zu kodieren, wobei der Schlüssel wie folgt lautet:

F10	Störungen durch Alkohol
F11	Störungen durch Opioide
F12	Störungen durch Cannabinoide
F13	Störungen durch Sedativa oder Hypnotika
F14	Störungen durch Kokain
F15	Störungen durch andere Stimulanzien einschließlich Koffein
F16	Störungen durch Halluzinogene
F17	Störungen durch Tabak
F18	Störungen durch flüchtige Lösungsmittel
F19	Störungen durch multiplen Substanzgebrauch und Konsum sonstiger psychotroper Substanzen

Die sechste Stelle kann nach dem jeweils vorherschenden psychotischen Syndrombild weiter spezifiziert werden. Die differentialdiagnostischen Überlegungen gleichen denen des DSM-IV und werden insofern an dieser Stelle nicht diskutiert.

Vergleich DSM-IV/ICD-10

Grundsätzlich unterscheiden sich die Kriterien in beiden Klassifikationssystemen nicht wesentlich. Der Zeitraum, in dem die psychotische Störung nach Substanzgebrauch aufzutreten hat, ist im ICD-10 mit maximal zwei Wochen nach Substanzgebrauch enger gesteckt als im DSM-IV (vier Wochen), wobei die ICD-10 für den späteren Zeitraum die Diagnose „F1x.75 verzögert auftretende substanzbedingte psychotische Störung" bereitstellt. Obwohl nicht in den o. g. Kriterien aufgeführt, wird in den diagnostischen Leitlinien der ICD-10, analog zum DSM-IV, darauf hingewiesen, daß psychotische Störungen im Rahmen eines Delirs gesondert (F1x.4) zu diagnostizieren sind. Nicht ausdrücklich in den Kriterien der ICD-10 wird erwähnt, was in der DSM-IV unter dem Kriterium C aufgeführt wird, wobei dies implizit den Diagnostischen Leitlinien der ICD-10 zu entnehmen ist. Ebenso wird in beiden Systemen sowohl nach Art der Substanz, als auch nach vorherrschender psychotischer Symptomatik spezifiziert. Der wesentliche Unterschied in beiden Systemen ist, das die Substanzinduzierte Psychotische Störung nach DSM-IV in der Obergruppe „Schizophrenie und Andere Psychotische Störungen" eingeordnet wird, wohingegen sie in der ICD-10 unter die „Störungen durch psychotrope Substanzen" eingeordnet wird (Kapitel F1).

Zusammenfassung

Bevor der Kliniker eine **primäre Psychotische Störung** diagnostiziert, muß er eine Affektive Störung mit Psychotischen Merkmalen ausschließen. Das DSM-III beinhaltet die engsten Definitionen (und DSM-IV hat dies beibehalten) der Schizophrenie und der Schizoaffektiven Störung, die jemals kreiert wurden. Im DSM-IV erhält die Diagnose einer Affektiven Störung immer dann Vorrang vor der Diagnose einer Schizoaffektiven Störung, wenn die psychotischen Symptome ausschließlich während Phasen einer affektiven Störung auftreten. Viele Patienten, die im ICD-10 System als von einer Schizoaffektiven Störung betroffen diagnostiziert werden, würden gemäß der DSM-IV Klassifikation, als Affektive Störung mit Psychotischen Symptomen betrachtet werden.

Im Hinblick auf die weite Verbreitung von Drogen sollte der Behandler auch die Möglichkeit von **substanzinduzierten psychotischen Symptomen** in Erwägung ziehen, wenn er mit dem Auftreten psychotischer Symptome konfrontiert wird. Dies gilt insbesondere dann, wenn solche Symptome bei Menschen auftreten, bei denen in der Vorgeschichte noch nie psychotische Symptome aufgetreten sind. Bei jüngeren Patienten ist die wahrscheinlichste Substanz, die eine psychotische Störung auslöst, eine Mißbrauchsdroge, wohingegen es bei älteren Patienten wahrscheinlicher der Alkohol, eine Medikamentennebenwirkung oder ein Medizinischer Krankheitsfaktor ist. Drogengebrauch bedeutet nicht notwendigerweise, daß es die Substanz ist, die die psychotischen Symptome hervorruft, da z. B. Patienten mit der gesicherten Anamnese einer primären psychotischen Störung häufig auch Drogen einnehmen. Außerdem entwickeln manche Betroffene eine uncharakteristische anhaltende psychotische Episode, nachdem sie eine Substanz eingenommen haben, die normalerweise mehr vorübergehende psychotische Symptome auslöst. In solchen Situationen ist es schwierig zu entscheiden, in welchem Ausmaß der Drogengebrauch im ätiologischen Sinne für das Auftreten der psychotischen Symptome verantwortlich zu machen ist oder eher nebensächlich ist, oder einen Teil dazu beiträgt, daß eine Person die schon von vornherein vulnerabel war, eine psychotische Episode zu bekommen, diese dann auch wirklich bekommt.

Diese Fragen, die sich auf die Ätiologie beziehen, können häufig nur nach einer sorgfältigen Beobachtung über einen längeren Zeitraum beantwortet werden. Nachdem man entschieden hat, daß eine primäre psychotische Störung vorliegt, gibt es eine Menge von wichtigen Punkten, die man bei der Entscheidung welche Diagnose aus dem Bereich der primären psychotischen Erkrankungen die angemessenste ist, bedenken muß.

In ICD-10 wird nicht zwischen einer Schizophrenie und einer **Schizophreniformen Störung** unterschieden. Die Unterscheidung im DSM-IV wurde gemacht, um eine Hilfestellung bei der Prognose und dem Behandlungsplan an die Hand zu geben, aber der Kliniker sollte nicht zu überrascht sein, wenn ein Patient, der zu Beginn des Verlaufes die Diagnose einer Schizophreniformen Störung nach DSM-IV hatte, später die Kriterien einer Schizophrenie erfüllt.

Die **Wahnhafte Störung** ist so etwas wie eine Restkategorie, die ein durchgängiges Muster von nicht bizarren Wahnphänomenen beschreibt, die nicht besser einer Schizophrenie, einer Schizophreniformen Störung, einer Substanzinduzierten Störung oder einer Psychotischen Störung aufgrund eines Medizinischen Krankheitsfaktors zugeordnet werden können.

Die **Kurze Psychotische Störung** beschreibt Episoden, die nicht länger als 1 Monat dauern. Sie muß unterschieden werden von einer Affektiven Störung mit Psychotischen Symptomen.

Bei der **Behandlung der Schizophrenie** muß der Kliniker eine Kombinationsbehandlung aus einer Medikation und einem psychotherapeutischen Zugang anstreben, der die Risiken zwischen der Exazerbation von Positivsymptomatik und der Entwicklung einer Negativsymptomatik ausbalanciert. Das große Dilemma in der Behandlung der Schizophrenie ist, daß die Medikation und die psychosozialen Interventionen, die mit dem Ziel einer Verringerung der Positivsymptomatik (z. B. Wahnphänomene und Halluzinationen) eingesetzt werden, oft eine Exazerbation der Negativsymptomatik (z. B. affektive Verflachung, Energieverlust und Antriebsverlust) bewirken können, wohingegen die, die mit dem Ziel einer Verbesserung der Negativsymptomatik eingesetzt werden, wiederum die Positivsymptomatik verschlechtern können. Kliniker und Patienten tendieren dazu hierüber unterschiedlich zu urteilen, was mitunter zu einer mit List geführten psychopharmakologischen Schlacht zwischen ihnen führen kann. Weil die Ärzte häufig ihr Augenmerk eher auf die Risiken einer Positivsymptomatik richten, tendieren sie dazu, neuroleptische Medikamente zu verordnen und diese hierbei oft zu hoch zu dosieren. Die Neuroleptika bewirken eine Reduzierung des Funktionsniveaus des dopaminergen Systems und hiermit eine Verbesserung der Positivsymptomatik, aber manchmal eben auch eine Verschlechterung der Negativsymptomatik. Im Gegensatz dazu sind Patienten mit einer Schizophrenie häufig nicht compliant in der Einnahme der verordneten neuroleptischen Medikation und zeigen eine ausgesprochene Vorliebe für Kokain und andere Psychostimulantien, die das Funktionsniveau des dopaminergen Systems erhöhen. Diese Stimulantien erhöhen das Risiko bezüglich einer Verschlechterung der positiven psychotischen Symptome, verbessern aber die Negativsymptome Anhedonie, Antriebsverlust und affektive Verflachung.

Bezogen auf die Medikation tendieren Kliniker dazu, relativ hohe Dosen von Neuroleptika zu verschreiben, um positive Symptome zu reduzieren, aber dies birgt natürlich auch ein gesteigertes Risiko für Nebenwirkungen, die einer vermehrten Negativsymptomatik ähnlich sind. Ähnliches findet sich bei psychosozialen Maßnahmen; Maßnahmen die Anforderungen der Umgebung reduzieren können, helfen ein Wiederauftreten der Positivsymptomatik zu verhindern, können aber auch, indem die Person nur noch wenig macht, die Negativsymptomatik fördern. Kliniker und die Familie können dem Patienten gemeinsam mehr abverlangen, als es diesem in Anbetracht der Gesamtbelastung durch die Krankheit und der unerwünschten Medikamentenwirkungen möglich ist. In Analogie zum Nutzen-Risiko-Verhältnis einer pharmakologischen Behandlung, können die psychosozialen Bemühungen zur Reduktion der Negativsymptomatik, hiermit das Risiko einer Wiederkehr der psychotischen Symptome erhöhen.

Berater der deutschen Ausgabe: PD Dr. med. Michael Zaudig, Windach

Übersetzung und Bearbeitung: Dr. med. Dipl.-Psych. Rolf Dieter Trautmann-Sponsel,
      Windach
      Dr. med. Nico Niedermeier, München

KAPITEL 5

Affektive Störungen

Das Kapitel über die Affektiven Störungen mag auf den ersten Blick sehr lang, kompliziert und verwirrend erscheinen; nach einer kurzen Einarbeitung ist die weitere Anwendung jedoch sehr einfach. Um den Einstieg zu erleichtern, beginnt dieses Kapitel mit einem einführenden Text und den Diagnosekriterien für die einzelnen Bausteine der Affektiven Störungen. Es werden **vier Arten von affektiven Episoden** unterschieden: die Major Depression, die Manische, die Gemischte sowie die Hypomanische Episode. Obwohl genaue Kriterien für diese Episoden vorliegen, handelt es sich hierbei nicht um eigene kodierbare psychische Störungen. Erst gezielte Informationen über die spezifische Konfiguration, in der eine Affektive Störung auftritt, sowie über die Qualität der Episode selbst ermöglichen eine genaue Diagnose, um welche Form einer spezifischen und kodierbaren Affektiven Störung es sich in einem konkreten Fall handelt.

Im **zweiten Teil** werden die Affektiven Störungen ausführlich beschrieben und die entsprechenden diagnostischen Kriterien vorgestellt. Die **Affektiven Störungen** gliedern sich in „Unipolare" Depressive Störungen (Major Depression und Dysthyme Störung), **Bipolare Störungen** (Bipolar I Störung und Bipolar II Störung sowie die Zyklothyme Störung) und in **zwei ätiologisch-orientierte Störungen** (die Affektive Störung Aufgrund eines Medizinischen Krankheitsfaktors und die Substanzinduzierte Affektive Störung). Die Affektive Störung Aufgrund eines **Medizinischen Krankheitsfaktors** und die **Substanzinduzierte Affektive Störung** sind deshalb mit aufgeführt, um den Kliniker nachdrücklich daran zu erinnern, daß er bei der Diagnose einer Affektiven Störung differentialdiagnostisch auch diese ätiologisch-orientierten Störungen in Erwägung ziehen sollte. Ferner ist zu berücksichtigen, daß affektive Symptome zudem bei vielen anderen psychischen Störungen, die in diesem Handbuch an anderer Stelle behandelt werden, auftreten können (zum Beispiel Anpassungsstörung oder Schizophrenie).

Der **dritte Teil** dieses Kapitels gibt ausführliche Informationen zu den Affektiven Störungen. Die diagnostischen Kriterien der Affektiven Störungen sind sehr breit gefächert, um bei dieser ziemlich heterogenen Patientengruppe möglichst differenziert Diagnosen erstellen zu können. Beispielsweise kann die Diagnose einer Major Depression sowohl bei Patienten mit relativ milder Symptomatik und geringen Beeinträchtigungen in sozialen oder beruflichen Funktionsbereichen als auch bei Patienten mit schweren und persistierenden Psychischen Störungen vergeben werden. Beide, sowohl die querschnitts- als auch die verlaufsorientierten Zusatzkodierungen, sind im DSM-IV aufgenommen worden, um das individuelle Muster der affektiven Symptome eines Patienten differenzierter zu erfassen und eine gezielte Therapieindikation und eine exakte Verlaufsprognose zu ermöglichen.

Depressive Störungen

296.2x   Major Depression, Einzelne Episode

296.3x   Major Depression, Rezidivierende Episoden

300.4   Dysthyme Störung

311   Nicht Näher Bezeichnete Depressive Störung

Im folgenden werden **drei Fallbeispiele** vorgestellt, welche eine Major Depression veranschaulichen sollen (einmal mit Psychotischen Merkmalen, einmal ohne Psychotische Merkmale und einmal mit Atypischen Merkmalen), ferner wird ein Fallbeispiel zur Illustration der Dysthymen Störung gegeben.

Die Major Depression

* Fallbeispiel: Eine Frau, deren verstorbene Eltern sie permanent auffordern, Suizid zu begehen

Beim ersten Kontakt mit Frau C., einer 38jährigen Mutter von drei Kindern, beeindruckt vom Erscheinungsbild her ausgeprägte Angst und Unruhe. Ihre Hände zupfen ständig an den großflächigen Wunden ihrer Arme. In den Wochen vor dieser Konsultation begann sich Frau C. immer mehr zurückzuziehen, und während des Interviews reagiert sie nur mit Wortlauten und Kopfnicken. Herr C., ihr Ehemann, der sie begleitet, ist aufgrund der Symptome seiner Frau äußerst alarmiert. Er berichtet, daß seine Frau angibt, Stimmen von „Außerirdischen" zu hören, mit denen sie auch kommuniziere. So bestehe ihre vor fünf Jahren verstorbene Mutter darauf, daß sich Frau C. suizidiere, damit sie wieder vereint sein könnten. Ihr Vater, der ihr ebenfalls in visuellen und akustischen Halluzinationen erscheine, nenne sie eine „gottverdammte, dreckige Hure" und drohe ihr, sie umzubringen, wenn sie es nicht selbst tue. Ferner würde ein Gemisch nicht identifizierbarer und peinigender Stimmen die Patientin verhöhnen. Nach eigenen Angaben könne sie die Stimmen nur dann zum Schweigen bringen, wenn sie mit dem Kopf heftig gegen die Wand schlüge, wozu sie allerdings normalerweise nicht die Kraft habe. Frau C. glaubt zudem, daß sie an Krebs leide und ihre Kinder ebenfalls ernsthaft erkrankt seien. Sie teilte ihrem Ehemann mit, daß sie glaube, die Mission zu haben, jeden in ihrer Familie zu töten, damit sie nach dem Tod alle wieder beisammen sein könnten.

Diese aktuelle Episode begann schleichend mit Symptomen wachsender Verzweiflung und innerer Leere. Nachts litt Frau C. derart unter den peinigenden und immer wiederkehrenden Gedanken, daß sie eine völlig zerstörte und vernichtende Kreatur sei, so daß sie nicht einschlafen konnte. Sie machte sich selbst für den Tod ihrer Mutter verantwortlich und war der Meinung, eine Hexe zu sein, die den Feuertod verdiene. Nach dem frühen allmorgendlichen Aufwachen saß sie regelmäßig zitternd vor Angst auf dem Badezimmerboden, damit sie ihren Ehemann nicht aufweckte. Sie wünschte sich in solchen

Situationen, den Willen und den Mut aufbringen zu können, sich das Leben zu nehmen und spielte stundenlang wie abwesend mit Rasierklingen. Frau C. fühlte sich hoffnungslos, was ihre eigene Person betraf, und war zudem der Überzeugung, daß ein Atomkrieg bald das gesamte Leben auf diesem Planeten vernichten würde. Ihre Gedanken und ihr Verhalten waren deutlich verlangsamt und sie erweckte den Anschein, nur die leblose Hülle eines Menschen zu sein.

Frau C. wurde in den vergangenen neun Jahren fünfmal stationär behandelt. Während eines stationären Aufenthalts vor sechs Jahren zeigte Frau C. vergleichbare Symptome. Die anderen Male wurde sie aufgrund schwerer Depressionen mit Verdacht auf Suizidalität stationär aufgenommen, allerdings zeigte sie damals keinerlei psychotische Symptomatik. Ihre letzten Behandlungen bestanden aus Elektrokrampfbehandlung, Antidepressiva sowie einer Kombinationsbehandlung aus einem Trizyklischen Antidepressivum und Neuroleptika. Der Zustand von Frau C. besserte sich gewöhnlich während des Klinikaufenthalts, so daß sie in der Regel nach 6–8 Wochen nach Hause zurückkehren konnte.

Frau C. ist zwischen den einzelnen Episoden in ihren sozialen, beruflichen und anderen wichtigen Funktionsbereichen deutlich beeinträchtigt. Bereits vor ihrer ersten Episode zeigte sie sich in diesen Funktionsbereichen wenig leistungsfähig. Nur während kurzer Perioden – Tage oder seltener Wochen – empfindet Frau C. ihr Leben als lebenswert und verfügt über genügend Energie und Selbstbewußtsein, ihren alltäglichen Anforderungen nachzukommen. Die meiste Zeit lebt Frau C. jedoch sehr zurückgezogen, verbringt viele Stunden allein Zuhause und fühlt sich verzweifelt, niedergeschlagen und innerlich leer. Da sie nur sehr selten in der Lage ist, einkaufen zu gehen oder zu kochen, hat ihr Mann eine Haushaltshilfe eingestellt, die sich um den Haushalt und die Kinder kümmert. Frau C. hat nur eine einzige Freundin, zu der sie allerdings kaum Kontakt hat. Die Patientin liebt ihre Kinder sehr, vermeidet allerdings nach Möglichkeit, sie zu sehen. Ein enger Kontakt mit den Kindern erregt sie häufig derart, daß sie befürchtet, eines Tages die Kontrolle zu verlieren und sie zu töten.

Manchmal hat die Patientin vorübergehende, auf sich selbst beschränkte Halluzinationen (die Stimmen ihrer Eltern), die in der Regel ein bis zwei Tage andauern. Die Stimmen scheinen nicht in Zusammenhang mit einer Exazerbation ihrer Depression zu stehen. Sie treten normalerweise auf, wenn Frau C. innerlich stark erregt ist (meist nach einem Streit mit ihrem Ehemann) und verschwinden, sobald sich ihr Mann bereit erklärt hat, mehr Zeit zu Hause zu verbringen und seine Erwartungen an sie einzuschränken. Frau C. empfindet ihren Mann vor allem dann unterstützend und besorgt, wenn es ihr am schlechtesten geht. Sie macht sich selbst Vorwürfe, daß sie die Stimmen benutze, um seine Zuwendung zu bekommen.

DSM-IV Diagnose
(ICD-10 s.S. 174)

Achse I: 296.34   Major Depression, rezidivierender Verlauf, mit stimmungskon-
                    gruenten psychotischen Merkmalen, ohne Vollremission im
                    Intervall, überlagert von einer Dysthymen Störung

           300.4   Dysthyme Störung

Achse II: V71.09   Keine Diagnose

Achse III: Keine

Achse IV: Keine

Achse V: GAF = 30 (zur Zeit); 50 (höchster Wert im letzten Jahr)

Kriterien für eine Episode einer Major Depression

A. Mindestens fünf der folgenden Symptome bestehen während derselben Zwei-Wo-
    chen-Periode und stellen eine Änderung gegenüber der vorher bestehenden Lei-
    stungsfähigkeit dar; mindestens eines der Symptome ist entweder (1) Depressive
    Verstimmung oder (2) Verlust an Interesse oder Freude.
    Beachte: Auszuschließen sind Symptome, die eindeutig durch einen medizinischen
    Krankheitsfaktor, stimmungsinkongruenten Wahn oder Halluzinationen bedingt
    sind.
    1. Depressive Verstimmung an fast allen Tagen, für die meiste Zeit des Tages, vom
        Betroffenen selbst berichtet (z. B. fühlt sich traurig oder leer) oder von anderen
        beobachtet (z. B. erscheint den Tränen nahe). (**Beachte:** kann bei Kindern und
        Jugendlichen auch reizbare Verstimmung sein).
    2. Deutlich vermindertes Interesse oder Freude an allen oder fast allen Aktivitäten,
        an fast allen Tagen, für die meiste Zeit des Tages (entweder nach subjektivem
        Ermessen oder von anderen beobachtet).
    3. Deutlicher Gewichtsverlust ohne Diät oder Gewichtszunahme (mehr als 5 %
        des Körpergewichtes in einem Monat) oder verminderter oder gesteigerter Appe-
        tit an fast allen Tagen. **Beachte:** Bei Kindern ist das Ausbleiben der zu erwarten-
        den Gewichtszunahme zu berücksichtigen.
    4. Schlaflosigkeit oder vermehrter Schlaf an fast allen Tagen.
    5. Psychomotorische Unruhe oder Verlangsamung an fast allen Tagen (durch ande-
        re beobachtbar, nicht nur das subjektive Gefühl von Rastlosigkeit oder Verlang-
        samung).
    6. Müdigkeit oder Energieverlust an fast allen Tagen.
    7. Gefühle von Wertlosigkeit oder übermäßige oder unangemessene Schuldgefühle
        (die auch wahnhaftes Ausmaß annehmen können) an fast allen Tagen (nicht
        nur Selbstvorwürfe oder Schuldgefühle wegen des Krankseins).

Fortsetzung nächste Seite

Fortsetzung

8. Verminderte Fähigkeit zu denken oder sich zu konzentrieren oder verringerte Entscheidungsfähigkeit an fast allen Tagen (entweder nach subjektivem Ermessen oder von anderen beobachtet).

9. Wiederkehrende Gedanken an den Tod (nicht nur Angst vor dem Sterben), wiederkehrende Suizidvorstellungen ohne genauen Plan, tatsächlicher Suizidversuch oder genaue Planung eines Suizids.

B. Die Symptome erfüllen nicht die Kriterien einer Gemischten Episode (siehe S. 394).

C. Die Symptome verursachen in klinisch bedeutsamer Weise Leiden oder Beeinträchtigungen in sozialen, beruflichen oder anderen wichtigen Funktionsbereichen.

D. Die Symptome gehen nicht auf die direkte körperliche Wirkung einer Substanz (z. B. Droge, Medikament) oder eines medizinischen Krankheitsfaktors (z. B. Hypothyreose) zurück.

E. Die Symptome können nicht besser durch Einfache Trauer erklärt werden, d. h. nach dem Verlust einer geliebten Person dauern die Symptome länger als zwei Monate an oder sie sind durch deutliche Funktionsbeeinträchtigungen, krankhafte Wertlosigkeitsvorstellungen, Suizidgedanken, psychotische Symptome oder psychomotorische Verlangsamung charakterisiert.

Diagnostische Kriterien für 296.3x (F33.x) Major Depression, Rezidivierend

A. Vorhandensein von zwei oder mehreren Episoden einer Major Depression.
Beachte: Episoden werden als getrennt gewertet, wenn in einem mindestens zweimonatigen Intervall die Kriterien für eine Episode einer Major Depression nicht erfüllt sind.

B. Die Episoden einer Major Depression können nicht durch eine Schizoaffektive Störung besser erklärt werden und überlagern nicht eine Schizophrenie, Schizophrenieforme Störung, Wahnhafte Störung oder Nicht Näher Bezeichnete Psychotische Störung.

C. In der Anamnese gab es niemals eine Manische Episode, eine Gemischte Episode oder eine Hypomane Episode.
Beachte: Dieser Ausschluß gilt nicht, wenn alle einer Manischen, Gemischten oder Hypomanen Episode ähnlichen Symptombilder substanz- oder behandlungsinduziert oder die direkte Folge eines medizinischen Krankheitsfaktors waren.

Bestimme (für die aktuelle oder letzte Episode):
Schweregrad/Psychotische Merkmale/Remissionsgrad,
Chronisch,
Mit Katatonen Merkmalen,
Mit Melancholischen Merkmalen,
Mit Atypischen Merkmalen,
Mit Postpartalem Beginn.

Bestimme:
Zusatzcodierung des Langzeitverlaufs (Mit bzw. Ohne Vollremission im Intervall),
Mit Saisonalem Muster.

Leitlinien für Diagnose und Differentialdiagnose der Major Depression Mit Psychotischen Merkmalen

Innerhalb der Affektiven Störungen müssen grundsätzlich die **Unipolaren Störungen** (Major Depression, Dysthyme Störung und Nicht Näher Bezeichnete Depressive Störung) von den **Bipolaren Störungen** (Bipolar I Störung, Bipolar II Störung, Zyklothyme Störung und Nicht Näher Bezeichnete Bipolare Störung) voneinander unterschieden werden. Diese Differenzierung gründet sich auf unterschiedliche Merkmale hinsichtlich familiärer Verteilungsmuster, dem Krankheitsverlauf und der Therapie-Response. Immer wenn die Diagnose einer Major Depression in Betracht gezogen wird, sollte differentialdiagnostisch grundsätzlich auch die Möglichkeit einer Bipolaren Störung mit Manischen, Hypomanischen oder Gemischten Episoden abgeklärt werden. Ferner sollte anamnestisch das Auftreten Bipolarer Störungen in der Familie des Patienten erfragt werden, da bei familiärer Vorbelastung das Erkrankungsrisiko für eine Bipolare Störung 10 bis 15 mal höher liegt. Ungefähr 10 %–15 % der Patienten mit Rezidivierender Major Depression entwickeln später eine Manische oder Hypomanische Episode und wechseln somit zur Diagnose einer Bipolar I Störung.

Eine sehr wichtige Änderung in der **Differentialdiagnostik** Affektiver Störungen wurde durch das DSM-III eingeleitet. Sie beinhaltet die Priorität der Affektiven Störungen gegenüber den **Schizoaffektiven Störungen** und der **Schizophrenie**. Wenn die psychotischen Symptome ausschließlich während einer affektiven Episode auftreten, wird eine Affektive Störung Mit Psychotischen Merkmalen anstelle einer Schizophrenie oder Schizoaffektiven Störung diagnostiziert, und zwar unabhängig von der Qualität der psychotischen Symptome. Dieses Vorgehen steht in deutlichem Kontrast zu der damals weit verbreiteten Praxis vor dem Erscheinen des DSM-III oder der ICD-10, die Diagnose einer Schizoaffektiven Störung zu stellen, wenn spezifische psychotische Symptome während einer affektiven Episode auftreten und auffällig bizarre Charakterzüge tragen.

Ein Großteil der Literatur unterstützt die Annahme, daß in diesen Fällen die Differentialdiagnose bei psychotischer Symptomatik vom **Krankheitsverlauf** abhängig gemacht werden sollte (d. h. das Vorhandensein oder Nicht-Vorhandensein einer affektiven Episode bei gleichzeitigem Auftreten psychotischer Symptome). Dabei besteht das Hauptproblem darin, das genaue zeitliche Verhältnis zwischen der Pathogenese psychotischer Symptome einerseits und den affektiven Symptomen andererseits zu beurteilen. Überdies ist es nicht ungewöhnlich, daß schizophrene Patienten nach Abklingen der akuten Phase depressiv werden. Die Diagnose hängt dann davon ab, wie persistierend die psychotischen Symptome außerhalb einer affektiven Episode sind. Die diagnostischen Kriterien einer **Schizoaffektiven Störung** gelten als erfüllt, wenn (1.) die Symptome einer Major Depression, einer Manischen oder Gemischten Episode gleichzeitig mit Symptomen auftreten, die das Kriterium A einer Schizophrenie erfüllen und (2.) mindestens zwei Wochen lang Wahnphänomene oder Halluzinationen auftreten, ohne daß gleichzeitig deutliche affektive Symptome vorhanden sind. Die psychotischen Symptome von Frau C. treten ausschließlich im zeitlichen Kontext ihrer depressiven Symptomatik auf; aus diesem Grunde ist die Diagnose einer Schizoaffektiven Störung nicht angemessen.

Ein weiteres Problem bei der Differentialdiagnostik einer Major Depression mit Psychotischen Merkmalen liegt in der Beurteilung, wo die Grenze zu **Wahnphänomenen** verläuft. Viele Menschen haben Gefühle von Wertlosigkeit oder Schuld, unrealistische

Beziehungsideen oder eine übermäßige Besorgnis über ihre Gesundheit, die auf der Grenze zwischen übertriebenen Vorstellungen einerseits und Wahnphänomenen andererseits liegen. Nähere Informationen zu diesem Thema finden Sie im Abschnitt zur Diskussion der Wahnstörung.

Es ist bemerkenswert, daß Frau C. sowohl optische als auch akustische Halluzinationen hatte. Obwohl visuelle Halluzinationen mit einer Major Depression Mit Psychotischen Merkmalen generell vereinbar sind, so sollte der Kliniker in solch einem Fall dennoch sehr achtsam die Möglichkeit eines ätiologisch relevanten Substanzgebrauchs oder einen Medizinischen Krankheitsfaktor in Betracht ziehen.

Zusatzkodierungen bei Affektiven Störungen

Das DSM-IV enthält Verlaufszusatzkodierungen, um auch unterschwellige affektive Symptome zwischen den einzelnen Episoden, welche die Kriterien einer Major Depression oder einer Bipolaren Störung erfüllen, zu erfassen. Diese Zusatzkodierungen ermöglichen beispielsweise die Erfassung einer präexistierenden Dysthymen Störung. Zudem sind Informationen über den Krankheitsverlauf sehr hilfreich bei der Wahl des Behandlungsverfahrens sowie bei einer möglichst präzisen Verlaufsprognose. Es gibt insgesamt vier Verlaufsmuster bei einer rezidivierenden Major Depression:

1. **Vollremission** zwischen den Episoden und keine vorher bestehende Dysthyme Störung. Dieses Verlaufsmuster hat die beste Prognose.

> A. Rezidivierend, mit Vollremission im Intervall, ohne Dysthyme Störung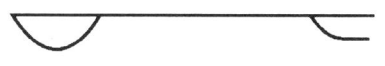

2. Nur **Teilremission** zwischen den Episoden und keine vorher bestehende Dysthyme Störung. Dieses Verlaufsmuster erfordert oft eine intensivere Therapie während einer akuten Episode.

> B. Rezidivierend, ohne Vollremission im Intervall, ohne Dysthyme Störung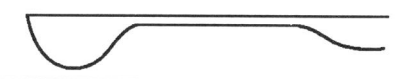

3. **Vollremission** zwischen den Episoden bei Vorliegen einer **Dysthymen Störung** in der Vorgeschichte. Dieses Verlaufsmuster ist selten, es tritt nur in etwa 3 % der Fälle mit Major Depression auf. Allerdings könnte die Häufigkeit zunehmen, sobald effektivere Antidepressiva gegen chronische Depressionen eingesetzt werden.

> C. Rezidivierend, mit Vollremission im Intervall, eine Dysthyme Störung überlagernd (codiere auch 300.4)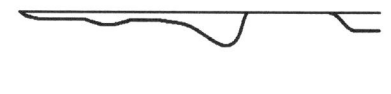

4. Nur **Teilremission** zwischen den Episoden einer Major Depression, die eine **präexistierende Dysthyme Störung** überlagert. Dieses Verlaufsmuster wird häufig als **Double Depression** bezeichnet und findet sich bei der Major Depression in annähernd 20 %–25 % der Fälle. Bei der chronischen Form der Major Depression, bei der die Symptome für mindestens zwei Jahre persistieren, beträgt die Auftretenshäufigkeit dieser Störung nur 10 %–20 %.

> D. Rezidivierend, ohne Vollremission im Intervall, eine Dysthyme Störung überlagernd (codiere auch 300.4)
>
>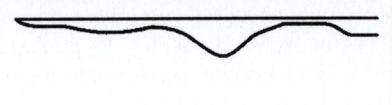

Der Krankheitsverlauf von Frau C. ist am besten unter das vierte dieser Verlaufsmuster (Double Depression) einzuordnen.

Therapieplanung bei Major Depression mit Psychotischen Merkmalen

Die Major Depression mit begleitenden psychotischen Merkmalen kann eine gefährliche Situation darstellen, die mit einem erhöhten **Suizidrisiko** behaftet ist. Oft ist entweder eine stationäre Behandlung oder eine sorgfältige engmaschige Beobachtung bei ambulanter Therapie notwendig. Therapeuten sollten daher unbedingt Suizidgedanken sorgfältig explorieren sowie auf konkrete Pläne für einen Suizid, die für den Patienten zugänglichen Mittel und Wege für einen Suizidversuch und frühere Suizidideen, Suizidversuche oder vollendete Suizide anderer Familienmitglieder achten.

Bei der Erstellung des **Behandlungsplans** sollte der Therapeut bedenken, daß die alleinige Anwendung von Antidepressiva oder Antipsychotika nur bei einem Viertel bis zu einem Drittel der Patienten mit wahnhafter Depression wirksam ist. Eine kombinierte Medikation von Antidepressiva und Antipsychotika erweist sich hingegen bei zwei Drittel der Patienten als effektive Therapie. Eine weitere wirkungsvolle Behandlungsmethode stellt bis heute die Elektrokrampfbehandlung (EKT) dar.

ICD-10

Fallbeispiel: Eine Frau, deren verstorbene Eltern sie permanent auffordern, Suizid zu begehen (s.S. 168)

ICD-10 Diagnose
F33.30 rezidivierende depressive Episode, gegenwärtig schwere Episode mit synthymen psychotischen Symptomen
F34.1 Dysthymia

F33   rezidivierende depressive Episode

G1. In der Anamnese findet sich wenigstens eine entweder leichte (F32.0), mittelgradige (F32.1) oder schwere (F32.2, F32.3) depressive Episode, die mindestens zwei Wochen anhielt mit einem Intervall von mindestens zwei Monaten ohne deutliche affektive Störung bis zur gegenwärtigen affektiven Episode.

G2. In der Anamnese keine Episode, die die Kriterien für eine hypomanische oder manische Episode (F30) erfüllt.

G3. Häufigstes Ausschlußkriterium: Die Episode ist nicht auf einen Mißbrauch psychotroper Substanzen (F1) oder auf eine organische psychische Störung im Sinne des Kapitel F0 zurückzuführen.

Es ist empfehlenswert, den vorherrschenden Typus der früheren Episoden anzugeben (leicht, mittelgradig, schwer, unsicher).

F33.3   gegenwärtig schwere Episode mit psychotischen Symptomen

A. Die allgemeinen Kriterien für eine rezidivierende depressive Störung (F33) sind erfüllt.

B. Die gegenwärtige Episode erfüllt die Kriterien für eine schwere depressive Episode mit psychotischen Symptomen (F32.3).

Mit der fünften Stelle sollten die psychotischen Symptome als synthym oder parathym differenziert werden:

F33.30 mit synthymen psychotischen Symptomen

F33.31 mit parathymen psychotischen Symptomen

F34.1   Dysthymia

A. Konstante oder konstant wiederkehrende Depression über einen Zeitraum von mindestens zwei Jahren. Dazwischenliegende Perioden normaler Stimmung dauern selten länger als einige Wochen, hypomanische Episoden kommen nicht vor.

B. Keine oder nur sehr wenige der einzelnen depressiven Episoden während eines solchen Zwei-Jahres-Zeitraumes sind so schwer oder dauern so lange an, daß sie die Kriterien für eine rezidivierende leichte depressive Störung (F33.0) erfüllen.

C. Wenigstens während einiger Perioden der Depression sollten mindestens drei der folgenden Symptome vorliegen:

1. verminderter Antrieb oder Aktivität
2. Schlaflosigkeit
3. Verlust des Selbstvertrauens oder Gefühl von Unzulänglichkeit
4. Konzentrationsschwierigkeiten
5. Neigung zum Weinen
6. Verlust des Interesses oder der Freude an Sexualität und anderen angenehmen Aktivitäten
7. Gefühl von Hoffnungslosigkeit und Verzweiflung
8. erkennbares Unvermögen mit den Routineanforderungen des täglichen Lebens fertig zu werden
9. Pessimismus im Hinblick auf die Zukunft oder Grübeln über die Vergangenheit
10. sozialer Rückzug
11. verminderte Gesprächigkeit.

Beachte: Wenn gewünscht, kann ein früher (in der Adoleszenz oder in den Zwanzigern oder ein später Beginn (meist zwischen dem 30. und 50. Lebensjahr, im Anschluß an eine affektiveEpisode) näher gekennzeichnet werden.

Interpretation nach ICD-10

Kriterium A von F33.3 ist unzweifelhaft: Es liegt eine rezidivierende depressive Episode vor, was die Anamnese **(Kriterium G1),** das Fehlen einer hypomanischen bzw. Manischen Episode **(G2)** und fehlende Anzeichen für die Ausschlußkriterien **(G3)** nahelegen. Kriterium B für eine gegenwärtig schwere Episode mit psychotischen Symptomen (F33.3) ist ebenfalls erfüllt, da die **Punkte A-D** einer solchen Episode, beschrieben in (F32.3), zutreffen. Wahnideen oder Halluzinationen kommen wie gefordert vor, sind aber nicht schizophrenen Charakters. Bei der hier beschriebenen Patientin sind sie synthym, d.h. depressiven Inhalts bzw. stimmungskongruent **(D.1.: Suizidideen).** Außerdem kann die Beobachtung im Interview, daß nur mehr „Grunzen und Kopfnicken" evozierbar sind, als Anhaltspunkt für **depressiven Stupor gelten (D.2.).** Damit sind die vier Kriterien für das Vorliegen einer schweren depressiven Episode mit psychotischen Symptomen (F.32.3.) nicht nur erfüllt, sondern auch spezifiziert. Dies kann zusätzlich durch die Kennzeichnung „mit synthymen psychotischen Symptomen", beschrieben in (F32.30), für diese Patienten geschehen, da die Wahninhalte mit körperlicher Krankheit (Krebs) und andere Personen „verdammenden" Halluzinationen (Tod der ganzen Familie) zu tun haben. Eine schizodepressive Störung (F25.1) kann ausgeschlossen werden, da **Kriterium G2** nicht erfüllt ist (schizophrene Symptome).

Vergleich DSM-IV/ICD-10

Vergleicht man die Symptome, die für eine Major Depression gefordert werden, mit denen der depressiven Episode nach ICD-10 ergibt sich nahezu Identität: In DSM-IV werden 9 Symptome gefordert, in ICD-10 10 Symptome. Der einzige Unterschied liegt darin, daß in DSM-IV **(Kriterium A7)** Gefühle von Wertlosigkeit und Schuldgefühle in einem Kriterium abgehandelt werden, in ICD-10 wird dies aufgesplittet **(Kriterium C1 und C2 in F32.0),** ICD-10 unterscheidet Verlust des Selbstvertrauens oder des Selbstwertgefühles von Schuldgefühlen in einem eigenen Kriterium.

Ebenso identisch ist das 2-Wochen-Kriterium für die depressive Episode/Major Depression. Darüber hinaus werden für die Major Depression noch der Ausschluß einer gemischten Episode gefordert (nicht in ICD-10) und es gibt ferner noch ein allgemeines Schweregradkriterium **(Kriterium C der Major Depression),** dieses liegt in ICD-10 (depressive Episode) ebenfalls nicht vor. Anders als in ICD-10 wird auch der Ausschluß der einfachen Trauer besonders spezifiziert.

Bei dieser Patientin geht die Einordnung nach DSM-IV und jene nach ICD-10 sehr synchron: Wie nach DSM-IV erhielte sie nach ICD-10 sowohl eine gegenwärtig bestehende schwere depressive Episode mit psychotischen Symptomen (F33.3) und eine Charakterisierung psychotischer Symptome als „synthym" (F33.30), als auch die Diagnose einer Dysthymia (F.34.1). Damit würde man die Patientin auf Achse I von DSM-IV und nach den ICD-10-Forschungskriterien mit etwas anderen Termini (z. B. stimmungskongruent vs. synthym), aber inhaltlich recht ähnlich klassifizieren.

* Fallbeispiel: Eine Geschäftsfrau lebt mit der Überzeugung, daß sie in ihrem Leben bislang jeden enttäuscht hat

Frau D., eine 55jährige Geschäftsfrau in leitender Position, hatte in der Vorgeschichte zahlreiche, relativ kurze, maximal einen Monat andauernde depressive Episoden. Diese Episoden traten gewöhnlich nach einem psychosozialen Streßereignis auf und verschwanden wieder nach Kognitiver Psychotherapie ohne jegliche Medikation oder Hospitalisierung. Auch die aktuelle Depression begann im Zusammenhang mit einer möglichen geschäftlichen Niederlage, im Gegensatz zu den vergangenen depressiven Episoden besserte sie sich allerdings nicht, nachdem sich die geschäftliche Situation wieder stabilisierte. Ganz im Gegenteil, die Depression verschlimmerte sich, wurde zunehmend ernsthafter und überschattete ihr ganzes Leben. Innerhalb von sechs Wochen war Frau D. nicht mehr in der Lage, ihren Beruf auszuüben und lag den ganzen Tag teilnahmslos im Bett.

Sie berichtet, daß sie normalerweise keine Einschlafprobleme habe, jedoch oft in den frühen Morgenstunden aufwache und dann im Zimmer ständig auf und ab laufe. Sie fühle sich dabei innerlich extrem angespannt und unruhig. Und obwohl sie sich den ganzen Tag über nicht besonders gut fühle, wäre die schlimmste Zeit kurz vor Sonnenaufgang; dann denke sie zeitweilig sogar daran, sich das Leben zu nehmen. Frau D. ist dehydriert und gibt an, zwischen 7 und 10 Kilogramm abgenommen zu haben (körperliche und labortechnische Untersuchungen ergeben hingegen keine klinisch relevanten Auffälligkeiten). Ihre Mimik ist sehr eingeschränkt, und sie erweckt überzeugend den Eindruck, daß sie an nichts mehr Freude empfindet. Sie beklagt sich ferner, daß sie auch ihren Humor verloren habe, der normalerweise eine wichtige Stütze in ihrem Leben sei. Wenn ihre Enkelkinder zu Besuch kämen, müsse sie sich geradezu zu einem kurzen Lächeln zwingen. Gleich danach überwältige sie wieder die innere Leere, und sie habe nicht einmal mehr die Energie, mit den Kindern zu spielen, wie sie es früher immer getan habe. Die Patientin beschreibt zudem übermäßige Schuldgefühle, die allerdings keine bizarren, wahnhaften Züge tragen. Sie fühle sich in der Arbeit, sowie als Ehefrau und Großmutter als totale Versagerin und entschuldigt sich ständig dafür, daß es ihr immer noch nicht besser geht. Sie glaubt, daß sie ihre Leute im Stich läßt und die Firma ohne sie zusammenbrechen werde.

Befragt nach ihrer allgemeinen Stimmung, beschreibt sich Frau D. als „innerlich tot". Obwohl sie schon viele depressive Episoden erlebt habe, sei es zuvor niemals so schlimm gewesen, selbst dann nicht, als ihre Mutter starb, zu der sie ein enges Verhältnis gehabt habe. Ihr falle es sehr schwer, ihre Gefühle zu beschreiben, und sie leide unter einem schrecklichen emotionalen Schmerz, der nicht in Worte zu fassen sei.

DSM-IV Diagnose
(ICD-10 s.S. 180)

Achse I:	296.33	Major Depression, Rezidivierend, Schwer Ohne Psychotische Merkmale, mit Melancholischen Merkmalen, mit Vollremission zwischen den Episoden
Achse II:	V71.09	Keine Diagnose
Achse III:		Keine
Achse IV:		vor kurzem geschäftliche Schwierigkeiten
Achse V:		GAF = 45 (zur Zeit); 90 (höchster Wert im letzten Jahr)

Kriterien für die Zusatzcodierung Mit Melancholischen Merkmalen

Bestimme, ob:
Mit Melancholischen Merkmalen (*kann auf die aktuelle oder letzte Depressive Episode bei Major Depression und Bipolar I oder II Störung nur angewendet werden, wenn dies gleichzeitig die zuletzt aufgetretene affektive Episode ist*).

A. In der schwersten Periode der aktuellen Episode besteht eines der folgenden Symptome:
  (1) Verlust von Freude an allen oder fast allen Aktivitäten.
  (2) Fehlende Aufhellbarkeit auf normalerweise angenehme Außenreize (der Betroffene fühlt sich auch nicht vorübergehend besser, wenn sich etwas Erfreuliches ereignet).

B. Mindestens drei der folgenden Symptome:
  (1) Besondere Qualität der depressiven Verstimmung (d. h. sie wird als deutlich verschieden von der Trauer über den Verlust einer geliebten Person empfunden).
  (2) Morgentief.
  (3) Früherwachen (mindestens zwei Stunden vor der gewohnten Aufwachzeit).
  (4) Deutliche psychomotorische Hemmung oder Erregung.
  (5) Deutliche Appetitlosigkeit und Gewichtsverlust.
  (6) Übermäßige oder unangebrachte Schuldgefühle.

Leitlinien für Diagnose und Differentialdiagnose der Major Depression Mit Melancholischen Merkmalen

Die Verwendung von Zusatzkodierungen setzt voraus, daß die notwendigen Kriterien einer Major Depression erfüllt sind. Im Anschluß daran muß der Kliniker abklären, ob es sich um die erste Episode einer Major Depression oder um rezidivierende Episoden handelt, und welche Zusatzkodierungen für die Symptome der aktuellen Episode angemessen sind. Zum Beispiel litt Frau D. in ihrer **Vorgeschichte** unter einer Vielzahl von depressiven Episoden, allerdings erfüllt nur die aktuelle Episode die Kriterien des Melancholischen Subtyps. Während dieser kürzlichen depressiven Episode verlor sie die Freude und das Interesse an sämtlichen Aktivitäten. Selbst der Besuch ihrer Enkelkinder, die ihr normalerweise viel Freude bereiten, konnte sie nicht aufheitern. Nach eigenen Angaben würde sich ihre **aktuelle Episode** qualitativ von allen anderen bisherigen depressiven Phasen unterscheiden, so fühle sie sich erstmalig „innerlich wie tot", und selbst als ihre Mutter starb, habe sie nicht annähernd solche Empfindungen gehabt. Ihre Depressivität ist morgens am schlimmsten, sie wacht oft sehr früh am Morgen auf und ist ferner psychomotorisch deutlich agitiert. Sie leidet unter Appetitlosigkeit, Gewichtsverlust und ständigen Schuldgefühlen darüber, daß sie in allen Funktionsbereichen ihres Lebens eine Versagerin sei. Aufgrund dieser Symptome erfüllt Frau D. offensichtlich sämtliche diagnostischen Kriterien für die Zusatzkodierung „Mit Melancholischen Merkmalen".

Die Zusatzkodierung **Mit Melancholischen Merkmalen** kann ebenfalls angewendet werden, wenn die letzte Major Depressive Episode im Rahmen einer Bipolar I oder II Störung auftritt. Für den Fall, daß Frau D. jemals eine Manische oder Hypomanische Episode erlebt hätte, würde sie die Diagnose einer Bipolar I Störung, Letzte Episode Depressiv Mit Melancholischen Merkmalen erhalten.

Innerhalb einer depressiven Episode kann sich die Symptomatik eines Patienten durchaus ändern. Der Kliniker sollte sich bei der Diagnose an den jeweils schwersten Symptomen der letzten Episode orientieren. Dies ist natürlich vom klinischen Eindruck abhängig, da die Kriterien für den Melancholischen Subtyp nicht von einer spezifischen Dauer der entsprechenden Symptomatik abhängig sind. Erfüllt eine Person nur für ein oder zwei Tage die Kriterien für den Melancholischen Subtyp, dann wäre die Zusatzkodierung Mit Melancholischen Merkmalen sicherlich nicht sinnvoll. Entwickeln sich die melancholischen Merkmale jedoch während einer Major Depressiven Episode und persistieren für einige Wochen, selbst wenn sie zu Beginn recht mild ausgeprägt waren, dann wäre die Zusatzkodierung Mit Melancholischen Merkmalen mit Sicherheit angemessen.

In den letzten zwanzig Jahren sind mindestens **neun Definitionen für die Melancholie** vorgeschlagen worden, jedoch ist keine von ihnen eindeutig besser als die anderen. Das DSM-IV liefert die vermutlich beste Beschreibung, weil nahezu sämtliche Symptome aufgenommen worden sind, die auch in vielen anderen Definitionen genannt werden. Das Verhältnis zwischen melancholischen Merkmalen einerseits und der Schwere der Depression andererseits wird immer noch kontrovers diskutiert. Hierbei stellt sich die Frage, ob die Melancholie nur eine schwere Form der Depression darstellt oder eine eigenständige Kategorie mit unterschiedlichen Schweregraden bildet. Daß es sich hierbei um ein kniffliges Problem handelt, wird u. a. aus der Tatsache ersichtlich, daß die meisten Patienten mit der Zusatzkodierung Mit Melancholischen Merkmalen auch schwer depressiv sind. Viele Laborstudien unterstützen die Annahme, daß zwischen den melancholischen Merkmalen und biologischen Parametern eine spezifische Beziehung besteht. Als entsprechende Marker gelten speziell die Dexamethason-Non-Suppression und eine Verringerung der REM-Latenz. Obwohl keiner dieser neurobiologischen Marker sich bislang als ausreichend sensitiv und spezifisch erwiesen hat, um als diagnostisches Kriterium aufgenommen zu werden, sind sie dennoch manchmal hilfreich hinsichtlich prognostischer Aussagen bzgl. der Rückfallwahrscheinlichkeit eines Patienten und der damit verbundenen Wahl der Behandlungsmethode.

Therapieplanung bei Major Depression Mit Melancholischen Merkmalen

Einer der wichtigsten Gründe, warum die Zusatzkodierung „Mit Melancholischen Merkmalen" in das DSM-IV aufgenommen wurde, liegt darin, daß diese Spezifizierung einen wichtigen Aspekt bei der Wahl des geeigneten Behandlungsverfahrens darstellt. Das Auftreten des melancholischen Subtyps bei einer Depression erfordert eine somatisch orientierte Therapie in Form von Psychopharmaka oder der Elektrokrampftherapie (EKT). Patienten des melancholischen Subtyps sprechen kaum oder gar nicht auf die Gabe von Plazebos an, und auch Psychotherapie ohne Begleitmedikation erwies sich bislang als wenig erfolgreich. Bei der Major Depression Mit Melancholischen Merkmalen handelt es sich um eine sehr ernsthafte Erkrankung, die mit einem deutlich erhöhten Suizidrisiko einhergeht. Wenn ein Patient Suizidideen entwickelt, eine EKT durchgeführt werden soll oder weitere ernsthafte medizinische Erkrankungen (komorbid) auftreten, ist oft eine stationäre Aufnahme indiziert.

ICD-10

Fallbeispiel: Eine Geschäftsfrau lebt mit der Überzeugung, daß sie in ihrem Leben bisher jeden enttäuscht hat (s.S. 177)

ICD-10 Diagnose

F33.2(1)   rezidivierende depressive Episode, gegenwärtig schwere Episode ohne psychotische Symptome (mit somatischem Syndrom)

F32	depressive Episode

G1. Die depressive Episode sollte mindestens zwei Wochen dauern.

G2. In der Anamnese keine manischen oder hypomanischen Symptome, die schwer genug waren, die Kriterien für eine manische oder hypomanische Episode (F30) zu erfüllen.

G3. Häufigstes Ausschlußkriterium: Die Episode ist nicht auf einen Mißbrauch psychotroper Substanzen (F1) oder auf eine organische psychische Störung im Sinne des Kapitel F0 zurückzuführen.

Somatisches Syndrom

Einige depressive Symptome haben allgemein anerkannte und spezielle klinische Bedeutung und werden hier „somatisch" genannt (in anderen Klassifikationen biologisch, vital, melancholisch oder endogenomorph).

Mit einer fünften Stelle (wie in F31.3, F32.0, F32.1, F33.0 und F33.1 angegeben) kann das Vorliegen oder Fehlen des somatischen Syndroms kodiert werden. Von einem somatischen Syndrom sollte nur ausgegangen werden, wenn vier der folgenden Symptome vorhanden sind:

1. deutlicher Interessenverlust oder Verlust der Freude an normalerweise angenehmen Aktivitäten

2. mangelnde Fähigkeit auf Ereignisse oder Aktivitäten emotional zu reagieren, auf die normalerweise reagiert wurde

3. Früherwachen, zwei Stunden oder mehr vor der gewohnten Zeit

4. Morgentief

5. objektivierter Befund einer ausgeprägten psychomotorischen Hemmung oder Agitiertheit (beobachtet oder von anderen berichtet)

6. deutlicher   Appetitverlust

7. Gewichtsverlust (5 % oder mehr des Körpergewichts im vergangenen Monat)

8. deutlicher   Libidoverlust.

In den klinischen Beschreibungen und diagnostischen Leitlinien der ICD-10 wird nicht gefordert, das somatische Syndrom bei schweren depressiven Störungen extra zu verschlüsseln, da angenommen wird, daß die Mehrzahl der schweren depressiven Episoden mit einem somatischen Syndrom einhergeht. Für Forschungszwecke kann es aber sinnvoll sein, auch bei schweren depressiven Episoden das Vorliegen eines somatischen Syndroms zu kodieren.

| F32.2 | schwere depressive Episode ohne psychotische Symptome |

Beachte: Wenn wichtige Symptome, wie Agitiertheit oder Verlangsamung, sehr deutlich ausgeprägt sind, können oder wollen die Betroffenen möglicherweise nähere Angaben zu weiteren Symptomen nicht machen. Eine Einordnung als schwere depressive Episode kann unter solchen Umständen dennoch gerechtfertigt sein.

A.   Die allgemeinen Kriterien für eine depressive Episode (F32) sind erfüllt.

B.   Alle drei Symptome von F32.0 B.

C.   Zusätzliche Symptome von F32.0 C., bis zu einer Gesamtzahl von mindestens acht Symptomen.

D.   Keine Halluzinationen, Wahn oder depressiver Stupor.

| F33 | rezidivierende depressive Episode |

G1. In der Anamnese findet sich wenigstens eine entweder leichte (F32.0), mittelgradige (F32.1) oder schwere (F32.2, F32.3) depressive Episode, die mindestens zwei Wochen anhielt mit einem Intervall von mindestens zwei Monaten ohne deutliche affektive Störung bis zur gegenwärtigen affektiven Episode.

G2. In der Anamnese keine Episode, die die Kriterien für eine hypomanische oder manische Episode (F30) erfüllt.

G3. Häufigstes Ausschlußkriterium: Die Episode ist nicht auf einen Mißbrauch psychotroper Substanzen (F1) oder auf eine organische psychische Störung im Sinne des Kapitel F0 zurückzuführen.

Es ist empfehlenswert, den vorherrschenden Typus der früheren Episoden anzugeben (leicht, mittelgradig, schwer, unsicher).

| F33.2 | gegenwärtig schwere Episode ohne psychotische Symptome |

A.   Die allgemeinen Kriterien für eine rezidivierende depressive Störung (F33) sind erfüllt.

B.   Die gegenwärtige Episode erfüllt die Kriterien für eine schwere depressive Episode ohne psychotische Symptome (F32.2).

Interpretation nach ICD-10

Bei der Patientin bestanden in der Vorgeschichte mehrfach depressive Episoden leichterer Art. Bei der derzeitigen depressiven Episode handelt es sich um einen besonders ausgeprägten Schweregrad. Die Kriterien für eine schwere depressive Episode ohne psychotische Merkmale liegen vor, d. h. mindestens 8 Symptome der **Kriterien B und C** von F32.0 können evaluiert werden. Nach ICD-10 ist es nicht notwendig, das **somatische Syndrom** zusätzlich zu kodieren, da man davon ausgeht, daß bei dem vorliegenden höchsten Schweregrad das somatische Syndrom in der Regel erfüllt ist. Dennoch kann es sinnvoll sein, für Forschungszwecke auch bei schweren depressiven Episoden das somatische Syndrom zusätzlich zu kodieren. Die Symptome des somatischen Syndroms weisen einige der klassischen Symptome der endogenen Depression auf. Bei der Patientin liegt ein ausgeprägter Interessenverlust vor (mangelnde Fähigkeit, auf Ereignisse zu reagieren, Früherwachen, Morgentief, objektivierbar eine ausgeprägte psychomotorische Agitiertheit, sehr deutlicher Gewichtsverlust). Libidoverlust, der noch gefordert wird, wird im Fallbeispiel nicht angegeben, ist jedoch anzunehmen.

Vergleich DSM-IV/ICD-10

Auch hier ist die Diagnose relativ identisch mit der DSM-IV, auch das somatische Syndrom ist nahezu identisch mit dem melancholischen Subtyp nach DSM-IV. Im Unterschied zum somatischen Syndrom in ICD-10 wird in der DSM-IV eine besondere Qualität der depressiven Verstimmung gefordert sowie exzessive Schuldgefühle, in ICD-10 im Unterschied zu DSM-IV ein deutlicher Libidoverlust und Appetitverlust, alle anderen 6 Symptome (von 8) sind identisch.

* Fallbeispiel: Ein unglücklicher Teenager

Frau G., eine 17jährige Schülerin der Abschlußklasse einer High School, kommt nach einem Suizidversuch (Überdosis Tabletten) zur diagnostischen Untersuchung. Am Abend vor dem Suizidversuch hatte die Patientin wegen einer Pizzabestellung einen heftigen Streit mit ihrer Mutter. Die Patientin erinnert sich, daß die Mutter sie eine „verwöhnte Göre" nannte und sie fragte, ob sie nicht vielleicht glücklicher wäre, wenn sie woanders wohnen würde.

Die Patientin fühlte sich daraufhin gekränkt und verzweifelt, ging in ihr Zimmer und hinterließ eine Nachricht, in der sie mitteilte, daß sie in einer schweren Krise sei und daß sie ihre Eltern geliebt habe, aber nicht mit ihnen habe reden können. Sie fügte den Wunsch hinzu, daß ihre geliebten Glastierchensammlung einer bestimmten Freundin übergeben werde. Die Eltern, die an diesem Abend ins Kino gegangen waren, kamen spät nach Hause und fanden ihre Tochter komatös auf ihrem Bett liegend vor. Sie brachten sie sofort und in größter Eile in die Notaufnahme der nächsten Klinik.

Während der letzten Monate hatte Frau G. häufig geweint und das Interesse an ihren Freunden, der Schule und an allen sozialen Aktivitäten verloren. Sie begann mehr und mehr zu essen mit der Konsequenz, daß sie in der letzten Zeit erheblich an Gewicht zunahm, was ihre Mutter sehr unglücklich machte. Frau G. gibt an, daß ihre Mutter ständig darauf herumreite, daß sie mehr auf sich achten solle. Tatsächlich bestand die Argumention der Mutter in der Nacht ihres Suizidversuchs darin, daß sie eine Pizzabestellung für ihre Tochter nicht für notwendig hielt. Nach den Aussagen der Mutter von Frau G. würde die Patientin am liebsten den ganzen Tag im Bett liegen und schlafen. Ferner würde sie nie mit ihren Freunden ausgehen wollen und auch nicht im Haushalt helfen. Befragt nach ihren Schlafgewohnheiten, antwortet Frau G., daß sie in der letzten Zeit sehr müde sei und es im Prinzip nichts gäbe, was sie dazu bewegen könnte, das Bett zu verlassen. Sie erwähnt beiläufig, daß sie sich allerdings sehr auf den bevorstehenden Besuch ihres Freundes freuen würde, der weit entfernt von ihrem Heimatort ein College besuche und den sie seit einigen Monaten nicht mehr gesehen hätte.

Nach dieser Untersuchung wird offensichtlich, daß die junge Frau, die jüngste von drei Geschwistern einer Familie der oberen Mittelklasse und Tochter hochintelligenter Eltern, Probleme mit ihrem Selbstbild hat. Sie sieht sich als weniger intelligent und auch weniger attraktiv als ihre beiden Geschwister. Frau G. fühlt sich von ihren beruflich sehr beanspruchten Familienmitgliedern ignoriert und abgelehnt. Zudem steht sie in ständigem feindseligen Konflikt mir ihrer stets gut organisierten und offensichtlich dominanten Mutter. Die Tochter hat große Schwierigkeiten, sich von der Mutter abzugrenzen und ihre eigene Identität zu entwickeln. Sie empfindet die ständigen Ratschläge der Mutter als Einmischung in ihre Autonomie- und Unabhängigkeitsbemühungen.

DSM-IV Diagnose
(ICD-10 s.S. 184)

Achse I:	296.22	Major Depression, Einzelne Episode, Mittelschwer, Mit Atypischen Merkmalen
Achse II:	V71.09	Keine Diagnose
Achse III:		Keine
Achse IV:		Konflikte mit der Mutter
Achse V:		GAF = 35 (zur Zeit); 80 (höchster Wert im letzten Jahr)

Kriterien für die Zusatzcodierung Mit Atypischen Merkmalen

Bestimme, ob:
Mit Atypischen Merkmalen (*kann angewendet werden, wenn die folgenden Symptome in den letzten zwei Wochen einer Depressiven Episode bei Major Depression oder Bipolar I oder Bipolar II Störung vorherrschten, vorausgesetzt, daß die Depressive Episode gleichzeitig die zuletzt aufgetretene affektive Episode ist, oder wenn diese Merkmale während der letzten zwei Jahre einer Dysthymen Störung vorherrschten*).

A. Affektive Reagibilität (d. h. Aufhellbarkeit der Stimmung auf tatsächliche oder erwartete positive Ereignisse).

B. Mindestens zwei der folgenden Symptome:
   (1) deutliche Gewichtszunahme oder gesteigerter Appetit,
   (2) Hypersomnie,
   (3) bleierne Schwere in Armen oder Beinen,
   (4) seit langem bestehende (und nicht nur auf Episoden einer Affektiven Störung beschränkte) Überempfindlichkeit gegenüber Zurückweisungen, die zu deutlichen sozialen oder beruflichen Beeinträchtigungen führt.

C. Die Kriterien für Mit Melancholischen Merkmalen oder Mit Katatonen Merkmalen dürfen nicht während derselben Episode erfüllt sein.

Leitlinien für Diagnose und Differentialdiagnose der Major Depression Mit Atypischen Merkmalen

Obgleich die Bezeichnung **„atypisch"** für diesen Depressionssubtyp im DSM-IV gewählt wurde, ist dieser Name eher irreführend, da diese spezielle Form der Depression bei ambulanten Patienten weitaus häufiger anzutreffen ist als der melancholische Typ. Die Bezeichnung „Mit Atypischen Merkmalen" ist ein **diagnostisches Relikt** und auf die Tatsache zurückzuführen, daß die meisten früheren Studien auf Daten stationärer, depressiver Patienten beruhen, die sehr häufig die Kriterien des melancholischen Subtyps erfüllten.

Die Symptomkonfigurationen der Major Depression Mit Atypischen Merkmalen unterscheidet sich in vielen Aspekten von der Symptomkonfiguration der **Major Depression** mit **Melancholischen Merkmalen**. Eine deutliche Gewichtszunahme oder gesteigerter Appetit und Hypersomnie bilden die vegetativen Symptome der Atypischen Depression und sind damit gegensätzlich zu denen der Major Depression Mit Melancholischen Merkmalen, welche durch Anorexie und Insomnie gekennzeichnet ist. Weitere pathognomische Merkmale der Atypischen Depression bilden Gefühle von bleierner Schwere in Armen oder Beinen sowie eine seit langem bestehende Überempfindlichkeit gegenüber Zurückweisungen jeglicher Art. Ferner ist die affektive Reagibilität (d. h. die Aufhellbarkeit der Stimmung auf tatsächlich oder erwartete positive Ereignisse), die beim melancholischen Subtyp nicht auftritt, ein weiteres Kriterium der Atypischen Depression. So hellt sich beispielsweise die Stimmung von Frau G., die zwar eindeutig depressiv ist, deutlich auf, sobald sich ihre Eltern bei ihr entschuldigen oder ihr Freund zu Besuch kommt.

Therapieplanung bei Major Depression Mit Atypischen Merkmalen

Die Zusatzkodierung „Mit Atypischen Merkmalen" wurde im Hinblick auf den möglichen Nutzen für eine gezielte Therapieindikation im DSM-IV aufgenommen. Patienten „Mit Atypischen Merkmalen" zeigen manchmal eine geringe Therapie-Response auf Trizyklische Antidepressiva, wo hingegen Serotoninwiederaufnahmehemmer (SSRI) oder MAO-Hemmer häufig zu einem deutlich besseren Erfolg bei dieser Patientengruppe führen. Möglicherweise sind Persönlichkeitsstörungen bei Atypischen Merkmalen häufiger und bilden daher einen wesentlichen Aspekt in der Therapie oder speziell bei der Bewältigung der depressiven Symptomatik. Auch Psychotherapie wird erfolgreich bei Patienten mit Atypischen Merkmalen eingesetzt, insbesondere um mit den Patienten neue Fertigkeiten für den Umgang mit Trennungsängsten oder anderen Verlustängsten einzuüben.

ICD-10

Fallbeispiel: Ein unglücklicher Teenager (s.S. 182)

ICD-10 Diagnose
F32.10   mittelgradige depressive Episode, ohne somatisches Syndrom

F32.1   mittelgradige depressive Episode

    A.   Die allgemeinen Kriterien für eine depressive Episode (F32) sind erfüllt.

    B.   Mindestens zwei der drei Symptome von F32.0 B.

    C.   Zusätzliche Symptome von F32.0 C., bis zu einer Gesamtzahl von mindestens sechs
          Symptomen.

    Mit der fünften Stelle sollte das Vorliegen eines „somatischen" Syndroms angegeben werden:

F32.10   ohne somatisches Syndrom

F32.11   mit somatischem Syndrom

Interpretation nach ICD-10

Die Symptomatik der Patientin entspricht durchaus einer **mittelschweren depressiven Episode** (erfüllt 7 Symptome). Nach ICD-10 besteht kein unmittelbarer Anlaß, hier nach einer sonstigen depressiven Episode (F32.8) zu suchen, da die Kriterien für die depressive Episode eindeutig erfüllt sind.

Die Beschreibung dieser „sonstigen depressiven Episoden" (F32.8) in den ICD-10-Forschungskriterien ist eher deskriptiv und kasuistisch. Insbesondere bezieht sich nach ICD-10 die Kategorie F32.8 eher auf Mischungen von depressiver Symptomatik mit dem somatischen Syndrom oder anderen echten somatischen (organischen) Symptomen.

Vergleich DSM-IV/ICD-10

Sowohl nach DSM-IV als auch ICD-10 werden die Kriterien der mittelgradigen depressiven Episode oder Major Depression erfüllt. Nach DSM-IV läßt sich jedoch eine weitere Spezifizierung des Typs durchführen – im vorliegenden Fall „atypisch" genannt. Der Begriff atypisch für diesen Subtyp ist aber eher verwirrend, da hier ein nicht seltenes Zustandsbild beschrieben wird. In ICD-10 gibt es diesen Subtypus nicht und auch die „sonstige depressive Episode" ist hier mit dem DSM-Typ nicht vergleichbar.

Dysthyme Störung

* Fallbeispiel: Ein Mann, dessen Leben im Sande verläuft

Herr A., ein 28jähriger unverheirateter Buchhalter, sucht die psychologische Beratungsstelle auf, weil er das Gefühl hat, daß sein Leben völlig ziel- und orientierungslos verlaufe. Schwierigkeiten mit seiner beruflichen Karriere und mit seiner Lebenspartnerin seien in der letzten Zeit eskaliert und würden ihn extrem belasten. So habe er beispielsweise kürzlich eine negative Beurteilung seiner beruflichen Leistung erhalten; und obwohl er zuverlässig und gewissenhaft arbeite, sei seine Produktivität niedrig und seine organisatorischen Fähigkeiten nur mangelhaft, zudem habe er ständig wegen Kleinigkeiten Auseinandersetzungen mit seiner Chefin.

Noch dazu hatte seine Verlobte kürzlich das Hochzeitsdatum verschoben. Sie selbst sagt, daß sie ihn zwar respektiere und liebe, sich jedoch nicht sicher sei, ob sie ihn heiraten wolle. Er erscheine ihr manchmal sehr distanziert, kritisiere an allem herum und sei häufig sexuell völlig desinteressiert.

Herr A. beschreibt sich selbst als Pessimisten, dem es schwer falle, Freude und Vergnügen zu empfinden. Solange er sich erinnern könne, sei sein Leben von Hoffnungslosigkeit und dem Gefühl, daß sein Leben nichts Positives zu bieten habe, begleitet worden. Herr A. wuchs in einem städtischen Vorort auf und besuchte die dortige Realschule. Seine Mutter sei eine ruhige Frau mit vielen launischen und depressiven Phasen, während derer sie sich gewöhnlich emotional sehr distanziert verhalte. Kurz nach der Geburt seiner drei Jahre jüngeren Schwester entwickelte seine Mutter eine schwere Depression und wurde daraufhin stationär behandelt. Die Behandlung mittels Elektrokrampftherapie (EKT) verlief positiv, und Frau A. benötigte keine weitere psychiatrische Behandlung. Sein verstorbener Vater war ein erfolgreicher Geschäftsmann, der sich allerdings gegenüber seiner Familie sehr dominant, kritisierend und einschüchternd verhielt und zudem exzessiv Alkohol trank. Herr A. gibt an, daß er seinen Vater zwar sehr respektiert, jedoch kein besonders enges Verhältnis zu ihm gehabt habe.

Der Patient zeigte gute Leistungen in der Schule und in der Berufsausbildung. Er nahm an einigen sozialen Aktivitäten teil, war jedoch meist schüchtern, erschien offensichtlich niedergedrückt und hatte zu den meisten seiner Klassenkameraden keinen engeren Kontakt.

Während der Berufsausbildung profitierte Herr A. von einer Psychotherapie, die er begann, nachdem die Beziehung zu seiner ersten Freundin zerbrach. Während dieser Zeit verschrieb ihm ein Internist ein trizyklisches Antidepressivum gegen migräneartige Kopfschmerzen, was sowohl zu einer deutlichen Besserung seiner Kopfschmerzen als auch seines Gefühls von Hoffnungslosigkeit führte. Retrospektiv hat Herr A. den Eindruck, daß er damals eine sehr gute Zeit erlebte. Er trat seinen ersten Job an und begann eine neue Beziehung, bewältigte die alltäglichen Anforderungen gut und schien das Leben zu genießen. Als er jedoch nach drei Monaten die medikamentöse Therapie abbrach, rutschte er langsam aber stetig wieder in seine alte von Pessimismus und Hoffnungslosigkeit geprägte Ausgangslage zurück.

Obwohl er die meiste Zeit seines bisherigen Lebens depressiv war, erfüllte er jedoch zu keinem Zeitpunkt die Kriterien einer Major Depression, vor allem, da sich nach einigen Tagen der Niedergeschlagenheit wieder einige Tage mit besserer oder guter Stimmung ergaben. Er verneint also die erforderlichen zwei Wochen als Kriterium für eine Major Depression: Er war niemals suizidal, hatte keine konkreten Suizidpläne, verlor nicht an Gewicht und litt weder unter Schlaflosigkeit noch unter psychomotorischer Agitiertheit. Seit einigen Monaten leidet Herr A. allerdings immer wieder punktuell unter Energielosigkeit und mangelnder Konzentrationsfähigkeit. Sein Selbstbild ist negativ, und er glaubt, daß er anderen nichts zu bieten habe. Er ist immer wieder überrascht, wenn andere Menschen ihm ihre Zuneigung zeigen oder ihm mit Respekt begegnen. Während seiner

Depressionen verliert Herr A. regelmäßig jegliches sexuelles Interesse und hat Schwierigkeiten, eine Erektion zu halten, was ihn sehr verunsichert.

Es gibt Phasen, in denen sich Herr A. von seinen Freunden und sozialen Aktivitäten vollständig zurückzieht und nur unter großer Überwindung und Anstrengung zur Arbeit gehen kann. An manchen Wochenenden bleibt er nahezu regungslos im Bett liegen. Früher trank er manchmal große Mengen an Alkohol, heute jedoch nur noch gelegentlich mal ein Glas Wein. Er kann sich nicht erinnern, zu irgendeiner Zeit extrem viel Energie gehabt zu haben oder ungewöhnlich gehobener Stimmung gewesen zu sein. Herr A. erkennt selbst, daß er in der Regel sehr bemüht ist, anderen Menschen zu gefallen, Zustimmung zu erhalten und Konflikte möglichst zu vermeiden. So fühlt er sich extrem verunsichert und ängstlich, wenn er gezwungen ist, selbstständig mit einer unangenehmen oder feindseligen Situation fertig zu werden. Andererseits ist er sehr stolz auf sein Perfektionsstreben.

Zum Gespräch erscheint Herr A. überpünktlich, konservativ gekleidet und auf den ersten Blick gesprächig und leicht zugänglich. Im Verlauf des diagnostischen Interviews beginnt er jedoch zu weinen, sobald er seine Probleme schildert und über seine Depressionen berichtet. Es besteht kein Anhalt für Denkstörungen, Halluzinationen oder Wahnvorstellungen. Seine Reflektionsfähigkeit ist durch die Neigung, emotional belastete Themen zu leugnen oder zu unterdrücken, deutlich eingeschränkt. Seine Urteilsfähigkeit ist nicht beeinträchtigt, er verfügt über eine normale Orientierungsfähigkeit und ein intaktes Kurzzeitgedächtnis. Seine Intelligenz scheint überdurchschnittlich zu sein.

DSM-IV Diagnose
(ICD-10 s.S. 191)

Achse I:	300.4	Dysthyme Störung, Mit Frühem Beginn
Achse II:		Zwanghafte Persönlichkeitsmerkmale
Achse III:		Keine
Achse IV:		Berufliche Probleme und Schwierigkeiten mit der Verlobten
Achse V:		GAF = 60 (zur Zeit)

Diagnostische Kriterien für 300.4 (F34.1) Dysthyme Störung

A. Depressive Verstimmung, die die meiste Zeit des Tages an mehr als der Hälfte aller Tage, entweder vom Patienten berichtet oder von anderen beobachtet, über einen mindestens zweijährigen Zeitraum andauert.
Beachte: Bei Kindern und Heranwachsenden kann reizbare Verstimmung vorliegen, und die Dauer muß mindestens 1 Jahr betragen.

Fortsetzung nächste Seite

Fortsetzung

B. Während der depressiven Verstimmung bestehen mindestens zwei der folgenden Symptome:
   (1) Appetitlosigkeit oder übermäßiges Bedürfnis zu essen,
   (2) Schlaflosigkeit oder übermäßiges Schlafbedürfnis,
   (3) Energiemangel oder Erschöpfung,
   (4) geringes Selbstwertgefühl,
   (5) Konzentrationsstörungen oder Entscheidungserschwernis,
   (6) Gefühl der Hoffnungslosigkeit.

C. In der betreffenden Zweijahres-Periode (1 Jahr bei Kindern und Heranwachsenden) gab es keinen Zeitraum von mehr als zwei Monaten ohne Symptome wie unter A. und B. beschrieben.

D. In den ersten zwei Jahren der Störung (1 Jahr bei Kindern und Heranwachsenden) bestand keine Episode einer Major Depression, d. h. das Störungsbild wird nicht besser durch eine Chronische oder Teilremittierte Major Depression erklärt.
   Beachte: Vor der Entwicklung der Dysthymen Störung kann eine Episode einer Major Depression aufgetreten sein, vorausgesetzt, daß eine vollständige Remission erfolgt ist (also für mindestens zwei Monate keine bedeutsamen Zeichen oder Symptome). Nach den ersten zwei Jahren einer Dysthymen Störung (1 Jahr bei Kindern und Heranwachsenden) können Episoden einer Major Depression eine Dysthyme Störung überlagern. In solchen Fällen können beide Diagnosen gestellt werden, wenn die Kriterien für eine Episode einer Major Depression erfüllt sind.

E. Zu keinem Zeitpunkt ist eine Manische Episode, eine Gemischte Episode oder eine Hypomane Episode aufgetreten und die Kriterien für eine Zyklothyme Störung waren niemals erfüllt.

F. Die Störung tritt nicht ausschließlich im Verlauf einer chronischen Psychotischen Störung wie Schizophrenie oder Wahnhafte Störung auf.

G. Die Symptome gehen nicht auf die direkte Wirkung einer Substanz (z. B. Droge, Medikament) oder eines medizinischen Krankheitsfaktors (z. B. Hypothyreose) zurück.

H. Die Symptome verursachen in klinisch bedeutsamer Weise Leiden oder Beeinträchtigungen in sozialen, beruflichen oder anderen wichtigen Funktionsbereichen.

Bestimme, ob:
Mit Frühem Beginn: Beginn der Störung vor Vollendung des 21. Lebensjahres.
Mit Spätem Beginn: Beginn der Störung im Alter von 21 Jahren oder später.

Bestimme (für die jüngste Zweijahres-Periode der Dysthymen Störung):
Mit Atypischen Merkmalen.

Leitlinien für Diagnose und Differentialdiagnose der Dysthymen Störung

Die Dysthyme Störung ist durch weniger schwere, allerdings chronisch depressive Symptome gekennzeichnet, die viele Jahre persistieren können. Die Diagnose einer Dysthymen Störung erfordert eine Mindestdauer von zwei Jahren für das Bestehen dysthymer Symptome und schließt eine **Major Depression** innerhalb der ersten zwei Jahre der Dysthymen Störung aus. Eine Major Depression kann im Gegensatz dazu sowohl episodischer als auch chronischer Natur sein. Manchmal erweist es sich als schwierig, eine Dysthyme Störung von einer Major Depression zu unterscheiden, die durch dauerhaft persistierende (über zwei Wochen lang) Symptome gekennzeichnet ist (d. h. bei der Chronischen Major Depression und bei der Major Depression in Teilremission).

Um die Diagnostik noch komplizierter zu gestalten, gibt es nicht wenige Patienten, die anfangs unter einer Dysthymen Störung leiden und zu einem späteren Zeitpunkt eine Major Depression entwickeln, welche die Kriterien einer Major Depression vollständig erfüllt. Wenn eine Major Depression im Anschluß an eine für mindestens zwei Jahre bestehende Dysthyme Störung eintritt, können beide Diagnosen vergeben werden (d. h. **Double Depression** oder Major Depression eine Dysthyme Störung überlagernd). Die Konvention des DSM-IV, welche die Double Depression als die Koexistenz zweier separater Störungen definiert, ist in gewisser Weise irreführend. So ist es möglicherweise angemessener, die Double Depression als Ausdruck von Schwankungen in der Symptomintensität zu verstehen, weil sich die Schwere der Symptomatik im Verlauf einer chronischen Depression durchaus verändern kann.

Ferner besteht Uneinigkeit darüber, durch welche spezifischen Symptome eine Dysthyme Störung am besten definiert werden sollte. Die diagnostischen Kriterien sowohl des DSM-III-R als auch des DSM-IV betonen vor allem die somatischen Symptome einer Dysthymen Störung (d. h. Störungen von Appetit, Schlaf und Energieniveau). Neuere Studien, inklusive die Feldstudie zu den Affektiven Störungen im DSM-IV, schlagen eine Änderung der diagnostischen Kriterien hinsichtlich einer Schwerpunktsetzung auf kognitive und interpersonelle Symptome vor. Aus diesem Grund ist im Anhang des DSM-IV ein alternatives Kriterium B aufgeführt, um weitere Studien in diesem Kontext anzuregen (siehe unten).

Alternatives Forschungskriterium B für die Dysthyme Störung

B. Vorhandensein von drei (oder mehr) der folgenden Symptome während eines depressiven Zustands:
   (1) geringes Selbstwertgefühl oder Selbstvertrauen oder Gefühle der Unzulänglichkeit,
   (2) Gefühle von Pessimismus, Verzweiflung oder Hoffnungslosigkeit,
   (3) allgemeiner Verlust von Interessen oder von Freude,
   (4) sozialer Rückzug,
   (5) chronische Erschöpfung oder Müdigkeit,

Fortsetzung nächste Seite

Fortsetzung

---

(6) Schuldgefühle, Grübeln über die Vergangenheit,
(7) subjektive Gefühle der Reizbarkeit oder exzessiver Wut,
(8) herabgesetzte Aktivität, Effektivität oder Produktivität,
(9) Schwierigkeiten beim Denken, ausgedrückt durch mangelnde Konzentration, schlechtes Gedächtnis oder Unentschlossenheit.

Therapieplanung bei Dysthymer Störung

Die medizinische Praxis zeigt, daß ungefähr die Hälfte aller Patienten mit Dysthymer Störung positiv auf eine medikamentöse Behandlung reagieren, hingegen nur 10 % der Patienten eine Verbesserung ihrer Symptome unter der Gabe von Placebos feststellen und damit deutlich unterhalb des Erwartungswerts für die meisten Affektiven Störungen liegen. Die geringe Responder-Rate bei Placebogabe ist vermutlich ein Indiz dafür, daß chronisch depressive Patienten in der Regel „immun" gegen jegliche Gefühle von Optimismus sind. Obwohl es bislang nicht systematisch untersucht wurde, zeigt die klinische Erfahrung, daß auch verschiedene Formen der Psychotherapie bei der Behandlung der Dysthymen Störung erfolgreich eingesetzt werden und insbesondere eine Kombination von Psychotherapie einerseits und Medikation andererseits in vielen Fällen notwendig ist. So erleiden viele dieser Patienten ein Rezidiv, nachdem sie die Medikation abgesetzt haben. Aus diesem Grund ist es vielfach notwendig, sowohl die psychotherapeutische als auch die medikamentöse Behandlung über einen längeren Zeitraum aufrecht zu erhalten.

Kriterien für eine Manische Episode

A. Eine mindestens einwöchige (bei Hospitalisierung auch kürzere), abgegrenzte Periode mit abnorm und anhaltend gehobener, expansiver oder reizbarer Stimmung.

B. Während der Periode der Stimmungsveränderung bestehen mindestens drei (bei nur reizbarer Verstimmung mindestens vier) der folgenden Symptome in einem deutlichen Ausmaß:
(1) übersteigertes Selbstwertgefühl oder Größenideen,
(2) vermindertes Schlafbedürfnis (z. B. fühlt sich nach nur 3 Stunden Schlaf ausgeruht),
(3) vermehrte Gesprächigkeit oder Rededrang,
(4) Ideenflucht oder subjektives Gefühl des Gedankenrasens,
(5) erhöhte Ablenkbarkeit (Aufmerksamkeit wird zu leicht auf irrelevante äußere Reize gelenkt),
(6) gesteigerte Betriebsamkeit (im sozialen, beruflichen, schulischen oder sexuellen Bereich) oder psychomotorische Unruhe,
(7) übermäßige Beschäftigung mit angenehmen Aktivitäten, die mit hoher Wahrscheinlichkeit unangenehme Konsequenzen nach sich ziehen (z. B. ungezügeltes Einkaufen, sexuelle Eskapaden, törichte geschäftliche Investitionen).

Fortsetzung nächste Seite

Fortsetzung

C. Die Symptome erfüllen nicht die Kriterien einer Gemischten Episode

D. Die Affektive Störung ist schwer genug, um eine deutliche Beeinträchtigung der beruflichen Leistungsfähigkeit oder der üblichen sozialen Aktivitäten oder Beziehungen zu verursachen oder eine Hospitalisierung zur Abwendung von Selbst- oder Fremdgefährdung erforderlich zu machen oder es sind psychotische Symptome vorhanden.

E. Die Symptome gehen nicht auf die direkte körperliche Wirkung einer Substanz (z. B. Droge, Medikament, sonstige Behandlungen) oder eines medizinischen Krankheitsfaktors (z. B. Hyperthyreose) zurück.

Beachte: Manieähnliche Episoden, die eindeutig auf somatische antidepressive Behandlung (z. B. Medikamente, Elektrokrampftherapie, Lichttherapie) zurückzuführen sind, sollten nicht als Bipolar I Störung diagnostiziert werden.

ICD-10

Fallbeispiel: Ein Mann, dessen Leben im Sande verläuft (s. S. 185)

ICD-10 Diagnose

F34.1   Dysthymia, mit frühem Beginn

F34.1   Dysthymia

A. Konstante oder konstant wiederkehrende Depression über einen Zeitraum von mindestens zwei Jahren. Dazwischenliegende Perioden normaler Stimmung dauern selten länger als einige Wochen, hypomanische Episoden kommen nicht vor.

B. Keine oder nur sehr wenige der einzelnen depressiven Episoden während eines solchen Zwei-Jahres-Zeitraumes sind so schwer oder dauern so lange an, daß sie die Kriterien für eine rezidivierende leichte depressive Störung (F33.0) erfüllen.

C. Wenigstens während einiger Perioden der Depression sollten mindestens drei der folgenden Symptome vorliegen:

1. verminderter Antrieb oder Aktivität

2. Schlaflosigkeit

3. Verlust des Selbstvertrauens oder Gefühl von Unzulänglichkeit

4. Konzentrationsschwierigkeiten

5. Neigung zum Weinen

6. Verlust des Interesses oder der Freude an Sexualität und anderen angenehmen Aktivitäten

7. Gefühl von Hoffnungslosigkeit und Verzweiflung

8. erkennbares Unvermögen mit den Routineanforderungen des täglichen Lebens fertig zu werden

9. Pessimismus im Hinblick auf die Zukunft oder Grübeln über die Vergangenheit

10.sozialer Rückzug

11.verminderte Gesprächigkeit.

Beachte: Wenn gewünscht, kann ein früher (in der Adoleszenz oder in den Zwanzigern oder ein später Beginn (meist zwischen dem 30. und 50. Lebensjahr, im Anschluß an eine affektive Episode) näher gekennzeichnet werden.

Interpretation nach ICD-10

Wie DSM-IV beinhaltet ICD-10 ein 2-Jahres-Kriterium **(Kriterium A)**. Dieses wird vom Patienten klar erfüllt. Erscheinungsfreie Intervalle werden im Zusammenhang mit Medikation berichtet, sind nur von kurzer Dauer. Auch das Fehlen anderer – etwa hypomanischer Episoden – führt dazu, daß Kriterium A als erfüllt angesehen werden kann.

Das weniger durch die Dauer als über den Schweregrad definierte zweite Kriterium der Dysthymia **(Kriterium B)** läßt zu, daß immerhin „sehr wenige" der einzelnen depressiven Episoden in diesem Zwei-Jahres-Zeitraum die Kriterien für eine leichte rezidivierende depressive Störung erfüllen. Sie können hierbei an den Kriterien für eine leichtgradige depressive Episode sowohl hinsichtlich ihrer Dauer als auch ihrer Schwere scheitern, was beim vorliegenden Fall in Bezug auf letzteres der Fall ist **(Kriterium B)**. Wiederkehrende Gedanken an den Tod oder an Suizid – als eines der Kriterien für (leichte) depressive Episode (F32.0) – sind zwar mit einer Dysthymia vereinbar, nicht jedoch, wenn diese für die meiste Zeit während dieser beiden Jahren vorhanden waren. Diese lagen beim vorliegenden Fall nicht vor. Ansonsten wäre die – durch die Formulierung „nur sehr wenige" (Kriterium B) – wenig operational definierte Dysthymia nach ICD-10 ungleich schwerer beurteilbar.

Dies wird auch durch die Symptom-Liste des dritten Kriteriums kaum erleichtert **(Kriterium C)**, da diese starke semantische – wenn auch nicht wörtliche – Überlappungen mit jenen einer depressiven Episode zeigt.

Der vorliegende Fall erfüllt deutlich mehr als drei der genannten Symptome und damit sämtliche drei Kriterien für Dysthymia.

Vergleich DSM-IV/ICD-10

Ähnlich wie bei DSM-IV zeigt die Gegenüberstellung der Kriterien von Dysthymia und einer leichten Episode einer Major Depression eher unterschiedliche Akzente als klar abgrenzbare Symptome. Beim vorliegenden Fall liegen diese in der stärkeren Betonung von Aspekten des beeinträchtigten Selbstkonzepts bei der Diagnose einer Dysthymia, während vegetative bzw. somatische Beschwerden – die für depressive Episoden bedeutsam sind – etwas in den Hintergrund treten. Im vorliegenden Fall herrschen Pessimismus und Minderwertigkeitsgefühle, aber nicht Gewichtsverlust oder etwa Morgentief vor.

Es existieren jedoch keine klaren differentialdiagnostischen Grenzlinien: Eine „differentia specifica" zwischen Dysthymia und (leichter) Major Depression existiert weder in DSM-IV, noch in ICD-10. Eine Ausnahme bildet jeweils – d. h. in beiden Klassifikationen – die geäußerte Forderung des Bestehens über mindestens zwei Wochen hinweg. Gemeinsam ist beiden auch die Betonung des stärker fluktuierenderen (Fallbeispiel: wenige Tage), eher unterschwelligeren, insgesamt leichteren, jedoch in jedem Fall chronischen Verlaufs der Dysthymie. Im Sinne der vorgenannten stärkeren Gewichtung von Selbstkonzept-Problemen bei Dysthymia fehlen beim vorliegenden Falle häufig bei Depression anzutreffende – eher somatische – Symptome wie etwa Schlaflosigkeit. Bei diesem Fall werden eher die schwerpunktmäßig kognitiven Symptome einer Dysthymia nach ICD-10 wie auch nach DSM-IV erfüllt, wie z. B. – Verlust des Selbstvertrauens oder Gefühl von Unzulänglichkeit oder – Konzentrationsschwierigkeiten.

Zusammenfassend bleibt die Abgrenzung der Dysthymia bzw. Dysthymie in beiden Klassifikationssystemen gegenüber – insbesondere leichgradigen – depressiven Episoden etwas unbefriedigend. Unterschiede liegen eher in der Konnotation der – besonders bei Dysthymia – stark deskriptiven Beschreibung etwa in den ersten beiden Kriterien der ICD-10-Forschungskriterien (**Kriterium A und B**). Der hier herausgearbeitete stärkere Akzent auf kognitiven bzw. interpersonellen Symptomen der Dysthymia paßt recht gut zu den Ergebnissen der in der DSM-IV-Darstellung des Falles zitierten Feldstudie. Die genannte Uneinigkeit darüber, welche Symptome die Dysthymie am besten charakterisieren könnte nicht nur Ausdruck diagnostischer Probleme sein, sondern – wie bereits die Diskussion zur **Double Depression** nahelegte – damit zu tun haben, daß keine nosologischen Entitäten (Depression vs Dysthymie), sondern eher Schweregrad- und Muster-Ausprägungen Gegenstand dieser Diagnostik sind. Mit anderen Worten: Vielleicht erscheint die Differentialdiagnose von Dysthymie und (leichgradiger) Depression deshalb in beiden Klassifikationssystemen gleichermaßen unbefriedigend, weil die beiden Störungen als Gegenstand der diagnostischen Untersuchung nosologisch nicht unabhängig sind.

Wie bei DSM-IV würde man auch nach ICD-10 hier den „frühen Beginn" besonders hervorheben und differentialdiagnostisch eine Persönlichkeitsstörung bzw. Besonderheiten in dieser Richtung (vgl. DSM-IV-Diagnose – Achse II) in Erwägung ziehen.

Bipolare Störungen

Bipolare Störungen		
296 .xx	Bipolar I Störung	
	.0x	Einzelne Manische Episode
	.40	Letzte Episode Hypoman
	.4x	Letzte Episode Manisch
	.6x	Letzte Episode Gemischt
	.5x	Letzte Episode Depressiv
	.7	Letzte Episode Unspezifisch
296 .89	Bipolar II Störung	
301 .13	Zyklothyme Störung	
296 .80	Nicht Näher Bezeichnete Bipolare Störung	

Im folgenden Abschnitt stellen wir Fallbeispiele vor, anhand derer die Bipolar I und Bipolar II Störungen sowie die Zyklothyme Störung ausführlich veranschaulicht werden sollen.

Bipolar I Störung

* Fallbeispiel: Eine junge Frau, deren Gefühle Achterbahn fahren

Frau A., eine 30jährige unverheiratete Lehrerin, wird von ihren Eltern ins Krankenhaus gezerrt, wobei beide sie jeweils an einem ihrer Arme hinter sich herziehen. Als der Arzt den Untersuchungsraum betritt, findet er die Patientin ruhelos im Raum auf und abwandernd und laut die Nationalhymne singend vor. Während sie dem Arzt vorgestellt wird, bemerkt Frau A. die grüne Krawatte des Arztes und vermutet, daß sein Name Dr. Grün sei. Sie tröstet ihn, weil er braune anstatt grüne Augen hat, und versichert ihm, daß er seine Augenfarbe wechseln könne, wenn er es sich nur intensiv genug wünschen würde. Ihre Aufmerksamkeit wandert allerdings schnell zu etwas anderem, so daß Frau A. innerhalb der ersten zwei Minuten achtmal das Thema wechselt.

Obwohl Frau A. sich zunächst freundlich und flirtend verhält und dem Arzt anbietet, sich einen blauen Fleck an ihrem Oberschenkel anzusehen, wird sie sofort sehr wütend und versucht ihn zu schlagen, als er ihr eine stationäre Aufnahme empfiehlt. Sie kreischt mit schriller Stimme, daß ihre Eltern ihn bestochen hätten, um sie ins Krankenhaus stecken und ihre Versicherungspolice kassieren zu können. Und sie schreit, daß sie Freunde bei der Mafia habe, die ihm und ihren Eltern sofort eins auswischen würden, wenn sie es wolle.

Die aktuelle Episode begann völlig unerwartet vor zehn Tagen, nachdem Frau A. sich von ihrem letzten Freund getrennt hatte. In diesen letzten zehn Tagen schlief sie kaum, verlor 4 kg an Gewicht, bestellte für ihre Schüler Schulbücher im Wert von mehreren 1000 DM und führte Dutzende von Ferngesprächen. Während dieser ersten Untersuchung ist für Frau A. ein Flug an die Westküste der USA gebucht, der in wenigen Stunden starten soll.

Die Patientin gibt an, sowohl weibliche als auch männliche Stimmen zu hören, die ihr anraten, Suizid zu begehen und die sie eine „dreckige Hure" schimpfen. Sie glaubt, daß diese Stimmen von ihren Eltern kämen, weiß jedoch nicht, wie die Übertragung funktioniert. Ferner ist sie überzeugt, daß ihre Gedanken den Ablauf zukünftiger Ereignisse beeinflussen können und daß ihre Träume in einem verschlüsselten Code in der Tageszeitung erscheinen.

Zwei unabhängige klinische Beobachter beurteilten Frau A. unterschiedlich. Der eine kam zu dem Schluß, daß es sich bei ihren Gedanken um Ideenflucht handelt, der andere war der Auffassung, daß ihre Gedanken vor allem zusammenhangslos seien und bezeichnete sie als Zerfahrenheit. Beide stimmten jedoch insofern überein, daß Frau A. zeitweilig in ihrem Denken sehr inkohärent sei.

Frau A. hatte innerhalb der letzten zwei Jahre drei solcher Episoden. Jede dieser Episoden begann auf ähnliche Art und Weise und mündete schließlich in eine 4- bis 8-wöchige depressive Phase. Zwischen den Episoden hatte die Patientin weder Wahngedanken noch Halluzinationen, noch zeigte sie Auffälligkeiten im Denken. Sie trinkt eher zu viel Alkohol und raucht mehrmals in der Woche Marihuana, allerdings scheint dies in keinem Zusammenhang mit dem Beginn einer solchen Episode zu stehen.

Die Patientin ist das einzige Kind ihrer Eltern und wurde von diesen verhätschelt und verwöhnt. Ihre Eltern berichten, daß sie bereits seit frühester Kindheit nur sehr schwer zufriedenzustellen gewesen wäre, sie hätte zahlreiche Wut- und Trotzanfälle gehabt, wäre zeitweilig extrem unfreundlich gewesen und hätte sehr anspruchsvolle materielle Wünsche gehabt (sobald diese erfüllt wurden, wandte sie sich jedoch gelangweilt ab). Obwohl sie sehr charmant und zudem von auffallender Schönheit ist, und es schon immer ihr größter Wunsch war, zu heiraten, ist sie dennoch niemals eine Ehe eingegangen.

Der Beginn jeder ihrer Männerbeziehungen zeichnet sich durch eine intensive gegenseitige Anziehung aus, die dann allerdings sehr schnell in ebenso großen Haß mündet. Gewöhnlich beschuldigt sie den jeweiligen Mann, daß er sie enttäuscht habe und ein gemeiner Kerl sei. Zudem macht sie ihren Eltern Vorwürfe, daß sie nur aus einer „Mittelklasse Familie" stamme, und ihre Eltern sie daher nicht mit in den örtlichen Golfclub nehmen könnten. Ihre Männerbeziehungen endeten jedesmal in einem emotionalen Drama, mit der Folge, daß sie schon mehrmals bei einer solchen Gelegenheit demonstrativ Suizidversuche mit Tabletten unternommen hatte. Zeitweilig verhält sich die Patientin deutlich promiskuitiv und wurde auch einmal von einem Mann, den sie in einer Bar kennengelernt hatte, schwer verprügelt.

Frau A. fühlt sich nach eigenen Angaben innerlich häufig leer und seltsam unwirklich. Dieses Gefühl stehe allerdings nicht in Zusammenhang damit, daß sie sich bei der Betrachtung in einem Spiegel manchmal so fühle, als ob sie sich wie eine zweidimensionale Spielkarte durch das Leben bewegen würde. Diese Wahrnehmungen würden periodisch auftreten und könnten durch gezielte Reize (z. B. Sex, Drogen oder laute Musik) unterbrochen werden. Obwohl sie sich meist unglücklich, pessimistisch, weinerlich und suizidal fühle, verschwänden diese Emotionen sofort, sobald ein neuer Mann in ihrLeben trete. Sie zeigt gewöhnlich, außer in den aktuten Phasen ihrer Erkrankung, keine vegetativen Symptome einer Depression. Trotz der Vielzahl ihrer Beschwerden ist Frau A. die meiste Zeit arbeitsfähig, kann selbstständig ihren Lebensunterhalt bestreiten und alleine ihren Haushalt führen.

DSM-IV Diagnose
(ICD-10 s.S. 199)

Achse I:	296.44	Bipolar I Störung, Letzte Episode Manisch, mit Stimmungs-kongruenten Psychotischen Merkmalen
Achse II:	V71.09	Keine Diagnose
Achse III:		Keine
Achse IV:		Trennung vom Freund
Achse V:		GAF = 35; 70 (höchster Wert im letzten Jahr)

Diagnostische Kriterien für die Bipolar I Störung

A. Die Aktuelle (oder letzte) Episode erfüllt die Symptomkriterien für eine Hypomanische [296.40), Manische (296.4x), Gemischte (296.6x) oder eine Episode einer
Major Depression (296.5x). Erfüllt die aktuelle (oder letzte) Episode (außer dem
Zeitkriterium) die Symptomkriterien einer dieser genannten Episoden, wird sie als
unspezifisch (296.7) bezeichnet.

Beachte: Ein x im diagnostischen Code weist darauf hin, daß die fünfte Stelle den
Schweregrad angibt.

B. Mindestens eine Manische Episode oder Gemischte Episode in der Vorgeschichte.

C. Die affektiven Episoden in A oder B können nicht besser durch eine Schizoaffektive
Störung erklärt werden und überlagern nicht eine Schizophrene, Schizophrenoforme
Störung, Wahnhafte Störung oder Nicht Näher Bezeichnete Störung.

Bestimme für die aktuelle oder letze Episode:

Schweregrad/Psychotische Merkmale/Remissionsgrad

Chronisch

Mit Katatonen Merkmalen

Mit Melancholischen Merkmalen

Mit Atypischen Merkmalen

Mit Postpartalem Beginn

Bestimme:

Zusatzkodierungen des Langzeitverlaufs (Mit bzw. Ohne Vollremission im Intervall)

Mit Saisonalem Muster (gilt nur für Episoden einer Major Depression)

Mit Rapid Cycling

Beachte: Es handelt sich hierbei um eine Zusammenfassung von fünf Kriterien-Sets.

Leitlinien für Diagnose und Differentialdiagnose der Bipolar I Störung

Die Unterscheidung zwischen den **Unipolar-Depressiven Störungen** und den **Bipolaren
Störungen** ist nicht zuletzt deshalb so wichtig, weil a) die Wahl des angemessenen Behandlungsverfahrens im wesentlichen von dieser Differenzierung abhängt; so wäre beispielsweise zu entscheiden, ob eine Medikation zur Affektstabilisierung, wie z. B. Lithium,
als Basismedikation, und Antidepressiva nur in begrenztem Umfang verwendet werden
sollten, um das Risiko einer medikamenteninduzierten Manischen Episode oder eines Rapid
Cycling zu vermeiden; und b) die Qualität prognostischer Aussagen durch diese Differenzierung deutlich erhöht wird, da in der Regel rezidivierende Episoden bei einer Bipolar I
Störung zu erwarten sind. Ferner sollte beachtet werden, daß depressive Patienten dazu
neigen, ein durchaus normales Stimmungshoch als abnormal (überdreht) zu bewerten. Der

Kliniker sollte daher bei solchen Patienten mit der Diagnose einer Bipolar I Störung sehr vorsichtig sein und diese Diagnose nur vergeben, wenn die Symptome ausreichend schwer sind, das Zeitkriterium erfüllen und zu erheblichen Beeinträchtigungen in wichtigen Funktionsbereichen führen.

Obwohl die Diagnose einer Bipolar I Störung nur eine einzige Manische oder Gemischte Episode verlangt, treten bei 90 % bis 95 % aller Patienten, die jemals eine Manische oder Gemischte Episode erlebt haben, mehrere rezidivierende affektive Phasen auf. Der **Verlauf** einer Major Depression ist im Gegensatz dazu wesentlich variabler: Die Wahrscheinlichkeit, nach der Episode einer Major Depression eine erneute Episode zu erleben, liegt bei durchschnittlich 50 %; nach zwei Episoden einer Major Depression bereits bei 70 %, und bis zu 90 % der Betroffenen erkranken nach drei vorherigen Episoden erneut an einer Major Depression. Sobald eine Bipolar I Störung aufgrund einer Manischen oder Gemischten Episode diagnostiziert wird, bleibt die Diagnose einer Bipolaren Störung für immer bestehen.

Im Zusammenhang mit **Substanzgebrauch** sind für die Bipolar I Störung zwei Aspekte differentialdiagnostisch bedeutsam: (1) Beim Substanzgebrauch können Symptome mit manischem Erscheinungsbild auftreten, die nicht von primär manischen Symptomen unterscheidbar sind. Wenn das Drogen-Screening bei einem Patienten positiv ist, die Symptome in engem zeitlichen Zusammenhang zum Drogengebrauch stehen und die Symptome nach Absetzen der Droge wieder rasch remittieren, sollten sie als substanzinduziert und nicht als Teil einer zugrundeliegenden Manischen Episode betrachtet werden. Allerdings sollte immer beachtet werden, daß viele Patienten mit Bipolar I Störung zu hedonistischem Verhalten neigen und aus diesem Grunde nicht selten Stimulantien verwenden. Die Manie führt vermutlich daher häufiger zum Drogengebrauch als es umgekehrt der Fall ist. Ferner erhöht eine familiäre Vorbelastung mit Bipolaren Störungen das Erkrankungsrisiko für eine primär Manische Episode.

Bei der Konzipierung des DSM-IV wurde das Problem diskutiert, ob eine Manische Episode, die bei einem bislang depressiven Patienten infolge einer therapeutischen Behandlung auftritt, als Bipolare Störung zu diagnostizieren ist oder eine andere eigenständige Diagnose erhalten soll. So können manische Symptome beispielsweise durch **antidepressive Medikation**, Lichttherapie oder Elektrokrampfbehandlung ausgelöst werden. Das Problem bestand darin, ob weiterhin nach der Konvention des DSM-III-R verfahren werden sollte, wonach bei Auftreten manischer Symptome eine Bipolar I Störung diagnostiziert werden würde. Demzufolge würde damit die Diagnose einer Major Depression in die einer Bipolar I Störung wechseln, sobald manische Symptome auftreten würden, selbst wenn diese behandlungsinduziert wären. Da bislang nicht ausreichend geklärt ist, ob affektive Störungen nach einer behandlungsinduzierten manischen Episode einen unipolaren oder bipolaren Verlauf nehmen, hat der DSM-IV-Task-Force entschieden, behandlungsinduzierte manische Episoden von der Bipolar I Störung auszuschließen. Sie erhalten stattdessen zwei Diagnosen: eine Major Depression und eine Substanzinduzierte Affektive Störung Mit Manischen Merkmalen.

Manische Symptome können auch als Folge eines **medizinischen Krankheitsfaktors** auftreten. Diese Möglichkeit sollte der Kliniker insbesondere dann beachten, wenn die manischen Symptome einen späten Beginn haben. Bipolar I Störungen haben gewöhnlich einen frühen Beginn, manchmal sogar vor dem 20. Lebensjahr. Bei einem späten Auftreten von manischen Symptomen empfiehlt sich daher immer eine gründliche Abklärung eines medizinischen Krankheitsfaktors, Substanzgebrauchs oder einer anderen Medikation.

Die Diagnose von Frau A. ist völlig eindeutig. Ein ätiologischer Zusammenhang mit Drogen oder Alkohol erscheint unwahrscheinlich, da Frau A. bereits früher affektive Episoden erlebt hat und das Ausmaß ihres Drogen oder Alkoholkonsums zu gering ist, um die Schwere ihrer Symptomatik erklären zu können.

Ferner haben **psychotische Störungen** (z. B. Die Schizoaffektive Störung, die Schizophrenie und die Wahnhafte Störung) viele gemeinsame Symptome mit der Bipolaren Störung (z. B. Grandiosität, Verfolgungswahn, Agitiertheit und Reizbarkeit). Wenn die psychotischen Symptome jedoch ausschließlich während einer affektiven Episode auftreten, hat die Diagnose einer Bipolaren Störung Priorität. Wenn die psychotischen Symptome allerdings auch nach der Remission der affektiven Symptomatik persistieren, sollte eine Schizoaffektive Störung in Erwägung gezogen werden.

Der Kliniker sollte ferner sehr vorsichtig bei der Diagnose einer **Persönlichkeitsstörung** sein, wenn gleichzeitig eine Affektive Störung besteht. Bei vielen Symptomen, die eine Persönlichkeitsstörung vermuten lassen (z. B. Reizbarkeit, anstößiges Verhalten, Labilität oder Feindseligkeit), handelt es sich in Wirklichkeit um Verhaltensweisen, die im Kontext affektiver Störungen auftreten. Verhaltensweisen, die auf eine Affektive Störung zurückzuführen sind und nach einer erfolgreichen Behandlung remittieren, sollten daher nicht mit zeitstabilen Persönlichkeitsmerkmalen („Traits") verwechselt werden. Die Diagnose einer Persönlichkeitsstörung erfordert daher immer einen ausreichend langen Beobachtungszeitraum, um andere psychische Störungen ausschließen zu können.

Im DSM-IV wurde die Zusatzkodierung **„Mit Rapid Cycling"** eingeführt, die das Auftreten von vier oder mehr affektiven Episoden in den vergangenen zwölf Monaten beschreibt und als ein besonders schwer behandelbarer Subtyp der Bipolar I Störung oder Bipolar II Störung gilt. Obwohl Frau A. nicht die geforderte Häufigkeit von mindestens vier affektiven Episoden innerhalb eines Jahres erfüllt (sie hatte nur vier Episoden in den letzten zwei Jahren), sollte der Kliniker sie sorgfältig beobachten sowie die Familie auf die Möglichkeit hinweisen, daß ihre Episoden in Zukunft häufiger auftreten könnten, und zusätzlich aus diesem Grund präventive Maßnahmen einleiten. Als Risikofaktoren für eine Bipolare Störung Mit Rapid Cycling gelten das weibliche Geschlecht, eine längere Vorbehandlung mit Antidepressiva, eine Schilddrüsen-Unterfunktion sowie eine familiäre Vorbelastung. Dieser Subtyp beinhaltet wichtige Implikationen für die Verlaufsprognose und die Wahl des Behandlungsverfahrens. Die Bipolaren Störungen Mit Rapid Cycling werden mit einer erhöhten Mortalität und Suizidalität, Schwierigkeiten in der Bewältigung von Alltagspflichten sowie einer niedrigen Therapie Response auf Lithium assoziiert. Die geringe Effektivität von Lithium bei dieser Störung erfordert eine zusätzliche oder alternative affektstabilisierende Medikation oder die hohe Dosis einer Thyroxinsubstitutuon.

Therapieplanung bei der Bipolar I Störung

Bei der Behandlung einer Bipolar I Störung spielen vorbeugende Maßnahmen gegen zukünftige affektive Episoden eine wichtige Rolle. Da die Bipolar I Störung in den meisten Fällen rezidivierend auftritt, sollten die Patienten und ihre Angehörigen fundierte Informationen über die Erkrankung sowie über hilfreiche Verhaltensregeln erhalten, wobei sich sowohl die pharmakologische Therapie als auch Änderungen in den Lebensgewohnheiten als sinnvolle Maßnahmen erwiesen haben. Der Therapeut sollte in jedem Fall die Wichtigkeit einer kontinuierlichen Langzeitbehandlung mit affektstabilisierenden Medikamenten, streßreduzierender Verhaltensweisen, regelmäßigen Schlafes sowie der Vermeidung von Substanzgebrauch und Überstimulation betonen. Der Patient und seine Familie sollten ferner darauf aufmerksam gemacht werden, frühe Anzeichen für einen Rückfall möglichst rechtzeitig zu erkennen, wozu vor allem ein reduziertes Schlafbedürfnis zählt. Es besteht ein erhöhtes Suizidrisiko bei der Bipolar I Störung, insbesondere zu Beginn der Erkrankung. Aus diesem Grund verordnen die Kliniker in den letzten Jahren deutlich aggressiver wirkende Lithiumpräparate oder andere affektstabilisierende Medikamente, die der Patient über einen relativ langen Zeitraum einnimmt, um erstens das Suizidrisiko zu senken und zweitens einen Rückfall zu vermeiden. Der Therapeut sollte selbstverständlich kontinuierlich die Schilddrüsenfunktion überwachen, da Lithium bei einigen Patienten zu einer Verminderung der Schilddrüsenfunktion führt, und somit unter Umständen ein Rapid Cycling triggern kann. Wie bereits erwähnt wurde, zeigen Patienten mit Rapid Cycling nur eine geringe Therapie Response auf Lithium, so daß in solch einem Fall alternative Medikamente mit affektstabilisierendem Effekt und Schilddrüsenpräparate in Erwägung zu ziehen sind.

ICD-10

Fallbeispiel: Eine junge Frau, deren Gefühle Achterbahn fahren (s.S.194)

ICD-10 Diagnose

F31.21 Bipolare Störung, gegenwärtig manische Episode mit parathymen psychotischen Symptomen

---

F30.1   Manie ohne psychotische Symptome

    A. Die Stimmung ist vorwiegend gehoben, expansiv oder gereizt und für die Betroffenen deutlich abnorm. Dieser Stimmungswechsel muß auffällig sein und mindestens eine Woche anhalten (es sei denn, eine Krankenhauseinweisung wird notwendig).

    B. Mindestens drei der folgenden Merkmale müssen vorliegen (vier, wenn die Stimmung nur gereizt ist) und eine schwere Störung der persönlichen Lebensführung verursachen:

        1. gesteigerte Aktivität oder motorische Ruhelosigkeit

        2. gesteigerte Gesprächigkeit („Rededrang")

        3. Ideenflucht oder subjektives Gefühl von Gedankenrasen

        4. Verlust normaler sozialer Hemmungen, was zu einem den Umständen unangemessenen Verhalten führt

        5. vermindertes Schlafbedürfnis

        6. überhöhte Selbsteinschätzung oder Größenwahn

        7. Ablenkbarkeit oder andauernder Wechsel von Aktivitäten oder Plänen

        8. tollkühnes oder leichtsinniges Verhalten, dessen Risiken die Betroffenen nicht erkennen, z.B. Lokalrunden ausgeben, törichte Unternehmungen, rücksichtsloses Fahren

        9. gesteigerte Libido oder sexuelle Taktlosigkeit.

C.   Fehlen von Halluzinationen oder Wahn, Wahrnehmungsstörungen können aber vorkommen (z. B. subjektive Hyperakusis, Wahrnehmung von Farben als besonders leuchtend etc.).

D.   Häufigstes Ausschlußkriterium: Die Episode ist nicht auf einen Mißbrauch psychotroper Substanzen (F1) oder auf eine organische psychische Störung im Sinne des Kapitel F0 zurückzuführen.

F30.2   Manie mit psychotischen Symptomen

A.   Die Episode erfüllt die Kriterien für eine Manie ohne psychotische Symptome (F30.1) mit Ausnahme des Kriteriums C.

B.   Die Episode erfüllt nicht gleichzeitig die Kriterien für eine Schizophrenie (F20.0-F20.3) oder eine schizomanische Störung (F25.0).

C.   Wahnideen oder Halluzinationen kommen vor, aber andere als die unter F20-F20.3 G1.1b., c. und d. aufgelisteten typisch schizophrenen (d. h. die Wahngedanken sind nicht bizarr oder kulturell unangemessen, bei den Halluzinationen handelt es sich nicht um Rede in der dritten Person oder kommentierende Stimmen). Am häufigsten sind Größen-, Liebes-, Beziehungs- und Verfolgungswahn.

D.   Häufigstes Ausschlußkriterium: Die Episode ist nicht auf einen Mißbrauch psychotroper Substanzen (F1) oder auf eine organische psychische Störung im Sinne des Kapitel F0 zurückzuführen.

Mit der fünften Stelle können die Halluzinationen oder Wahnideen als synthym oder parathym differenziert werden:

F30.20   Manie mit synthymen psychotischen Symptomen (z. B. Größenwahn oder Stimmen, die den Betroffenen sagen, sie haben übermenschliche Kräfte)

F30.21   Manie mit parathymen psychotischen Symptomen (z. B. Stimmen, die zu den Betroffenen von affektiv neutralen Dingen sprechen, Beziehungs- oder Verfolgungswahn)

F31   bipolare affektive Störung

Beachte: Die Episoden sind durch einen Wechsel zu einer Episode mit entgegengesetzter Stimmung oder mit gemischter Symptomatik oder aber durch eine Remission voneinander abgesetzt.

F31.2   gegenwärtig manische Episode mit psychotischen Symptomen

A.   Die gegenwärtige Episode erfüllt die Kriterien für eine Manie mit psychotischen Symptomen (F30.2).

B.   In der Anamnese findet sich wenigstens eine andere affektive Episode, die die Kriterien für eine hypomanische oder manische Episode (F30.xx), depressive Episode (F32.xx) oder gemischte affektive Episode (F38.00) erfüllt.

Mit der fünften Stelle können die psychotischen Symptome als synthym oder parathym differenziert werden:

F31.20   mit synthymen psychotischen Symptomen

F31.21   mit parathymen psychotischen Symptomen

Interpretation nach ICD-10

Bei der Patientin liegen eindeutig eine gesteigerte Aktivität, Gesprächigkeit und Ideenflucht vor, ferner der Verlust normaler sozialer Hemmungen, vermindertes Schlafbedürfnis, überhöhte Selbsteinschätzung, Ablenkbarkeit, gesteigerte Libido und leichtsinniges Verhalten. Es werden alle **neun Symptome des Kriteriums B** von F30.1 erfüllt. Darüber hinaus werden die Kriterien für Manie mit psychotischen Symptomen (F30.2) erfüllt, d. h. auch die Abgrenzung zur Schizophrenie und schizomanischen Störung. Die Einordnung der psychotischen Symptome im **Kriterium C** fällt schwerer als erwartet: Danach sollten Wahngedanken nicht bizarr sein. Man muß sich fragen, ob Träume die sich in der Tageszeitung lesen lassen, nicht etwas bizarr oder kulturell unangemessen erscheinen. Ähnlich verhält es sich mit der Angabe unter demselben Punkt (Kriterium C), daß kommentierende Stimmen nicht vorliegen sollten. Stimmen beiderlei Geschlechts, die sie als Hure beschimpfen, könnte man durchaus als Kommentare werten. Auch der ebenfalls in Kriterium C (F30.2) gemachte Hinweis, daß bei Manie mit psychotischen Symptomen Größen-, Liebes-, Beziehungs- oder Verfolgungswahn am häufigsten vorkommen, bewirkt in seiner Anwendung auf die geschilderte Lehrerin eine gewisse Ernüchterung: Stimmen, die ihr Suizid anraten, lassen sich beispielsweise kaum hierunter einordnen und sind bei einer Manie eher parathym. Einfacher bejahen läßt sich das vierte **Kriterium (D)**, das Ausschlußkriterien benennt: zwar sind im vorliegenden Fall Alkohol und Marihuana im Spiel, doch lösen diese keine Exazerbationen aus. Hinweise auf eine organische psychische Störung fehlen.

Analog zu den geschilderten Problemen mit Kriterium B und C fällt die Codierung der Halluzinationen bzw. Wahnideen als synthym schwer (fünfte Stelle):

– Die Mehrheit der geschilderten psychotischen Symptome sind nicht synthym (F30.20).

– Am ehesten sind die geschilderten psychotischen Symptome parathym, z. B. etwa die Aufforderung zu Selbstmord durch die Stimmen (F30.21) bei einer Manie.

Die Angaben der Patientin, sich häufig leer, seltsam unwirklich oder wie eine Spielkarte zu fühlen, sind durch ihre mangelnde Einordnung in bestimmte Zeitfenster schwer beurteilbar.

Vergleich DSM-IV/ICD-10

Im direkten Vergleich von **Kriterium B** nach DSM-IV und Kriterium B nach ICD-10 (F30.1) zeigt sich, daß nach ICD-10 neun Symptome beschrieben sind, nach DSM-IV sieben. Es besteht völlige Identität. ICD-10 weist nur deshalb zwei Symptome mehr auf, weil diese in DSM-IV in die sieben Symptome subsummiert werden.

Man würde nach ICD-10 wie nach DSM-IV eine **bipolare affekte Störung** diagnostizieren, die hier durch einen Wechsel zu einer Episode mit entgegengesetzter Stimmung gekennzeichnet ist. Hierfür sprechen die in den letzten 2 Jahren berichteten drei Episoden dieses Verlaufsmusters. Daher ist zu erwarten, daß die gegenwärtige Episode ähnlich verlaufen wird. Man könnte zwar den möglichen erwähnten Ge- bzw. Mißbrauch psychotroper Substanzen (Alkohol, Marihuana) berücksichtigen, diesen jedoch nicht als kausal für die gegenwärtig vorliegende manische Episode mit psychotischen Zügen (ICD 10: F31.21) ansehen. Auch hierin stimmen DSM-IV und ICD-10 überein.

Deutlich weniger Probleme als ICD-10 (s. o.) hat die DSM-IV-Klassifikation mit der Art hier beschriebener psychotischer Symptome. Während in den Forschungskriterien wiederholt auf Unterschiede zwischen diesen abgehoben wird (Kriterium C), wurde in der Diskussion des Falles nach DSM-IV betont, daß psychotische Störungen wie die schizoaffektive Störung, die Schizophrenie und die Wahnhafte Störung gemeinsame Symptome mit der Bipolaren Störung haben. Grandiosität, Verfolgungswahn, Agitiertheit und Reizbarkeit - zu letzteren würde etwa die Drohung mit der Mafia passen - aufweisen. Treten psychotische Symptome nur während einer affektiven Episode auf, so hat die Diagnose einer Bipolaren Störung Priorität. Ist dies nicht der Fall, so gilt – wie bereits angemerkt – das Umgekehrte. Diese Deutlichkeit vermißt man in den ICD-10 Forschungskriterien.

Bipolar II Störung

* Fallbeispiel: Ein Mann ist überzeugt, daß er bald sterben wird

Herr Z., ein 45jähriger verheirateter Vermögensverwalter, wird zur diagnostischen Abklärung an ein psychiatrisches Lehrkrankenhaus überwiesen. In den vergangenen zwei Jahren wurde Herr Z. aufgrund von Depressionen und Suizidideen zweimal stationär in anderen Kliniken psychiatrisch behandelt. Bei der aktuellen Aufnahme, wie auch bei den anderen stationären Aufnahmen zuvor, bestreitet Herr Z., eine psychische Erkrankung zu haben, behauptet jedoch, daß er schon bald an einer mysteriösen Krankheit sterben werde, die den Alterungsprozeß beschleunige und die bislang noch niemand richtig diagnostiziert habe. Seine Beschwerden umfassen Klagen darüber, daß er geistig zurückgeblieben sei, erblinde, seine Verdauung nicht mehr funktioniere, seine Haut immer faltiger werde und er sein Haar verliere. Während der letzten zwei Wochen lag Herr Z. die meiste Zeit wegen seiner „Erkrankung" im Bett, ging nicht zur Arbeit und weigerte sich, in irgendeiner Form am Familienleben teilzunehmen. Seine Frau schilderte, daß er die ganze Zeit über niedergeschlagener und pessimistischer Stimmung gewesen sei und sehr gereizt reagiert habe, sobald sie ihm irgendwelche Aktivitäten vorschlug, die ihm möglicherweise helfen könnten.

Nach Auskunft seiner Frau hatte Herr Z. während ihrer Ehe ständig fluktuierende Phasen, die abwechselnd entweder von starker Niedergeschlagenheit und Depressivität, in denen er sich kaum zu irgendeiner Tätigkeit aufraffen konnte, geprägt waren oder von plötzlich auftretenden aufsehenserregenden Energieschüben, die bis zu einigen Wochen persistieren konnten. Während seiner energiegeladenen Phasen bleibe Herr Z. bis zum späten Abend im Büro und halte mit seinem Arbeitseifer mehrere Sekretärinnen rund um die Uhr beschäftigt. Zusätzlich stürze er sich in ehrenamtliche Tätigkeiten – vor kurzem verfaßte er für die Lokalpolitiker Reden – und beginne jedesmal mit irgendwelchen aufwendigen sportlichen Aktivitäten, die er jeweils bis ins kleinste Detail plane und selbständig entwerfe. Während mancher dieser Phasen überraschte Herr Z. seine Familie mit extravaganten und vollständig geplanten Urlaubsreisen zu exotischen Orten, allerdings unter der Voraussetzung, daß sie umgehend die Reise antreten mußten. Obwohl seine Frau und seine Tochter ihn normalerweise gerne auf seinen Ausflügen begleiten, haben sie bei einigen seiner Unternehmungen erhebliche Schwierigkeiten, mit ihm Schritt zu halten; so reisten sie beispielsweise unerwartet zum Bergsteigen nach Amerika oder zum Sporttauchen in die Karibik. Einmal erwarb Herr Z. nach einer solchen „Wirbelwind-Aktion" ein sehr kostspieliges Grundstück mit der Begründung, es erinnere ihn an eine prachtvolle australische Farm, die er dort gesehen habe. Seine Frau schätzt, daß er fünf oder sechs solcher Hypomanischer Episoden im Jahr habe, die gewöhnlich 3–14 Tage dauern. Sie erinnert sich, daß ihr Mann diese Verhaltensweisen bereits zeigte, als sie ihn auf der Universität kennenlernte; dort war er ein ausgezeichneter Student. Allerdings wechselten sich bei ihm Phasen tiefer Niedergeschlagenheit, in denen er während des Unterrichts schlief oder gar nicht erst erschien, mit Perioden unglaublicher Leistungsfähigkeit, wo er zwei oder drei Tage durcharbeitete, mit Unterbrechungen von unterschiedlicher zeitlicher Dauer ab.

Frau Z. berichtet ferner, daß seine ungewöhnlichen Energieschübe ebenso plötzlich wieder verschwinden würden, wie sie gekommen seien, und ihr Mann sich nicht mehr um seine Projekte kümmere, und deren weiterem Verlauf nur noch hoffnungslos und pessimistisch entgegensehe. Zum ersten Mal wurde Herr Z. im Alter von 32 Jahren wegen einer 4- bis 5-monatigen Major Depression behandelt. In den darauffolgenden Jahren erhielt er wegen drei weiterer Episoden von ähnlicher Dauer erneut eine Therapie. Bei zwei dieser Episoden (beide in den letzten zwei Jahren) wurde er stationär aufgenommen, wobei eine dieser stationären Behandlungen im Anschluß an einen schweren Autounfall stattfand, der vermutlich – obwohl Herr Z. dieses verneinte – ein Suizidversuch war.

Seine Frau gibt weiterhin an, daß seine schweren depressiven Episoden immer im Herbst oder Winter, seine energiegeladenen Zeiten dagegen fast ausschließlich im Frühling und Sommer auftraten. Sie würde sich inzwischen selbst jedes Jahr vor dem Winter fürchten, da sie dann immer mit der Angst lebe, daß ihr Ehemann erneut an einer depressiven Phase erkranken würde.

Herr Z. selbst berichtet, daß er die energievollen Phasen bevorzuge, auch wenn er in diesen Zeiten manchmal zu weit gehen oder die Kontrolle verlieren würde. Während dieser Phasen fühle er sich unglaublich lebendig, lebensfroh und wäre außergewöhnlich leistungsfähig. Er erinnere sich, daß er diese kurzzeitigen Energieausbrüche seit seiner frühen Jugendzeit oder sogar noch früher habe und schon immer ein leichtsinniger Mensch mit vielen Launen gewesen sei.

DSM-IV Diagnose
(ICD-10 s.S. 207)

Achse I:	296.89	Bipolar II Störung, Depressiv, Schwer, mit Saisonalem Muster, mit Vollremission im Intervall
Achse II:		Narzißtische Persönlichkeitsmerkmale
Achse III:		Keine
Achse IV:		Eheprobleme und Schwierigkeiten im Beruf
Achse V:		GAF = 40 (bis zur Aufnahme); 70 (höchster Wert im letzten Jahr)

Kriterien für eine Hypomane Episode

A. Eine umschriebene Zeitspanne von mindestens vier Tagen mit anhaltend gehobener, expansiver oder reizbarer Stimmung, die sich deutlich von der normalen, nicht-depressiven Stimmungslage unterscheidet.

B. Während der Phase der Stimmungsveränderung bestehen dauerhaft mindestens drei der folgenden Symptome in deutlicher Ausprägung (bei nur reizbarer Verstimmung mindestens vier):

(1) erhöhtes Selbstwertgefühl oder Größenideen,

(2) verringertes Schlafbedürfnis (z. B. fühlt sich nach nur 3 Stunden Schlaf erholt),

(3) vermehrte Gesprächigkeit oder Rededrang,

(4) Ideenflucht oder subjektives Gefühl des Gedankenrasens,

(5) vermehrte Ablenkbarkeit (Aufmerksamkeit wird zu leicht auf irrelevante Außenreize gelenkt),

(6) gesteigerte Betriebsamkeit (im sozialen, beruflichen, schulischen oder sexuellen Bereich) oder psychomotorische Unruhe,

(7) übermäßige Beschäftigung mit vermeintlich angenehmen Aktivitäten, die mit hoher Wahrscheinlichkeit negative Konsequenzen nach sich ziehen (wie unkontrollierte Einkaufstouren, sexuelle Eskapaden oder törichte geschäftliche Investitionen).

C. Die Episode geht mit einer eindeutigen und für den Betroffenen uncharakteristischen Veränderung im Verhalten und in der Leistung im Vergleich zu symptomfreien Zeiten einher.

D. Stimmungsveränderungen und Funktionsbeeinträchtigungen sind für andere beobachtbar.

E. Die Episode ist nicht schwer genug, um deutliche soziale oder berufliche Funktionsbeeinträchtigungen zu verursachen oder eine Hospitalisierung erforderlich werden zu lassen, und es bestehen keine psychotischen Symptome.

F. Die Symptome gehen nicht auf die direkte körperliche Wirkung einer Substanz (z. B. Droge, Medikament oder andere Behandlung) oder eines medizinischen Krankheitsfaktors zurück.

Beachte: Hypomanieähnliche Episoden, die eindeutig durch eine antidepressive Behandlung (wie Medikamente, Elektrokrampftherapie, Lichttherapie) ausgelöst wurden, werden nicht zur Diagnose einer Bipolar II Störung herangezogen.

Diagnostische Kriterien für 296.89 (F31.0; F31.8) Bipolar II Störung

A. Aktuell (oder in der Anamnese) eine oder mehrere Episoden einer Major Depression.

B. Aktuell (oder in der Anamnese) mindestens eine Hypomane Episode.

C. Keine Manische Episode oder Gemischte Episode in der Anamnese.

D. Die affektiven Symptome aus A und B können nicht durch eine Schizoaffektive Störung besser erklärt werden und überlagern nicht eine Schizophrenie, Schizophreniforme Störung, Wahnhafte Störung oder Nicht Näher Bezeichnete Psychotische Störung.

Fortsetzung nächste Seite

Fortsetzung

E. Die Symptome verursachen in klinisch bedeutsamer Weise Leiden oder Beeinträchti-
    gungen in sozialen, beruflichen oder anderen wichtigen Funktionsbereichen.

Bestimme für die aktuelle oder letzte Episode:
Hypoman: Aktuelle (oder letzte) Episode ist eine Hypomane Episode.
Depressiv: Aktuelle (oder letzte) Episode ist eine Episode einer Major Depression.

Bestimme für eine aktuelle Episode einer Major Depression (bzw. wenn die letzte Episode
eine Depressive war):
Schweregrad/Psychotische Merkmale/Remissionsgrad.
Beachte: Der fünfstellige Diagnoseschlüssel kann hier nicht verwendet werden, weil der
Diagnoseschlüssel der Bipolar II Störung alle fünf Stellen belegt.
Chronisch,
Mit Katatonen Merkmalen,
Mit Melancholischen Merkmalen,
Mit Atypischen Merkmalen,
Mit Postpartalem Beginn.

Bestimme:
Zusatzcodierungen des Langzeitverlaufs (Mit oder Ohne Vollremission im Intervall),
Mit Saisonalem Muster (gilt nur für Episoden von Major Depression),
Mit Rapid Cycling.

Leitlinien für Diagnose und Differentialdiagnose der Bipolar II Störung

Die Bipolar II Störung kann als **Grenzfall** zwischen den unipolar Depressiven und Bipolaren
Störungen betrachtet werden. Das gemeinsame Auftreten von Episoden Mit Major Depression und Hypomanischen Episoden wird im DSM-IV unter der Bipolar II Störung zusammengefaßt, da wissenschaftliche Studien nachweisen konnten, daß ihr Verlauf, das familiäre
Verteilungsmuster und die Therapie-Response mehr den Bipolaren als den Unipolar-Depressiven Störungen ähneln. Es ist sehr wichtig, möglichst früh die spezifischen Merkmale
einer Bipolar II Störung zu erkennen, um der Entstehung einer Bipolar I Störung oder
Episoden mit Rapid Cycling vorzubeugen, da insbesondere hohe Dosierungen von
Antidepressiva, speziell bei fehlender affekt-stablisierender Wirkung, manische Symptome
bei bestimmten Patienten hervorrufen können. Ferner sollte beachtet werden, daß Episoden
Mit Major Depression bei der Bipolar II Störung einen saisonalen Verlauf haben können,
wie z. B. die Episoden von Herrn Z.

Der Kliniker sollte immer bedenken, daß, sobald die Diagnose einer **Hypomanischen Episode**
bei einem Patienten mit Major Depression gestellt wird, der Betroffene lebenslang die Diagnose einer Bipolar II Störung mit allen daraus resultierenden Konsequenzen für die weitere
Behandlung und Prognose erhält. Daher sollte bei der Diagnose einer Bipolar II Störung
immer sorgfältig überprüft werden, ob es sich bei einem **chronisch depressiven Patienten**
um eine normale Aufhellung der Stimmung oder tatsächlich um eine Hypomanische Episode

handelt. Die Kriterien C und D der Hypomanischen Episode sind deshalb im DSM-IV aufgenommen worden, um genau diese Abgrenzung zu erleichtern. So verlangt das Kriterium C, daß „die Episode mit einer eindeutigen und für den Betroffenen uncharakteristischen Veränderung im Verhalten und in der Leistung im Vergleich zur symptomfreien Zeit einhergeht", und im Kriterium D wird festgelegt, daß „die Stimmungsveränderungen und Funktionsbeeinträchtigungen für andere beobachtbar" sein müssen. Manchmal ist es sehr schwierg, jemanden hinsichtlich einer Hypomanischen Episode zu beurteilen, wenn es sich um einen chronisch depressiven Patienten handelt, der unter Umständen dazu neigt, seine normale nicht-depressive Stimmung als hypomanisch zu interpretieren. Jede viertägige Episode mit scheinbar hypomanischen Symptomen kann durchaus eine normale, besonders gute Stimmung in einem sonst depressiven Patienten widerspiegeln. Obwohl die Definition einer Bipolar II Störung nur eine einzige Hypomanische Episode erfordert, ist es sicherlich empfehlenswert, eine weitere Hypomanische Episode abzuwarten, bevor die Diagnose einer Major Depression in die einer Bipolar II Störung geändert wird. Gleichzeitig sollten bei einem Patienten mit Verdacht auf Major Depression sowohl das Auftreten Hypomanischer Episoden in der Vorgeschichte als auch Manische oder Hypomanische Symptome bei den Familienmitgliedern abgeklärt werden.

Die Bipolar II Störung kann ebenfalls wie die Bipolar I Störung durch **Substanzgebrauch** oder antidepressive Therapie (Antidepressiva, Lichttherapie oder Elektrokrampfbehandlung) getriggert werden. Die Auftretenswahrscheinlichkeit hypomaner Symptome infolge einer antidepressiven Behandlung ist sogar noch höher als bei der Bipolar I Störung. Ist die hypomane Symptomatik bei einem Patienten mit Major Depression eindeutig auf die antidepressive Behandlung zurückzuführen, wird neben der Diagnose einer Major Depression die Zusatzdiagnose einer „Medikamenteninduzierten Affektiven Störung mit Manischen Merkmalen" vergeben. Der Kliniker sollte die Ätiologie einer Hypomanischen Episode sehr genau abklären und daher sowohl die zeitliche Beziehung zwischen dem aktuellen Status des Patienten und möglichem Substanzgebrauch oder Medikation als auch die Möglichkeit einer familiären Vorbelastung mit Bipolaren Störungen überprüfen.

Manch einer mag fälschlicherweise die Auffassung vertreten, daß es sich bei der Bipolar II Störung um eine **weniger ernsthafte Erkrankung** handelt als bei der Bipolar I Störung, weil eine Hypomanische Episode mit geringeren psychischem Leid und weniger Beeinträchtigungen verbunden ist. Tatsache ist jedoch, daß diese Störung mit verheerenden Folgen einhergehen kann, weil viele Patienten mit Bipolar II Störung unter sehr schweren Episoden einer Major Depression leiden, die nicht selten zur völligen Arbeitsunfähigkeit führen. So zeigt unser Fallbeispiel, daß Herr Z. seine hypomanischen Phasen sehr genoß, da diese Perioden für ihn mit großer Leistungsfähigkeit und Kreativität verbunden waren; aber um so schwerwiegender waren die Folgen seiner depressiven Phasen, die mit Suizidversuchen und wiederholten stationären Behandlungen einhergingen.

Therapieplanung bei der Bipolar II Störung

Die Bipolar II Störung wurde als eigenständiges Störungsbild vor allem deshalb im DSM-IV aufgenommen, weil sie möglicherweise bedeutsame Implikationen für die Wahl des Behandlunsverfahrens beinhaltet. Innerhalb einer Fünf-Jahres Periode tritt bei 5–15 % der Patienten mit einer Bipolar II Störung mindestens eine Manische Episode auf. Ferner neigt diese Patientengruppe dazu, im Verlauf ihrer Erkrankung ein **Rapid Cycling** zu entwikkeln, so daß der Kliniker bei der Diagnose einer Bipolar II Störung zum einen die antidepressive Medikation sehr sorgfältig überwachen sollte und zum anderen grundsätzlich affektstabilisierende Medikamente als Begleitmedikation verschreiben sollte. Für den weiteren Behandlungserfolg hat es sich als sehr effektiv erwiesen, wenn die Betroffenen und ihre Familien eine unterstützende Psychotherapie aufnehmen, in der sie sowohl Informationen über die Erkrankung erhalten, Techniken erlernen, um den Alltag zu stabilisieren, als auch für Anzeichen eines Rückfalls sensibilisiert werden.

ICD-10

Fallbeispiel: Ein Mann ist überzeugt, daß er bald sterben wird (s.S. 202)

ICD-10 Diagnose
F31.50 bipolare affektive Störung, gegenwärtig schwere depressive Episode mit synthymen Symptomen

F31	bipolare affektive Störung
	Beachte: Die Episoden sind durch einen Wechsel zu einer Episode mit entgegengesetzter Stimmung oder mit gemischter Symptomatik oder aber durch eine Remission voneinander abgesetzt.
F31.5	gegenwärtig schwere depressive Episode mit psychotischen Symptomen
	A. Die gegenwärtige Episode erfüllt die Kriterien für eine schwere depressive Episode mit psychotischen Symptomen (F32.3).
	B. In der Anamnese findet sich wenigstens eine eindeutig belegte hypomanische oder manische Episode (F30.xx) oder gemischte affektive Episode (F38.00).
	Mit der fünften Stelle können die psychotischen Symptome als synthym oder parathym differenziert werden:
F31.50	mit synthymen psychotischen Symptomen
F31.51	mit parathymen psychotischen Symptomen

Interpretation nach ICD-10

Im Gegensatz zur zuvor dargestellten Lehrerin weist der hier beschriebene Patient derzeit eine **schwere depressive Episode** (8 von 9 Symptomen) **mit synthymem Wahn** (Krankheitswahn) auf (F31.50). Früher traten häufiger hypomanische im Wechsel mit depressiven Episoden auf (Kriterium A von F31.0). Wie der Vergleich von Hypomanie (F.30.0) zu Manie ohne psychotische Symptome (F30.1.) in den ICD-10-Forschungskriterien zeigt, ist erstere weniger schwer und kürzer (mindestens vier aufeinanderfolgende Tage vs. mindestens eine

Woche Dauer). Herr Z. erfüllt für seine früher durchgemachten hypomanischen Episoden das Kriterium für erstere. Da er auch Kriterium B durch Vorliegen mindestens einer hypomanischen bzw. depressiven Episode erfüllt, liegt nach ICD-10 eine „**bipolare affektive Störung**". Ein saisonaler Typus ist nach ICD-10 nicht speziell kodierbar.

Vergleich DSM-IV / ICD-10

Der Vergleich zwischen schwerer Major Depression (psychotisch) und schwerer depressiver Episode findet sich in den vorhergehenden Fällen. Die folgende Diskussion bezieht sich daher auf die anderen Aspekte des Falles.

Alternativhypothesen zur **bipolaren Störung** werden in DSM-IV und ICD-10 in recht ähnlicher Weise getestet: Häufige **Ausschlußkriterien** wie der Mißbrauch psychotroper Substanzen, das Vorliegen psychotischer (schizophrener) Störungen, die Evozierung einer hypomanischen Phase durch ein Antidepressivum, Hinweise auf eine organische psychische Störung oder einen kausalen Medizinischen Krankheitsfaktor werden in beiden Systemen diskutiert. Auf die mögliche – insbesondere subjektive – Fehleinschätzung einer Stimmungsbesserung bzw. normalen Stimmung nach einer Depression als „hypomanische Phase" wird jeweils hingewiesen.

Unterschiedlich sind beide Klassifkationen in dem Punkt, daß nach ICD-10 die bei diesem Patienten deutliche **saisonale Abhängigkeit** nicht codierbar ist (aber siehe Vorläufige Kriterien in Anhang I der ICD-10 Forschungskriterien). Sehr unterschiedlich wird mit dem Vorliegen einer manischen Phase in der Anamnese vorgegangen:

In DSM-IV heißt es: „Eine Manische ... Episode in der Anamnese schließt die Diagnose einer **Bipolar II Störung** aus" (Saß, Wittchen und Zaudig, 1996; S. 420). Dagegen kann nach ICD-10 genau diese zur Diagnose einer bipolaren affektiven Störung mit gegenwärtig hypomanischer Episode (F31.0) beitragen: Kriterium B lautet hier: „In der Anamnese findet sich wenigstens eine andere affektive Episode, die die Kriterien für eine hypomanische oder manische Episode (F30.xx), ... erfüllt." (ICD-10-Forschungskriterien; Seite 101).

An diesem Fallbeispiel zeigt sich ein deutlicher Gegensatz zwischen DSM-IV und den ICD-10-Forschungskriterien: Nach ersterer hat Herr Z. eine Bipolare Störung II, nach letzteren eine bipolare affektive Störung. Bei Vorliegen oder anamnestischer Sicherung einer manischen Episode konstatiert DSM-IV eine bipolare Störung I. Eine **bipolare Störung II** bei sonst gleichen Symptomen bei Vorliegen einer (lediglich) hypomanischen Episode. Im Gegensatz zu diesen zwei Spielarten einer bipolaren Störung in DSM-IV kennen die ICD-10-Forschungskriterien nur eine „bipolare affektive Störung". Je nach gegenwärtig vorliegenden (F31.0. bis F31.6.) bzw. In Remission befindlichen (F31.7) Phasen erfolgt eine Spezifikation. Diese ist auch hinsichtlich sonstiger bipolarer affektiver Störungen (F31.8) und Nicht näher bezeichneter bipolarer affektiver Störung (F31.9) möglich.

Zyklothyme Störung

* Fallbeispiel: Himmelhoch jauchzend – zu Tode betrübt

Herr F., ein 27jähriger unverheirateter Mann, kommt auf Drängen seiner Freundin zur Untersuchung. Er zeigt Anzeichen von erhöhter Reizbarkeit und Nervösität, schläft seit einigen Nächten nicht und erscheint trotzdem voller Energie und Tatendrang. Zudem klagt er über die Eintönigkeit und Monotonie seines Lebens und seiner beruflichen Tätigkeit. Herr F. hat bereits viele solcher Episoden erlebt, die normalerweise ein paar Tage andauern, sich manchmal jedoch auch über wenige Wochen erstrecken können. Gewöhnlich stehen diese Phasen im Wechsel mit wochenlangen bis zu mehreren Monaten persistierenden Perioden, in denen er sich deprimiert, hoffnungslos und abgespannt fühlt sowie den Wunsch verspürt, sich das Leben zu nehmen. Er bezeichnet sich selbst als „emotionalen Achterbahnfahrer", dessen Gemütsverfassung 20- bis 30-mal im Jahr auf die beschriebene Weise schwanken würde. Herr F. gibt an, daß er dieses „Auf und Ab" im Prinzip schon sein ganzes Leben lang durchmache. Er war allerdings bislang wegen dieser Verhaltensauffälligkeiten, trotz zweier impulsiver Suizidversuche mit Alkohol und Schlaftabletten, noch in keiner Behandlung gewesen. Seine Symptome erfüllten zu keinem Zeitpunkt die Kriterien einer Major Depression oder Manischen Episode, noch zeigte Herr F. jemals psychotische oder klinisch bedeutsame vegetative Symptome. Herr F. verneint jeglichen Drogenkonsum und gibt an, Alkohol ausschließlich zur Entspannung und grundsätzlich nur in geringen Mengen zu trinken.

Das Leben von Herrn F. verlief bislang sehr chaotisch. Er wurde nacheinander von vielen verschiedenen Onkeln und Tanten erzogen, die sich allerdings nicht sehr erfreut über diese Aufgabe zeigten. Als Kind war er sehr eigensinnig, machte ständig Ärger, lief häufig von zu Hause fort, schwänzte die Schule und beging kleinere Diebstähle. Im Alter von 16 riß Herr F. von zu Hause aus und fuhr per Anhalter in eine weit entfernte Stadt. Er kehrte weder zurück noch rief er jemals zu Hause an. Seit jener Zeit wechselt Herr F. häufig seinen Wohnort und verdient seinen Lebensunterhalt mit unqualifizierten Gelegenheitsjobs als Autowäscher, Nachtwächter oder Staßenbauarbeiter. Insgesamt zeigt er wenig Beständigkeit und wechselt immer wieder seine Jobs. Freundschaften schließt er ebenso schnell wie er sie auch wieder aufgibt.

DSM-IV Diagnose
(ICD-10 s.S. 211)

Achse I:	301.13	Zyklothyme Störung
Achse II:	V71.09	Keine Diagnose
Achse III:		Keine
Achse IV:		Probleme im Berufsleben, Mangel an sozialer Unterstützung
Achse V:		GAF = 50

Diagnostische Kriterien für 301.13 (F34.0) Zyklothyme Störung

A. Für die Dauer von mindestens zwei Jahren bestehen zahlreiche Perioden mit hypomanen Symptomen und zahlreiche Perioden mit depressiven Symptomen, die nicht die Kriterien einer Episode einer Major Depression erfüllen
Beachte: Bei Kindern und Heranwachsenden muß die Dauer 1 Jahr betragen.

B. Während dieser Zweijahres-Periode (1 Jahr bei Kindern und Heranwachsenden) bestand nicht länger als zwei Monate Symptomfreiheit gemäß Kriterium A.

C. Während der ersten zwei Jahre der Störung bestand keine Episode einer Major Depression, Manische Episode oder Gemischte Episode.

Beachte: Wenn nach den ersten zwei Jahren einer Zyklothymen Störung (1 Jahr bei Kindern und Heranwachsenden) Manische oder Gemischte Episoden die Störung überlagern, kann zusätzlich eine Bipolar I Störung diagnostiziert werden. Bei überlagernden Episoden einer Major Depression nach dem ersten Zweijahreszeitraum kann zusätzlich eine Bipolar II Störung diagnostiziert werden.

D. Die Symptome aus A können nicht besser durch eine Schizoaffektive Störung erklärt werden und überlagern nicht eine Schizophrenie, Schizophreniforme Störung, Wahnhafte Störung oder Nicht Näher Bezeichnete Psychotische Störung.

E. Die Symptome gehen nicht auf die direkte körperliche Wirkung einer Substanz (z. B. Droge, Medikament) oder eines medizinischen Krankheitsfaktors zurück.

F. Die Symptome verursachen in klinisch bedeutsamer Weise Leiden oder Beeinträchtigungen in sozialen, beruflichen oder anderen wichtigen Funktionsbereichen.

Leitlinien für Diagnose und Differentialdiagnose der Zyklothymen Störung

Bei der Zyklothymen Störung handelt es sich um ein eher **seltenes Krankheitsbild**, das in der klinischen Praxis kaum anzutreffen ist und vermutlich seit der Einführung der Bipolar II Störung im DSM-IV noch seltener diagnostiziert wird. Die Diagnose einer Zyklothymen Störung erfordert hypomanische oder depressive Symptome, die für eine Dauer von mindestens zwei Jahren persistieren. Eine Zyklothyme Störung wird nur diagnostiziert, wenn in den ersten zwei Jahren zyklothymer Symptomatik keine Manischen oder Gemischten Episoden oder Episoden einer Major Depression auftreten. Falls Manische oder Gemischte Episoden innerhalb der ersten zwei Jahre auftreten, wird eine Bipolar I Störung diagnostiziert. Leidet ein Patient innerhalb dieses Zweijahreszeitraums jedoch unter einer oder mehrerer Episoden einer Major Depression mit zusätzlichen Hypomanischen Episoden, erhält er die Diagnose einer Bipolar II Störung. Wenn nach den ersten zwei Jahren die Zyklothyme Störung von einer Manischen oder Gemischten Episode überlagert wird, können sowohl eine Zyklothyme Störung als auch eine Bipolar I Störung diagnostiziert werden. Analog kann eine Bipolar II Störung zusätzlich diagnostiziert werden, wenn nach den ersten zwei Jahren einer Zyklothymen Störung Episoden einer Major Depression auftreten.

Eine der interessantesten Fragen in der klinischen Praxis beschäftigt sich mit der Beziehung zwischen der Zyklothymen Störung und der **Borderline Persönlichkeitsstörung**. Beide Störungsbilder sind durch häufige Stimmungsschwankungen, frühen Beginn, lange Krankheitsdauer und erhebliche Beeinträchtigungen in wichtigen Funktionsbereichen gekennzeichnet. In der Forschung wird inzwischen von manchen Arbeitsgruppen die Auffassung vertreten, daß bei vielen Patienten mit Borderline Persönlichkeitsstörung die Diagnose einer Zyklothymen Störung wesentlich angebrachter wäre. Um diese Frage endgültig klären zu können, sind allerdings noch weitere Studien notwendig.

Ferner ist im Kontext einer Zyklothymen Störung immer die Ätiologie der Symptomatik zu beachten, inbesondere im Hinblick auf **Substanzabhängigkeit** oder Mißbrauch, da auch diese Störungen häufig mit deutlichen Stimmungsschwankungen einhergehen. Die Symptome von Herrn F. scheinen jedoch schon sehr lange zu bestehen und in keiner Weise mit Substanzgebrauch zusammenzuhängen.

Therapieplanung bei Zyklothymer Störung

Da diese Erkrankung einerseits relativ selten auftritt und andererseits ziemlich schwierig zu erforschen ist, gibt es zur Zeit nur wenige systematische Informationen zur Wahl des adäquaten Behandlungsverfahrens. Affektstabilisierende Medikamente und/oder Antidepressiva sind oft die Mittel der Wahl. Psychotherapeutische Begleitung scheint ebenfalls sinnvoll, insbesondere um den Patient dazu anzuleiten, ein möglichst strukturiertes, stabiles Leben zu führen, regelmäßig zu schlafen, übermäßige äußere Stimulationen sowie jeglichen Substanzgebrauch (Drogen, Alkohol, nicht verordnete Medikamente) zu vermeiden. Eine Möglichkeit, den häufigen Stimmungsschwankungen entgegenzuwirken, besteht darin, die äußeren Lebensumstände des Patienten möglichst stabil und überschaubar zu gestalten sowie jeglichen Substanzgebrauch zu vermeiden.

ICD-10

Fallbeispiel: Himmelhoch jauchzend – zu Tode betrübt (s.S. 209)

ICD-10 Diagnose
F34.0   Zyklothymia, mit frühem Beginn

F34.0	Zyklothymia
A.	Stimmungsinstabilität mit mehreren Perioden von Depression und Hypomanie, mit oder ohne normale Stimmung im Intervall über mindestens zwei Jahre.
B.	Während einer solchen Zwei-Jahres-Periode war keine depressive oder hypomanische Stimmungsschwankung so schwer oder so lang anhaltend, daß sie die Kriterien für eine manische, eine mittelgradige oder schwere depressive Episode erfüllte. Manische oder depressive Episoden können jedoch vor oder nach einer solchen Periode längeranhaltende Stimmungsinstabilität auftreten.

C. Wenigstens während einiger depressiver Episoden sollten mindestens drei der folgenden Symptome vorhanden sein:

1. verminderter Antrieb oder Aktivität
2. Schlaflosigkeit
3. Verlust des Selbstvertrauens oder Gefühl von Unzulänglichkeit
4. Konzentrationsschwierigkeiten
5. sozialer Rückzug
6. Verlust des Interesses oder der Freude an Sexualität und anderen angenehmen Aktivitäten
7. verminderte Gesprächigkeit
8. Pessimismus im Hinblick auf die Zukunft oder Grübeln über die Vergangenheit.

D. Wenigstens während einiger Perioden mit gehobener Stimmung sollten drei der folgenden Symptome vorhanden sein:

1. vermehrter Antrieb oder Aktivität
2. herabgesetztes Schlafbedürfnis
3. überhöhtes Selbstgefühl
4. geschärftes oder ungewöhnlich kreatives Denken
5. mehr Geselligkeit als sonst
6. gesprächiger oder witziger als sonst
7. gesteigertes Interesse und Sicheinlassen in sexuelle und andere angenehme Aktivitäten
8. überoptimistisch oder Übertreibung früherer Erfolge.

Kommentar: Wenn gewünscht, kann ein früher (in der Adoleszenz oder in den Zwanzigern, oder ein später Beginn (meist zwischen dem 30. und 50. Lebensjahr, im Anschluß an eine affektive Episode) näher gekennzeichnet werden.

Interpretation nach ICD-10

Herr F. erfüllt **Kriterium A** der ICD-10-Forschungskriterien ohne Mühe, da man ihm aufgrund der Anamnese Stimmungsinstabilität mit vielen Perioden von Depression und Hypomanie – eher ohne normale Stimmung im Intervall – attestieren kann. Diese treten seit mehr als zwei Jahren auf – der erste Anhaltspunkt dieses heute 27-Jährigen findet sich bereits in seinem 17. Lebensjahr (Flucht von zuhause).

Zumindest soweit man der recht kurzen und groben Skizzierung dieses Falles folgen kann, ergibt sich kein Anhaltspunkt dafür, daß eine depressive oder hypomanische Stimmungsschwankung so schwer oder lang anhaltend war, um die Kriterien für eine manische, eine mittelgradige oder schwere depressive Episode zu erfüllen.

Vergleich DSM-IV/ICD-10

Ein Unterschied besteht in der Kennzeichnung eines frühen Beginns in ICD-10 – nicht aber in DSM-IV. Darüber hinaus zeigen sich eine Reihe weiterer Unterschiede, die lediglich aufgrund des langjährig und charakteristisch ausgeprägten Bildes von Herrn Z. nicht zu einer unterschiedlichen Klassifikation nach DSM-IV bzw. ICD-10-Forschungskriterien führen:

– DSM-IV fokussiert die ersten zwei Jahre – die ICD-10-Kriterien ein (nicht zwangsläufig am Anfang stehendes) Intervall von zwei Jahren.

– Eine zyklothyme Störung wird in DSM-IV nur dann diagnostiziert, wenn in diesen ersten beiden Jahren keine Manischen oder Episoden einer Major Depression auftreten. In den ICD-10-Forschungskriterien sind bei ansonsten ähnlicher Festlegung eine oder mehrere leichte depressive Episoden erlaubt, wie man als Umkehrschluß dem Kriterium B für Zyklothymie entnehmen kann. Hier ist nämlich eine Zyklothymie nur dann nicht diagnostizierbar, wenn in den unter Betrachtung stehenden zwei Jahren „Kriterien für eine manische, eine mittelgradige oder schwere depressive Episode erfüllt" werden (S. 110).

– Trivial, aber vielleicht erwähnenswert ist die Tatsache, daß falls eine Episode diese kritische Schwelle übersteigt, nach beiden Klassifikationssystemen diese verständlicherweise in andere Kategorien übergeht.

– Schließlich unterscheiden sich DSM-IV und die ICD-10-Forschungskriterien auch hinsichtlich ihrer Vorgehensweise, wenn Episoden über dem erwähnten „Schwellenwert" außerhalb der genannten zwei Jahre auftreten. In ICD-10 wird lapidar festgestellt: „Manische oder depressive Episoden können jedoch vor oder nach einer solchen Periode längeranhaltender (d. h. mindestens zweijähriger; Anm. D. Übers.) Stimmungslabilität auftreten". Wie diese zu kodieren sind und ob dies die Einschätzung der auf dem 2-Jahres-Intervall fußenden Zyklothymie-Diagnose beeinflußt ist nicht spezifiziert. Operational besser definiert ist das Vorgehen in dieser Hinsicht bei DSM-IV: Wenn nach den ersten (!) zwei Jahren zyklothymer Störung Episode(n) einer Major Depression kombiniert mit Hypomanischen Phasen vorkommen, so wird eine Bipolar-II-Störung zusätzlich (!) diagnostiziert. Wie ebenfalls bereits erwähnt, geschieht Analoges für die Überlagerung durch mindestens eine Episode einer Major Depression nach diesen zwei Jahren (dann Bipolar-II-Codierung).

Affektive Störung Aufgrund eines Medizinischen Krankheitsfaktors

* Fallbeispiel: Ich bin immer müde

Frau J., 65 Jahre alt und seit zwei Jahren Witwe, kommt zur Untersuchung, da sie seit den letzten sechs Monaten zunehmend unter Müdigkeit, Lethargie und Depression leidet. Diese Symptome begannen zwar sehr langsam, wurden im letzten Monat allerdings derart heftig, so daß sie morgens Schwierigkeiten hat, aus dem Bett zu kommen und ihre ehrenamtliche Tätigkeit im Ortskrankenhaus sowie viele ihrer sozialen, kirchlichen Aktivitäten aufgeben mußte. Sie scheint über keinerlei Energie zu verfügen und klagt darüber, daß sie selbst alltägliche Tätigkeiten wie Kochen oder Putzen nur mit größter Überwindung schafft. Sie würde in der letzten Zeit zuviel schlafen (10–12 Stunden täglich) und hätte im letzten Monat aufgrund mangelnder Bewegung bereits 7,5 kg an Gewicht zugenommen. Ferner klagt sie über diffuse Schmerzen, Kälteempfindlichkeit und viele andere somati-

sche Beschwerden. Auch ihre Familienmitglieder bemerkten ihre Müdigkeit und Erschöpfung. Die Tochter von Frau J. macht sich inzwischen große Sorgen, daß ihre Mutter so
viele ihrer Aktivitäten aufgegeben hat, und nicht einmal mehr Interesse zeigt, Zeit mit
ihren zwei kleinen Enkelkindern zu verbringen, mit denen sie sich zuvor immer stundenlang mit viel Freude und Engagement beschäftigt hatte. Frau J. ist sehr erregt darüber,
daß sie sich ständig so müde und energielos fühlt. Sie berichtet, daß sie manchmal den
Tränen nahe sei und sich Sorgen mache, nur noch eine Belastung für ihre Tochter zu
sein, mit der sie im selben Haushalt lebt. Die meisten Haushaltsarbeiten, die sie selbst
früher gerne übernahm, müsse nun ihre Tochter alleine bewältigen, die zusätzlich noch
ihre zwei kleinen Kinder und ihren Ehemann zu versorgen habe. Frau J. gibt an, daß sie
manchmal darüber nachdenke, ob es nicht besser wäre, sie sei tot, da sie nur noch eine
große Belastung für die anderen sei. Ferner klagt Frau J., daß ihre Konzentrationsfähigkeit in den vergangen Monaten sehr nachgelassen habe, sie Dinge verlegen würde, und
sogar Probleme damit habe, der Handlung eines Fernsehfilms zu folgen.

Bei Frau J. bestand weder eine Depression in der Vorgeschichte, noch exzessiver Alkoholkonsum oder Gedächtnisprobleme in der Zeit vor dem letzten halben Jahr. Sie wurde
niemals aufgrund psychischer Störungen stationär behandelt, und es bestehen keine
Hinweise auf psychopathologische Auffälligkeiten in ihrer Familie. Frau J. ging nur einmal für kurze Zeit zu einer Psychotherapeutin, nachdem ihr Mann gestorben war. Die
Patientin gibt an, daß sie viel an ihren Mann denke, mit dem sie über 48 Jahre glücklich
verheiratet gewesen sei und mit dem sie eine erfüllte und zufriedene Beziehung geführt
habe. Kurz nachdem sie sich endlich von diesem Verlust zu erholen begann, sei „die
Müdigkeit und Depression" aufgetreten. Nach dem Tod ihres Mannes seien auch erstmalig neue Gesundheitsprobleme aufgetreten, so wurden bei ihr im letzten Jahr Diabetes
und Bluthochdruck diagnostiziert. Frau J. nimmt zur Zeit Glibenclamid 5 mg/Tag gegen
Diabetes mellitus und Hydrochlorothiazid 50 mg/Tag gegen Hypertension. In den letzten
6 Monaten habe sie zudem unter Obstipation zu leiden begonnen, weshalb sie (Docusat-
Natrium, 100 mg) zweimal täglich Laxantien nehme und manchmal auch einen Einlauf
mache, um Erleichterung zu erlangen.

Während der körperlichen Untersuchung ist Frau J. fieberfrei, mit einem Puls von 55,
Blutdruck von 120/80, und einer Atemfrequenz von 14 Atemzügen pro Minute. Ihr Gesicht ist ein wenig geschwollen, und sie hat ein Ödem an beiden Unterschenkeln. Die
neurologische Untersuchung ergibt keinen fokalen Befund, und ihre Reflexe sind symmetrisch, aber deutlich verlangsamt. Alle weiteren Befunde sind unauffällig.

Bei ihrem ersten Gespräch erscheint Frau J. müde, antriebslos und älter, als sie tatsächlich ist. Sie beschreibt ihre Stimmung als depressiv und hoffnungslos. Sie begründet
dies damit, daß sie ständig so müde sei und sich nicht mehr in der Lage fühle, Dinge zu
erledigen, die sie früher mühelos bewältigt habe. Ihr Affekt ist abgeflacht und ihre Stimmung niedergedrückt, ihr Augenkontakt jedoch gut, und sie zeigt sich während des
Gesprächs sehr kooperativ. Ihre Sprache ist zwar verlangsamt, aber spontan und freundlich. Ihr Denken ist zielorientiert und logisch, inhaltlich jedoch von Grübeleien über ihre
Müdigkeit und ihre Probleme mit alltäglichen Aktivitäten gekennzeichnet. Sie zeigt keinerlei Halluzinationen oder Wahnvorstellungen. Die Konzentrationsfähigkeit von Frau J.
ist leicht eingeschränkt, allerdings bei weitem nicht in dem Ausmaß, wie sie es zu Beginn
angab. Urteilsfähigkeit, Abstraktionsvermögen und Selbstwahrnehmung sind in Ordnung. Eine anfangs durchgeführte labortechnische Untersuchung zeigt keine auffälligen

Befunde hinsichtlich Elektrolyte, Blutzucker, Anzahl der Blutkörperchen und des Vitamin-B12-Spiegels. Ihr Elektrokardiogramm und ein MRT ihres Kopfes sind ebenfalls unauffällig.

Ihr behandelnder Arzt war anfangs der Auffassung, daß Frau J. aufgrund des Todes ihres Mannes und ihrer gesundheitlichen Beschwerden depressiv wurde, und verschrieb ihr daher ein SSRI. Als sie jedoch einen Monat später erneut ihren Arzt konsultiert, berichtet Frau J., daß sie sich in keiner Weise besser fühle, sondern zusätzlich, obwohl sie zwar weniger schlafe, Gefühle von Benommenheit und ängstlicher Anspannung hinzugetreten seien. Daraufhin wurde erstens Fluoxetin auf 10 mg/Tag reduziert und zweitens ihre Schilddrüsenhormone untersucht. Einige Tage später zeigen ihre Laborwerte einen T-4 Spiegel von 3,5 und einen TSH Spiegel von 15.

Aufgrund dieser Befunde erhält Frau J. L-Thyroxin 0,05 mg/Tag, das nach zwei Wochen auf 0,1 mg/Tag erhöht wird. Nach einem Monat Behandlung bemerkt Frau J., daß ihre Energie langsam zurückkehrt, ihre Stimmung sich bessert und sie auch äußerlich nicht mehr so müde und abgespannt wirkt. Sie nimmt daraufhin ihre ehrenamtliche Tätigkeit am Krankenhaus und ihre anderen kirchlichen Aktivitäten wieder auf. Nach drei weiteren Monaten Behandlung hat sie ihren ursprünglichen Status wieder erreicht, so daß die Fluoxetin-Therapie beendet wird. Zwei Jahre später berichtet Frau J. bei einer Nachuntersuchung, daß ihre Symptome nicht wieder aufgetreten seien.

DSM-IV Diagnose
(ICD-10 s.S. 219)

Achse I:	293.83	Affektive Störung Aufgrund von Hypothyroidismus, Mit Major Depression-Ähnlicher Episode
Achse II:	V71.09	Keine Diagnose
Achse III:	244.9	Hypothyreose, Diabetes Mellitus, nicht Insulinabhängig
	401.9	Hypertension
Achse IV:		Unfähigkeit den alltäglichen sozialen Aktivitäten und Haushaltsverpflichtungen nachzukommen
Achse V:		GAF = 40 (zum Zeitpunkt der Untersuchung); 80 (zur Nachuntersuchung)

Diagnostische Kriterien für 293.83 (F06.3x) Affektive Störung Aufgrund von ...
[benenne den Medizinischen Krankheitsfaktor]

A. Das klinische Bild wird bestimmt durch eine ausgeprägte und anhaltende Störung des Affekts, die sich in einem oder beiden der folgenden Merkmale zeigt:
    (1) depressive Verstimmung oder deutlich vermindertes Interesse oder verminderte Freude an allen oder fast allen Aktivitäten,
    (2) gehobene, expansive oder reizbare Stimmung.

B. Nach Anamnese, körperlicher Untersuchung und Laborbefunden ist die Störung als direkte Folge eines medizinischen Krankheitsfaktors belegt.

C. Das Störungsbild kann nicht besser durch eine andere psychische Störung erklärt werden (z. B. Anpassungsstörung mit Depressiver Stimmung als Reaktion auf die Belastung, den medizinischen Krankheitsfaktor zu haben).

D. Die Störung tritt nicht ausschließlich im Verlauf eines Delirs auf.

E. Die Symptome verursachen in klinisch bedeutsamer Weise Leiden oder Beeinträchtigungen in sozialen, beruflichen oder anderen wichtigen Funktionsbereichen.

Bestimme den Typus:
Mit Depressiven Merkmalen: Die vorherrschende Stimmung ist depressiv, aber die Kriterien einer Episode einer Major Depression sind nicht vollständig erfüllt.
Mit Major Depression-Ähnlicher Episode: Die vollständigen Kriterien für eine Episode einer Major Depression (außer Kriterium D) sind erfüllt (siehe S. 387).
Mit Manischen Merkmalen: Die vorherrschende Stimmung ist gehoben, euphorisch oder reizbar.
Mit Gemischten Merkmalen: Es bestehen sowohl manische als auch depressive Symptome, aber keine von beiden herrschen vor.

Codierhinweis: Auf Achse I wird die Bezeichnung des medizinischen Krankheitsfaktors dokumentiert (z. B. 293.83 Affektive Störung Aufgrund von Hypothyreose, Mit Depressiven Merkmalen), auf Achse III wird der Diagnoseschlüssel des medizinischen Krankheitsfaktors codiert (Diagnoseschlüssel siehe Anhang G).

Codierhinweis: Wenn depressive Symptome im Rahmen einer bereits bestehenden Demenz auftreten, werden sie durch Angabe der entsprechenden Zusatzcodierungen der Demenz dokumentiert (z. B. 290.21 Demenz vom Alzheimer Typ, Mit Spätem Beginn, Mit Depressiver Stimmung).

Leitlinien für Diagnose und Differentialdiagnose der Affektiven Störung Aufgrund eines Medizinischen Krankheitsfaktors

Eine der schwierigsten Aufgaben innerhalb der Differentialdiagnostik ist die Abgrenzung psychischer Symptome von körperlich begründeten Symptomen bei einem Patienten mit einer somatischen Erkrankung. Beispielsweise können die Symptome von Frau J. sowohl auf einen **medizinischen Krankheitsfaktor**, auf eine Depressive Störung oder auf beides zurückführbar sein. Frau J. leidet unter einem klassischen Fall von **Schilddrüsenunterfunktion**, der bei ca. sechs Prozent älterer Frauen auftritt. Typische Symptome dieser Erkrankung sind Schwäche, Müdigkeit, Kälteempfindlichkeit, Gewichtszunahme, Obstipation, Haarausfall, Menstruationsstörungen, Heiserkeit sowie Muskelverspannungen. Bekannterweise können viele dieser Beschwerden auch im Kontext einer Depression auftreten. Häufige somatische Befunde sind Bradykardie, trockene Haut, ein aufgedunsenes Gesicht, verlangsamtes Sprechen, periphere Ödeme und verlangsamte Sehnenreflexe. Diese Symptome sind direkte Folgen einer Schilddrüsenunterfunktion und – in unserem Fallbeispiel – nach einer Thyroxin-Substitution vollständig reversibel. Obwohl viele Kliniker die Differenzierung zwischen Symptomen, die ätiologisch auf einen medizinischen Krankheitsfaktor oder aber auf eine Depressive Störung zurückzuführen sind, als sehr schwierig beurteilen, gibt es konkrete Leitlinien, die den Entscheidungsprozeß vereinfachen können:

1. Erheben Sie eine **sorgfältige medizinische Anamnese**, auch hinsichtlich möglichen Substanzgebrauchs (Drogen, Medikamente) in der Vorgeschichte. Seien Sie wachsam bei jeglichen Hinweisen auf Bedingungen oder Substanzeinnahmen, die über einen physiologischen Wirkmechanismus zu depressionsähnlichen Symptomen führen können. Finden Sie derartige Hinweise, sollten sorgfältige körperliche, neurologische und vor allem labortechnische Untersuchungen folgen, die insbesondere Untersuchungen zum Schilddrüsenstoffwechsel, Vitamin-B12-Spiegel, Serumanalysen sowie eine Bestimmung der Blutkörperchen beinhalten. Ferner sollten gegebenenfalls Tests für Syphilis und dem „Acquired Immunodeficiency Syndrome" (AIDS) durchgeführt werden. Ein MRI des Kopfes kann bei Kopfverletzungen, auffälligen neurologischen Befunden oder bei älteren Patienten mit erstmaligen psychopathologischen Symptomen, d. h. ohne psychische Störungen in der Vorgeschichte, indiziert sein.

2. Beachten Sie insbesondere den **zeitlichen Zusammenhang** zwischen dem Auftreten depressiver Symptome und dem Zeitpunkt der körperlichen Erkrankung. Symptome, die als direkte physiologische Folge eines **medizinischen Krankheitsfaktors** auftreten, erscheinen gewöhnlich (aber nicht immer) kurz vor der somatischen Manifestation der Erkrankung (z. B. Pankreaskarzinom) oder zeitgleich (z. B. Hypothyreose). Depressive Symptome, die als Reaktion auf einen Medizinischen Krankheitsfakor auftreten, manifestieren sich häufig erst nach der Exazerbation des medizinischen Kranheitszustandes und gehen nach einer Verbesserung des funktionellen Zustandes zurück. Besteht eine Depressive Störung zeitlich jedoch bereits schon vor einer somatischen Erkrankung, persistieren die depressiven Symptome in der Regel, selbst nach einer Verbesserung der somatischen Erkrankung. Ferner sollte beachtet werden, daß depressive Symptome manchmal einem primären Medizinischen Krankheitsfaktor vorausgehen und auch nach dessen erfolgreicher Behandlung weiter persistieren können.

3. Wenn depressive Symptome im Rahmen einer somatischen Erkrankung auftreten, sollte größeres Gewicht auf die **affektiven und kognitiven Symptome** gelegt werden, da diese weniger leicht mit **körperlichen Symptomen** zu verwechseln sind, die ätiologisch auf einen medizinischen Krankheitsfaktor zurückzuführen sind. Zu den Beispielen für affektive oder kognitive Symptome zählen depressive Verstimmung, Interessenverlust, deutlich verminderte Freude an fast allen Aktivitäten, Schlaflosigkeit, Gefühle von Wertlosigkeit oder das Gefühl, für andere eine Belastung zu sein, Weinerlichkeit oder Weinen, Reizbarkeit, sozialer Rückzug, Schuldgefühle oder der Wunsch zu sterben. Folgenden somatischen Symptomen sollte weniger Aufmerksamkeit geschenkt werden, da sie häufig die Folge eines medizinischen Krankheitsfaktors sind: Anorexia oder Gewichtsverlust, Gewichtszunahme, Müdigkeit, Konzentrationsprobleme, vermehrtes

Schlafbedürfnis sowie psychomotorische Verlangsamung. Diese Symptome treten bei 30–50 % aller Patienten mit einer rein körperlichen Erkrankung auf.

4. Befragen Sie Ihre Patienten nach **Streßfaktoren** in ihrem Privatleben, Problemen mit Familienmitgliedern, Änderungen in der sozialen Rollenverteilung oder Schwierigkeiten mit – bislang noch unerreichten – persönlichen Zielen. Trifft einer dieser Streßfaktoren zu, erhöht sich bei Vorliegen von depressiven Symptomen die Wahrscheinlichkeit einer psychologischen Komponente. Allerdings ist dies ziemlich unspezifisch, da sowohl psychologische als auch Streßfaktoren im Prinzip allgegenwärtig sind, und weder einen Medizinischen Krankheitsfaktor ausschließen noch seine Wahrscheinlichkeit reduzieren können.

5. Sind aus der **persönlichen Vorgeschichte** des Patienten oder derer von **Familienmitgliedern** Depressive Störungen, „Nervenkrisen" oder Alkoholismus bekannt? Falls ja, so haben diese Patienten während der Belastung durch eine körperliche Erkrankung ein erhöhtes Risiko für Depressive Störungen.

Beachten Sie in jedem Fall, daß eine **Affektive Störung Aufgrund eines Medizinischen Krankheitsfaktors** nur dann diagnostiziert werden darf, wenn die affektiven Symptome direkte physiologische Folgen eines Medizinischen Krankheitsfakors darstellen, und ausreichend schwer ausgeprägt sind, um in klinisch bedeutsamer Weise Leiden oder Beeinträchtigungen zu verursachen, die eine Behandlung erforderlich machen. Wenn Frau J. ausschließlich unter Müdigkeit, Lethargie und anderen Beschwerden, die im Kontext einer Hypothyreose auftreten, gelitten und keine deutlichen affektiven Symptome gezeigt hätte, wäre nur eine Hypothyreose diagnostiziert worden.

Obwohl ungefähr 10–15 % aller Patienten mit einem medizinischen Krankheitsfaktor unter eindeutigen depressiven Symptomen leiden, sind dennoch die meisten depressiven Symptome nicht auf die direkten physiologischen Folgen eines zugrundeliegenden medizinischen Krankheitsfaktors zurückzuführen. Stattdessen spiegeln sie häufig die Schwierigkeiten des Patienten wieder, sich an die veränderte Situation anzupassen, die nicht selten mit funktionellen Einschränkungen infolge des medizinischen Krankheitsfaktors einhergeht.

Therapieplanung bei der Affektiven Störung Aufgrund eines Medizinischen Krankheitsfaktors

Der erste Schritt in der Therapie von Affektiven Störungen Aufgrund eines Medizinischen Krankheitsfaktors liegt in der Behandlung der zugrundeliegenden körperlichen Erkrankung. Manchmal kann jedoch der zugrundeliegende medizinische Krankheitsfaktor oder die affektive Folgeerkrankung nicht vollständig bzw. erfolgreich behandelt werden. In solchen Fällen sollte eine angemessene Psychotherapie (Anm. d. V.) oder psychopharmakologische Therapie, z. B. Antidepressiva oder eine affektstabilisierende Medikation, in Erwägung gezogen werden. Die meisten Fachleute vertreten heute die Auffassung, daß Depressionen, die infolge eines medizinischen Krankheitsfaktors auftreten, zu selten richtig erfaßt werden und damit auch keine angemessene Behandlung erfahren.

ICD-10

Fallbeispiel: Ich bin immer müde (s.S. 213)

ICD-10 Diagnose

F06.32 Organische Depressive Störung

F32	depressive Episode

> G1. Die depressive Episode sollte mindestens zwei Wochen dauern.
>
> G2. In der Anamnese keine manischen oder hypomanischen Symptome, die schwer genug waren, die Kriterien für eine manische oder hypomanische Episode (F30) zu erfüllen.
>
> G3. Häufigstes Ausschlußkriterium: Die Episode ist nicht auf einen Mißbrauch psychotroper Substanzen (F1) oder auf eine organische psychische Störung im Sinne des Kapitel F0 zurückzuführen.

F06	sonstige psychische Störungen aufgrund einer Schädigung oder Funktionsstörung des Gehirns oder einer körperlichen Krankheit

> G1. Objektiver Nachweis (aufgrund körperlicher, neurologischer und laborchemischer Untersuchungen) und/oder Anamnese einer zerebralen Krankheit, Schädigung oder Funktionsstörung oder einer systemischen Krankheit, von der bekannt ist, daß sie eine zerebrale Funktionsstörung verursachen kann, einschließlich Hormonstörungen (außer durch Alkohol- oder psychotrope Substanzen bedingte Krankheiten) und Effekte, die nicht durch psychoaktive Substanzen bedingt sind.
>
> G2. Ein wahrscheinlicher Zusammenhang zwischen der Entwicklung (oder einer deutlichen Verschlechterung) der zugrundeliegenden Krankheit, Schädigung oder Funktionsstörung und der psychischen Störung, deren Symptome gleichzeitig oder verzögert auftreten.
>
> G3. Rückbildung oder deutliche Besserung der psychischen Störung nach Rückbildung oder Besserung der vermutlich zugrunde liegenden Krankheit.
>
> G4. Kein ausreichender oder überzeugender Beleg für eine andere Verursachung der psychischen Störung, wie z.B. eine sehr belastete Familienanamnese für eine klinisch gleiche oder ähnliche Störung.

Wenn die Kriterien G1, G2, und G4 zutreffen, ist eine vorläufige Diagnose gerechtfertigt; wird zusätzlich G3 nachgewiesen, kann die Diagnose als sicher gelten.

F06.3	organische affektive Störungen

> A. Die allgemeinen Kriterien für F06 müssen erfüllt sein.
>
> B. Die Kriterien für eine affektive Störung F30 bis F32 müssen erfüllt sein.

Die Diagnose einer affektiven Störung wird durch die fünfte Stelle differenziert:

F06.30	organische manische Störung
F06.31	organische bipolare Störung
F06.32	organische depressive Störung
F06.33	organische gemischte affektive Störung

Interpretation nach ICD-10

Bei Frau J. liegt eine depressive Episode aufgrund einer Hypothyreose vor. Alle organischen psychischen Störungen sollten nach ICD-10 im Kapitel F0 kodiert werden (siehe F32 Kriterium G3). In Kapitel F06, **Kritierum G1**, wird ein objektiv-physiologischer Nachweis auch laborchemisch einer körperlichen, neurologischen oder sonstig organischen Störung gefordert, im vorliegenden Fall ist dies die Hypothyreose. Ferner muß ein eindeutiger Zusammenhang zwischen der Entwicklung der zugrundeliegenden Krankheit und der derzeitigen psychischen Störung vorliegen. Auch dies läßt sich bei Frau J. gut belegen (**Kriterium G2**). Auch der Verlauf der Störung bei Frau J. zeigte eine Rückbildung der psychischen Störung nach Therapie der zugrundeliegenden Hypothyreose (**Kriterium G3**). Alternative psychosoziale Verursachungen konnten bei Frau J. nicht eruiert werden (**Kriterium G4**).

Vergleich DSM-IV ICD-10

Hier zeigen sich zwei unterschiedliche Klassifikationsstrategien: In DSM-IV werden alle organischen und auch Ursachen „psychotroper" Natur pro Diagnosengruppe abgehandelt - in ICD-10 gibt es dafür ein spezielles Kapitel; für die organisch bedingten psychischen Störungen das Kapitel F0, für die Ursachen aufgrund psychotroper Substanzen das Kapitel F1. Nach ICD-10 liegt sicherlich eine depressive Episode vor, jedoch organischer Natur, so daß hier das Kapitel F06.3 zutrifft.

Genauer spezifiziert lautet dann die Diagnose: organische depressive Störung, F06.32. In DSM-IV werden auch organisch bedingte Ursachen im gleichen Kapitel (affektive Störungen) abgehandelt und dort auch diagnostiziert. Problematisch erscheint die sprachliche Griffigkeit des Kapitels F06, die einer raschen und schnellen Zuordnung eher hinderlich ist. „F06 – sonstige psychische Störungen aufgrund einer Schädigung oder Funktionsstörung des Gehirns oder einer körperlichen Krankheit" ist als Terminus zu lang und „unhandlich".

Alkoholinduzierte Affektive Störung

* Fallbeispiel: Ein Viertelliter Gin am Tag

Frau R., eine 40jährige verheiratete Geschäftsfrau mit vier Kindern, kommt aufgrund massiven Drucks ihrer Familie zur Behandlung ihres Alkoholismus. Sie trinkt gewöhnlich täglich einen Viertelliter Gin und berichtet über zahlreiche heftige Auseinandersetzungen mit ihrem Ehemann. Darüberhinaus wacht Frau R. morgens immer sehr früh auf und grübelt dann im Bett darüber nach, ob es nicht für alle Beteiligten besser wäre, wenn sie nicht mehr leben würde. Sie war immer stolz darauf gewesen, gepflegt und hübsch gekleidet zu sein („gut in Schuß zu sein"), in der letzten Zeit fühlte sie sich nach eigenen Angaben jedoch zu erschöpft und zermürbt, als daß sie sich um ihr Aussehen hätte kümmern können. Ihre Familie berichtet, daß Frau R. immer gleich in Tränen ausbreche, sobald man sie nur mit den geringsten Problemen belaste oder andeutungsweise kritisieren würde.

Frau R.'s übermäßiger Alkoholkonsum begann vor zehn Jahren, als sie entdeckte, daß ihr Mann eine Affäre hatte. Sie sagt, seit sie von seiner Untreue wisse, würde sie nur noch Gefühle tiefster Verachtung für ihn übrig haben. Trotzalledem fühle sie sich unfähig, sich von ihrem Mann zu trennen, weil sie beide Geschäftspartner seien und sie in vielen Entscheidungen und Geschäftsangelegenheiten, die schon immer in seinem Verantwortungsbereich gelegen hätten, von ihm abhängig sei. Obwohl Frau R.'s Fähigkeiten sie im Prinzip unentbehrlich für den Familienbetrieb machen, wurde sie zunehmend unzuverlässiger; so erscheint sie oft nicht im Büro, macht eine Vielzahl von Beurteilungsfehlern und inszeniert peinliche Szenen am Arbeitsplatz. Ihre Tochter beschwert sich, daß das Verhalten ihrer Mutter eine Schande für die ganze Familie sei.

Während der letzten zwei Jahre begann sie regelmäßg morgens Alkohol zu trinken und hatte bei mehreren Gelegenheiten deutliche Gedächtnisausfälle hinsichtlich kurz zurückliegender Ereignisse. Einmal wurde sie sogar inhaftiert, nachdem sie von der Polizei alkoholisiert am Steuer angetroffen wurde. Sie verneint jeglichen anderen Drogen- oder Medikamentenkonsum.

Bei dieser ersten Untersuchung zeigt die Patientin keinerlei kognitive Einschränkungen. Sie hat jedoch einen unsicheren Gang, trägt kein Make-up und erscheint in einem ausgebeulten, schlabbrigen Kostüm. Die Befunde der ersten physischen Untersuchung zeigen einen Tremor, eine hohe Pulsfrequenz, einen erhöhten Blutdruck und eine vergrößerte Leber. Ihre SGOT-, SGPT- und LDH-Werte sind erhöht.

Frau R. äußert den Wunsch zu sterben, sagt jedoch gleichzeitig, daß sie nicht den Mut habe, Suizid zu begehen. Obwohl es ihr sehr peinlich ist, Hilfe zu benötigen, hat sie schon mehrmals versucht, mit dem Trinken aufzuhören, sowohl alleine als auch mit der Unterstützung ihrer Internistin. Sie weiß, daß sie zu Hause sofort wieder anfangen würde zu trinken, ist jedoch gleichzeitig wütend darüber, daß ihr Ehemann und die Kinder ihr eine Therapie aufdrängen wollen. Während des Gesprächs beginnt sie mehrmals zu weinen und betont unablässig, daß sie nichts als eine Belastung für ihre Umgebung sei.

Vor einem Jahr nahm Frau R. an einem freiwilligen Alkohol-Therapie-Projekt teil. In dieser Zeit machte sie rasche Fortschritte, indem sie an einer speziellen Therapie für Alkoholabhängige teilnahm und zusätzlich regelmäßig zu den Treffen der Anonymen Alkoholiker (AA) ging. Ihre Familie berichtet, daß sich ihre Stimmung und ihr Aussehen in der Zeit deutlich besserten und sie auch wieder begann, Pläne für die Zunkunf zu schmieden, nachdem sie sich von der akuten Entzugssymptomatik erholt hatte. Frau R. nahm sich vor, das Trinken vollständig aufzugeben, weiterhin an den Treffen der Anonymen Alkoholiker teilzunehmen, ihre Mitarbeit im Geschäft zu reduzieren, eine Paartherapie zu beginnen und, falls diese nicht „erfolgreich" sei, die Scheidung einzureichen. Unglücklicherweise erlitt Frau R. innerhalb von zwei Monaten einen Rückfall und fiel wieder in ihr altes Verhaltensmuster zurück. Sie arbeitete wieder ganztags, ging nicht mehr zu den AA-Treffen, verwickelte sich erneut in heftige Auseinandersetzungen mit ihrem Mann, und begann wieder extreme Mengen an Alkohol zu trinken. Ihre depressiven Symptome kehrten nicht nur zurück, sondern verschlimmerten sich zunehmend, so daß sie sich während der letzten zehn Monate noch hoffnungsloser fühlte, an Gewicht zunahm, erhebliche Konzentrationsprobleme auftraten und sie unter frühmorgendlichem Aufwachen zu leiden begann.

Frau R. ist das dritte von vier Kindern. Es liegt bei ihr eine starke familiäre Vorbelastung mit Alkoholproblemen vor, einschließlich eines alkoholabhängigen Vaters, der ihre Mutter immer wieder mißhandelte. In ihrer Kindheit schämte sie sich ihres Vaters und fühlte sich durch ihn gedemütigt. Ferner gibt sie an, daß sie ihn gleichzeitig geliebt aber auch verachtet habe. Im Alter von 16 Jahren brannte sie mit ihrem jetztigen Ehemann durch und wurde kurz darauf schwanger. Obwohl ihr Ehemann sie von Beginn an mißhandelte und sich wie ein Tyrann aufführte, blieb sie wie eine hilflose Gefangene in dieser Ehe und bekam drei weitere Kinder.

DSM-IV Diagnose
(ICD-10 s.S. 225)

Achse I:	291.8	Alkoholinduzierte Affektive Störung, Mit Depressiven Merkmalen, Mit Beginn während der Intoxikation
	303.90	Alkoholabhängigkeit
	291.8	Alkoholentzugssymptome
Achse II:	V71.09	Keine Diagnose
Achse III:	571.2	Leberzirrhose, Alkoholische
Achse IV:		Eheprobleme, durch Alkoholismus mitverursachte Partnerschaftsprobleme sowie Probleme am Arbeitsplatz
Achse V:		GAF = 50 (zur Zeit)

Diagnostische Kriterien für (F1x.x) Substanzinduzierte Affektive Störung

A. Das klinische Bild wird bestimmt durch eine ausgeprägte und anhaltende Stimmungsveränderung, die durch eines oder beide der folgenden Merkmale charakterisiert ist:
  (1) depressive Verstimmung oder deutlich reduziertes Interesse oder reduzierte Freude an allen oder fast allen Aktivitäten,
  (2) gehobene, expansive oder gereizte Verstimmung.

B. Vorgeschichte, körperliche Untersuchung oder Laborbefunde belegen entweder (1) oder (2):
  (1) die Symptome aus Kriterium A entwickeln sich während oder innerhalb eines Monats nach Substanzintoxikation oder -Entzug,
  (2) es besteht ein ätiologischer Zusammenhang zwischen einer Medikamenteneinnahme und der Störung.

C. Die Störung kann nicht besser durch eine nicht-substanzinduzierte Affektive Störung erklärt werden. Das Vorliegen einer der folgenden Konstellationen kann darauf hinweisen, daß eine nicht-substanzinduzierte Affektive Störung vorliegt: Das Auftreten der Symptome liegt vor dem Beginn des Substanzgebrauchs oder der Medikamenteneinnahme; die Symptome halten längere Zeit (etwa einen Monat) nach dem Ende eines akuten Entzugs oder einer schweren Intoxikation an oder gehen, gemessen an den Eigenschaften oder der Dosierung der Substanz oder der Einnahmedauer erheblich über das erwartete Maß hinaus; andere Anhaltspunkte (z. B. rezidivierende Episoden einer Major Depression in der Vorgeschichte), lassen auf das Vorliegen einer eigenständigen, nicht-substanzinduzierten Affektiven Störung schließen.

Fortsetzung nächste Seite

Fortsetzung

D. Die Störung tritt nicht ausschließlich während eines Delirs auf.

E. Die Symptome verursachen in klinisch bedeutsamer Weise Leiden oder Beeinträchtigungen in sozialen, beruflichen oder anderen wichtigen Funktionsbereichen.

Beachte: Diese Diagnose sollte nur dann anstelle der Diagnosen Substanzintoxikation oder Substanzentzug gestellt werden, wenn die affektive Symptomatik über das bei der Intoxikation mit oder dem Entzug von der jeweiligen Substanz zu erwartende Maß deutlich hinausgeht und schwer genug ist, um für sich allein genommen klinische Beachtung zu rechtfertigen.

Codiere [Spezifische Substanz]induzierte Affektive Störung
291.8 (F10.8) Alkohol; 292.84 (F15.8) Amphetamin [oder Amphetaminähnliche Substanz]; 292.84 (F14.8) Kokain; 292.84 (F16.8) Halluzinogen; 292.84 (F18.8) Inhalans; 292.84 (F11.8) Opiat; 292.84 (F19.8) Phencyclidin [oder Phencyclidinähnliche Substanz]; 292.84 (F13.8) Sedativum, Hypnotikum oder Anxiolytikum; 292.84 (F19.8) Andere oder Unbekannte Substanz.

Bestimme den Typus:
Mit Depressiven Merkmalen: bei vorherrschend depressiver Verstimmung.
Mit Manischen Merkmalen: bei vorherrschend gehobener, euphorischer oder reizbarer Verstimmung.
Mit Gemischten Merkmalen: Wenn sowohl manische wie auch depressive Symptome vorhanden sind, aber keines von beiden vorherrscht.

Bestimme, ob
Mit Beginn Während der Intoxikation: Wenn die Kriterien für eine Intoxikation mit der jeweiligen Substanz erfüllt sind und die Symptome während des Intoxikationssyndroms auftreten.
Mit Beginn Während des Entzugs: Wenn die Kriterien für einen Entzug von der jeweiligen Substanz erfüllt sind und die Symptome während oder kurz nach dem Entzugssyndrom auftreten.

Leitlinien für Diagnose und Differentialdiagnose der Substanzinduzierten Affektiven Störung

Ein wesentlicher Schwerpunkt des DSM-IV liegt in der ausführlichen Darstellung der Substanzinduzierten Psychischen Störungen. Anstatt diese Störungen gemeinsam in einem gesonderten Kapitel zu behandeln, werden sie einzeln mit der jeweiligen psychischen Störung aufgeführt, deren Symptomkonfiguration sie teilen (zum Beispiel die Substanzinduzierte Affektive Störung bei den Affektiven Störungen oder die Substanzinduzierte Angststörung bei den Angststörungen). Dies dient vor allem dazu, den Kliniker immer wieder auf die Bedeutsamkeit des Substanzgebrauchs für die Ätiologie und den Verlauf von psychischen Störungen aufmerksam zu machen.

Zwei Bedingungen müssen für die Diagnose einer Substanzinduzierten Störung erfüllt sein. Zuerst muß der Kliniker feststellen, daß die affektiven Symptome die direkte Folge eines **Substanzgebrauchs** darstellen. Beispielsweise besteht der **erste Schritt** darin, die Vorgeschichte des Patienten, bei dem eine Substanzinduzierte Affektive Störung vermutet wird, sorgfältig zu explorieren, wie es bei Frau R. in Form von physischen Untersuchungen, Laborwerten und einer gründlichen anamnestischen Befragung exemplarisch durchgeführt wurde. So berichtet die Familie von Frau R., daß sie in der letzten Zeit einen Viertelliter Gin täglich trinke und bereits zuvor an einem Alkohol-Entgiftungsprogramm teilgenommen hatte. Ihre Laborwerte sprechen ebenfalls für eine langjährige Alkoholabhängigkeit, und ferner liegt eine eindeutige familiäre Vorbelastung vor, da auch der Vater der Patientin ist auch Alkoholiker ist. Die Patientin selbst hat keine Affektiven Störungen in der **Vorgeschichte**: Ihre Depression setzte erst nach dem Beginn ihres Alkoholkonsums ein. Ihre Familie berichtet zudem, daß ihre depressiven Symptome sich besserten, nachdem Frau R. eine Zeitlang nicht mehr trank und ihr Körper vollständig entgiftet war. Wären die depressiven Symptome von Frau R. bereits vor ihrem Alkoholkonsum aufgetreten oder hätten länger als vier Wochen nach ihrer Entgiftung persistiert, wäre eine zugrundeliegende Affektive Störung als vorrangige Ursache für ihre depressive Symptomatik wahrscheinlicher gewesen als eine Substanzinduzierte Affektive Störung. Obwohl depressive Symptome ähnlich den hier beschriebenen auch im Rahmen eines medizinischen Krankheitsfaktors, wie z. B. die Leberzirrhose von Frau R., auftreten können, ist es in diesem konkreten Fall wahrscheinlicher, daß die affektive Symptomatik von Frau R. auf ihre Alkoholabhängigkeit zurückzuführen ist. Ferner sollte immer beachtet werden, daß ein spätes erstmaliges Auftreten von manischen Symptomen gewöhnlich auf einen zugrundeliegenden medizinischen Krankheitsfaktor oder Substanzgebrauch hinweist und nur in sehr seltenen Fällen eine Affektive Störung die primäre Ursache bildet.

Sobald feststeht, daß die affektiven Symptome die direkten Folgen eines Substanzgebrauchs sind, besteht der **zweite Schritt** darin, zu entscheiden, ob diese Symptome weit über das übliche Maß von Alkoholintoxikationen oder Entzugserscheinungen hinausgehen, da beide Aspekte häufig mit einer affektiven Symptomatik assoziiert sind. Die Symptome von Frau R. erscheinen jedoch von ernsterem Ausmaß zu sein: Sie leidet in hohem Maße unter Hoffnungslosigkeit, extremen Konzentrationsproblemen, Gewichtszunahme, frühmorgendlichem Aufwachen sowie Todesgedanken und Suizidideen. Innerhalb ihrer beruflichen Tätigkeit im Familienbetrieb macht sie aufgrund ihrer Alkoholprobleme viele Fehler und ist in vielen Dingen hochgradig unzuverlässig. Ferner brachte sie sich und ihre Familie zunehmend in ihrem gemeinsamen sozialen Umfeld in peinliche Verlegenheit. Frau R.'s Symptomatik wird daher als Alkoholinduzierte Affektive Störung diagnostiziert. Die zusätzliche Diagnose einer Alkoholintoxikation wird nicht gestellt.

Zur Bezeichnung der vorherrschenden Symptomatik kann ein entsprechender Subtyp verwendet werden. Obwohl Frau R. auch einige ängstliche Symptome aufweist, steht ihre depressive Symptomatik eindeutig im Vordergrund; aus diesem Grund wird der Subtyp „Mit Depressiven Merkmalen" verwendet.

Therapieplanung bei der Substanzinduzierten Affektiven Störung

Der erste Schritt bei Patienten mit Substanzinduzierter Affektiver Störung besteht in der Entscheidung, ob eine stationäre Behandlung notwendig ist oder nicht. So ist eine stationäre Aufnahme indiziert, wenn akute Suizidalität besteht, Komplikationen bei einem Entzug oder im Zusammenhang mit einer körperlichen Erkrankung zu erwarten sind oder die Entgiftung nicht auf andere Art und Weise möglich ist. Zur Beginn der Therapie sollte immer die

Behandlung des Substanzmißbrauchs bzw. der Substanzabhängigkeit im Vordergrund stehen, selbst wenn affektive Symptome derzeitig überwiegen und infolgedessen die Beobachtung des Patienten, eine medikamentöse Behandlung oder eine Psychotherapie nahelegen. Die meisten Patienten mit Alkoholinduzierter Affektiver Störung zeigen nach einer erfolgreichen Detoxikation eine deutliche Reduzierung ihrer depressiven Symptomatik. Eine psychopharmakologische Behandlung kann bei Patienten hilfreich sein, deren Affektive Störung oder Angststörung länger als einen Monat persistieren, dies ist allerdings nur bei einem sehr geringen Teil von Alkoholpatienten der Fall.

ICD-10

Fallbeispiel: Ein Viertelliter Gin am Tag (s.S. 220)

ICD-10 Diagnose
F10.54 Alkoholbedingte psychotische Störung mit vorwiegend depressiver Symptomatik
Differentialdiagnostisch:
F10.8 Alkoholbedingte depressive Störung

F10	Störungen durch Alkohol
F1x.5	psychotische Störung
	A. Beginn von psychotischen Symptomen während des Substanzgebrauches oder innerhalb von zwei Wochen nach Substanzgebrauch.
	B. Dauer der psychotischen Symptome länger als 48 Stunden.
	C. Dauer der Störung nicht länger als 6 Monate.
	Die Diagnose einer psychotischen Störung kann mit der folgenden fünften Stelle differenziert werden:
F1x.50	schizophreniform
F1x.51	vorwiegend wahnhaft
F1x.52	vorwiegend halluzinatorisch
F1x.53	vorwiegend polymorph
F1x.54	vorwiegend depressive Symptome
F1x.55	vorwiegend manische Symptome
F1x.56	gemischt
	Für Forschungszwecke ist es empfehlenswert, den Übergang der Störung von einem nichtpsychotischen zu einem eindeutig psychotischen Zustand näher zu kennzeichnen:
	abrupt(Beginn innerhalb von 48 Stunden)
	akut (Beginn nach mehr als 48 Stunden, aber innerhalb von zwei Wochen)

Interpretation nach ICD-10

Die Diagnose von Frau R. bereitet nach ICD-10 erhebliche Probleme !

Nach den ICD-10-Forschungskriterien und klinisch-diagnostischen Leitlinien bleibt als einzige Möglichkeit die depressive Symptomatik, die nur unter Alkoholwirkung auftritt unter die Kategorie F10.5 **(psychotische Störung)** zu subsumieren. Dennoch bleibt diese Diagnose nach ICD-10 fraglich, da das Kriterium C fordert, daß die Dauer der Störung nicht länger als 6 Monate anhält. Hier bleibt letztlich die Frage, ob Patienten, die jahrelang trinken und permanent eine depressive Symptomatik aufweisen, hier diagnostiziert werden können. Der nächste Streitpunkt wäre das Wort **„psychotisch".** Frau R. zeigt keine psychotischen Merkmale, sondern nur depressive Symptomatik. In den klinisch-diagnostischen Leitlinien (Dilling, Mombour und Schmidt, 1991) gibt es einen kurzen marginalen Text, der eine gewisse Erhellung bringt: „Es ist daran zu denken, daß eine andere psychische Störung durch den Gebrauch psychotroper Substanzen verschlimmert oder ausgelöst werden kann wie z. B. .... affektive Störungen .... In diesen Fällen kann die Diagnose einer substanzinduzierten **psychotischen** Störung unangemessen sein........... Die folgenden 5. Stellen dienen der weiteren Unterteilung des psychotischen Zustandsbildes ...... F1x.54 – vorwiegend depressive Symptome."

Eine klinisch relevante und treffsichere Diagnostik eines depressiven Syndroms im Rahmen einer Alkoholkrankheit läßt sich auch mit der Kategorie F10.5 – alkoholbedingte psychotische Störung – nur unscharf zuordnen. Auch die Kategorie F10.7 – alkoholbedingter Restzustand und verzögert auftretende psychotische Störung – trifft hier nicht zu, da es sich hier um Störungen handeln muß, die über einen Zeitraum, in dem noch direkte Substanzeinwirkungen angenommen werden können, hinausreichen, d. h. die Diagnose „residualaffektives Zustandsbild" (F10.72) trifft ebenfalls nicht zu. Letztlich bleibt keine eindeutige diagnostische Zuordnung übrig und es sollte daran gedacht werden, evtl. hier die Kategorie F10.8 zu strapazieren: **„Alkoholbedingte depressive Störung – F10.8".**

Vergleich DSM-IV/ICD-10

Hier wird sehr deutlich, daß DSM-IV hier eindeutig klinisch valide Diagnosen zuläßt, was für die ICD-10 sicherlich nicht zutrifft (s. o.). Letztlich bleibt der Eindruck, daß die nächste Revision der ICD-10 diesen Punkt dringend berücksichtigen muß.

Zusammenfassung (DSM-IV)

Affektive Störungen (nach DSM-IV. Anm. d. Verf.) werden nach zwei unterschiedlichen Beurteilungsgesichtspunkten unterteilt: 1. zunächst danach, ob die Symptome „an sich" primärer Natur sind oder ob sie die direkte Folge eines medizinischen Krankheitsfaktors bzw. Substanzgebrauchs sind und 2. ob es sich um unipolare (Major Depression, Dysthyme Störung) oder bipolare (Bipolar I und Bipolar II Störungen, Zyklothyme Störung) Störungen handelt.

Die Differenzierung zwischen unipolaren und bipolaren Störungen beinhaltet wichtige Implikationen für die Therapieindikation sowie für die weitere Prognose. Bei Bipolaren Störungen treten gehäuft rezidivierende Krankheitsepisoden auf, sie sind relativ homogen in ihrer Erscheinungsform, ihrer genetischen Belastung und bzgl. der Therapieindikation. Im Gegensatz dazu sind Depressive Störungen in ihrem Erscheinungsbild sehr heterogen. Dementsprechend breit gefächert sind auch die Behandlungsempfehlungen, die sich jeweils nach der exakten Spezifizierung der Depressiven Störung richten.

Die vielen unterschiedlichen Zusatzkodierungen erhöhen die Spezifität der Diagnose einer Affektiven Störung. Sie erleichtern ferner die Wahl des Therapieverfahrens und sind wichtige Indikatoren für die weitere Prognose des Krankheitsverlaufs. So spricht beispielsweise eine Major Depression Mit Melancholischen Merkmalen nicht auf die Gabe von Placebos an, sondern erfordert eine somatische Therapie; die Major Depression Mit Atypischen Merkmalen hat keine gute Therapieresponse bei Trizyklischen Antidepressiva; und bei Bipolaren Störungen mit Rapid Cycling sollte eine antidepressive Medikation nur unter Vorbehalt eingesetzt und zudem sorgfältig überwacht werden. Lichttherapie wird bei manchen Patienten mit Saisonalen Affektiven Störungen eingesetzt und Patienten mit Affektiver Störung Mit Katatonen Merkmalen profitieren häufig von der Elektrokrampftherapie (EKT).

Schließlich wurde die Bandbreite Affektiver Störungen seit dem DSM-III deutlich erweitert und gleichzeitig die Definitionen für Schizophrenie, Schizoaffektiver Störung und anderer Psychotischer Störungen enger umgrenzt. Treten psychotische Symptome ausschließlich während einer affektiven Episode auf, erhält die Diagnose einer Affektiven Störung erste Priorität, unabhängig vom Schweregrad, der Intensität oder Bizarrheit der psychotischen Symptomatik.

Berater der deutschen Ausgabe: PD Dr. med. Michael Zaudig, Windach
Prof. Dr. phil. Hans-Ulrich Wittchen, München

Übersetzung und Bearbeitung: Frau Dipl. Psych. Christina Lamertz, München
Dr. Dipl.-Psych. Rainer Kaschel, Windach

KAPITEL 6

Angststörungen

Angststörungen zählen mit zu den häufigsten psychiatrischen Erkrankungen; darüber hinaus gehören sie zu den Störungen die am häufigsten nicht oder falsch diagnostiziert werden. Dies ist deswegen besonders schade, weil es recht klar umschriebene und wirksame Behandlungsansätze für alle Angststörungen (vielleicht mit Ausnahme der Generalisierten Angststörung) gibt.

Dieser Abschnitt enthält folgende Störungen:

Angststörungen

300.01	F41.0	Panikstörung ohne Agoraphobie
300.21	F40.01	Panikstörung mit Agoraphobie
300.22	F40.00	Agoraphobie ohne Panikstörung in der Vorgeschichte
300.29	F40.2	Spezifische Phobie
		Bestimme den Typus: Tier-Typus, Umwelt-Typus, Blut-Spritzen-Verletzungs-Typus, Situativer Typus, Anderer Typus
300.23	F40.1	Soziale Phobie
		Bestimme, ob: Generalisiert
300.3	F42	Zwangsstörung
		Bestimme, ob: Mit Wenig Einsicht
309.81	F43.1	Posttraumatische Belastungsstörung
		Bestimme, ob: Akut/Chronisch; Bestimme, ob: Mit Verzögertem Beginn
308.3	F43.0	Akute Belastungsstörung
300.02	F41.1	Generalisierte Angststörung
293.89	F06.4	Angststörung Aufgrund von ... *[Benenne den Medizinischen Krankheitsfaktor]*
		Bestimme, ob: Mit Generalisierter Angst/Mit Panikattacken/Mit Zwangssymptomen
—.—	F1x.8	Substanzinduzierte Angststörung *(für substanzspezifische Codierung siehe Störungen im Zusammenhang mit Psychotropen Substanzen)*
		Bestimme, ob: Mit Generalisierter Angst/Mit Panikattacken/Mit Zwangssymptomen/Mit Phobischen Symptomen.
		Bestimme, ob: Mit Beginn Während der Intoxikation/Mit Beginn Während des Entzugs
300.00	F41.9 oder F40.9	NNB Angststörung

Im folgenden werden Fälle diskutiert, die die Panikstörung mit und ohne Agoraphobie, Spezifische und Soziale Phobien, Zwangsstörung, Posttraumatische Belastungsstörung und Generalisierte Angststörung erläutern.

Panikstörung ohne Agoraphobie

* Fallbeispiel: Eine Managerin im Kampf mit der Panik

Frau B. ist eine 27jährige Managerin, die seit 3 Jahren an Panikattacken leidet. Ihre erste Panikattacke trat plötzlich zu Hause beim Fernsehen auf. Etwa 3 Monate vorher war ihr Großvater väterlicherseits gestorben, und einen Monat vorher hatte sie ihre Hochzeit angekündigt. Bei Beginn der Panikattacke fühlte sie eine Art elektrischer Strom den Rücken hinaufschießen und erlebte intensive Angst. Ihr Herz raste, ihre Hände kribbelten und sie war völlig außer Atem. Es war ihr heiß, zittrig, sie war durcheinander und fest davon überzeugt, einen Schlaganfall zu bekommen und bald zu sterben.

Obwohl sie kaum sprechen konnte, rief Frau B. sofort ihren Hausarzt an. Als der Hausarzt sie 10 Minuten später zurückrief, war ihre intensive Angst vorüber und die anderen Beschwerden hatten abgenommen, jedoch fühlte sie sich noch immer schwach und voller Angst. Eine anschließende gründliche körperliche Untersuchung ergab, daß sie eine gesunde junge Frau war mit niedrigem Blutdruck (100/60) und einem normalen Ruhepuls von 78 Schlägen/Minute. Festgestellt wurde ein leichtes Herzgeräusch. Echokardiographisch wurde ein Mitralklappenprolaps diagnostiziert. Die Laborwerte waren bis auf einen leicht erniedrigten Bicarbonatspiegel im Plasma unauffällig.

Im Verlauf der nächsten Wochen hatte die Patientin fünf weitere Panikanfälle, die unerwartet in verschiedenen Situationen auftraten. Charakteristisch für diese Anfälle war das plötzlich einsetzende Gefühl, entlang der Wirbelsäule „elektrisiert" worden zu sein, Herzrasen, Benommenheit, Kribbeln in den Fingern, Angst verrückt zu werden, und ein Gefühl der Unwirklichkeit.

Frau B. lies sich mit Benzodiazepinen behandeln, weigerte sich aber, den vom Hausarzt empfohlenen Psychiater aufzusuchen. Sie war davon überzeugt, daß Psychiater ihrer Mutter, die an einer Agoraphobie litt, nie geholfen hatten und ihr auch nicht helfen könnten und der Gang zum Psychiater der Beweis dafür wäre, daß sie tatsächlich „durchgedreht" ist. Um nicht zuzulassen, daß ihre Beschwerden ihr Leben beeinträchtigen, zwang sie sich weiter zur Arbeit zu gehen.

Einige Wochen später, traten die Attacken zunehmend seltener und schwächer auf, aber Frau B. hatte im Verlauf der nächsten zwei Jahre mehrmals im Monat Panikattacken, die meistens auftraten, wenn sie in einem überfüllten Bus oder der U-Bahn fuhr, auf einem Trimmrad saß, vor einer schwierigen zwischenmenschlichen Situation stand, oder nachts entspannt im Bett lag. Nachts wachte sie manchmal mitten in einer Panikattacke auf.

Nachdem sie in der Arbeit befördert worden war, traten die Panikattacken wieder häufiger, bis zu mehrmals wöchentlich auf. Oft verbrachte sie 14 Stunden in der Arbeit, merkte aber zunehmend wie die Angst sie unsicher machte und ihre Leistung beeinträchtigte. Sie machte sich ständig Sorgen, daß ihre Leistungseinbußen bemerkt würden und sie gekündigt werde. Sie konnte ihren Chef nicht ausstehen und glaubte, daß er sie auch nicht leiden könne, wenngleich er ihre Beförderung vorgeschlagen hatte. Trotzdem sie sich in vollen Läden, Kinos und Restaurants oft unwohl fühlte, zwang sich Frau B. dorthin zu gehen; allerdings vermied sie es, mit der U-Bahn und allein mit dem Auto durch ein Tunnel zu fahren.

Frau B. arbeitet äußerst gewissenhaft und nimmt ihren Beruf sehr ernst. Im Umgang mit Kollegen ist sie freundlich aber distanziert und verachtet andere, die weniger sorgfältig sind und ihre Zeit mit Klatsch und Tratsch verschwenden oder ihre Privatangelegenheiten in der Arbeit erledigen. Obwohl sie verlobt ist und einige Freundinnen hat, ist sie eigentlich isoliert und trifft sich lieber mit niemand, aus Angst kritisiert und abgelehnt oder mit den Problemen anderer überlastet zu werden.

Frau B. kommt zur Beratung, weil sich die Beschwerden verschlimmert haben, und ihr Verlobter etwas über neue Behandlungsmethoden für Panikstörungen gelesen hat. Am diagnostischen Gespräch scheint sie dennoch nur ungern teilzunehmen. Vorsichtig und mißtrauisch beantwortet sie Fragen häufig mit „Wieso wollen Sie das wissen?". Auf Kritik scheint sie empfindlich zu reagieren und befürchtet, daß das Reden über ihre Probleme mit einem Therapeuten ihre Angst nur noch schlimmer macht.

DSM-IV Diagnose
(ICD-10 s.S. 240)

Achse I:	300.01	Panikstörung ohne Agoraphobie
Achse II:		Vermeidend-selbstunsichere und zwanghafte Persönlichkeitszüge
Achse III:	424.0	Möglicher Mitralklappenprolaps
Achse IV:		Berufliche Beförderung, bevorstehende Heirat
Achse V:		GAF = 60 (derzeit); 85 (höchster Wert im vergangenen Jahr)

Kriterien für Panikattacke

Beachte: Eine Panikattacke ist keine codierbare Störung. Codiert wird die spezifische Diagnose, innerhalb der die Panikattacken auftreten (z. B. 300.21 (F40.01) Panikstörung mit Agoraphobie.

Fortsetzung nächste Seite

Fortsetzung

Eine klar abgrenzbare Episode intensiver Angst und Unbehagens, bei der mindestens 4 der nachfolgend genannten Symptome abrupt auftreten und innerhalb von 10 Minuten einen Höhepunkt erreichen:
- (1) Palpitationen, Herzklopfen oder beschleunigter Herzschlag,
- (2) Schwitzen,
- (3) Zittern oder Beben,
- (4) Gefühl der Kurzatmigkeit oder Atemnot,
- (5) Erstickungsgefühle,
- (6) Schmerzen oder Beklemmungsgefühle in der Brust,
- (7) Übelkeit oder Magen-Darm-Beschwerden,
- (8) Schwindel, Unsicherheit, Benommenheit oder der Ohnmacht nahe sein,
- (9) Derealisation (Gefühl der Unwirklichkeit) oder Depersonalisation (sich losgelöst fühlen),
- (10) Angst, die Kontrolle zu verlieren oder verrückt zu werden,
- (11) Angst zu sterben,
- (12) Parästhesien (Taubheit oder Kribbelgefühle),
- (13) Hitzewallungen oder Kälteschauer.

Diagnostische Kriterien für 300.01 (F41.0) Panikstörung ohne Agoraphobie

A. Sowohl (1) als auch (2):
   - (1) wiederkehrende unerwartete Panikattacken
   - (2) bei mindestens einer der Attacken folgte mindestens ein Monat mit mindestens einem der nachfolgend genannten Symptome:
     - (a) anhaltende Besorgnis über das Auftreten weiterer Panikattacken,
     - (b) Sorgen über die Bedeutung der Attacke oder ihre Konsequenzen (z. B. die Kontrolle zu verlieren, einen Herzinfarkt zu erleiden, verrückt zu werden),
     - (c) deutliche Verhaltensänderung infolge der Attacken.

B. Es liegt keine Agoraphobie vor

C. Die Panikattacken gehen nicht auf die direkte körperliche Wirkung einer Substanz (z. B. Droge, Medikament) oder eines medizinischen Krankheitsfaktors (z. B. Hyperthyreose) zurück.

D. Die Panikattacken werden nicht durch eine andere psychische Störung besser erklärt, wie z. B. Soziale Phobie (Panikattacken nur bei Konfrontation mit gefürchteten sozialen Situationen), Spezifische Phobie (Panikattacken nur bei Konfrontation mit spezifischer phobischer Situation), Zwangsstörung (Panikattacken nur bei Konfrontation mit Schmutz bei zwanghafter Angst vor Kontamination), Posttraumatische Belastungsstörung (Panikattacken nur als Reaktion auf Reize, die mit einer schweren, belastenden Situation assoziiert sind) oder Störung mit Trennungsangst (Panikattacken als Reaktion auf die Abwesenheit von zu Hause oder engen Angehörigen).

Leitlinien für Diagnose und Differentialdiagnose der Panikstörung ohne Agoraphobie

Was es hier am meisten zu berücksichtigen gilt, ist die Art der Panikattacken von Frau B. Für die Diagnose einer Panikstörung müssen „unerwartete, wiederkehrende Panikattacken" vorliegen. Eine Panikattacke tritt spontan, gewissermaßen aus „heiterem Himmel" auf. Es kommen zwei weitere Typen von Panikattacken vor: eine situationsbezogene Attacke tritt immer dann auf, wenn sich der Patient in die spezifische Auslösesituation begibt (z. B. wenn jemand mit einer Katzenphobie eine Katze sieht). Diese Art Angstattacke ist typisch für die Spezifische oder die Soziale Phobie, Zwangsstörung oder Posttraumatische Belastungsstörung. Eine situationsbegünstigte Attacke tritt mit einer höheren Wahrscheinlichkeit, jedoch nicht immer bei Konfrontation mit einem situativen Reiz oder Auslöser auf. Diese Art Panikattacke kommt bei der Entstehung einer Panikstörung am häufigsten vor, da es zur Entwicklung einer konditionierten Reaktion kommt und der Patient anfängt, die Situation in der wahrscheinlich eine Attacke auftreten könnte zu vermeiden. Werden solche Situationen häufiger, kann sich eine Agoraphobie entwickeln.

Die ursprünglichen Attacken, die Frau B. erlebte, waren klassische **Panikattacken**, die abrupt auftraten, rasch einen Höhepunkt erreichten und mit fast allen typischen somatischen Symptomen einher gingen, die als Kriterien für eine Panikattacke aufgeführt sind (d.h. intensive Angst, Herzrasen, Kribbeln in den Fingern, Hitzewallungen, Zittern, Benommenheit und Desorientiertheit; sie dachte einen Schlaganfall zu bekommen und bald zu sterben). Die ursprünglichen Attacken traten unerwartet auf und waren nicht an eine bestimmte soziale Situation gebunden. Darüber hinaus wachte Frau B. manchmal nachts direkt aus einer Panikattacke auf. Nächtliche Panikattacken sind besonders typisch für die Panikstörung. Es ist unklar, ob und in wie weit es sich beim Mitralklappenprolaps um einen ätiologischen Faktor handelt, allerdings spielt dieser keine Rolle für die Behandlung oder das Ansprechen auf eine Behandlung. Der Zusammenhang zwischen der Panikstörung und einem Mitralklappenprolaps ist Gegenstand einer wissenschaftlichen Kontroverse. Entsprechend der DSM-IV Konvention, wird aber selbst bei Vorliegen eines Mitralklappenprolapses eine Panikstörung diagnostiziert, wenn die Kriterien dafür erfüllt sind.

Um Frau B.'s Symptome als Panikstörung zu diagnostizieren, müssen auch medizinische Krankheitsfaktoren oder körperliche Folgen einer Substanz als möglicher Ursachen für die Symptome ausgeschlossen werden. Bei erstmaligem Auftreten der Panikattacken wurde durch eine gründliche körperliche Untersuchung eine körperliche Erkrankung ausgeschlossen, ferner liegt kein Hinweis auf einen Substanzmißbrauch vor. Im Zusammenhang mit der Panikstörung ist wichtig, daß sich Patienten die während der Panikattacke körperliche Symptome haben, häufig bei allgemeinmedizinischen Einrichtungen vorstellen, wo die richtige Diagnose oft übersehen wird. In der medizinischen Notaufnahme werden die Beschwerden des Patienten häufig entweder als klinisch unbedeutend abgetan, oder führen aber, was noch häufiger der Fall ist, zu ausführlichen und detaillierten medizinisch-diagnostischen Untersuchungen, die, wenn die Panikstörung richtig diagnostiziert worden wäre, hätten vermieden werden können.

Nachdem sich Frau B.'s Attacken wahrscheinlich diagnostisch als Panikstörung einordnen lassen, sollte bestimmt werden ob die Diagnose Panikstörung mit oder ohne Agoraphobie gestellt werden kann. Das Hauptsymptom der **Agoraphobie** ist Vermeidung von oder extremes Unbehagen in einer Vielzahl von Situationen aufgrund der Angst, daß eine Panik-

attacke auftreten könnte. Wenngleich durch die DSM-IV Kriterien für Panikstörung mit
Agoraphobie und Panikstörung ohne Agoraphobie der Eindruck entsteht, es gäbe zwei
„Marken" von Panikstörung, ist eine Unterscheidung in der Realität doch wesentlich
schwieriger. Viele Patienten, wie auch Frau B. haben Symptome, die dazwischen liegen.
Sie vermeidet zwar einiges, was vor Auftreten der Attacken nicht der Fall war, aber erledigt dennoch das meiste, was sie tun muß. In vielen Fällen hängt es davon ab, wie das
Kriterium B für Agoraphobie und da besonders der Satz: „... oder nur mit deutlichem Unbehagen durchgestanden." interpretiert werden. Es ist Aufgabe des Klinikers das Ausmaß
des Unbehagens und der Beeinträchtigung festzustellen, um zu entscheiden welche Diagnose im Einzelfall eher zutrifft. Auch wenn Frau B. agoraphobische Verhaltensweisen
zeigt (etwa ihr Unbehagen in vollen Geschäften, Kinos, Restaurants und das Vermeiden
von Tunnels und U-Bahnen) ist die Beeinträchtigung und das Leiden durch diese Verhaltensweisen wahrscheinlich nicht schwer genug um gegenwärtig die Diagnose einer Panikstörung mit Agoraphobie zu rechtfertigen.

Therapieplanung für Panikstörung ohne Agoraphobie

Entscheidend für die gezielte Behandlung ist die richtige Diagnose. Da die Symptome von
Panikattacken sich oft untypisch gestalten (z. B. Wutanfälle, dissoziative Zustände und
Enthemmung) besteht die Gefahr, daß diese Erkrankung insbesondere in der allgemeinmedizinischen Behandlung, der medizinischen Notaufnahme oder im Rahmen konsiliar-
dienstlicher Tätigkeit falsch diagnostiziert wird. Patienten mit Panikstörung befürchten
häufig, daß ihre körperlichen Symptome Anzeichen einer ernsthaften körperlichen Krankheit (insbesondere Herzinfarkt) sind, oder daß Depersonalisationssymptome Ausdruck einer schweren psychiatrischen Erkrankung („Nervenzusammenbruch") sind.

Wenn die Erkrankung klar erkannt worden ist, ist genaue Aufklärung und Training sehr
hilfreich um derartige Befürchtungen abzubauen und um Kooperationsbereitschaft hinsichtlich anderer, oft notwendiger spezifischer Behandlungsmethoden aufzubauen. Glücklicherweise gibt es eine Vielzahl von Behandlungsmöglichkeiten. Viele Symptome der
Panikstörung werden wahrscheinlich durch Hyperventilation verursacht oder verstärkt.
Atemtraining kann dazu führen, daß seltener hyperventiliert wird und kann den Patienten
vermitteln, daß viele ihrer Symptome nur die vorübergehende Folge der Verschiebung des
Sauerstoff/Kohlendioxyd Quotienten im Blut sind und nicht Ausdruck einer katastropha-
len körperlichen Erkrankung. Mittelpunkt kognitiv-verhaltenstherapeutischer Methoden ist
die Korrektur der Fehlinterpretationen des Patienten bezüglich der Wahrnehmung körperlicher Empfindungen. Verhaltentherapeutische Behandlungsansätze unterstützen den Patienten darin, Situationen aufzusuchen, die wahrscheinlich Panikattacken, Hyperventilation
und viele andere körperliche Symptome auslösen können. Sie zielen darauf hin, den Patienten zu konfrontieren und ihm die Teilnahme an Aktivitäten und das Aufsuchen von Situationen zu erleichtern, die früher Panikattacken ausgelöst haben. Der Einsatz von Ab-
lenkungsstrategien (z.B. die Aufmerksamkeit auf andere Gedanken zu lenken, kann dem
Patienten helfen, eine Panikattacke abzuschwächen. Verschiedene Medikamente (z. B.
trizyklische Antidepressiva, Serotonin-Wiederaufnahme-Hemmer, Monoaminoxidase-
Hemmer und hochpotente Benzodiazepine) sind wirksam bei der Behandlung der Panikstörung. In vielen Fällen ist die Kombination von kognitiver Verhaltenstherapie und Medikamenten besonders wirksam. Nach wirksamer Behandlung der Hauptsymptome kann eine

längerfristige psychodynamische Behandlung, welche die unbewußten Auslöser der Panik-symptome aufdeckt (wobei es sich häufig um Trennungsängste handelt) auch sinnvoll sein.

Panikstörung mit Agoraphobie

* Fallbeispiel: Ein junger Mann, der Angst hat, das Haus zu verlassen

Herr A. ist ein 28jähriger kaufmännischer Angestellter ohne Anstellung, der durch Panik-attacken, Agoraphobie und Sorgen um seine Gesundheit zunehmend immer unfähiger geworden ist und schließlich nicht mehr alleine sein und das Haus nur noch in Beglei-tung verlassen konnte. Der Patient litt über viele Jahre an derartigen Symptomen, die kamen und gingen. Als seine Freundin ihn jedoch drei Monate zuvor, eher unerwartet wegen seiner „Passivität", verlassen hatte, hatten sich seine Beschwerden verschlech-tert. Herr A. hat Angst davor verrückt zu werden und so etwas wie eine Schizophrenie zu bekommen. Momentan verbringt der Patient die meiste Zeit zu Hause bei seinen Eltern, wo er sich wie ein Invalide verhält und entsprechend behandelt wird.

Der Patient ist einziges Kind seiner Eltern, die zum Zeitpunkt seiner Geburt schon Ende 30 waren, da sie dachten keine Kinder bekommen zu können. Als Kind hatte Herr A. starke Trennungsängste und konnte keinem Babysitter anvertraut werden. Er entwickel-te sich als schüchterner Junge, der häufig kränkelte und sich bei Erwachsenen sehr viel wohler fühlte als beim Raufen mit Gleichaltrigen. Herr A. hatte eine Abneigung gegen die Schule in der ersten und vierten Klasse und weigerte sich, mit ins Schullandheim zu gehen. Die Fachschule und eine berufliche Ausbildung absolvierte er am Wohnort, um weiterhin zu Hause wohnen zu können. Anschließend arbeitete er im Familienbetrieb mit. Er interessierte sich für Mädchen, war aber zu schüchtern um eine Beziehung auf-zunehmen und verließ sich auf seine Mutter als Kupplerin.

Die Beschwerden von Herrn A. nahmen im Alter zwischen 20 und 30 zu und danach wieder ab. Er machte gelegentlich den Versuch, sich vom Elternhaus abzulösen, indem er eine Überseereise machte, eine Verabredung traf mit einem Mädchen, welches er sich selbst ausgesucht hatte, und indem er sogar aus der Firma seines Vaters ausschied und sich selbst eine Arbeit suchte. Jeder Versuch endete mit einem Mißerfolg und einer Demütigung, da Herr A. immer Angst bekam, darüber nachgrübelte etwas falsch gemacht zu haben, schließlich aufgab und in den „Schoß der Familie" zurückkehrte.

Der Patient fühlt sich besonders zu seiner zunehmend kränkelnden Mutter hingezogen und hat Angst, daß sie bald stirbt, auch belastet ihn der Gedanke sehr, daß sie sich ohne ihn einsam fühlt, so wie er sich ohne sie. Herr A.'s Mutter hängt ebenso an ihm. Sie kann sein Leiden nicht ertragen und ist bereit ihre Ehe und ihre sozialen Kontakte für ein Leben mit ihm zu opfern. Wenn sie nicht zusammen sind, telefonieren Herr A. und seine Mutter mehrmals täglich miteinander. Herr A. ist aber gleichzeitig auch wütend auf seine Eltern und macht ihnen Vorwürfe wegen der Schwierigkeiten, die er hat, weil sie ihn nicht geliebt haben oder weil sie ihn zu sehr liebten, weil sie sich nicht um ihn gekümmert haben, und weil sie ihn abhängig von sich gemacht haben. Besonders verachtet er den Vater, der auch einige leichte phobische Störungen hat.

Herr A. fühlt sich unzulänglich und unterlegen. Er befürchtet, daß andere ihn kritisieren und reagiert empfindlich auf Zurückweisung. Er zeigt sich anderen gegenüber äußerst kritisch und fühlt sich ständig von anderen im Stich gelassen. Früher hatte er enge Freunde, doch wäre es ihm jetzt viel zu peinlich, sie anzurufen.

Herr A. war mehrmals in psychotherapeutischer Behandlung, allerdings nie länger als ein Jahr. Meistens wird er immer fordernder, dann zunehmend enttäuscht und desillusioniert seinem Therapeuten gegenüber und meint, daß die Therapie zu nichts führt. Er entwickelt rasch eine Abhängigkeit von Tranquilizern und schafft es nicht, sie in der vorgeschriebenen Dosierung einzunehmen. Behandlungsversuche mit Neuroleptika waren kaum erfolgreich und Antidepressiva in niedriger Dosierung haben ihm auch nicht geholfen. Seine Motivation und seine Verhaltensweisen kann er klar und deutlich erkennen, ist aber nicht in der Lage, sie zu verändern.

DSM-IV Diagnose
(ICD-10 s.S. 242)

Achse I:	300.21	Panikstörung mit Agoraphobie
	309.21	Störung mit Trennungsangst (in der Vorgeschichte)
Achse II:	301.82	Vermeidend-selbstunsichere Persönlichkeitsstörung
	301.6	Dependente Persönlichkeitsstörung
Achse III:		Keine
Achse IV:		Verlust der Freundin, Arbeitslosigkeit
Achse V:		GAF = 50 (derzeit); 60 (höchster Wert im vergangenen Jahr)

Kriterien für Agoraphobie

Beachte: Agoraphobie ist keine codierbare Störung. Codiert wird die spezifische Störung, bei der Agoraphobie auftritt (z.B. 300.21 (F40.01) Panikstörung mit Agoraphobie oder 300.22 (F40.00) Agoraphobie ohne Panikstörung in der Vorgeschichte.

A. Angst, an Orten zu sein, von denen eine Flucht schwierig (oder peinlich) sein könnte oder wo im Falle einer unerwarteten oder durch die Situation begünstigten Panikattacke oder panikartiger Symptome Hilfe nicht erreichbar sein könnte. Agoraphobische Ängste beziehen sich typischerweise auf charakteristische Muster von Situationen: z.B. alleine außer Haus zu sein, in einer Menschenmenge zu sein, in einer Schlange zu stehen, auf einer Brücke zu sein, Reisen im Bus, Zug oder Auto.

Beachte: Alternativ müssen die Diagnosen Spezifische Phobie, wenn das Vermeidungsverhalten nur auf eine oder wenige spezifische Situationen begrenzt ist, oder Soziale Phobie, wenn die Vermeidung auf soziale Situationen beschränkt ist, in Betracht gezogen werden.

Fortsetzung nächste Seite

Fortsetzung

B. Die Situationen werden vermieden (z. B. das Reisen wird eingeschränkt), oder sie werden nur mit deutlichem Unbehagen oder mit Angst vor dem Auftreten einer Panikattacke oder panikähnlicher Symptome durchgestanden bzw. können nur in Begleitung aufgesucht werden.

C. Die Angst oder das phobische Vermeidungsverhalten werden nicht durch eine andere psychische Störung besser erklärt, wie Soziale Phobie (z. B. die Vermeidung ist aus Angst vor Peinlichkeiten auf soziale Situationen beschränkt), Spezifische Phobie (z. B. die Vermeidung ist beschränkt auf einzelne Situationen, wie z. B. Fahrstuhl), Zwangsstörung (z. B. Vermeidung von Schmutz aus zwanghafter Angst vor Kontamination), Posttraumatische Belastungsstörung (z. B. Vermeidung von Reizen, die mit einer schweren belastenden Situation assoziiert sind) oder Störung mit Trennungsangst (z. B. es wird vermieden, das Zuhause oder die Angehörigen zu verlassen).

Diagnostische Kriterien für 300.21 (F40.01) Panikstörung mit Agoraphobie

A. Sowohl (1) als auch (2):
   (1) wiederkehrende unerwartete Panikattacken
   (2) auf mindestens eine der Attacken folgte mindestens ein Monat mit mindestens einem der nachfolgend genannten Symptome:
   (a) anhaltende Besorgnis über das Auftreten weiterer Panikattacken,
   (b) Sorgen über die Bedeutung der Attacke oder ihre Konsequenzen (z. B. die Kontrolle zu verlieren, einen Herzinfarkt zu erleiden, verrückt zu werden),
   (c) deutliche Verhaltensänderung infolge der Attacken.

B. Es liegt eine Agoraphobie vor

C. Die Panikattacken gehen nicht auf die direkte körperliche Wirkung einer Substanz (z. B. Droge, Medikament) oder eines medizinischen Krankheitsfaktors (z. B. Hyperthyreose) zurück.

D. Die Panikattacken werden nicht durch eine andere psychische Störung besser erklärt, wie z. B. Soziale Phobie (Panikattacken nur bei Konfrontation mit gefürchteten sozialen Situationen), Spezifische Phobie (Panikattacken nur bei Konfrontation mit spezifischer phobischer Situation), Zwangsstörung (Panikattacken nur bei Konfrontation mit Schmutz bei zwanghafter Angst vor Kontamination), Posttraumatische Belastungsstörung (Panikattacken nur als Reaktion auf Reize, die mit einer schweren, belastenden Situation assoziiert sind) oder Störung mit Trennungsangst (Panikattacken als Reaktion auf die Abwesenheit von zu Hause oder von engen Angehörigen).

Leitlinien für Diagnose und Differentialdiagnose der Panikstörung mit Agoraphobie

Hier ist die Diskussion über die Panikstörung von S. 233 relevant.

Anders als bei Frau B. bestehen Herrn A.'s Symptome eindeutig aus Panikattacken und Agoraphobie. Zum Untersuchungszeitpunkt war er nicht in der Lage, alleine zu sein, konnte das Haus nicht ohne Begleitung verlassen und verbrachte die meiste Zeit zu Hause bei den Eltern, wo er wie ein Invalide behandelt wurde. Herr A. arbeitete nicht und kam auch keinen anderen Aufgaben nach. Seine Beeinträchtigung war eindeutig schwer genug, um die Diagnose einer Panikstörung mit Agoraphobie zu rechtfertigen.

Die Anamnese von Herrn A. weist ein für Patienten mit Panikstörung mit Agoraphobie häufiges Muster auf. Diese Patienten bieten in der Kindheit oft Anzeichen für eine Störung mit Trennungsangst und für **vermeidende und dependente Persönlichkeitszüge**. Besonders häufig entwickeln diese Menschen nach Auftreten der ersten Panikattacken ein Vermeidungsverhalten. Andere wiederum entwickeln dependentes und Vermeidungsverhalten erst als Folge der Panikstörung. In diesen Fällen würde das Vermeidungs- und dependente Verhalten nicht als Hinweis auf eine **Persönlichkeitsstörung** gewertet werden, da weder ein früher Beginn noch ein von der Achse I-Störung unabhängiger Verlauf vorliegt. Aber wie immer ist die Wirklichkeit komplizierter als die DSM-IV Algorithmen. Insbesondere wenn die Panikstörung erst gegen 20 oder im frühen Erwachsenenalter auftritt und einen chronischen Verlauf zeigt, ist nicht mehr zu unterscheiden, welches Verhalten Ausdruck der Persönlichkeitsstörung ist und welches eine Folge der Panikattacken. Schwierig kann auch die diagnostische Unterscheidung von Panikstörung mit Agoraphobie und Spezifischer oder Sozialer Phobie sein. Herr A. kann nicht alleine sein und ohne Begleitung das Haus verlassen weil er eine Panikattacke befürchtet und keiner ihm dann helfen kann. Die Angst vor einer Panikattacke hat diese Veränderung in seinem Verhalten bedingt. Obwohl jemand mit einer **Sozialen Phobie** die Öffentlichkeit auch meidet, ist der Grund dafür nicht in erster Linie die Angst vor einer Panikattacke, sondern eher weil er befürchtet sich in einer Weise zu verhalten, die beschämend oder demütigend für ihn wäre. Jedoch kann jemand mit einer Sozialen Phobie eine Panikattacke bekommen, wenn er gezwungen wird, sich in eine angstauslösende soziale Situation zu begeben. In ähnlicher Weise vermeidet es jemand mit einer **Spezifischen Phobie**, die sich auf Autos bezieht, mit einem Auto oder Taxi zu fahren, weil er bestimmte gefürchtete Objekte oder Situationen vermeidet. Auch dieser Mensch kann eine Panikattacke bekommen wenn er gezwungen wird, Auto zu fahren, allerdings wird die Attacke dann eher durch die spezifische Situation selbst als durch die Angst vor einer Panikattacke ausgelöst. Im Gegensatz dazu hat Herr A. Panikattacken die nicht direkt mit spezifischen Auslösern zusammenhängen. Seine Angst vor einer Panikattacke bedingt, daß er viele Situationen vermeidet, in denen er sich unsicher fühlen oder die möglicherweise beschämend sein könnten.

Eine weitere differentialdiagnostische Überlegung zu Panikattacken ist die, daß Panikattacken, die typisch sind für die Spezifische und Soziale Phobie mit höherer Wahrscheinlichkeit direkt bei der Konfrontation mit dem phobischen Reiz auftreten (z. B. wenn jemand mit Höhenangst auf einen Turm steigen muß, oder jemand mit einer Schlagenphobie auf eine Schlange trifft), während Panikattacken, die Panikstörung mit und ohne Agoraphobie kennzeichnen nicht unbedingt bei der Konfrontation mit einer Streßsituation, sondern erst nach einer gewissen Zeit auftreten (z. B. eine Panikattacke, die erst auftritt, nachdem ein Patient mit einer Panikstörung ohne irgendeine Angst 20 Minuten lang U-Bahn gefahren ist).

Therapieplanung bei Panikstörung mit Agoraphobie

Die verschiedenen Behandlungsmöglichkeiten, die bei der Panikstörung ohne Agoraphobie vorgestellt wurden, können auch hier angewandt werden. Der Behandlungsschwerpunkt für die meisten Patienten mit dieser Störung ist und bleibt der **psychoedukative Ansatz**, die Besserung der Panikattacken durch Medikamente und die Vermittlung **kognitiv-verhaltenstherapeutischer Strategien**. Allerdings ist bei Patienten mit Panikstörung mit Agoraphobie das Vermeidungsverhalten ein sehr wichtiger Therapieschwerpunkt. Verschiedene kognitiv-verhaltenstherapeutische Ansätze, die auf eine Konfrontation mit angstauslösenden Situationen abzielen, sind besonders hilfreich. Diese Behandlungsform beinhaltet eine Motivierung des Patienten, freiwillig angst- und panikauslösende Situationen aufzusuchen, um sich durch häufige Wiederholung zu desensibilisieren.

Zusammenfassung

Die Panikstörung kann durch die Forderung, daß das Auftreten zumindest einiger Panikattacken unerwartet war, von anderen Störungen, die mit Panikattacken einhergehen unterschieden werden. Viele Symptome einer Panikattacke sind auf Hyperventilation zurückzuführen; die Patienten darüber aufzuklären hilft sehr oft, ihre Sorge über ihren Zustand deutlich abzubauen. Trotz ziemlicher Kontroversen, gehen viele Fachleute davon aus, daß Panikattackenen einer Agoraphobie häufig vorausgehen und diese verursachen können.

Die beständigsten Differenzen in der diagnostischen Einordnung von Panikattacken bestehen im Hinblick auf Personen, deren Störung mit unerwarteten Panikattacken angefangen hat, die aber dann nur noch in bestimmten, vorhersagbaren Situationen Panikattacken bekommen (z. B. bei der Spezifischen oder Sozialen Phobie). Auch angesichts dieser Kontroverse ist es vermutlich besser, Symptome auf der Basis des derzeitigen klinischen Bildes diagnostisch einzuordnen als auf der Grundlage ihrer weiter zurückliegenden Geschichte.

ICD-10

Fallbeispiel: Eine Managerin im Kampf mit der Panik (s. S. 230)

ICD-10 Diagnose

F41.0 Panikstörung
ängstlich (vermeidende) und zwanghafte Persönlichkeitszüge

F41.0 Panikstörung (episodisch paroxysmale Angst)

A. Wiederholte Panikattacken, die nicht auf eine spezifische Situation oder ein spezifisches Objekt bezogen sind und oft spontan auftreten (d.h. die Attacken sind nicht vorhersagbar). Die Panikattacken sind nicht verbunden mit besonderer Anstrengung, gefährlichen oder lebensbedrohlichen Situationen.

B. Eine Panikattacke hat alle folgenden Charakteristika:

a. es ist eine einzelne Episode von intensiver Angst oder Unbehagen

b. sie beginnt abrupt

c. sie erreicht innerhalb weniger Minuten ein Maximum und dauert mindestens einige Minuten

d. Mindestens vier Symptome der unten angegebenen Liste, davon eins von den Symptomen 1. bis 4. müssen vorliegen.

Vegetative Symptome:

1. Palpitationen, Herzklopfen oder erhöhte Herzfrequenz

2. Schweißausbrüche

3. fein- oder grobschlägiger Tremor

4. Mundtrockenheit (nicht infolge Medikation oder Exsikkose).

Symptome, die Thorax und Abdomen betreffen:

5. Atembeschwerden

6. Beklemmungsgefühl

7. Thoraxschmerzen und -mißempfindungen

8. Nausea oder abdominelle Mißempfindungen (z. B. Unruhegefühl im Magen).

Psychische Symptome:

9. Gefühl von Schwindel, Unsicherheit, Schwäche oder Benommenheit

10. Gefühl, die Objekte sind unwirklich (Derealisation) oder man selbst ist weit entfernt oder „nicht wirklich hier" (Depersonalisation)

11. Angst vor Kontrollverlust, verrückt zu werden oder „auszuflippen"

12. Angst zu sterben.

Allgemeine Symptome:

13. Hitzegefühle oder Kälteschauer

14. Gefühllosigkeit oder Kribbelgefühle.

C. Häufigstes Ausschlußkriterium: Die Panikattacken sind nicht Folge einer körperlichen Störung, einer organischen psychischen Störung (F0) oder einer anderen psychischen Störung wie Schizophrenie und verwandten Störungen (F2), einer affektiven Störung (F3) oder einer somatoformen Störung (F45).

Die individuelle Variationsbreite bzgl. Inhalt und Schwere sind so groß, daß zwei Schweregrade – mittelgradig und schwer – mit der fünften Stelle differenziert werden können:

F41.00   mittelgradige Panikstörung: mindestens vier Panikattacken in vier Wochen

F41.01   schwere Panikstörung: mindestens vier Panikattacken pro Woche über einen Zeitraum von vier Wochen

Interpretation nach ICD-10

Frau B. schildert wiederkehrende intensive Angstattacken, die abrupt beginnen, innerhalb weniger Minuten ein Maximum erreichen und einige Minuten andauern. Während dieser Angstattacken treten vegetative Symptome in Form von Herzklopfen, Schweißausbrüchen und Zittern auf. Ferner schildert Frau B. Atembeschwerden, psychische Symptome in Form von Benommenheit, Derealisation, Angst vor Kontrollverlust, Angst wahnsinnig zu werden und allgemeine Symptome wie Hitze-und Kribbelgefühle.

Die Angstattacken sind nicht auf spezifische Situationen beschränkt und somit unvorhersehbar (beim Fernsehen, in einem überfüllten Bus, Trimmrad, entspannt im Bett liegend, nachts im Schlaf).

Außer der fahrradergometrischen Belastung sind die Panikattacken nicht mit körperlicher Anstrengung oder gefährlichen, lebensbedrohlichen Situationen verbunden.

Mit Ausnahme von Fahrten durch Tunnel oder mit der U-Bahn hatte Frau B. Situationen, in denen Panikattacken aufgetreten waren nicht vermieden, sondern sich im Gegenteil dazu gezwungen in diese Situationen hinein zu gehen.

Entsprechend der diagnostischen Leitlinien der ICD-10 handelt es sich daher um eine Panikstörung und nicht um Agoraphobie mit Panikstörung, da Kriterium A und D der diagnostischen Leitlinien für Agoraphobie nicht erfüllt ist. Letzlich kann aufgrund des wenig ausgeprägten Vermeidungsverhaltens spezifischer Situationen keine Phobie (weder Agoraphobie noch soziale Phobie) diagnostiziert werden.

Die Störung ist nach ausführlicher internistischer Abklärung nicht auf eine organische Krankheit zurückzuführen, andere psychische Störungen können ebenfalls ausgeschlossen werden.

Die Häufigkeitsangaben der Panikattacken sind nicht eindeutig genug um den Schweregrad der Panikstörung zu bestimmen. Jedoch scheint zumindest zeitweise eine „Schwere Panikstörung" (mindestens 4 Panikattacken pro Woche über einen Zeitraum von 4 Wochen) vorgelegen zu haben. Bei Beginn der Störung traten innerhalb einer Woche fünf Panikattacken auf. Im weiteren Verlauf hatten die Attacken zwar im Schweregrad und in der Häufigkeit abgenommen, traten aber mehrmals im Monat während eines Zeitraumes von zwei Jahren auf.

Zur Frage einer Persönlichkeitsstörung ist Folgendes zu bemerken: Frau B. zeigt zwar einige, jedoch nicht deutliche Unausgeglichenheiten in Einstellungen und Verhalten in Funktionsbereichen wie Wahrnehmen, Denken und in Beziehungen zu anderen (neigt zum sozialen Rückzug, ist mißtrauisch, vorsichtig, hat Angst vor Kritik und Zurückweisung durch andere, verachtet Kollegen, die die Arbeit nicht so gewissenhaft und ernst sehen wie sie selbst) jedoch sind diese Verhaltensmuster nicht tiefgreifend und in vielen persönlichen und sozialen Situationen nicht eindeutig unpassend und daher auch nicht „abnorm". Es ist unklar ob diese Verhaltensmuster andauernd und schon immer in der Kindheit und Jugend bestanden hatten. Mit Sicherheit führten sie aber nicht zu deutlichem subjektivem Leiden und nicht zu einer deutlichen Einschränkung der beruflichen oder sozialen Leistungsfähigkeit. Somit können auf der Basis der gegebenen Information höchstens „ängstlich (vermeidende) und zwanghafte Persönlichkeitszüge" vermutet werden.

Der Vergleich DSM-IV/ICD-10 erfolgt in Zusammenhang mit dem nächsten Fall (s.u.).

Fallbeispiel: Ein junger Mann der Angst hat das Haus zu verlassen (s.S. 235)

ICD-10 Diagnose

F 40.01	Agoraphobie mit Panikstörung
F 60.7	Abhängige Persönlichkeitsstörung
F 60.6	Ängstliche Persönlichkeitsstörung

F40.0	Agoraphobie

A.   Deutliche und anhaltende Furcht vor oder Vermeidung von mindestens zwei der folgenden Situationen:

1. Menschenmengen
2. öffentliche Plätze
3. allein Reisen,
4. Reisen, mit weiter Entfernung von Zuhause.

B.   Wenigstens einmal nach Auftreten der Störung müssen in den gefürchteten Situationen mindestens zwei Angstsymptome aus der unten angegebenen Liste (eins der Symptome muß eines der Items 1. bis 4. sein) wenigstens zu einem Zeitpunkt gemeinsam vorhanden gewesen sein:

Vegetative Symptome:

1. Palpitationen, Herzklopfen oder erhöhte Herzfrequenz
2. Schweißausbrüche
3. fein- oder grobschlägiger Tremor
4. Mundtrockenheit (nicht infolge Medikation oder Exsikkose).

Symptome, die Thorax und Abdomen betreffen:

5. Atembeschwerden
6. Beklemmungsgefühl

7. Thoraxschmerzen oder -mißempfindungen

8. Nausea oder abdominelle Mißempfindungen (z. B. Unruhegefühl im Magen).

Psychische Symptome:

9. Gefühl von Schwindel, Unsicherheit, Schwäche oder Benommenheit

10. Gefühl, die Objekte sind unwirklich (Derealisation) oder man selbst ist weit entfernt oder „nicht wirklich hier" (Depersonalisation)

11. Angst vor Kontrollverlust, verrückt zu werden oder „auszuflippen"

12. Angst zu sterben.

Allgemeine Symptome:

13. Hitzewallungen oder Kälteschauer

14. Gefühllosigkeit oder Kribbelgefühle.

C. Deutliche emotionale Belastung durch das Vermeidungsverhalten oder die Angst-symptome; die Betroffenen haben die Einsicht, daß diese übertrieben oder unvernünftig sind.

D. Die Symptome beschränken sich ausschließlich oder vornehmlich auf die gefürchteten Situationen oder Gedanken an sie.

E. Häufigstes Ausschlußkriterium: Die Symptome des Kriteriums A. sind nicht bedingt durch Wahn, Halluzinationen oder andere Symptome der Störungsgruppen organische psychische Störungen (F0), Schizophrenie und verwandte Störungen (F2), affektive Störungen (F3) oder eine Zwangsstörung (F42) oder sind nicht Folge einer kulturell akzeptierten Anschauung.

Das Vorliegen oder Fehlen einer Panikstörung (F41.0) in der Mehrzahl der agoraphobischen Situationen kann mit der fünften Stelle angegeben werden:

F40.00 Agoraphobie ohne Panikstörung

F40.01 Agoraphobie mit Panikstörung

Möglichkeiten für eine Schweregradeinteilung: Für F40.00 kann der Schweregrad nach dem Ausmaß der Vermeidung angegeben werden, unter Berücksichtigung der jeweiligen kulturellen Bedingungen. Für F40.01 gibt die Zahl der Panikattacken den Schweregrad an.

Interpretation nach ICD-10

Im Gegensatz zum ersten Fallbeispiel steht bei Herrn A.'s Beschwerden die Vermeidung phobischer Situationen im Vordergrund. Die Angst tritt in umschriebenen Situationen auf: Herr A. kann das Haus nicht ohne Begleitung verlassen und kann keine Reisen unterneh-men. Seine Angst sich von vertrauten Personen und Situationen zu entfernen, äußert sich sowohl in psychischen (Angst eine Schizophrenie zu bekommen) als auch vegetativen Symptomen (Sorge um körperliches Befinden). Wegen seiner Beschwerden geht Herr A. keiner Tätigkeit nach und verhält sich wie ein Invalide. Herr A. ist durch das Vermeidungsverhalten emotional stark belastet. Somit sind alle Kriterien für die Diagnose einer Agoraphobie (F40.0) erfüllt. Im Fallbeispiel werden auch Panikattacken genannt, die zur Einschränkung des Verhaltensspielraums des Patienten beitragen. Daher ist die Diagnose einer Agoraphobie mit Panikstörung (F40.01) zu stellen.

Ausgeschlossen werden kann, daß die Angst vor öffentlichen Plätzen, alleine Reisen und sich alleine weiter von Zuhause zu entfernen Folge von organisch bedingten Störungen, Schizophrenie, oder einer Zwangsstörung sind und kulturell ebenfalls nicht akzeptiert werden.

Eine soziale Phobie liegt nicht vor, da sich die Angst das Haus zu verlassen nicht auf potentiell peinliche oder beschämende soziale Interaktionen bezieht. Die Kriterien für die Diagnose einer depressiven Störung sind nicht erfüllt, da neben der Antriebslosigkeit und negativem Selbstwertgefühl andere, ausgeprägte depressive Symptome fehlen.

Die zusätzliche Diagnose einer **Persönlichkeitsstörung** ist aus folgenden Gründen in Erwägung zu ziehen: Schon als Kind zeigte Herr A. starke Trennungsängste und entwickelte sich als schüchternes, kränkliches Kind, welches sich schwer in Gruppen Gleichaltriger integrieren konnte und sich öfters weigerte zur Schule zu gehen. Wegen seiner Schüchternheit kümmerte sich die Mutter um seine Verabredungen mit Mädchen. Im frühen Erwachsenenalter zeigte sich ein fluktuierender Verlauf der agoraphobischen Symptome. Versuche sich vom Elternhaus zu lösen endeten stets mit einem Mißerfolg und verstärkten die Suche nach Sicherheit und Schutz im engen Kreis der Familie.

Das gegenwärtige Beschwerdebild einer Agoraphobie mit Panikstörung ist schwer abgrenzbar von den Merkmalen einer Persönlichkeitsstörung. Bei Betrachtung des Störungsverlaufs im Längsschnitt sind alle Kriterien der diagnostischen Leitlinien für die Diagnose einer Persönlichkeitsstörung erfüllt.

Das spezifische Verhaltensmuster entspricht sowohl einer Abhängigen Persönlichkeitsstörung (F60.7), als auch einer Ängstlichen Persönlichkeitsstörung (F60.6).

Vergleich DSM-IV/ICD-10

Wesentlichster Unterschied der beiden Klassifikationssysteme hinsichtlich der Diagnose einer Panikstörung ohne/mit Agoraphobie (DSM-IV) bzw. Agoraphobie ohne/mit Panikstörung (ICD-10) ist die **unterschiedliche ätiologische Sichtweise**.

In der DSM-IV sind Panikattacken (PA) gesondert definiert, während sie in der ICD-10 nur innerhalb der Störungen Panikstörung oder Agoraphobie mit Panikstörung (jeweils als Kriterium B.) beschrieben werden. Ferner unterscheiden sich auch die Symptome einer Panikattacke in der DSM-IV und der ICD-10. Auch die Symptome einer Agoraphobie sind im Gegensatz zur ICD-10 in der DSM-IV gesondert und „abstrakter" definiert. In der ICD-10 muß entsprechend Kriterium A : Furcht oder Vermeidung von mindestens 2 von 4 charakteristischen Mustern von Situationen vorliegen. Diese Eingrenzung kann dazu führen, die eher typische Angst „being away from safe places" zu verkennen oder zu übersehen. Außerdem werden in der DSM-IV Angst und Vermeidungsverhalten differenziert (Kriterium A. bzw. B.). Bei der Diagnose einer Panikstörung mit Agoraphobie müßen die für die Agoraphobie typischen Symptome vorliegen. Bei der Diagnose einer Panikstörung nach

DSM-IV muß eine Agoraphobie sogar ausgeschlossen werden, dies ist bei der Panikstörung nach ICD-10 nicht der Fall.

Anders als in der ICD-10 sind in der DSM-IV keine Schweregrade für die Panikstörung
kodierbar. Die ICD-10 Kriterien differenzieren eine Schwere Panikstörung von einer
Mittelgradigen wenn mindestens 4 PA pro Woche über einen Zeitraum von 4 Wochen
aufgetreten sind.

Im Hinblick auf Zeitkriterien und Symptome ergeben sich deutliche Unterschiede: In der
ICD-10 wird kein Zeitkriterium genannt, während in den DSM-IV Kriterien gefordert wird,
daß mindestens ein Monat nach einer PA mindestens eines der nachfolgend genannten
Symptome besteht: a) anhaltende Besorgnis über das Auftreten weiterer Panikattacken,
b) Sorgen über die Bedeutung oder Konsequenzen der Panikattacke, c) eine deutliche
Verhaltensänderung in Folge der Panikattacken. In der ICD-10 werden diese Symptome
nicht erwähnt.

Phobien

Spezifische Phobie

* Fallbeispiel: Ein Assistenzarzt mit Phobie[1]

Dr. B. ist ein 32-jähriger Assistenzarzt, der gegenwärtig seine Ausbildung in einem großen Lehrkrankenhaus macht. Er leidet seit mehreren Jahren unter extremen Beschwerden,
wenn er daran denkt, bei einem Patienten eine Finger- oder Zehennagelextraktion durchzuführen zu müssen. Eine Beschreibung dieser Prozedur hörte er erstmals als Student
während eines Praktikums zur Vorbereitung auf die Medizinische Fakultät. Er erinnert ein
Gefühl von Übelkeit, Ohnmacht und Ekel bei dem Gedanken, dies auszuführen, obwohl er
nicht so zartbesaitet war, wenn er an die Ausführung anderer Prozeduren dachte. Er
erklärt, er würde lieber „eine Küchenschabe aus dem Ohr eines Jugendlichen entfernen"
als eine Fingernagelextraktion zu machen.

Dr. B. war ein lebhaftes Kind gewesen, das häufig kleinere Unfälle hatte, so dass der
Hausarzt aufgesucht werden mußte. Er hatte eine Reihe von Verstauchungen und Kno-
chenbrüchen und erinnert sich, dass er im Alter von sechs Jahren einen Finger in eine
Tür einklemmte. Er weiß noch, wie der Finger anschwoll und blau wurde, und der Fin-
gernagel schließlich abfiel als der Finger heilte. Obwohl er nach seiner Erinnerung beim
Arzt niemals ohnmächtig wurde, habe er seine Mutter jedesmal blaß und elend werden
sehen, wenn er eine Spritze oder eine Wundnaht erhalten mußte. Mit seinen Freunden
probierte er immer alle möglichen Dinge aus und beschreibt selbstinduzierte Momente
von Ohnmacht im Alter von 13 Jahren. Er hyperventilierte absichtlich, stand dann
schnell auf und machte einen Valsalva Preßversuch. Für etwa zehn Sekunden verlor er
das Bewußtsein und er erinnert sich, dass er sehr verängstigt war, wenn er wieder zu sich

[1] Thanks to Suzanne M. Sutherland, M.D., of the Psychiatry Department of Duke University
Medical Center for supplying this case.

kam. Er nahm dann die Stimmen seiner Freunde scheinbar abnorm und ihre Gesichter verzerrt und verschwommen wahr, fühlte sich irgendwie unwirklich und hatte einen Moment panische Angst.

Während seines Studiums könnte Dr. B. die Durchführung von Nagelextraktionen umgehen, aber im vierten Studienjahr war er gezwungen, einen solchen Eingriff mitanzusehen. Er stand so weit wie möglich hinten im Untersuchungsraum und sah, wie der Arzt einen Zehennagel entfernte. Es wurde ihm übel, er begann zu schwitzen, bemerkte Herzrasen und fühlte sich auf einmal schwach und matt. Er mußte sich setzen um nicht umzufallen. Er erklärte es sich damit, dass „Nägel an ihrem Platz bleiben sollten" und dass er nicht aufhören konnte, an die „unerträglichen Schmerzen" zu denken, die der Patient spüren müßte, falls die Anästhesie nicht ausreichend wäre.

Während der ersten zwei Jahre seiner allgemeinärztlichen Assistentenzeit wurde Dr. B. bekannt für seine Bereitschaft zur Durchführung chirurgischer Eingriffe. Er bot seinen Kollegen oft Hilfe an, und Aufgaben wie Knochen- und Gelenkrepositionen, sogar Inzision und Drainage von Zysten und Furunkeln sowie die Nahtversorgung akuter Verletzungen schienen ihm zu gefallen. Keinem seiner Kollegen wurde bewußt, dass er niemals Nagelextraktionen durchgeführt hatte – ein Eingriff, der gewöhnlich in dieser Allgemeinpraxis durchgeführt wurde. Während einer Abendsprechstunde, als er der einzig verfügbare Arzt war, wurde ein junges Mädchen gebracht, bei dem eine Nagelextraktion erforderlich war. Unfähig den Eingriff selbst durchzuführen, rief er eine Kollegin zu Hause an und überredete sie, zu kommen und ihm zu helfen. Diese willigte unter der Bedingung ein, dass er einen Therapeuten aufsuche, um sein Problem zu lösen.

DSM-IV Diagnose
(ICD-10 s.S. 249)

Achse I:	300.29	Spezifische Phobie, Blut-Spritzen-Verletzungs-Typus
Achse II:	V71.09	Keine Diagnose
Achse III:		Keine Diagnose
Achse IV:		Assistenzarzt an einem größeren medizinischen Zentrum
Achse V:		GAF = 75 (zur Zeit der Vorstellung beim Psychologen);
		90 (höchster Wert im vergangenen Jahr)

Diagnostische Kriterien für 300.29 (F40.2) Spezifische Phobie

A. Ausgeprägte und anhaltende Angst, die übertrieben oder unbegründet ist und die durch das Vorhandensein oder die Erwartung eines spezifischen Objekts oder einer spezifischen Situation ausgelöst wird (z. B. Fliegen, Höhen, Tiere, eine Spritze bekommen, Blut sehen).

B. Die Konfrontation mit dem phobischen Reiz ruft fast immer eine unmittelbare Angstreaktion hervor, die das Erscheinungsbild einer situationsgebundenen oder einer situationsbegünstigten Panikattacke annehmen kann.
Beachte: Bei Kindern kann sich die Angst in Form von Weinen, Wutanfällen, Erstarren oder Anklammern ausdrücken.

C. Die Person erkennt, daß die Angst übertrieben oder unbegründet ist. **Beachte:** Bei Kindern darf dieses Merkmal fehlen.

D. Die phobischen Situationen werden gemieden bzw. nur unter starker Angst oder starkem Unbehagen ertragen.

E. Das Vermeidungsverhalten, die ängstliche Erwartungshaltung oder das Unbehagen in den gefürchteten Situationen schränkt deutlich die normale Lebensführung der Person, ihre berufliche (oder schulische) Leistung oder sozialen Aktivitäten oder Beziehungen ein, oder die Phobie verursacht erhebliches Leiden für die Person.

F. Bei Personen unter 18 Jahren hält die Phobie über mindestens sechs Monate an.

G. Die Angst, Panikattacken oder das phobische Vermeidungsverhalten, die mit dem spezifischen Objekt oder der spezifischen Situation assoziiert sind, werden nicht besser durch eine andere psychische Störung erklärt, wie z. B. Zwangsstörung (z. B. Angst vor Schmutz bei Personen, die die Vorstellung haben, kontaminiert zu werden), Posttraumatische Belastungsstörung (z. B. Vermeidung von Reizen, die mit dem Trauma assoziiert sind) oder Störung mit Trennungsangst (z. B. Vermeidung von Schulbesuchen), Soziale Phobie (z. B. Vermeidung sozialer Situationen aus Angst vor Peinlichkeiten), Panikstörung mit Agoraphobie oder Agoraphobie ohne Panikstörung in der Vorgeschichte.

Bestimme den Typus:
Tier-Typus,
Umwelt-Typus (z. B. Höhen, Stürme, Wasser),
Blut-Spritzen-Verletzungs-Typus,
Situativer Typus (z. B. Flugzeuge, Fahrstühle, enge, geschlossene Räume),
Anderer Typus (z. B. phobische Vermeidung von Situationen, die zum Ersticken, Erbrechen, oder zum Erwerb einer Krankheit führen könnten; bei Kindern, Vermeidung von lauten Geräuschen oder kostümierten Figuren).

Leitlinien für Diagnose und Differentialdiagnose der Spezifischen Phobie

Die Spezifische Phobie muß abgegrenzt werden gegenüber normalen und realistischen Ängsten vor gefährlichen Situationen, die nicht übermäßig und unvernünftig sind. Die wichtige **Unterscheidung zwischen alltäglichen Ängsten und Spezifischer Phobie** besteht darin, dass letztere eine bedeutende Beeinträchtigung oder Leiden hervorrufen muss. Um dies zu bestimmen, sollte bei der Diagnostik die individuelle Situation des Patienten in Betracht gezogen werden. Wenn jemand zum Beispiel eine spezielle Angst hat, Brücken zu überqueren, aber in einer Region lebt, in der es keine Brücken für ihn zu überqueren gibt, dann könnte für diese Person keine Beeinträchtigung oder Leiden infolge der Angst angenommen werden, so dass die Diagnose einer Spezifischen Phobie nicht gerechtfertigt wäre. Wenn diese Person aber gezwungen wäre, in ein Gebiet umzuziehen, wo sie oder er täglich eine lange Brücke überqueren müsste, um zur Arbeit zu gelangen oder Besorgungen zu machen, und wegen der andauernden Furcht vor der Überquerung dieser Brücke nicht voll funktionsfähig wäre (z.B. einen Umweg von 15 km in Kauf näme, um die Brücke zu umgehen), dann könnte die Diagnose gestellt werden. Dr. B.s grosse Angst, eine Nagelextraktion durchzuführen, würde eine durchschnittliche Person nicht beeinträchtigen, stellt jedoch für einen Arzt, der regelmäßig chirurgische Eingriffe vornehmen muß, ein berufliches Hindernis dar.

Im Gegensatz zu den unerwarteten Panikattacken, die für die Panikstörung charakteristisch sind, provoziert die Konfrontation mit dem angstbesetzten Stimulus bei der Spezifischen Phobie nahezu ausnahmslos eine sofortige Angstreaktion. Dr. B. wird übel und elend bei dem Gedanken, eine Nagelextraktion durchzuführen und er wurde fast ohnmächtig, als er den Eingriff in der Universität beobachten mußte. Der Blut-Spritzen-Verletzungs-Typus der Spezifischen Phobie unterscheidet sich von den anderen Typen durch eine eher verlangsamte als beschleunigte Herzfrequenz, die die bei diesem Zustand häufig auftretende Ohnmacht hervorruft. Die **Verlangsamung der Herzfrequenz** beruht auf einem vago-vasalen Reflex, der bei diesen Individuen übermäßig stark ausgeprägt ist.

Therapieplanung bei Spezifischer Phobie

Eine allgemein verbreitete Behandlung der Spezifischen Phobie ist die systematische Desensibilisierung. Dr. B. stellte sich in der psychologischen Sprechstunde vor, wo eine Verhaltenstherapie mit graduierter Exposition geplant wird. Während der folgenden zwei Monate bittet er seine Kollegen, bei allen Nagelextraktionen, die in der Klinik durchgeführt werden, dabei sein zu dürfen. Am Ende dieser zwei Monate, nachdem er mehrere Eingriffe beobachtet und sich allmählich aktiver beteiligt hatte, war Dr. B. in der Lage, selbst erfolgreich eine Nagelextraktion durchzuführen, wobei er nur eine leichte Angst verspürte.

Zusammenfassung

Phobische Ängste beginnen gewöhnlich in der frühen Kindheit. Eine Möglichkeit, die Arten, der bei vielen Spezifischen Phobien gefürchteten Situationen, zu erklären besteht darin, diese als angeborene entwicklungsgeschichtliche Adaptionsmechanismen zu verstehen, die eine überschießende Reaktion zeigen. Solche Ängste (z.B. vor Höhen, Tieren, Dunkelheit, geschlossenen Räumen, Blitz) sind weit verbreitet und eigentlich in vielen Fällen anpassungsfähig. Als spezifische Phobien werden sie nur dann bezeichnet, wenn sie eine Beeinträchtigung oder Leiden hervorrufen.

ICD-10

Fallbeispiel: Ein Assistenzarzt mit Phobie (s. S. 245)

ICD-10 Diagnose
F40.2 spezifische (isolierte) Phobie, Blut-Injektion-Verletzungs-Typ

---

F40.2 spezifische (isolierte) Phobien

A. Entweder 1. oder 2.:

1. Deutliche Furcht vor einem bestimmten Objekt oder einer bestimmten Situation, außer Agoraphobie (F40.0) oder sozialer Phobie (F40.1)

2. deutliche Vermeidung solcher Objekte und Situationen, außer Agoraphobie (F40.0) oder sozialer Phobie (F40.1).

Häufige phobische Objekte und Situationen sind Tiere, Vögel, Insekten, Höhen, Donner, Fliegen, kleine geschlossene Räume, Anblick von Blut oder Verletzungen, Injektionen, Zahnarzt- und Krankenhausbesuche.

B. Angstsymptome in den gefürchteten Situationen mindestens einmal seit Auftreten der Störung wie in Kriterium B. von F40.0 (Agoraphobie) definiert.

C. Deutliche emotionale Belastung durch die Symptome oder das Vermeidungsverhalten; Einsicht, daß diese übertrieben und unvernünftig sind.

D. Die Symptome sind auf die gefürchtete Situation oder Gedanken an diese beschränkt.

Wenn gewünscht, können die spezifischen Phobien wie folgt unterteilt werden:

– Tier-Typ (z. B. Insekten, Hunde)

– Naturgewalten-Typ (z. B. Sturm, Wasser)

– Blut-Injektion-Verletzungs-Typ

– situativer Typ (z. B. Fahrstuhl, Tunnel)

– andere Typen

Interpretation nach ICD-10

Dr. B. ist erfüllt von deutlicher Furcht vor Nagelextraktionen und vermeidet diese Prozedur. **Kriterium A** der spezifischen (isolierten) Phobie nach ICD-10 ist erfüllt. Es liegen vier Angstsymptome **(Kriterium B)**, eine deutliche Belastung durch das Vermeidungsverhalten **(Kriterium C)** sowie eine Beschränkung auf diese spezielle chirurgische Prozedur **(Kriterium D)** vor.

Vergleich DSM-IV/ICD-10

Während für die Diagnose einer **Spezifischen Phobie in DSM-IV** gefordert wird, dass „das Vermeidungsverhalten, die ängstliche Erwartungshaltung oder das Unbehagen in den gefürchteten Situationen die normale Lebensführung der Person, ihre beruflichen Leistungen oder sozialen Aktivitäten oder Beziehungen deutlich einschränkt", ist für die ICD-10 Diagnose lediglich eine „deutliche emotionale Belastung durch die Symptome oder das Vermeidungsverhalten" erforderlich.

DSM-IV grenzt die spezifische Phobie explizit gegen andere Diagnosen, die mit Angst und Vermeidungsverhalten (Zwangsstörung, posttraumatische Belastungsstörung u. a.) einhergehen ab **(Kriterium G)**. ICD-10 fordert nur eine Beschränkung der Symptome auf die „gefürchtete Situation oder Gedanken an diese" **(Kriterium D)**. Die mögliche Unterteilung in fünf verschiedene Typen ist in beiden Systemen identisch.

Dies bedeutet, dass die Diagnose einer Spezifischen Phobie nach DSM-IV restriktiveren Kriterien unterliegt, da eine „deutliche emotionale Belastung" (ICD-10) ein eher subjektives Kriterium darstellt und im allgemeinen eher vorliegen dürfte als eine deutliche Einschränkung von beruflicher Leistungsfähigkeit, sozialen Aktivitäten oder Beziehungen (DSM-IV).

Soziale Phobie

* Fallbeispiel: Eine Frau ohne eigenes Leben

Frau R. ist eine 34jährige, ledige Frau die zur Untersuchung kommt, weil sie seit dem Tod ihrer Mutter vor 3 Monaten nicht mehr zurechtkommt. Sie hatte immer bei den Eltern gelebt, und seit dem Tod ihres Vaters vor 20 Jahren war die Beziehung zwischen ihr und ihrer Mutter besonders eng. Frau R. war schon immer schüchtern und hatte in sozialen Beziehungen Angst davor, barsch abgeurteilt, ausgelacht oder beschämt zu werden. Aus diesem Grunde hatte sie es ihrer Mutter überlassen, Dinge für sie zu erledigen oder sich für sie um Sozialkontakte zu kümmern. Ihre Mutter nahm alle Haushaltsangelegenheiten in die Hand, kümmerte sich um Handwerker, wählte ihre Kleidung aus und plante ihren Urlaub. Frau R. trifft keine Verabredungen und ist immer zu schüchtern gewesen, um auf Parties oder zu Verabredungen zu gehen, welche die Bekannten der Mutter für sie arrangiert hatten. Nie hatte Frau R. irgendeine Art von Romanze. Frau R. hat einen guten Freund, den sie seit der Volksschule kennt, und den sie als ihr sehr ähnlich beschreibt. An Wochenenden gehen sie in Secondhand-Buchläden oder ins Kino. Außer diesem einen nahen Freund beschränkten sich Frau R's soziale Kontakte ausschließlich auf die Freunde der Mutter, die regelmäßig zum Kartenspielen kamen.

Frau R. besuchte die Fachhochschule am Ort und nahm nach ihrem Abschluß in Bibliothekswissenschaften eine Stelle in der Stadtbibliothek an, die Freunde der Mutter ihr besorgt hatten. Sie äußert große Unzufriedenheit mit ihrer derzeitigen Arbeit, sehe sich aber außerstande, Vorstellungsgespräche zu führen, um eine neue Arbeitsstelle zu finden.

DSM-IV Diagnose
(ICD-10 s. S. 253)

Achse I:	300.23	Soziale Phobie
	V 62.82	Trauerfall
Achse II:	301.82	Vermeidend-selbstunsichere Persönlichkeitsstörung
	301.6	Dependente Persönlichkeitsstörung
Achse III:		Gastritis, rezidivierend
Achse IV:		Tod der Mutter
Achse V:		GAF = 60 (derzeit); 70 (höchster Wert im vergangenen Jahr)

Diagnostische Kriterien für 300.23 (F40.1) Soziale Phobie

A. Eine ausgeprägte und anhaltende Angst vor einer oder mehreren sozialen oder Leistungssituationen, in denen die Person mit unbekannten Personen konfrontiert ist oder von anderen Personen beurteilt werden könnte. Der Betroffene befürchtet, ein Verhalten (oder Angstsymptome) zu zeigen, das demütigend oder peinlich sein könnte.
Beachte: Bei Kindern muß gewährleistet sein, daß sie im Umgang mit bekannten Personen über die altersentsprechende soziale Kompetenz verfügen, und die Angst muß gegenüber Gleichaltrigen und nicht nur in der Interaktion mit Erwachsenen auftreten.

B. Die Konfrontation mit der gefürchteten sozialen Situation ruft fast immer eine unmittelbare Angstreaktion hervor, die das Erscheinungsbild einer situationsgebundenen oder einer situationsbegünstigten Panikattacke annehmen kann.
Beachte: Bei Kindern kann sich die Angst durch Weinen, Wutanfälle, Erstarren oder Zurückweichen von sozialen Situationen mit unvertrauten Personen ausdrücken.

C. Die Person erkennt, daß die Angst übertrieben oder unbegründet ist.
Beachte: Bei Kindern darf dieses Kriterium fehlen.

D. Die gefürchteten sozialen oder Leistungssituationen werden vermieden oder nur unter intensiver Angst oder Unwohlsein ertragen.

E. Das Vermeidungsverhalten, die ängstliche Erwartungshaltung oder das starke Unbehagen in den gefürchteten sozialen oder Leistungssituationen beeinträchtigen deutlich die normale Lebensführung der Person, ihre berufliche (oder schulische) Leistung oder soziale Aktivitäten oder Beziehungen, oder die Phobie verursacht erhebliches Leiden.

F. Bei Personen unter 18 Jahren hält die Phobie über mindestens 6 Monate an.

Fortsetzung nächste Seite

Fortsetzung

> G. Die Angst oder Vermeidung geht nicht auf die direkte körperliche Wirkung einer Substanz (z. B. Droge, Medikament) oder eines medizinischen Krankheitsfaktors zurück und kann nicht besser durch eine andere psychische Störung (z. B. Panikstörung mit oder ohne Agoraphobie, Störung mit Trennungsangst, Körperdysmorphe Störung, Tiefgreifende Entwicklungsstörung oder Schizoide Persönlichkeitsstörung) erklärt werden.
>
> H. Falls ein medizinischer Krankheitsfaktor oder eine andere psychische Störung vorliegen, so stehen diese nicht in Zusammenhang mit der unter Kriterium A beschriebenen Angst, z. B. nicht Angst vor Stottern, Zittern bei Parkinsonscher Erkrankung oder, bei Anorexia Nervosa oder Bulimia Nervosa, ein abnormes Eßverhalten zu zeigen.
>
> *Bestimme,* ob:
> **Generalisiert:** Wenn die Angst fast alle sozialen Situationen betrifft (ziehe auch die zusätzliche Diagnose einer Vermeidend-Selbstunsicheren Persönlichkeitsstörung in Betracht).

Leitlinien für Diagnose und Differentialdiagnose der Sozialen Phobie

Die soziale Angst im Rahmen der Sozialen Phobie muß unterschieden werden von der normalen und oft sinnvollen Angst, welche die meisten Menschen empfinden, wenn sie vor anderen etwas tun oder sich mit unbekannten Leute treffen müssen. Während ein normales Angstniveau Menschen anspornen kann, sich besonders anzustrengen oder den bestmöglichen Eindruck zu machen, löst eine Soziale Phobie in solchen Situationen extreme Angst und Leiden aus und führt häufig dazu, daß soziale Situationen gänzlich vermieden werden. Wenn die Angst dieses Stadium erreicht hat, führt sie zu derart großem Leiden und Beeinträchtigung normaler Lebensführung, daß sie als pathologisch betrachtet werden kann. Frau R. war immer schon schüchtern und zurückgezogen und hatte soziale Situationen vermieden. Nach dem Tod ihrer Mutter waren ihre Schwierigkeiten derartig eskaliert, da sie nun gezwungen war, mit vielen sozialen Situationen, die sie vorher vermieden hatte, selbst zurechtzukommen und sich jetzt sehr einsam und isoliert fühlt.

Frau R. erhält die Diagnose einer Sozialen Phobie, generalisiert, da ihre Angst sich auf fast alle sozialen Situationen bezieht. Weil ihre sozialen Ängste schon früh begonnen haben und ihr ganzes Leben fortbestanden haben, könnte auch die Diagnose einer **vermeidend-selbstunsicheren Persönlichkeitsstörung** in Betracht gezogen werden. In der Tat hat der generalisierte Typ der Sozialen Phobie häufig einen frühen Beginn und chronischen Verlauf, so daß die **Abgrenzung** von der vermeidend-selbstunsicheren Persönlichkeitsstörung **nicht möglich** ist. Wenn Frau R. nur umschriebene Leistungsängste in bestimmten Situationen hätte (vor einer Gruppe einen Vortrag halten) wäre der generalisierte Typ nicht zutreffend.

Es kann manchmal schwierig sein, bei Patienten, deren soziale Ängste mit Panikattacken einhergehen, eine **Panikstörung mit Agoraphobie** von einer Sozialer Phobie zu unterscheiden. Wenn jemand zum Beispiel erstmalig und unerwartet eine Panikattacke hatte während er einen Vortrag hielt und fortan Situationen vermied, in denen er vor Gruppen sprechen muß, ist dies dann als Soziale Phobie (weil die Person Angst hat und spezifische soziale Situationen vermeidet) oder als **Panikstörung** (weil die ersten Attacken unerwartet waren) zu betrachten? In diesem Fall ist die Entscheidung für die am besten zutreffende Diagnose nur unter Berücksichtigung des Krankheitsverlaufes möglich. Wenn die Person weiterhin Vorträge vermeidet, jedoch keine Panikattacken oder Vermeidung in anderen Situationen auftreten, wäre vermutlich Soziale Phobie die beste Beschreibung. Wenn die Person zunehmend auch Panikattacken in anderen Situationen hat und allgemein mehr vermeidet, dann sollte eine Panikstörung mit Agoraphobie in Betracht gezogen werden.

Therapieplanung bei Sozialer Phobie

Die Behandlung der Sozialen Phobie hängt erheblich davon ab, um welchen Subtyp es sich handelt. Der Subtyp Angst vor Leistungssituationen, gekennzeichnet durch Angst vor öffentlichem Sprechen, Essen in der Öffentlichkeit, Benutzung öffentlicher Toiletten, spricht gut an auf eine Kombination von Maßnahmen wie edukative Ansätze, Krankheitsmodell vermitteln, Verhaltensübungen, systematische Desensibilisierung, Reizkonfrontation und Behandlung mit Betablockern, die Zittern und Erröten verhindern. Bei der Behandlung des generalisierten Typs der Sozialen Phobie sind Betablocker nicht wirksam, aber Monoaminoxidasehemmer und selektive Serotonin-Wiederaufnahmehemmer können hilfreich sein, insbesondere aber kognitive Verhaltenstherapie mit Schwerpunkt auf Konfrontation und kognitiver Umstrukturierung.

Zusammenfassung

Soziale Phobie ist eine diagnostische Kategorie, die deutlich macht, welche Unklarheit in der Abgrenzung zwischen Achse I Störungen und Achse II Persönlichkeitsstörungen besteht, da der generalisierte Typ der Sozialen Phobie oft nicht von der vermeidend-selbstunsicheren Persönlichkeitsstörung unterschieden werden kann. Bei der Therapieplanung für die Soziale Phobie muß der Kliniker besonders sorgfältig bestimmen, welcher Subtyp vorliegt, da diese, wie bereits angedeutet, sehr unterschiedliche Behandlungsimplikationen haben.

ICD-10

Fallbeispiel: Eine Frau ohne eigenes Leben (s.S. 250)

ICD-10 Diagnose	
F 40.1	Soziale Phobie
F 60.6	Ängstlich (vermeidende) Persönlichkeitsstörung
F 60.7	Abhängige Persönlichkeitsstörung

F40.1   soziale Phobien

A. Entweder 1. oder 2.:

     1. Deutliche Furcht im Zentrum der Aufmerksamkeit zu stehen oder sich peinlich oder erniedrigend zu verhalten

     2. deutliche Vermeidung im Zentrum der Aufmerksamkeit zu stehen oder von Situationen, in denen die Angst besteht, sich peinlich oder erniedrigend zu verhalten.

     Diese Ängste treten in sozialen Situationen auf, wie Essen oder Sprechen in der Öffentlichkeit, Begegnung von Bekannten in der Öffentlichkeit, Hinzukommen oder Teilnahme an kleinen Gruppen, wie z. B. bei Parties, Konferenzen oder in Klassenräumen.

B. Mindestens zwei Angstsymptome in den gefürchteten Situationen mindestens einmal seit Auftreten der Störung, wie in F40.0, Kriterium B., definiert, sowie zusätzlich mindestens eins der folgenden Symptome:

     1. Erröten oder Zittern

     2. Angst zu erbrechen

     3. Miktions- oder Defäkationsdrang bzw. Angst davor.

C. Deutliche emotionale Belastung durch die Angstsymptome oder das Vermeidungsverhalten. Einsicht, daß die Symptome oder das Vermeidungsverhalten übertrieben und unvernünftig sind.

D. Die Symptome beschränken sich ausschließlich oder vornehmlich auf die gefürchteten Situationen oder auf Gedanken an diese.

E. Häufigstes Ausschlußkriterium: Die Symptome des Kriteriums A. sind nicht bedingt durch Wahn, Halluzinationen oder andere Symptome der Störungsgruppen organische psychische Störungen (F0), Schizophrenie und verwandte Störungen (F2), affektive Störungen (F3) oder eine Zwangsstörung (F42) oder sind nicht Folge einer kulturell akzeptierten Anschauung.

Interpretation nach ICD-10

Kriterien A 1. und 2. sind erfüllt, da Frau R.'s Angst vor sozialen Situationen, die bereits seit der Kindheit existiert, in der Furcht besteht, von anderen Menschen ausgelacht oder beschämt zu werden. Dabei sind insbesondere kleinere Gruppen, nicht aber Menschenmengen ein Problem und werden deshalb vermieden. Außerhalb des engen Kontaktes mit der Mutter und deren Bekannten sowie dem einzigen Freund, werden alle sozialen Situationen gefürchtet und möglichst vermieden. Im vorliegenden Fallbeispiel werden die in **Kriterium B** geforderten Angstsymptome nicht erwähnt. Bis auf eine Furcht vor negativer Bewertung (auslachen, beschämt werden) werden keine weiteren Angstsymptome (vegetativ usw.) geschildert, was vermutlich mit dem langjährigen Vermeiden von sozialen Situationen und den damit einhergehenden Angstreaktionen zusammenhängt. Dieses extreme, langjährige Vermeidungsverhalten hat zu einer starken sozialen Isolation geführt und wurde durch den Tod der Mutter zu einem schwerwiegenden Problem für Frau R. **(Kriterium C)**. Inwieweit **Kriterium D** erfüllt ist, läßt sich auf der Grundlage vorliegender Information nicht entscheiden. Die geschilderten Symptome (Befürchtungen ausgelacht, beschämt zu werden) beruhen nicht auf anderen Symptomen wie Wahn oder Zwangsgedanken.

Differentialdiagnostisch ist eine **Agoraphobie** und **depressive Störung** auszuschließen. Frau R. ist aufgrund ihrer schweren Phobie zwar an das Haus gefesselt, was als Folge einer ausgeprägten Agoraphobie auch auftreten kann, jedoch ist Frau R.'s Angst das Haus zu verlassen an spezifische Befürchtungen von anderen ausgelacht oder beschämt zu werden geknüpft und bezieht sich nicht auf Menschenmengen (wie meist bei der Agoraphobie der Fall).

Entsprechend der diagnostischen Leitlinien der ICD-10 ist eine **Depression** nur bei Vorliegen eines ausgebildeten depressiven Syndroms zu diagnostizieren. Der soziale Rückzug ist eindeutig Folge der schweren sozialen Phobie und kein depressives Symptom, darüber hinaus schildert Frau R. keine weiteren depressiven Beschwerden.

Aufgrund des frühen Beginns, des kontinuierlichen Verlaufs der Symptome kommt die Diagnose einer **Persönlichkeitsstörung** in Betracht.

F6	Persönlichkeits- und Verhaltensstörungen
F60	Spezifische Persönlichkeitsstörungen

G1. Die charakteristischen und dauerhaften inneren Erfahrungs- und Verhaltensmuster der Betroffenen weichen insgesamt deutlich von kulturell erwarteten und akzeptierten Vorgaben („Normen") ab. Diese Abweichung äußert sich in mehr als einem der folgenden Bereiche:

　　1. Kognition (d. h. Wahrnehmung und Interpretation von Dingen, Menschen und Ereignissen; Einstellungen und Vorstellungen von sich und anderen)

　　2. Affektivität (Variationsbreite, Intensität und Angemessenheit der emotionalen Ansprechbarkeit und Reaktion)

　　3. Impulskontrolle und Bedürfnisbefriedigung

　　4. Zwischenmenschliche Beziehungen und die Art des Umganges mit ihnen.

G2. Die Abweichung ist so ausgeprägt, daß das daraus resultierende Verhalten in vielen persönlichen und sozialen Situationen unflexibel, unangepaßt oder auch auf andere Weise unzweckmäßig ist (nicht begrenzt auf einen speziellen auslösenden Stimulus oder eine bestimmte Situation).

G3. Persönlicher Leidensdruck, nachteiliger Einfluß auf die soziale Umwelt oder beides, deutlich dem unter G2. beschriebenen Verhalten zuzuschreiben.

G4. Nachweis, daß die Abweichung stabil, von langer Dauer ist und im späten Kindesalter oder der Adoleszenz begonnen hat.

G5. Die Abweichung kann nicht durch das Vorliegen oder die Folge einer anderen psychischen Störung des Erwachsenenalters erklärt werden. Es können aber episodische oder chronische Zustandsbilder der Kapitel F0-F5 und F7 neben dieser Störung existieren oder sie überlagern.

G6. Eine organische Erkrankung, Verletzung oder deutliche Funktionsstörung des Gehirns müssen als mögliche Ursache für die Abweichung ausgeschlossen werden (falls eine solche Verursachung nachweisbar ist, soll die Kategorie F07 verwendet werden).

Entsprechend der diagnostischen Leitlinien für Persönlichkeitsstörungen der ICD-10 liegt bei Frau R. eine deutliche Unausgeglichenheit in den Einstellungen und im Verhalten in mehreren Funktionsbereichen sowie in den Beziehungen zu anderen vor **(Kriterium G1)**.

Sie denkt, daß andere scharf kritisieren, auslachen, beschämen, sie geht nicht aus dem Haus und nimmt keine sozialen Beziehungen von sich aus auf.

Das abnorme Verhaltensmuster ist **andauernd** und nicht auf Episoden psychischer Krankheiten begrenzt **(Kriterium G 2)**. Da die soziale Phobie seit der Kindheit besteht und nicht phasenhaft verläuft ist eine Unterscheidung zwischen abnormem Verhaltensmuster im Rahmen der Persönlichkeitsstörung und Symptomen der sozialen Angst und Vermeidungsverhalten schwierig.

Das abnorme Verhaltensmuster ist **tiefgreifend** und in vielen persönlichen und sozialen Situationen unpassend **(Kriterium G 3)**. Frau R. hat nie alltägliche Aufgaben und Pflichten in die Hand genommen. Ihre Befürchtungen und Ängste z. B. in sozialen Situationen wie der Planung einer Reise oder dem Kauf von Kleidung sind eindeutig unpassend.

Die Störungen beginnen in der **Kindheit oder Jugend** und manifestieren sich auf Dauer im Erwachsenenalter **(Kriterium G 4)**. Frau R. war als Kind schon schüchtern und ängstlich, hatte Angst von andern kritisiert, verlacht oder beschämt zu werden; insbesondere nach dem Tod der Mutter manifestiert sich die Störung deutlich.

Die Störung führt zu **deutlichem subjektivem Leiden**, manchmal erst im späteren Verlauf **(Kriterium G 5)**. Die soziale Isolation und die Defizite im Sozialverhalten werden Frau R. erst deutlich bewußt, nachdem sie durch den Tod der Mutter mit alltäglichen sozialen Aufgaben konfrontiert wird, die sie über viele Jahre hinweg vermieden hatte. Frau R. hat dadurch enorme Schwierigkeiten mit dem Leben zurechtzukommen.

Die Störung ist meistens mit deutlichen Einschränkungen der **beruflichen und sozialen Leistungsfähigkeit** verbunden **(Kriterium G 6)**. Die soziale Leistungsfähigkeit von Frau R. ist deutlich eingeschränkt aufgrund der sozialen Phobie- hier ist es schwierig zu unterscheiden ob dies durch die Symptome der sozialen Phobie oder durch die abnormen Verhaltensmuster im Rahmen der Persönlichkeitsstörung bedingt ist. Einschränkungen der beruflichen Leistungsfähigkeit können vermutet werden, da Frau R. mit ihrer Stellung sehr unzufrieden ist, einen Stellenwechsel aber aufgrund ihrer sozialen Angst nicht vornehmen kann; auch hier ist eine Abgrenzung von Symptomen der sozialen Phobie von abnormen Verhaltensmustern im Rahmen der Persönlichkeitsstörung kaum möglich.

Hinsichtlich der Merkmale spezifischer Persönlichkeitsstörungen kommen zwei Untergruppen in Betracht: Ängstliche (vermeidende) Persönlichkeitsstörung (F 60.6) und Abhängige Persönlichkeitsstörung (F 60.7).

Die Generalisierung der sozialen Phobie und die Persistenz der Symptomatik sprechen außerdem für die zusätzliche Diagnose einer ängstlichen (vermeidenden) Persönlichkeitsstörung (F 60.6) wobei fast alle Merkmale erfüllt werden.

Aufgrund der durch das soziale Vermeidungsverhalten bedingten jahrelangen Abhängigkeit von der Unterstützung der Mutter ist auch die Diagnose einer Abhängigen Persönlichkeitsstörung zu stellen.

Vergleich DSM-IV/ICD-10

Hauptunterschiede der Klassifikationssysteme ICD-10 und DSM-IV hinsichtlich der Diagnose einer Sozialen Phobie bestehen im Abstraktionsgrad der charakteristischen Muster von Situationen die angstauslösend sind und/oder vermieden werden:

In der ICD-10 werden typische, konkrete Situationen direkt aufgeführt, während in der DSM-IV soziale oder Leistungssituationen umschrieben sind, in denen der Betreffende beurteilt werden könnte.

Ein sehr deutlicher Unterschied ergibt sich aus **Kriterium B** der ICD-10, dort werden Angstsymptome (wie sie bei einer Panikattacke vorliegen), sowie drei weitere Symptome genannt, von denen in den gefürchteten Situationen mindestens eines erfüllt sein muß. Eine derartige Spezifikation findet sich in den Kriterien der DSM-IV nicht.

Im diskutierten Fallbeispiel sind weder Angstsymptome noch diese weiteren Symptome erwähnt. Weitere Unterschiede bestehen im Zeitkriterium; während in der ICD-10 keine Angaben gemacht werden, müssen gemäß den DSM-IV Kriterien die Symptome einer sozialen Angst über einen Zeitraum von mindestens 6 Monaten bestehen **(Kriterium F)**. Letzlich unterscheiden sich ICD-10 und DSM-IV darin, daß entsprechend der Variationsbreite, bzw. des Ausprägungsgrades der sozialen Phobie in der DSM-IV, im Gegensatz zur ICD-10 angegeben werden kann, ob ein generalisierter Typ oder ein spezifischer Typ der sozialen Phobie vorliegt; diese Unterscheidung ist zumindest hinsichtlich therapeutischer Implikationen möglicherweise bedeutsam.

Zwangsstörung

* Fallbeispiel: Die „Angewohnheiten" einer Lehrerin gefährden ihren Beruf und ihre Ehe[2]

Frau A. ist eine 30-jährige Grundschullehrerin, die seit 5 Jahren den Zwang verspürt, wiederholt die Zeugnisnoten zu kontrollieren und ihre tägliche Fahrtroute nochmals zurückzufahren. Daneben hegt sie beständig Gedanken, daß Unglück über ihre Eltern komme. Sie hat zudem außergewöhnliche Sorgen bezüglich ihrer Gesundheit sowie Schwierigkeiten, alleine Lebensmittel einzukaufen.

Frau A. entwickelte erstmals Kontrollzwänge während ihrer Highschool-Zeit, als sie immer wieder, bevor sie aus dem Haus ging, kontrollierte ob der Herd und der Lockenstab ausgeschaltet waren. Sie berichtet, daß ihre Kontrollrituale sich auf dem College zunehmend verschlimmerten. So begann sie vor den Examina, Seiten von Büchern immer und immer wieder zu lesen.

Während der letzten 5 Jahre erfuhr Frau A. eine weitere Verschlimmerung ihrer Symptome. Sie verbringt oft 3-4 Stunden am Tag mit Nachkontrollieren und Wiederholen ihrer Handlungen. Sie verbringt mindestens eine Stunde damit, zwischen dem Lockenstab, dem Herd und der Wohnungstür hin- und herzulaufen. Nachdem sie schließlich überzeugt ist, daß alles so ist, wie es sein sollte, kommt ihr der Gedanke, daß sie alles noch einmal kontrollieren sollte, denn, falls sie es nicht täte, könnte ja das Haus abbrennen oder ein Einbrecher könnte hineinkommen. Sie fährt oft auch nochmal ihre Fahrtroute

[2] Thanks to Tana A. Grady, M. D., of the Psychiatry Department of Duke University Medical Center for supplying this case.

zurück, da sie Angst hat, daß sie irgendjemanden oder irgendetwas überfahren hat. Zeugniszeit ist ein Alptraum für Frau A., da sie immer wieder für Stunden die Noten nachkontrollieren muß, die sie sich notiert hat.

Sie berichtet weiterhin, daß eine Beziehung zwischen den quälenden Gedanken, ihren Eltern könne etwas Schreckliches zustoßen, und ihrem Verhalten bestände. Zum Beispiel habe sie den Drang, ihre Mutter jeden Tag morgens und abends anzurufen, egal wie unpassend dies auch sei. Sie erzählt, daß sie von dem Gedanken besessen ist, daß, falls sie einen Telefonanruf versäumen würde, ihre Mutter einen Schlaganfall haben und sterben könnte, und dies würde dann ihr Fehler sein, da sie nicht angerufen habe.

Im Gespräch mit dem Arzt kann Frau A. zugeben, daß diese Furcht unrealistisch ist. Jedoch sei es für sie unmöglich, diese täglichen Anrufe zu unterdrücken, ohne ausgesprochen ängstlich und panisch zu werden. Frau A. führt bestimmte ritualisierte Gebete aus, die aufzusagen sie eine Menge Zeit am Tag kostet. Sie würde diese immer wieder aufsagen, wann immer sie den kleinsten Fehler machen würde. Sie sagt, daß diese Gebete garantieren würden, daß sich ihre Eltern fortgesetzter guter Gesundheit erfreuen würden. Gegenüber dem Arzt kann Frau A. wiederum zugeben, daß, wenn sie diese Gebete an einem Tag nicht sprechen würde, dies nicht die Gesundheit ihrer Eltern gefährden würde. Aber sie berichtet auch, daß sie sich hundeelend und schrecklich schuldig fühle, wenn sie versuche, sie aus ihrer täglichen Routine herauszunehmen. Frau A. hat desweiteren eine Vielzahl quälender Gedanken und Angst bezüglich ihrer Gesundheit, von denen sie auch nicht erleichtert wird durch ihr fortgesetztes Kontrollieren.

Zusätzlich zu diesen Zwangsgedanken und Zwangshandlungen beschreibt die Patientin intermittierende „trübsinnige" Gefühle, jedoch verneint sie anhaltende Stimmungsschwankungen, psychovegetative Symptome oder Symptome einer affektiven Störung. In der Anamnese findet sich kein Anhalt für eine Eßstörung, motorische Tics oder einer Tourette-Störung.

Aufgrund ihres Kontrollzwanges und der Zwangsgedanken verminderten sich bei Frau A. in den letzten 5 Jahren zunehmend ihre sozialen Kontakte. Sie möchte nicht alleine Lebensmittel einkaufen gehen, da es ihr Angst einjagt, alleine auszugehen, weil es sie „verlegen" macht. Daher geht sie zu den Einkaufszentren und den Lebensmittelgeschäften nur in Begleitung ihres Mannes oder einer Freundin. Ihre soziale Isolation und daß sie ihren Mann benötigt, wenn sie aus dem Haus gehen will, hat zu einer zunehmenden Spannung in der Ehe geführt. Zusätzlich wird die Ehe durch die ambivalente Haltung der Patientin gegenüber dem Kinderwunsch und einer möglichen Schwangerschaft belastet.

Frau A. kommt zu ihrem ersten psychiatrischen Kontakt auf Drängen ihres Mannes. Er hatte über neue Forschung und klinische Therapiemöglichkeiten bezüglich der Zwangsstörung gelesen und sie ermutigt, einen Psychiater zur Beurteilung und zu einer möglichen Behandlung aufzusuchen. Dies war für Frau A. recht schwierig, da sie vorher negative Erfahrungen gemacht hatte, als ihr Frauenarzt auf ihre Symptome aufmerksam geworden war. Sie habe sich von ihm gedemütigt gefühlt und war deswegen nicht gewillt, nach einer weiteren Behandlung zu suchen, bis ihr Ehemann sie jetzt dazu aufforderte.

Ihre medizinische Anamnese ist unauffällig bis auf leichte Stimmungsschwankungen vor dem Einsetzen der Periode. Sie verneint, jemals eine Kopfverletzung oder eine ZNS-Infektion gehabt zu haben. In ihrer Familienanamnese ist der Hang zum Aberglauben und Sammeln sowie extremes Penibelsein bei ihrer Mutter und Großmutter bekannt. Darüber hinaus gibt es eine positive Familienanamnese bezüglich motorischer Tics bei dem Vater der Patientin und zwei Onkeln väterlicherseits. Bei Frau A. ist keine Alkoholabhängigkeit oder Abhängigkeit von einer anderen Substanz bekannt.

Beim Erstgespräch bestand bezüglich des psychischen Befundes eine gesteigerte Psychomotorik, ein dysthymer-ängstlicher Affekt und intermittierendes Weinen. Es ergab sich kein Anhalt für formale oder inhaltliche Denkstörungen.

DSM-IV Diagnose
(ICD-10 s.S. 263)

Achse I:	300.3	Zwangsstörung	
	300.23	Möglicherweise Soziale Phobie	
Achse II:	V71.09	Keine Diagnose	
Achse III:		Keine	
Achse IV:		Potentielles Auseinanderbrechen der Ehe	
Achse V:		GAF = 55 (gegenwärtig), 75 (höchster Wert im vergangenen Jahr)	

Diagnostische Kriterien für 300.3 (F42.x) Zwangsstörung

A. Entweder Zwangsgedanken oder Zwangshandlungen:
   Zwangsgedanken, wie durch (1), (2), (3) und (4) definiert:
   (1) wiederkehrende und anhaltende Gedanken, Impulse oder Vorstellungen, die zeitweise während der Störung als aufdringlich und unangemessen empfunden werden und die ausgeprägte Angst und großes Unbehagen hervorrufen,
   (2) die Gedanken, Impulse oder Vorstellungen sind nicht nur übertriebene Sorgen über reale Lebensprobleme,
   (3) die Person versucht, diese Gedanken, Impulse oder Vorstellungen zu ignorieren oder zu unterdrücken oder sie mit Hilfe anderer Gedanken oder Tätigkeit zu neutralisieren,
   (4) die Person erkennt, daß die Zwangsgedanken, -impulse oder -vorstellungen ein Produkt des eigenen Geistes sind (nicht von außen auferlegt wie bei Gedankeneingebung).
   Zwangshandlungen, wie durch (1) und (2) definiert:
   (1) wiederholte Verhaltensweisen (z. B. Händewaschen, Ordnen, Kontrollieren) oder gedankliche Handlungen (z. B. Beten, Zählen, Wörter leise Wiederholen), zu denen sich die Person als Reaktion auf einen Zwangsgedanken oder aufgrund von streng zu befolgenden Regeln gezwungen fühlt,

Fortsetzung nächste Seite

Fortsetzung

> (2) die Verhaltensweisen oder die gedanklichen Handlungen dienen dazu, Unwohl-
> sein zu verhindern oder zu reduzieren oder gefürchteten Ereignissen oder Situa-
> tionen vorzubeugen; diese Verhaltensweisen oder gedanklichen Handlungen
> stehen jedoch in keinem realistischen Bezug zu dem, was sie zu neutralisieren
> oder zu verhindern versuchen, oder sie sind deutlich übertrieben.
>
> B. Zu irgendeinem Zeitpunkt im Verlauf der Störung hat die Person erkannt, daß die
> Zwangsgedanken oder Zwangshandlungen übertrieben oder unbegründet sind.
> **Beachte:** Dies muß bei Kindern nicht der Fall sein.
>
> C. Die Zwangsgedanken oder Zwangshandlungen verursachen erhebliche Belastung,
> sind zeitaufwendig (benötigen mehr als 1 Stunde pro Tag) oder beeinträchtigen
> deutlich die normale Tagesroutine der Person, ihre beruflichen (oder schulischen)
> Funktionen oder die üblichen Aktivitäten und Beziehungen.
>
> D. Falls eine andere Achse I-Störung vorliegt, so ist der Inhalt der Zwangsgedanken
> oder Zwangshandlungen nicht auf diese beschränkt (z. B. starkes Beschäftigtsein mit
> Essen bei Vorliegen einer Eßstörung, Haareausziehen bei Vorliegen einer Trichotillo-
> manie, Sorgen über das Erscheinungsbild bei Vorliegen einer Körperdysmorphen
> Störung, starkes Beschäftigtsein mit Drogen bei Vorliegen einer Störung im Zusam-
> menhang mit Psychotropen Substanzen, starkes Beschäftigtsein mit einer schweren
> Krankheit bei Vorliegen einer Hypochondrie, starkes Beschäftigtsein mit sexuellen
> Bedürfnissen oder Phantasien bei Vorliegen einer Paraphilie, Grübeln über Schuld
> bei Vorliegen einer Major Depression).
>
> E. Das Störungsbild geht nicht auf die direkte körperliche Wirkung einer Substanz
> (z. B. Droge, Medikament) oder eines medizinischen Krankheitsfaktors zurück.
>
> *Bestimme,* ob:
> **Mit Wenig Einsicht:** Wenn die Person während der meisten Zeit der gegenwärtigen Episode
> nicht erkennt, daß die Zwangsgedanken und Zwangshandlungen übermäßig oder unbegrün-
> det sind. (Beachte: ICD-10 unterscheidet an der 4. Stelle Zwangsstörungen danach, ob eher
> Zwangsgedanken, -handlungen oder eine Mischung vorliegt. Für jede dieser Unterformen ist
> eine gesonderte Diagnoseverschlüsselung angegeben.)

Leitlinien für Diagnose und Differentialdiagnose der Zwangsstörung

Viele Menschen sind ein wenig zwanghaft, und dies ist oft nicht schlecht für sie und ihre
Umgebung. Die Diagnose einer Zwangsstörung sollte aber nur für diejenigen reserviert
sein, deren Leben wirklich von ihren Symptomen stark beeinträchtigt ist. In der schwersten
Ausprägung gehört die Zwangsstörung zu den am meisten beeinträchtigenden psychiatrischen Störungen.

Die DSM-IV Kriterien beschreiben Zwangsgedanken als wiederkehrende, andauernde, aufdringliche und unangemessene Gedanken, die ausgeprägte Angst und Unwohlsein verursachen, und die nicht einfach nur ausgeprägte Sorgen über reale Lebensprobleme sind. Die
Person mit Zwangsgedanken versucht im allgemeinen, diese zu unterdrücken oder mit anderen Gedanken oder Aktivitäten zu neutralisieren. Die Person kann erkennen, daß die
Zwangsgedanken Produkte ihres eigenen Geistes sind. Zwangshandlungen sind definiert
als sich wiederholende Verhaltensweisen oder geistige Handlungen, zu deren Ausführung

sich die Person gezwungen fühlt, um das Unwohlsein, das die Zwangsgedanken begleitet, zu reduzieren oder die befürchteten Katastrophenereignisse zu verhindern. Jedoch stehen die Zwangshandlungen zu dem, was sie zu neutralisieren oder zu verhindern versuchen, in keinem sinnvollen Zusammenhang. Mehr als 90 % der Patienten mit Zwangsstörung haben sowohl Zwangsgedanken als auch Zwangshandlungen. Nur eine kleine Zahl der Patienten hat entweder nur Zwangsgedanken oder nur Zwangshandlungen.

Die meisten Kliniker haben gelernt, **Zwangsgedanken** nur als Gedanken und **Zwangshandlungen** nur als Handlungen zu sehen. Jedoch unterscheiden sich diese Festlegungen von den Definitionen von DSM-IV, die auf einer mehr funktionalen Unterscheidung basieren, die eine größere Implikation für die Behandlung hat. Zwangsgedanken sind Gedanken, Impulse oder Vorstellungen, die von Angst begleitet sind, während Zwangshandlungen Handlungen oder Gedanken sind, die dazu dienen sollen, diese Angst zu neutralisieren. Zum Beispiel: Es ist ein Zwangsgedanke, wenn Frau A. den aufdringlichen Gedanken hat, sie würde Unglück über andere Leute bringen. Es ist jedoch eine geistige Zwangshandlung, wenn sie sich mit der regelmäßigen mentalen Wiederholung eines Gebetes beschäftigt, was jederzeit in der exakt gleichen Weise wiederholt werden muß. Viele Patienten, die Zwangsgedanken haben, haben auch Zwangshandlungen, was für die **Differentialdiagnose** zwischen der Zwangsstörung und der **Generalisierten Angststörung** oder der **Stereotypen Bewegungsstörung** nützlich ist. Es ist manchmal schwierig, zwischen einem Zwangsgedanken und übertriebenen Sorgen über reale Lebensumstände im Rahmen einer Generalisierten Angststörung zu unterscheiden, aber das Vorhandensein von begleitenden Zwangshandlungen erleichtert dann die Diagnosestellung. Auf der anderen Seite ist es manchmal schwierig zwischen einer Zwangshandlung und einer Stereotypen Bewegungsstörung, die weniger komplex ist und nicht zur Neutralisierung eines Zwangsgedanken dient, zu unterscheiden. Das Vorhandensein von Zwangsgedanken klärt in der Regel diese Differentialdiagnose.

Das zwanghafte Verhalten von Frau A. hat ein Ausmaß erreicht, wo es deutlich mit ihrer Fähigkeit, normal zu funktionieren, interferiert und es den Bestand ihrer Ehe bedroht. Sie verbringt 3–4 Stunden am Tag mit der Ausführung sinnloser Kontrollrituale. Sie ist unfähig, alleine auszugehen, da sie die Angst hat, in Situationen zu kommen, die ihre Zwangsgedanken verstärken und sie in eine vermeintliche Verlegenheit bringen.

Die diagnostischen Kriterien für die Zwangsstörung erlauben dem Kliniker, den **Subtyp „Mit wenig Einsicht"** zu diagnostizieren, wenn der Patient die Fähigkeit verloren hat, zu erkennen, daß seine Zwangsgedanken und Zwangshandlungen übertrieben und unangemessen sind. Das Ausmaß des Glaubens an die Wirklichkeit der Befürchtungen weist eine große Bandbreite auf und variiert nicht nur von Patient zu Patient sondern kann sich auch bei dem Einzelnen im Verlauf der Krankheit und je nach Situation verändern. Die Überzeugungen über die Vernünftigkeit der Zwangsgedanken oder Zwangshandlungen reichen von solchen, von denen die Patienten bereitwillig zugeben, daß sie sinnlos sind, bis zu überwertigen Ideen (welche mit viel mehr Überzeugung gehegt werden, aber von denen der Patient zugeben kann, daß sie wahrscheinlich falsch sein dürften) und zu wahnhaften Überzeugungen (von deren Realität der Patient komplett überzeugt ist). Im allgemeinen kann es im weiteren Verlauf der Zwangsstörung bei einzelnen Patienten zum Verlust der Einsicht über die Unangemessenheit ihrer Überzeugungen kommen. Einige Zwangsgedanken und Zwangshandlungen, speziell die mit Kontamination zu tun haben, werden mit der Zeit und bei manchen Patienten mehr und mehr **Ich-synton** (z. B. „Keime existieren und es ist gut sauber zu sein"). Manche Patienten mit Zwangsstörung kommen sogar dazu, ihre Überzeugungen mit wahnhafter Dynamik aufrechtzuerhalten. Wenn dies der Fall ist, sollte zusätzlich die Diagnose einer **Wahnhaften Störung** gestellt werden, auch wenn diese beiden Diagnosen wahrscheinlich sehr eng nebeneinander liegen. Frau A. ist fähig zuzugeben, zumindestens während einer „sicheren Situation" (z. B. beim Arztbesuch), daß ihre Überzeugungen unrealistisch sind, daß das Haus wahrscheinlich nicht niederbrennt oder daß ihre Mutter nicht sterben würde, wenn sie nicht eines ihrer Rituale durchführen würde. Nichtsdestotrotz ist sie unfähig die starke Angst und die Schuldgefühle auszuhalten, die den wenigen Versuchen folgen, ihre Zwangshandlungen zu unterdrücken. Im Gegensatz dazu ist ein psychotischer Patient a priori davon überzeugt, daß eine Handbewegung oder ein Fingerzeig zu dem Tod eines anderen führen wird. Und er wird keine Einsicht in die Unmöglichkeit dieser Beziehung haben.

Obwohl das Wort **„zwanghaft"** eine breite Anwendung im kollegialen Austausch findet, um bestimmte Gegebenheiten zu beschreiben (z. B. „zwanghafter Spieler", „zwanghafter Esser"), wird der Ausdruck „zwanghaft" im DSM-IV in einem bestimmten Sinn gebraucht. Er wird unterschieden von „impulsivem Verhalten" (z. B. Spielen, Brandstiften und Sexualverhalten), das manche eher wegen des Lustgewinns an den Tag legen, als um Angst zu reduzieren. Die Unterscheidung zwischen „zwanghaft" und „impulsiv" ist zugegebenermaßen jedoch schwer zu treffen, beispielsweise bei einem pathologischem Spieler, der sich zum Spielen getrieben fühlt, um Spannung abzubauen und um aufkommenden Angstgefühlen zu widerstehen.

Während des Entstehungsprozeß von DSM-IV gab es einige Diskussionen darüber, ob man nicht eine neue Gruppe von Störungen begründen sollte, die ein **Spektrum mit der Zwangsstörung** bilden (Tics, Körperdysmorphe Störung, Hypochondrie, Trichotillomanie). Dieser Vorschlag bezog sich auf Studien, die vermuten lassen, daß sich diese Störungen in ihrem Verlauf, in ihrem Therapieresponse und vielleicht auch Ätiologie ähneln. Es wurde jedoch entschieden, daß man noch nicht genügend über die Pathogenese dieser Störungen wisse, um auf einen ähnlichen Mechanismus bei allen zu schließen, und eine solche radikale Neuorganisation des Klassifikationssystems zu rechtfertigen (s. Zaudig et al., 1998, Anm. d. Übers.).

Therapieplanung für die Zwangsstörung

Dies ist ein Gebiet aufregender gegenwärtiger Forschungen mit vielen klinischen Studien (s. Zaudig et al., 1998, Anm. d. Übers.), die das Ziel haben, die Vielfalt von kognitiv-verhaltenstherapeutischen Ansätzen und medikamentösen Behandlungsverfahren zu vergleichen. Der Kliniker wird Psychotherapie, Medikamente oder eine Kombination von beidem wählen, je nach der Präferenz des Patienten und dem Schweregrad der Störung. Patienten mit mildem bis mittelgradigem Schweregrad und Beeinträchtigung dürften am ehesten von einem kognitiv-verhaltenstherapeutischen Ansatz profitieren. Das gemeinsame Element der verschiedenen kognitiv-verhaltenstherapeutischen Interventionen ist die Konfrontation mit den individuell spezifischen angstinduzierenden Stimuli und die Reaktionsverhinderung des Zwangsverhaltens. Die Behandlung von Zwangshandlungen ist dabei wesentlich effektiver als die der Zwangsgedanken, da es leichter ist, Expositions-Situationen mit Reaktionsverhinderung aufzubauen. Insbesondere Serotonin-Wiederaufnahmehemmer scheinen bei der Zwangsstörung erfolgreich zu sein und erzielen oft positive Ergebnisse bei Patienten, die vorher nicht auf eine Psychotherapie angesprochen haben. Kombinationen von Psychotherapie und Pharmakotherapie sind normalerweise bei den Patienten mit mittelgradiger bis schwerer Symptomatik und Beeiträchtigung indiziert.

Zusammenfassung

Es ist wichtig daran zu erinnern, daß Zwangshandlungen nicht immer Handlungen sind, sondern sie können auch auf gedanklicher Ebene stattfinden (z. B. ein ritualisiertes Muster von Gedanken, die immer wieder zu wiederholen sich ein Patient gedrängt fühlt, um eine befürchtete Katastrophe abzuwenden). Die meisten Patienten mit dieser Störung haben ein Muster von Zwangsgedanken und Zwangshandlungen, die eindeutig aufeinander bezogen sind (beispielsweise ein Patient mit Kontaminations-Zwangsgedanken wird hochwahrscheinlich auch die Zwangshandlung, sich wiederholt die Hände zu waschen und zu desinfizieren, haben).

ICD-10

Fallstudie: Die „Angewohnheiten" einer Lehrerin gefährden ihren Beruf und ihre Ehe (s.S. 257)

<table>
<tr><td colspan="2" align="center">**ICD-10 Diagnose**</td></tr>
<tr><td>F42.2</td><td>Zwangsstörung, Zwangsgedanken und -handlungen, gemischt</td></tr>
</table>

F42	Zwangsstörung

A. Entweder Zwangsgedanken oder Zwangshandlungen (oder beides) an den meisten Tagen über einen Zeitraum von mindestens zwei Wochen.

B. Die Zwangsgedanken (Ideen oder Vorstellungen) und Zwangshandlungen zeigen sämtliche folgenden Merkmale:

1. sie werden als eigene Gedanken/Handlungen von den Betroffen angesehen und nicht als von anderen Personen oder Einflüssen eingegeben

2. sie wiederholen sich dauernd und werden als unangenehm empfunden, und mindestens ein Zwangsgedanke oder eine Zwangshandlung werden als übertrieben und unsinnig anerkannt

3. die Betroffen versuchen, Widerstand zu leisten (bei lange bestehenden Zwangsgedanken und Zwangshandlungen kann der Widerstand allerdings sehr gering sein). Gegen mindestens einen Zwangsgedanken oder eine Zwangshandlung wird gegenwärtig erfolglos Widerstand geleistet

4. die Ausführung eines Zwangsgedankens oder einer Zwangshandlung ist für sich genommen nicht angenehm (dies sollte von einer vorübergehenden Erleichterung von Spannung und Angst unterschieden werden).

C. Die Betroffen leiden unter den Zwangsgedanken und Zwangshandlungen oder werden in ihren sozialen oder individuellen Leistungsfähigkeit behindert, meist durch den besonderen Zeitaufwand.

D. Häufigstes Ausschlußkriterium: Die Störung ist nicht bedingt durch eine andere psychische Störung, wie Schizophrenie und verwandte Störungen (F2) oder affektive Störungen (F3).

Die Diagnose kann mit der folgenden vierten Stelle differenziert werden:

F42.0	vorwiegend Zwangsgedanken und Grübelzwang
F42.1	vorwiegend Zwangshandlungen (Zwangsrituale)
F42.2	Zwangsgedanken und -handlungen, gemischt
F42.8	sonstige Zwangsstörungen
F42.9	nicht näher bezeichnete Zwangsstörung

Interpretation nach ICD-10

Bei Frau A. besteht seit 5 Jahren ein ausgeprägter Kontrollzwang **(Kriterium A)**. Die Patientin führt täglich Zwangshandlungen durch, die sich in Form eines mehrstündigen Kontrollierens, ob die Wohnungstür abgeschlossen ist oder die Elektrogeräte ausgeschaltet sind, äußert. Die Patientin berichtet, diese Handlungen ausführen zu müssen, da die sich ihr aufdrängenden Gedanken (das Haus könne abbrennen oder ein Einbrecher könne ins Haus eindringen) ihr Angst und Unwohlsein bereiten **(Kriterium B)**. Zwangsgedanken finden sich bei der Patientin weiterhin in Form von Zwangsbefürchtungen bezüglich ihrer eigenen Gesundheit und der ihrer Eltern sowie zwangshaftes Zweifeln über ihr Handeln einhergehend mit der Angst irgendein Unglück oder eine Katasrophe herbeizuführen (z. B. Schlaganfall und Tod der Mutter oder jemanden überfahren zu haben). Die Patientin versucht diese Zwangsgedanken, die sie als sehr unangenehm empfindet, zu neutralisieren indem sie die Mutter mehrmals am Tag anruft, Gebete in ritualisierter Form wiederholt oder ihre tägliche Fahrtroute mehrmals abfährt. Durch die Ausführung dieser Zwangshandlungen fühlt sich die Patientin erleichtert. Frau A. leistet einen erfolglosen Widerstand gegen den Zwang, täglich ihre Mutter anzurufen und gegen das täglich sich mehrmals wiederholende Gebetsritual **(Kriterium B.3)**.

Die Patientin kann zugeben, daß es ihre eigenen Gedanken sind **(Kriterium B.1)** und daß ihre Befürchtungen und Handlungen unsinnig und übertrieben sind **(Kriterium B.2)**.

Durch ihre Zwangssymptomatik ist Frau A. sowohl in ihrer beruflichen Leistungsfähigkeit als auch im Hinblick auf ihre sozialen Aktivitäten massiv beeinträchtigt **(Kriterium C)**.

Hinweise für das Vorliegen einer Schizophrenie oder einer affektiven Störung finden sich nicht **(Kriterium D)**.

Vergleich DSM/ICD-10

Die DSM-IV-Kriterien für die Zwangsstörung sind deutlich ausführlicher, differenzieren zwischen Zwangsgedanken (4 Kriterien) und Zwangshandlungen (2 Kriterien). Unterschiedlich zur ICD-10 ist auch die Zusatzspezifizierung: „mit wenig Einsicht". Nach

ICD-10 können aber 3 Typen diagnostiziert werden (Zwangshandlungen, Zwangsgedanken und der Mischtyp Zwangshandlungen und Zwangsgedanken). Unterschiedlich sind auch die Zeitkriterien. Nach DSM-IV müssen die Zwangsgedanken/-handlungen wenigstens mehr als 1 Stunde pro Tag vorliegen, nach ICD-10 mindestens 2 Wochen an den meisten Tagen. Da es sich bei der Patientin um eine ausgeprägte Zwangsstörung handelt, werden alle Kriterien sowohl nach DSM-IV als auch ICD-10 erfüllt (Übersicht in Zaudig et al., 1998).

Posttraumatische Belastungsstörung

* Fallbeispiel: Das Wrack eines gutaussehenden kräftigen Mannes

Herr R., ein stämmiger, vollbärtiger, 37-jähriger irischer Feuerwehrmann, wurde wegen Verbrennungen 2. und 3.Grades von einem Drittel der Körperoberfläche im Krankenhaus aufgenommen. Während seines einmonatigen Aufenthalts auf der Verbrennungsstation, war er das Muster eines stoischen Patienten, aber eine Woche nach der Entlassung, anläßlich der Erstvorstellung in der chirurgischen Klinik, ist er zittrig und stottert und reagiert nicht auf die Ausführungen des Chirurgen. Äußerst betroffen piepst der Chirurg den konsiliarisch tätigen Psychiater der Verbrennungsstation an und stellt ihn Herrn R. vor, der diesem die Hand schüttelt und nuschelt: „Ich habe es irgendwie erwartet, dass der Seelendoktor gerufen wird."

Obwohl Herr R. sich zuversichtlich zu geben versucht, raucht er eine Zigarette nach der anderen, schaut sich verstohlen um, windet sich in seinem Stuhl und bricht wiederholt in Tränen aus. Nachdem er sich etwas beruhigen konnte, erklärt er, er müsse unaufhörlich darüber nachdenken, dass er zum ersten Mal in seiner glänzenden Karriere ein brennendes Gebäude alleine betreten hat, und zwar in einer Art, die den Sicherheitsrichtlinien widersprach, für die er in der Ausbildung verantwortlich war, und dass er dabei fast tödliche Verbrennungen erlitt. Dem Untersucher sagt er: „Vor sich sehen Sie das Wrack eines einstmals gutaussehenden, kräftigen Mannes".

Seine Behandlung in der Klinik war erträglich gewesen, weil das Personal der Verbrennungsstation ihn sehr gut unterstützte, aber er gesteht jetzt ein, dass er häufig durch schreckliche Träume von dem Feuer gequält wurde. Er erzählte nichts davon, weil der dachte, das würde vorbeigehen. Nun, nachdem er wieder zu Hause ist, gibt er an, ständig nervös und aufgeregt zu sein und Alkohol zu trinken, um seine Nerven zu beruhigen und zu schlafen. Er fühlt sich zutiefst beschämt wegen seines Fehlverhaltens bei dem Brand und kann nicht damit aufhören, es sich in Gedanken immer wieder vorzustellen. Seine wiederkehrenden Alpträume, in denen der den Brand immer und immer wieder neu durchmacht, sind schlimmer geworden, seit der wieder zu Hause ist, und er hat große Schwierigkeiten, schlafen zu gehen – um vielleicht zu träumen. Mit großem Widerwillen besuchte Herr R. kürzlich auf Einladung seiner Kollegen die Feuerwache. Als ein Feueralarm ertönte, „sprang er fast aus dem, was noch von seiner Haut übrig geblieben war", heraus und begann zu zittern und zu schwitzen. Er brach überstürzt auf, indem er sich mit Unwohlsein entschuldigte. Er ist sehr beschämt, dass er seinen Kollegen in diesem Zustand gegenübertreten musste – zittrig, schwitzend und verängstigt – anstatt dreist und furchtlos wie gewöhnlich. Eine Rückkehr zu seiner Tätigkeit

auf Teilzeitbasis ist für zwei Wochen später vorgesehen, aber er kann sich nicht vorstellen, jemals wieder in die Feuerwache zu gehen oder gar einen Brand zu bekämpfen. Er hat
das Gefühl zusammenzubrechen: er geht auf und ab, hat Angst das Haus alleine zu
verlassen und fühlt sich oft schwindlig, taub und unbeteiligt. Er sagt, dass er sich selbst
fremd vorkommt und mit niemandem sprechen möchte. Er äußert ein Gefühl von völliger
Hilflosigkeit und Entsetzen über sein Aussehen. Zum ersten Mal hat er angefangen, am
Sinn des Lebens zu zweifeln.

DSM-IV Diagnose
(ICD-10 s.S. 270)

Achse I:	309.81	Posttraumatische Belastungsstörung
		Schliesse Alkoholmissbrauch oder -abhängigkeit und -entzug
		aus
Achse II:	V71.09	keine Diagnose
Achse III:	942.00	Zustand nach 35 % Verbrennungen 2. und 3.Grades
Achse IV:		Schwere Verbrennungen, möglicherweise Verlust des Arbeits-
		platzes
Achse V:		GAF = 40 (zur Zeit); 85 (höchster Wert im vergangenen Jahr)

Diagnostische Kriterien für 309.81 (F43.1) Posttraumatische Belastungsstörung

A. Die Person wurde mit einem traumatischen Ereignis konfrontiert, bei dem die beiden folgenden Kriterien vorhanden waren:
   (1) die Person erlebte, beobachtete oder war mit einem oder mehreren Ereignissen
   konfrontiert, die tatsächlichen oder drohenden Tod oder ernsthafte Verletzung
   oder eine Gefahr der körperlichen Unversehrtheit der eigenen Person oder anderer Personen beinhalteten.
   (2) Die Reaktion der Person umfaßte intensive Furcht, Hilflosigkeit oder Entsetzen.
   Beachte: Bei Kindern kann sich dies auch durch aufgelöstes oder agitiertes Verhalten äußern.

B. Das traumatische Ereignis wird beharrlich auf mindestens eine der folgenden Weisen
wiedererlebt:
   (1) wiederkehrende und eindringliche belastende Erinnerungen an das Ereignis, die
   Bilder, Gedanken oder Wahrnehmungen umfassen können.
   Beachte: Bei kleinen Kindern können Spiele auftreten, in denen wiederholt
   Themen oder Aspekte des Traumas ausgedrückt werden.
   (2) Wiederkehrende, belastende Träume von dem Ereignis.
   Beachte: Bei Kindern können stark beängstigende Träume ohne wiedererkenn-
   baren Inhalt auftreten,
   (3) Handeln oder Fühlen, als ob das traumatische Ereignis wiederkehrt (beinhaltet
   das Gefühl, das Ereignis wiederzuerleben, Illusionen, Halluzinationen und dissoziative Flashback-Episoden, einschließlich solcher, die beim Aufwachen oder bei
   Intoxikationen auftreten).
   Beachte: Bei kleinen Kindern kann eine traumaspezifische Neuinszenierung
   auftreten.

Fortsetzung nächste Seite

Fortsetzung

    (4) Intensive psychische Belastung bei der Konfrontation mit internalen oder externalen Hinweisreizen, die einen Aspekt des traumatischen Ereignisses symbolisieren oder an Aspekte desselben erinnern.

    (5) Körperliche Reaktionen bei der Konfrontation mit internalen oder externalen Hinweisreizen, die einen Aspekt des traumatischen Ereignisses symbolisieren oder an Aspekte desselben erinnern.

C. Anhaltende Vermeidung von Reizen, die mit dem Trauma verbunden sind, oder eine Abflachung der allgemeinen Reagibilität (vor dem Trauma nicht vorhanden). Mindestens drei der folgenden Symptome liegen vor:

    (1) bewußtes Vermeiden von Gedanken, Gefühlen oder Gesprächen, die mit dem Trauma in Verbindung stehen,

    (2) bewußtes Vermeiden von Aktivitäten, Orten oder Menschen, die Erinnerungen an das Trauma wachrufen,

    (3) Unfähigkeit, einen wichtigen Aspekt des Traumas zu erinnern,

    (4) deutlich vermindertes Interesse oder verminderte Teilnahme an wichtigen Aktivitäten,

    (5) Gefühl der Losgelöstheit oder Entfremdung von anderen,

    (6) eingeschränkte Bandbreite des Affekts (z. B. Unfähigkeit, zärtliche Gefühle zu empfinden),

    (7) Gefühl einer eingeschränkten Zukunft (z. B. erwartet nicht, Karriere, Ehe, Kinder oder normal langes Leben zu haben).

D. Anhaltende Symptome erhöhten Arousals (vor dem Trauma nicht vorhanden). Mindestens zwei der folgenden Symptome liegen vor:

    (1) Schwierigkeiten ein- oder durchzuschlafen,

    (2) Reizbarkeit oder Wutausbrüche,

    (3) Konzentrationsschwierigkeiten,

    (4) übermäßige Wachsamkeit (Hypervigilanz),

    (5) übertriebene Schreckreaktion.

E. Das Störungsbild (Symptome unter Kriterium B, C und D) dauert länger als 1 Monat.

F. Das Störungsbild verursacht in klinisch bedeutsamer Weise Leiden oder Beeinträchtigungen in sozialen, beruflichen oder anderen wichtigen Funktionsbereichen.

Bestimme, ob:

Akut: Wenn die Symptome weniger als 3 Monate andauern.

Chronisch: Wenn die Symptome mehr als 3 Monate andauern.

Bestimme, ob:

Mit Verzögertem Beginn: Wenn der Beginn der Symptome mindestens 6 Monate nach dem Belastungsfaktor liegt.

Leitlinien für Diagnose und Differentialdiagnose der Posttraumatischen Belastungsstörung

Dieser Fall einer Posttraumatischen Belastungsstörung ist klarer erkennbar als gewöhnlich wegen der extremen Natur des traumatisierenden Ereignisses (lebensbedrohliches Feuer) und des **charakteristischen Symptommusters**, das Herr R. berichtet (d. h. wiederkehrende und eindringliche Erinnerungen an den Brand und sein Fehlverhalten, wiederkehrende belastende Träume von dem Brand und erhebliche Schlafstörungen, übertriebene Schreckreaktion und sofortige und belastende körperliche Reaktionen auf das Ertönen eines Feueralarms, Widerwille gegen die Rückkehr in die Feuerwache oder die Teilnahme an Löscharbeiten, Abneigung gegen ein Verlassen der Wohnung, soziale Kontakte und alltägliche Aktivitäten, ein Gefühl der Losgelöstheit und emotionalen Betäubung, Zweifel am Sinn des Lebens).

In der Praxis kann die Unterscheidung zwischen den Symptomen der Posttraumatischen Belastungsstörung und denen einer **Vorgetäuschten Störung** oft schwierig sein, insbesondere unter Umständen, wo ein sekundärer Krankheitsgewinn abgeleitet werden kann (z. B. im forensischen Bereich, um mildernde Umstände für ein Verbrechen zu erwirken, oder im Kriegszustand, wo eine Person Vorteile aus fortbestehender Behinderung ziehen will). Daher ist es wichtig, sorgfältig die volle Bandbreite der Symptome unter Kriterium B, C und D zu beurteilen, die sowohl Angst und dissoziative Symptome als auch Symptome eines erhöhten Arousals einschließen. Die Störung muss auch eine klinisch bedeutsame Beeinträchtigung oder Leiden hervorrufen, wie dies bei Herrn R. offensichtlich der Fall ist. Die Symptome müssen **länger als einen Monat** bestanden haben, um eine Posttraumatische Belastungsstörung zu diagnostizieren. Eine neue Diagnose, **Akute Belastungsstörung**, ist in DSM-IV aufgenommen worden, weil sich gezeigt hat, daß die Entwicklung eines charakteristischen Symptommusters im ersten Monat nach einem Trauma oft das spätere Auftreten einer Posttraumatischen Belastungsstörung voraussagt.

Eine frühzeitige Diagnose und therapeutische Intervention könnten dazu beitragen, dass die Schwere der späteren Symptome gemildert wird. Um eine **Akute Belastungsstörung** zu diagnostizieren, müssen die gleichen Symptome wie bei der Posttraumatischen Belastungsstörung innerhalb von vier Wochen nach dem traumatisierenden Ereignis, in derselben Intensität wie für die Posttraumatische Belastungsstörung gefordert, auftreten und 2 Tage bis zu 4 Wochen andauern. Wenn die Symptome länger als 4 Wochen andauern, wird die Diagnose in Posttraumatische Belastungsstörung abgeändert. Auch wenn er nichts davon erzählte, hatte Herr R. offenbar bestimmte Symptome (z. B. wiederkehrende Alpträume) während der ersten 4 Wochen nach dem Brand, die aber wegen der beschützenden Umgebung der Verbrennungsstation erst nach der Entlassung bemerkt wurden. Wenn Herr. R. seine Alpträume bereits auf dieser Station berichtet hätte und psychiatrisch untersucht worden wäre, dann wären wahrscheinlich auch noch andere Symptome festzustellen gewesen, die die Diagnose einer Akuten Belastungsstörung gerechtfertigt hätten.

Die Diagnose einer **Anpassungsstörung** wird dann angemessen sein, wenn ein Individuum eine Beeinträchtigung entwickelt als Reaktion auf ein traumatisierendes Ereignis, das nicht die Kriterien wie bei der Posttraumatischen Belastungsstörung erfüllt (d. h. bei dem Ereignis handelte es sich nicht um tatsächlichen oder drohenden Tod oder ernsthafte Verletzung oder eine Gefahr für die körperliche Unversehrtheit der eigenen Person oder anderer) oder wenn die Symptome nicht alle Kriterien der Posttraumatischen Belastungsstörung erfüllen.

Therapieplanung bei Posttraumatischer Belastungsstörung

Die Erfahrungen mit der Posttraumatischen Belastungsstörung beim Militär haben gezeigt, dass die Prävention und Behandlung der Störung erheblich verbessert werden können durch sofortige, unmittelbare und vorausschauende Betreuung zur Verminderung von Leiden und Komplikationen. Bei der Posttraumatischen Belastungsstörung ist die **Prävention** viel einfacher als die Behandlung. Der Hauptgrund für die Aufnahme der akuten Belastungsstörung in DSM-IV war es, eine frühzeitige Diagnosestellung und Behandlung zu ermöglichen. Der psychoedukative Ansatz beinhaltet nämlich die Aufklärung des Patienten über die möglichen Frühsymptome nach Traumaexposition. Das Auftreten von belastenden Gedanken und Alpträumen, Schreckreaktionen und körperlichen Reaktionen auf Triggerreize wird weniger belastend empfunden, wenn der Patient im voraus gehört hat, daß derartige Reaktionen zu erwarten sind und wahrscheinlich nicht lange andauern werden.

Ist die Posttraumatische Belastungsstörung erst einmal entwickelt, dann besteht ein erhebliches **Risiko der Chronifizierung**, insbesondere wenn ein Krankheitsgewinn hinzukommt (wie z. B. andauernde Krankschreibung und Krankengeld). Oft besteht eine Wechselwirkung zwischen auslösender Bedingung und Krankheitsgewinn (z. B. löst der Arbeitsplatz panische Angst aus, die Symptome bestärken den Patienten in einer fortgesetzten Vermeidung der Exposition mit dem Arbeitsplatz, der die Symptome der Posttraumatischen Belastungsstörung auslöst). Die Behandlung sollte sich aus andauernder Psychoedukation, kognitiven Ansätzen, verhaltenstherapeutischer Exposition und sehr oft auch einer medikamentösen Behandlung zusammensetzen. Es ist äußerst wichtig, eine positive Perspektive aufzubauen.

Zusammenfassung

Vorsorge ist die beste Medizin. Eine frühzeitig nach Symptombeginn gestellte Diagnose einer Akuten Belastungsstörung kann hilfreich sein, wenn psychoedukative Maßnahmen angeboten werden, damit die Betroffenen erfahren, welche Art von Symptomen zu erwarten sind, dass diese Reaktionen nicht ungewöhnlich sind und dass sie nicht versuchen sollten, diese zu vermeiden. Psychoedukative Maßnahmen, Desensibilisierung und „gesunder Menschenverstand" können den Betroffenen helfen, ein Gefühl der Kontrolle über ihr Leben wiederzuerlangen. Antidepressiva und Monoaminoxidase-Hemmer ebenso wie kognitive Verhaltenstherapie haben sich bei der Posttraumatischen Belastungsstörung als wirksam erwiesen. Es ist auch wichtig, sowohl eine Panikstörung als auch eine Major Depression in Erwägung zu ziehen, weil diese häufig zusammen mit der Posttraumatischen Belastungsstörung vorkommen. Auch Missbrauch von Alkohol und /oder psychotropen Substanzen kann bei unbehandelter posttraumatischer Belastungsstörung auftreten.

ICD-10

Fallbeispiel: Das Wrack eines gutaussehenden kräftigen Mannes (s.S. 265)

ICD-10 Diagnose

F43.1   posttraumatische Belastungsstörung

F43.1   posttraumatische Belastungsstörung

A. Die Betroffenen sind einem kurz- oder langhaltenden Ereignis oder Geschehen von außergewöhnlicher Bedrohung oder mit katastrophalem Ausmaß ausgesetzt, das nahezu bei jedem tiefgreifende Verzweiflung auslösen würde.

B. Anhaltende Erinnerungen oder Wiedererleben der Belastung durch aufdringliche Nachhallerinnerungen (Flash-backs), lebendige Erinnerungen, sich wiederholende Träume oder durch innere Bedrängnis in Situationen, die der Belastung ähneln oder mit ihr in Zusammenhang stehen.

C. Umstände, die der Belastung ähneln oder mit ihr im Zusammenhang stehen, werden tatsächlich oder möglichst vermieden. Dieses Verhalten bestand nicht vor dem belastenden Erlebnis.

D. Entweder 1. oder 2.

1. Teilweise oder vollständige Unfähigkeit, einige wichtige Aspekte der Belastung zu erinnern.

2. Anhaltende Symptome einer erhöhten psychischen Sensitivität und Erregung (nicht vorhanden vor der Belastung) mit zwei der folgenden Merkmale:

a. Ein- und Durchschlafstörungen

b. Reizbarkeit oder Wutausbrüche

c. Konzentrationsschwierigkeiten

d. Hypervigilanz

e. erhöhte Schreckhaftigkeit.

E. Die Kriterien B., C. und D. treten innerhalb von sechs Monaten nach dem Belastungsereignis oder nach Ende einer Belastungsperiode auf. (In einigen speziellen Fällen kann ein späterer Beginn berücksichtigt werden, dies sollte aber gesondert angegeben werden).

Interpretation nach ICD-10

Herr R. war einem Geschehen von außergewöhnlicher Bedrohung ausgesetzt (**Kriterium A**). Er wird häufig durch schreckliche Träume von dem Feuer gequält (**Kriterium B**), und er muß einen Besuch an seinem Arbeitsplatz überstürzt abbrechen, als ein Feueralarm ertönt (**Kriterium C**). Herr R. ist zu Hause nervös und aufgeregt, leidet unter Schlafstörungen (**Kriterium D. 2.**). Mit einem zeitlichen Auftreten der Symptome innerhalb von 6 Monaten nach dem Belastungsereignis ist auch **Kriterium E** einer Posttraumatischen Belastungsstörung nach ICD-10 erfüllt.

Vergleich DSM-IV/ICD-10

Die Symptombeschreibung nach DSM-IV ist detaillierter und teilweise auch anders als nach ICD-10. DSM-IV hebt auf die subjektiv empfundene „intensive Furcht, Hilflosigkeit oder Entsetzen" als Reaktion auf das Ereignis ab, während ICD-10 ein Ereignis voraussetzt, das „nahezu bei jedem tiefgreifende Verzweiflung auslösen würde" **(Kriterium A)**. „Körperliche Reaktionen bei der Konfrontation mit internalen oder externalen Hinweisreizen, die einen Aspekt des traumatischen Ereignisses symbolisieren oder an Aspekte desselben erinnern" werden nur in DSM-IV als ein mögliches Symptom des Wiedererlebens genannt **(Kriterium B)**. ICD-10 fordert eine Vermeidung von „Umständen, die der Belastung ähneln oder mit ihr im Zusammenhang stehen", DSM-IV dagegen läßt stattdessen auch eine „Abflachung der allgemeinen Reagibilität" zu, wie „eingeschränkte Bandbreite des Affekts" oder „Gefühl einer eingeschränkten Zukunft" **(Kriterium C)**.

Nur ICD-10 führt alternativ zu einem erhöhten Arousal „teilweise oder vollständige Unfähigkeit, einige wichtige Aspekte der Belastung zu erinnern" an **(Kriterium D)**. DSM-IV fordert zusätzlich „in klinisch bedeutsamer Weise Leiden oder Beeinträchtigung in sozialen, beruflichen oder anderen wichtigen Funktionsbereichen" **(Kriterium F)**.

Für die Dauer der Symptomatik wird nur in DSM-IV ein Minimum von 1 Monat gefordert **(Kriterium E)**, während dieser Aspekt in ICD-10 unberücksichtigt bleibt. Bei beiden Diagnosesystemen ist ein „verzögerter Beginn" möglich, d. h. die Symptome beginnen erst mindestens 6 Monate nach dem Trauma.

Generalisierte Angststörung

* Fallbeispiel: Ein Mann voller Sorgen am Rand des Nervenzusammenbruchs [3]

Herr Y., ein 30-jähriger, verheirateter Besitzer einer Immobilieninvestmentgesellschaft kommt zu einer örtlichen psychiatrischen Ambulanz und sagt, dass er „am Rande eines Nervenzusammenbruchs" stehe. Er berichtet, dass er immer schon ein sorgenvoller Mensch gewesen sei, aber nicht in einem Ausmaß, das sein Leben nennenswerten beeinträchtigt hätte. Aber während des vergangenen Jahres habe er ein quälendes Gefühl innerer Erregung verspürt und sei die meiste Zeit in einem Zustand von Anspannung gewesen. Herr Y. klagte in den letzten sechs Monaten häufig über Verdauungsbeschwerden und Duchfall sowie über verminderte Konzentrationsfähigkeit bei der Arbeit. Seine Frau, eine attraktive und gebildete Mitzwanzigerin, begleitet ihren Mann in die Ambulanz und berichtet, dass er sich etwa ab 2 oder 3 Uhr morgens im Bett hin- und herwirft und häufig zur Toilette geht. Sie beklagt auch, dass ihr Mann in den letzten 6–8 Monaten sehr reizbar geworden sei und häufig andere Menschen anschreie, sogar ihre 5-jährige Tochter.

[3] Thanks to Mary Soderstrom, M.D. of the Psychiatry Department of Duke University Medical Center for supplying this case.

Als ältester und einziger Sohn von vier Kindern, stammt Herr Y. aus einer reichen und gebildeten Familie mit Tradition. Sein Vater, Großvater und einige andere Männer der Familie besuchten dieselbe Ivy League Universität im Nordosten. Herr Y. fühlte sich gezwungen, diese Tradition fortzusetzen, aber er befürchtete, dass seine akademischen Fähigkeiten nicht ausreichend wären, obwohl seine Leistungen innerhalb der 90. Perzentile seines Abschlussjahrgangs lagen. Sobald er an dieser angesehenen Universität zugelassen war, begann er, sich zu außergewöhnlichen Leistungen verpflichtet zu fühlen. Trotz enormer Angst und Anspannung während der Prüfungen, schloss Herr Y. die Universität mit Auszeichnung ab. Herr Y. erinnert sich, dass er während der Zeit im College, als er begann, sich mit seiner Frau zu verabreden, tagelang voller Sorge war, ob er das richtige Restaurant für ihr Treffen ausgesucht, ob er die richtigen Blumen ausgewählt hätte, oder ob sein Auto, das kurz zuvor einer kleinen Reparatur unterzogen worden war, eine Panne haben könnte. Er merkt an, daß er, obwohl er sich viele Sorgen machte, niemals Schwierigkeiten hatte, Frauen um eine Verabredung zu bitten und eine Zusage zu erhalten. Er beschreibt sich selbst als aktiv und im allgemeinen extrovertiert.

Drei Jahre vor der aktuellen Untersuchung ließen sich die Eltern von Herrn Y. scheiden, und seine Immobilieninvestmentgesellschaft war einem Bankrott nahe. Obwohl er in den darauffolgenden Jahren seine Gesellschaft erfolgreich wiederaufbaute und seine „Füße wieder auf den Boden bekam", war er unfähig, seine Nervosität und Anspannung zu unterdrücken. Nachts starrte er wachliegend an die Zimmerdecke und sorgte sich um den Ausgang von Routinearbeiten, um seine Zukunft, und wie er für seinen Unterhalt und den seiner Familie aufkommen könnte, wenn seine Gesellschaft bankrott ginge. Es wurde ihm übel, wenn er daran dachte, sein Geschäft zu verlieren und keine Krankenversicherung zu haben, um die Injektionen zur Behandlung der Allergie seiner Tochter zu bezahlen. Herr Y. konsultierte einen Internisten und einen Gastroenterologen, aber seine Untersuchungsergebnisse waren unauffällig und seine Beschwerden wurden als „angstbezogen" gedeutet. Er beruhigte sich selbst gelegentlich mit ein oder zwei Bier, bestreitet aber, irgendwelche Problem mit Alkohol zu haben. Er versuchte einige Male Cocain als er Anfang zwanzig war, aber er mochte dieses Gefühl nicht und verneint, irgendwelche anderen Straßendrogen zu verwenden. Er fühlt sich traurig, bestreitet aber Gefühle von Wertlosigkeit oder Selbstmordgedanken.

DSM-IV Diagnose
(ICD-10 s.S. 276)

Achse I:	300.02	Generalisierte Angststörung
Achse II:	V71.09	keine Diagnose
Achse III:		keine
Achse IV:		eheliche Belastungen, Arbeitsprobleme
Achse V:		GAF = 65

Diagnostische Kriterien für 300.02 (F41.1) Generalisierte Angststörung

A. Übermäßige Angst und Sorge (furchtsame Erwartung) bezüglich mehrerer Ereignisse oder Tätigkeiten (wie etwa Arbeit oder Schulleistungen), die während mindestens 6 Monaten an der Mehrzahl der Tage auftraten.

B. Die Person hat Schwierigkeiten, die Sorgen zu kontrollieren.

C. Die Angst und Sorge sind mit mindestens drei der folgenden 6 Symptome verbunden (wobei zumindest einige der Symptome in den vergangenen 6 Monaten an der Mehrzahl der Tage vorlagen)
Beachte: Bei Kindern genügt ein Symptom.
(1) Ruhelosigkeit oder ständiges „auf dem Sprung sein",
(2) leichte Ermüdbarkeit,
(3) Konzentrationsschwierigkeiten oder Leere im Kopf,
(4) Reizbarkeit,
(5) Muskelspannung,
(6) Schlafstörungen (Ein- oder Durchschlafschwierigkeiten oder unruhiger, nicht erholsamer Schlaf).

D. Die Angst und Sorgen sind nicht auf Merkmale einer Achse I-Störung beschränkt, z. B. die Angst und Sorgen beziehen sich nicht darauf, eine Panikattacke zu haben (wie bei Panikstörung), sich in der Öffentlichkeit zu blamieren (wie bei Sozialer Phobie), verunreinigt zu werden (wie bei Zwangsstörung), von zu Hause oder engen Angehörigen weit entfernt zu sein (wie bei Störung mit Trennungsangst), zuzunehmen (wie bei Anorexia Nervosa), viele körperliche Beschwerden zu haben (wie bei Somatisierungsstörung) oder eine ernsthafte Krankheit zu haben (wie bei Hypochondrie), und die Angst und die Sorge treten nicht ausschließlich im Verlauf einer Posttraumatischen Belastungsstörung auf.

E. Die Angst, Sorge oder körperlichen Symptome verursachen in klinisch bedeutsamer Weise Leiden oder Beeinträchtigungen in sozialen, beruflichen oder anderen wichtigen Funktionsbereichen.

F. Das Störungsbild geht nicht auf die direkte körperliche Wirkung einer Substanz (z. B. Droge, Medikament) oder eines medizinischen Krankheitsfaktors (wie z. B. Schilddrüsenüberfunktion) zurück und tritt nicht ausschließlich im Verlauf einer Affektiven Störung, einer Psychotischen Störung oder einer Tiefgreifenden Entwicklungsstörung auf.

Leitlinien für Diagnose und Differentialdiagnose der Generalisierten Angststörung

Seit ihrer Einführung in DSM-III ist die Generalisierte Angststörung die am wenigsten erfolgreiche Diagnose des Manuals. Mit jeder Überarbeitung des Systems wurden die Kriterien für diese Störung zusätzlichen Veränderungen unterworfen in dem Bemühen, ihre Reliabilität zu verbessern, ihre Grenzen zu klären, die Heterogenität zu reduzieren und den Behandlungserfolg vorauszusagen. Es gab große Meinungsverschiedenheiten, ob die Betonung der Kriterien auf den **kognitiven Symptomen** (wie übermäßiger Sorge) oder den

somatischen Symptomen der Angst (wie Muskelanspannung oder Ermüdbarkeit) liegen sollte. Die Definition der Störung in DSM-IV ist nun ein neuer Versuch, diese beiden Aspekte der Erkrankung gleichgewichtig zu berücksichtigen. Diejenigen, die glauben, dass die somatischen Symptome den wichtigsten Aspekt der generalisierten Angststörung darstellen, empfinden die DSM-IV Definition als zu sehr von der Betonung der übermäßigen Sorge bestimmt, während die anderen, die stark an der Kognitiven Therapie orientiert sind, das Konzept der übermäßigen Sorge als wesentlich für die Definition ansehen. Es ist interessant, dass Freuds Definition der Angstneurose beides, den somatischen und kognitiven Aspekt, einschloß. Herr Y. machte sich übermäßige Sorgen um viele alltägliche Probleme (z. B. den Fortbestand seiner Firma und den Erhalt seiner Krankenversicherung, um die Injektionen zur Behandlung der Allergie seiner Tochter zu bezahlen) und zeigte auch somatische Symptome wie ein Gefühl innerer Unruhe und Erregung sowie Übelkeit und Diarrhoe.

Ein anderes Interesse bei der Entwicklung der DSM-IV Kriterien galt der Verringerung der Überschneidung mit der **Panikstörung**. Einige Symptome, die eher für die Panikstörung charakteristisch sind, wurden aus dem Kriterienkatalog der Generalisierten Angststörung von DSM-III-R beim Übergang zu DSM-IV gestrichen. Die wichtigsten Gesichtspunkte für die **Differentialdiagnose** der beiden Störungen sind die verschiedenen charakteristischen Symptome und der sehr unterschiedliche zeitliche Verlauf. Die Panikstörung ist gekennzeichnet durch einen Crescendo-Effekt mit Attacken, die rasch beginnen und enden, während die Generaliserte Angststörung mehr eine Art Lebensstil ist, wo die Angst im Alltagsleben des Individuums auf eine alles durchdringende Weise gegenwärtig ist. Z. B. tendierte Herr Y. sein ganzes Leben lang dazu, sich zuviele Sorgen zu machen, indem er sich während seiner Zeit auf dem College den Kopf zermarterte über die richtige Wahl des Restaurants oder der Blumen für ein Rendezvous oder über seinen Erfolg im Studium trotz seiner guten Leistungen. Wenn die Kriterien für beide Störungen erfüllt sind, können jedoch beide Diagnosen gestellt werden.

Eine andere wichtige Differenzierung betrifft die **Wehwehchen und Sorgen des alltäglichen Lebens,** die fast jeder aus eigener Erfahrung von Zeit zu Zeit kennt. Das Kriterium E der Generalisierten Angststörung, fordert, dass „die Angst, Sorge oder körperliche Symptome klinisch bedeutsames Leiden oder Beeinträchtigung in sozialen, beruflichen oder anderen wichtigen Funktionsbereichen verursachen" und wurde genau als Hilfe für diese Unterscheidung aufgenommen. Zusätzlich erfordern die Kriterien, dass übermäßige Angst und Sorge während mindestens 6 Monaten an der Mehrzahl der Tage auftreten sowie auch das Vorliegen von mindestens drei somatischen Symptomen (bei Erwachsenen). Diese Voraussetzungen wurden eingeschlossen, um einer zu häufigen Diagnosenstellung der Generalisierten Angststörung bei Menschen mit Alltagssorgen und -problemen vorzubeugen. Trotzdem ist dies letztlich auch eine Frage der klinischen Beurteilung, die durch den kulturellen Hintergrund des Untersuchers und persönliche Tendenzen zur Sorgen beeinflußt wird.

Obwohl Herr Y. sich sein Leben lang zuviele Sorgen gemacht hatte, scheinen seine Sorgen und somatischen Symptome erst während des letzten Jahres sein Leben bedeutsam beeinträchtigt zu haben. Er war fast ständig in Sorge um alltägliche Angelegenheiten, hatte oft Schlafstörungen, war äußerst reizbar und schrie andere Menschen, auch seine Tochter, an. Er hatte Konzentrationsschwierigkeiten bei der Arbeit und empfand somatische Symptome, die ausgeprägt genug waren, daß er sich von einem Internisten und einem Gastroenterologen untersuchen ließ, die keine körperliche Ursache für seine Probleme finden konnten. Deshalb erscheint die Diagnose einer Generalisierten Angststörung bei Herrn Y.

zum Zeitpunkt der Untersuchung angebracht, obwohl seine Symptome diese Diagnose nicht gerechtfertigt hätten als er jünger war.

Beachte, dass Angst als häufiges Begleitphänomen bei vielen anderen psychischen Störungen vorkommt und auch eine Nebenwirkung bestimmter Medikamente und Substanzen sein kann. Eine Generalisierte Angststörung sollte nicht diagnostiziert werden, wenn die Angst Teil einer anderen psychischen Störung ist oder auf die direkte körperliche Wirkung einer Substanz oder eines medizinischen Krankheitsfaktors zurückgeht (siehe Kriterium D und F).

Therapieplanung bei Generalisierter Angststörung

Die Behandlung der Generalisierten Angststörung ist ein Gebiet, dem vergleichsweise wenige Studien gewidmet worden sind. Weil es heterogene Ausformungen der Störung geben kann, können verschiedene Behandlungen für die unterschiedlichen Typen dieser Formen wirksam sein. Die Ergebnisse der durchgeführten Studien sind nicht besonders befriedigend oder klar genug umrissen, um irgend eine verbindliche Empfehlung nahezulegen. Eine Vielfalt von Medikamenten sind ohne überzeugenden Erfolg versucht worden. Viele Personen scheinen von anxiolytischer und antidepressiver Medikation zu profitieren (und diese zu verlangen).

Ein **kognitiv-verhaltenstherapeutischer Ansatz,** der sich auf das Zielsymptom der Sorge und das daraus resultierende Vermeidungsverhalten richtet, ist oft nützlich. Eine Kombination von Medikation und Kognitiver Therapie kann besonders wirksam sein. Manchmal profitieren diese Patienten auch von **psychodynamischen Behandlungen**, die die zugrundeliegenden unbewußten Gefahren aufzudecken versuchen, die unter den alltäglichen Sorgen, die den Patienten beschäftigen, verborgen sind.

Zusammenfassung

Die Generalisierte Angststörung war eine der am wenigsten reliablen Diagnosen in DSM-III und DSM-III-R. Noch ist nicht klar, ob die Veränderungen an der Definition dieser Störung in DSM-IV die Reliabilität verbessern werden. Teilweise als Folge der mangelnden diagnostischen Klarheit sind bis heute nur wenige systematische Untersuchungen zur Behandlung der Generalisierten Angststörung durchgeführt worden.

ICD-10

Fallbericht: Ein Mann voller Sorgen am Rand des Nervenzusammenbruchs (s.S. 271)

ICD-10 Diagnose

F41.1   generalisierte Angststörung

F41.1   generalisierte Angststörung

Beachte: Bei Kindern und Jugendlichen stehen meist weniger Beschwerden, die typisch für die generalisierte Angststörung der Erwachsenen sind im Vordergrund ebenso wie die spezifischen Symptome der vegetativen Stimulierung. Für diese Betroffenen werden unter F93.80 (generalisierte Angststörung im Kindes- und Jugendalter) alternative Kriterien angegeben.

A.   Ein Zeitraum von mindestens sechs Monaten mit vorherrschender Anspannung, Besorgnis und Befürchtungen in Bezug auf alltägliche Ereignisse und Probleme.

B.   Mindestens vier Symptome der unten angegebenen Liste, davon eins von den Symptomen 1. bis 4. müssen vorliegen:

Vegetative Symptome:

1. Palpitationen, Herzklopfen oder erhöhte Herzfrequenz
2. Schweißausbrüche
3. fein- oder grobschlägiger Tremor
4. Mundtrockenheit (nicht infolge Medikation oder Exsikkose).

Symptome, die Thorax und Abdomen betreffen:

5. Atembeschwerden
6. Beklemmungsgefühl
7. Thoraxschmerzen und -mißempfindungen
8. Nausea oder abdominelle Mißempfindungen (z.B. Kribbeln im Magen).

Psychische Symptome:

9. Gefühl von Schwindel, Unsicherheit, Schwäche und Benommenheit
10. Gefühl, die Objekte sind unwirklich (Derealisation) oder man selbst ist weit entfernt oder „nicht wirklich hier" (Depersonalisation)
11. Angst vor Kontrollverlust, verrückt zu werden oder ®auszuflippen⁻
12. Angst zu sterben.

Allgemeine Symptome:

13. Hitzegefühle oder Kälteschauer
14. Gefühllosigkeit oder Kribbelgefühle.

Symptome der Anspannung:

15. Muskelverspannung, akute und chronische Schmerzen
16. Ruhelosigkeit und Unfähigkeit zum Entspannen
17. Gefühle von Aufgedrehtsein, Nervosität und psychischer Anspannung
18. Kloßgefühl im Hals oder Schluckbeschwerden.

Andere unspezifische Symptome:

      19. übertriebene Reaktionen auf kleine Überraschungen oder Erschreckt werden

      20. Konzentrationsschwierigkeiten, Leeregefühl im Kopf wegen Sorgen oder Angst

      21. anhaltende Reizbarkeit

      22. Einschlafstörungen wegen der Besorgnis.

C.   Die Störung erfüllt nicht die Kriterien für eine Panikstörung (F41.0), eine phobische Störung (F40), eine Zwangsstörung (F42) oder eine hypochondrische Störung (F45.2).

D.   Häufigstes Ausschlußkriterium: Die Störung ist nicht zurückzuführen auf eine organische Krankheit wie eine Hyperthyreose, eine organische psychische Störung (F0) oder auf eine durch psychotrope Substanzen bedingte Störung (F1), z.B. auf einen exzessiven Genuß von amphetaminähnlichen Substanzen oder auf einen Benzodiazepinentzug.

Interpretation nach ICD-10

Herr Y. berichtet ein „quälendes Gefühl innerer Erregung" und einen Zustand von Anspannung während des vorangegangenen Jahres (**Kriterium A**). Von den Symptomen des **Kriteriums B** liegen bei Herrn Y. vor: verminderte Konzentrationsfähigkeit, Schlafstörungen, Verdauungsbeschwerden und Durchfall sowie erhöhte Reizbarkeit. Eines der obligaten vegetativen Symptome aus Kriterium B ist im Fallbericht nicht explizit genannt, das Vorliegen einer Pollakisurie kann jedoch als vegetatives Symptom gewertet werden, so dass Kriterium B als erfüllt gelten kann. Die Symptomatik von Herrn Y. erfüllt auch nicht die Kriterien für eine Panikstörung, phobische Störung, Zwangsstörung oder eine hypochondrische Störung, eine organische Krankheit (unauffällige internistische Untersuchungsergebnisse) oder Störung durch psychotrope Substanzen, so dass die **Kriterien C und D** erfüllt sind.

Vergleich DSM-IV/ICD-10

Während hinsichtlich der Forderung nach mindestens 6-monatiger Dauer von übermäßiger Angst und Besorgnis bezüglich alltäglicher Ereignisse Übereinstimmung besteht (Kriterium A), verlangt lediglich DSM-IV „die Person hat Schwierigkeiten, die Sorgen zu kontrollieren" (Kriterium B). Kriterium C (DSM-IV) bzw. Kriterium B (ICD-10) spiegeln die o.g. Meinungsverschiedenheiten bezüglich der Bedeutung kognitiver oder psychischer Symptome einerseits und somatischer Symptome andererseits wieder. DSM-IV nennt nur sechs Symptome, von denen mindestens drei erfüllt sein müssen, und zumindest einige „in den vergangenen Monaten an der Mehrzahl der Tage" vorgelegen haben sollten. ICD-10 hingegen führt 22 Symptome auf, von denen mindestens vier, davon mindestens ein vegetatives Symptom, ohne weitere zeitliche Vorgaben erforderlich sind.

DSM-IV schließt aus, daß „Angst und Sorge auf Merkmale einer Achse 1-Störung" beschränkt sind und geht in der angeführten Liste mit Anorexia Nervosa und Somatisierungsstörung über die in ICD-10 genannten Diagnosen hinaus (Kriterium D bzw. C).

Nur DSM-IV fordert, daß die Störung „in klinisch bedeutsamer Weise Leiden oder Beeinträchtigung in sozialen, beruflichen oder anderen wichtigen Funktionsbereichen" verursachen muß (Kriterium E).

Berater der deutschen Ausgabe: PD Dr. med. Michael Zaudig, Windach

Übersetzung und Bearbeitung: Dr. Dipl.-Psych. Sabine Bossert-Zaudig, München
Dr. med. Maria-Th. Faltermaier-Temizel, Windach
Dr. med. Paraskevi Mavrogiorgou, München

KAPITEL 7

Somatoforme Störungen

Die Somatoformen Störungen des DSM-IV werden gemeinsam in einem Kapitel zusammengefaßt, weil sie alle entweder durch körperliche Symptome allein oder durch die übertriebene und ständige Beschäftigung mit dem eigenen Körper charakterisiert werden. Bei der Somatisierungsstörung, der Undifferenzierten Somatoformen Störung, der Konversionsstörung und der Schmerzstörung erfahren Betroffene/Patienten einzelne physische Symptome, die durch objektivierbare medizinische Krankheitsfaktoren nicht angemessen erklärt werden können. Der Hypochondrie liegt die Überzeugung zugrunde, daß man an einer ernsthaften Erkrankung leidet. Die Körperdysmorphe Störung ist durch die übermäßige Beschäftigung mit einem eingebildeten oder überbewerteten Mangel des eigenen Aussehens gekennzeichnet.

Der Kliniker muß, bevor er eine dieser genannten Störungen diagnostiziert, differentialdiagnostisch die folgenden anderen Ursachen ausschließen: 1) zugrundeliegende bislang noch nicht entdeckte **medizinische Krankheitsfaktoren**, die für die Symptome verantwortlich sind; 2) **andere psychische Störungen**, die für die somatischen Symptome verantwortlich sind (z. B. bei Angststörungen oder Depressionen können körperliche Symptome auftreten, insbesondere in bestimmten Kulturen, in denen psychische Probleme häufig über somatische Symptome ausgedrückt werden); oder 3) Symptome, die willkürlich im Kontext einer **Simulation** oder **Vorgetäuschten Störung** „produziert" oder vorgetäuscht werden.

Zu den Somatoformen Störungen zählen:

Somatoforme Störungen	
300.81	Somatisierungsstörung
300.82	Undifferenzierte Somatoforme Störung
300.11	Konversionsstörung
307.xx	Schmerzstörung
300.7	Hypochondrie
300.7	Körperdysmorphe Störung
300.82	Nicht Näher Bezeichnete Somatoforme Störung

Anhand von Fallbeispielen werden im folgenden die Somatisierungsstörung, die Konversionsstörung, die Schmerzstörung und die Körperdysmorphe Störung exemplarisch illustriert. Die anderen Krankheitsbilder der Gruppe der Somatoformen Störunger werden jeweils in den Abschnitten zur Differentialdiagnostik im Anschluß an die Falldarstellungen diskutiert.

Somatisierungsstörung

* Fallbeispiel: Eine junge Frau mit einer Vielzahl von Erkrankungen

Frau S., eine 26jährige verheiratete Frau, wird von ihrem Gynäkologen an einen Psychiater überwiesen. In seinem ärztlichen Begleitschreiben teilt er mit, daß die Patientin zur Zeit nicht zur Arbeit gehe, depressiv und suizidal sei. Sie probiere zu Hause alle möglichen Medikamente und habe keine nachweisbare gynäkologische Erkrankung. Er habe sie und auch ihre Mutter „gründlich satt". Beide hätten seine Nerven arg strapaziert und ihn zu jeder Tages- und Nachtzeit wegen irgendwelcher Beschwerden angerufen. Noch dazu hätten sie niemals ihre Rechnungen beglichen. Die Patientin komme aus einer sehr sprunghaften und launischen Prominentenfamilie. Sie sei bereits einmal geschieden und habe vor zwei Jahren wieder geheiratet und habe keine Kinder.

Als Frau S. das Büro betritt, hat sie Schwierigkeiten beim Gehen; so stützt sie sich zeitweise an den Wänden und am Mobiliar ab. Manchmal zeigt sie jedoch keinerlei dieser Probleme, auch fällt sie niemals tatsächlich zu Boden. Sie berichtet, daß ihr diese Gehschwierigkeiten plötzlich ohne Vorwarnungen passieren. Sie klagt, daß sie schrecklich depressiv sei und sich nur noch wünsche, daß alles ein Ende habe. Auch wolle sie keine Medikamente mehr einnehmen. Insgesamt habe sie ununterbrochen seit ihrer frühen Jugend viele gesundheitliche Probleme, aufgrund derer sie schon Hunderte von Ärzten konsultiert habe, aber keiner habe ihr wirklich helfen können. Ihren Gynäkologen habe sie wegen einer Dysmenorrhoe aufgesucht, die praktisch erstmalig mit dem Einsetzen ihrer Menarche auftrat. Sie beschreibt starke Krämpfe, gegen die sie Empirin (Empirin ist den USA ein handelsübliches, codeinhaltiges Analgetikum, das zusätzlich Aspirin enthält. In Deutschland gibt es kein entsprechendes Äquivalent, Anm. d. Üb.) nimmt und 7–8 tägige, außerordentlich starke Menstruationsblutungen. Ihre Menstruation sei zudem noch sehr unregelmäßig. Trotz alledem war sie niemals anämisch, und umfangreiche diagnostische, gynäkologische Untersuchungen konnten keinen pathologischen Befund feststellen. Sie nimmt Fiorinal (Fiorinal ist in den USA ein handelsübliches, butalbitalhaltiges Analgetikum. Weitere Zusatzstoffe sind Aspirin und Coffein. Diese Kombination ist sehr ungewöhnlich. Im deutschsprachigen Raum gibt es kein entsprechendes Äquivalent, Anm. d. Üb.) gegen „migräneartige" Kopfschmerzen (die „tagelang andauern"). Tatsächlich leide sie auch jetzt während des Interviews unter Migräne, jedoch scheint sie nicht durch Lärm oder Licht in irgendeiner Weise beeinträchtigt zu sein. Weiterhin klagt sie über zahlreiche Brustschmerzen. Sie sei deshalb überzeugt, daß sie kurz vor einem Herzinfarkt stehe. Alle durchgeführten Elektrokardiogramme waren jedoch unauffällig. Ferner leide sie unter „Asthma", weshalb sie bereits einmal reanimiert werden mußte, und sie sei insbesondere dann kurzatmig, wenn sie "emotional aufgewühlt" sei. Und obwohl sie angibt, unter „rheumatischer Arthritis" zu leiden und häufig Schmerzen an „allen Gelenken" spüre, so daß sie große Schwierigkeiten habe, aus dem Bett zu kommen, konnten keinerlei Anzeichen von Gelenkdeformationen gefunden werden, noch ist sie in Behandlung wegen dieser Beschwerden. Auch habe sie Probleme mit Übelkeit, Erbrechen sowie Blähungen, manchmal könne sie „tagelang kein Essen im Magen behalten". Es konnten allerdings auch hier verschiedene diagnostische Untersuchungen des Gastrointestinaltraktes keinen pathologischen Befund diagnostizieren. Zudem erscheint die Patientin gut genährt, und auch die Befunde ihrer neurologischen Untersuchungen liegen ausnahmslos im Normalbereich.

Frau S. gibt ferner an, daß sie „seit Jahren" depressiv sei, doch seit einigen Monaten sei es noch schlimmer geworden, genauer seit sie Probleme in ihrem Beruf habe. Sie arbeitet als Assistentin in einem Abgeordnetenbüro. Allerdings fühle sie, daß die Leute neidisch seien und sie absichtlich schikanierten. Sie macht eine zerstreuten Eindruck, scheint aber nicht wirklich unglücklich zu sein. Sie behauptet, „jeden Tag, den ganzen Tag über" depressiv zu sein, und wenig oder kein Interesse an irgendwelchen Dingen zu haben. Sie verspüre keinen Appetit (hat jedoch nicht abgenommen), könne "nächtelang" nicht schlafen, es sei denn sie nehme ein Schlafmittel, habe keine Energie, könne sich nicht konzentrieren, sei eine wertlose Person, und zeitweise denke sie auch ernsthaft an Suizid (sie hatte jedoch niemals einen spezifischen Plan). Sie beschreibt ihren derzeitigen Ehemann als „wundervoll" und als „einzigen Lichtblick ihres Lebens", er sei ihr „in jeder Situation eine wertvolle Stütze". Obwohl sie anfangs angibt, daß es absolut keine Probleme in ihrer Ehe gebe, gibt sie doch später zu, daß sie beim Geschlechtsverkehr Schmerzen verspüre und deshalb zeitweise monatelang nicht mehr mit ihrem Mann geschlafen habe.

Frau S. war von ihrem Gynäkologen ein Antidepressivum verschrieben worden, welches sie nach eigenen Angaben nur nehme, wenn sie es wirklich bräuchte; ein Benzodiazepin gegen Schlaflosigkeit, welches sie jede Nacht „seit Monaten in voller Dosierung" nehme; sowie ein anderes Benzodiazepin gegen ängstliche Anspannung und Unruhe, welches sie „bis zum Limit" einnehme. Sie verneint derzeitigen oder früheren Konsum von Alkohol- oder rezeptpflichtigen, nicht verschriebenen Medikamenten. Obgleich sie niemals zuvor bei einem Psychiater wegen Depressionen in Behandlung war, nimmt sie seit Jahren verschiedene Antidepressiva, sedative Hypnotika, die ihr von anderen Ärzten verordnet wurden. Sie behauptet jedoch, daß diese Medikamente ihre Beschwerden eher noch verschlimmert hätten.

Ihr einziger vorheriger Kontakt mit einem Psychiater liegt 3 Jahre zurück, als sie aufgrund einer, wie sie sagt, „Psychose", 3 oder 4 Tage hospitalisiert gewesen war. Sie erinnert sich, daß die Gesichter ihrer Mitmenschen vor ihrem Auge „wegschmolzen und die Form derer von Monstern angenommen hätten". Sie beschreibt die damalige Zeitspanne als eine „schwierige Zeit", in welcher der Scheidungsprozeß mit ihrem Ex-Mann lief, mit dem sie 3 Jahre verheiratet gewesen war. Sie sei mit „irgendeinem fürchterlichen Medikament" behandelt worden, welches sie auch noch nach ihrer Entlassung nehmen mußte. Sie richtete sich allerdings nicht nach der Anweisung des Arztes. Ihre „psychotischen" Symptome kehrten nicht wieder.

Frau S. ist zur Beobachtung stationär aufgenommen worden und erhält derzeitig keine psychotrope Medikation. Sie zeigt keine Anzeichen von Entzugssymptomen, die nach einem vollständigen Absetzen regelmäßig eingenommener sedativer Hypnotika zu erwarten gewesen wären. Obwohl sie sich weiterhin über extreme Depressivität und Müdigkeit beklagt, kommuniziert sie rege mit den Mitpatienten und steht in wiederholtem Konflikt mit den Schwestern, weil sie sich nicht an deren Regeln und Verordnungen hält. Nach zweitägigem Klinikaufenthalt wünscht sie, das Wochenende mit ihrem Ehemann zu verbringen. Ihre Stimmung scheint labil und sehr situationsabhängig, sie fluktuiert insbesondere in Abhängigkeit davon, wie die Besuche ihres Mannes, ihrer Mutter und ihrer Kollegen verlaufen.

Eine Durchsicht der zahlreichen Befundberichte von Frau S. ergibt das Bild, daß die Patientin eine lange Geschichte mit multiplen somatischen Symptomen aufweist, die jedoch inkonsistent berichtet und beurteilt worden sind. Migräne und Asthma wurden als mögliche Diagnosen in Betracht gezogen, es bestand jedoch eine große Uneinigkeit von ärztlicher Seite. Der Verdacht auf rheumatische Arthritis oder eine andere Erkrankung im Rheumatischen Formenkreis konnte mittels durchgeführter Laboranalysen nicht unterstützt werden.

Gespräche mit Herrn S., dem Ehemann, ergeben zum Teil gegenteilige Informationen. So schildert Herr S., daß seine Frau durchaus nicht ständig depressiv, sondern vielmehr bis vor ein paar Tagen guter Dinge gewesen sei. Erst seitdem wäre ihre Stimmung aufgrund eines Streites mit einem Kollegen umgeschlagen. Sie sei nach dem Streit auf eine Position mit geringerer Verantwortung versetzt worden. Ihre Ehe beschreibt er als derzeitig schwierig, aber er denke, daß sie diese Zeit durchstehen.

Bei einer ärztlichen Visite am Wochenende durch einen Kollegen ihres Psychiaters verlangt Frau S., daß nur dieser sie nun weiterbehandeln möge, „er habe einen besseren Sinn für Humor". Auch fühle sie sich bereits (4 Tage nach der Aufnahme) viel besser und möchte entlassen werden. Einige Wochen später wird ihr neuer Psychiater über den Krankheitsverlauf unter seiner Behandlung befragt. Er schildert, daß die Therapie nicht besonders gut verlaufen sei und er sie nicht länger behandeln würde. Weiterhin vermutet er, daß die Ehe der Patientin wahrscheinlich bald geschieden werde.

DSM-IV Diagnose
(ICD-10 s.S. 287)

Achse I:	300.81	Somatisierungsstörung
	296.3	Mögliche Episode einer Major Depression
	305.40	Möglicher Mißbrauch von Sedativa, Hypnotika oder Anxiolytika oder
	304.10	mögliche Abhängigkeit von Sedativa, Hypnotika oder Anxiolytika
Achse II:	V71.09	Keine Diagnose
Achse III:		Keine spezielle Diagnose
Achse IV:		Konflikte mit Kollegen und Zurückversetzung an der Arbeitsstelle (V62.81), Eheprobleme (V61.1 Partnerschaftsproblem)
Achse V:		GAF = 50 (zur Zeit); 70 (höchster Wert im vergangenen Jahr)

Diagnostische Kriterien für 300.81 (F45.0) Somatisierungsstörung

A. Eine Vorgeschichte mit vielen körperlichen Beschwerden, die vor dem 30. Lebensjahr begannen, über mehrere Jahre auftraten und zum Aufsuchen einer Behandlung oder zu deutlichen Beeinträchtigungen in sozialen, beruflichen oder anderen wichtigen Funktionsbereichen führten.

B. Jedes der folgenden Kriterien muß erfüllt gewesen sein, wobei die einzelnen Symptome irgendwann im Verlauf der Störung aufgetreten sein müssen:

(1) *vier Schmerzsymptome*: eine Vorgeschichte von Schmerzsymptomen, die mindestens vier verschiedene Körperbereiche oder Funktionen betreffen (z. B. Kopf, Abdomen, Rücken, Gelenke, Extremitäten, Brust, Rektum, während der Menstruation, während des Geschlechtsverkehrs oder während des Wasserlassens),

(2) *zwei gastrointestinale Symptome*: eine Vorgeschichte von mindestens zwei gastrointestinalen Symptomen außer Schmerzen (z. B. Übelkeit, Völlegefühl, Erbrechen außer während einer Schwangerschaft, Durchfall, Unverträglichkeit von verschiedenen Speisen),

(3) *ein sexuelles Symptom*: eine Vorgeschichte von mindestens einem Symptom im Bereich Sexualität oder Fortpflanzung außer Schmerzen (z. B. sexuelle Gleichgültigkeit, Erektions- oder Ejakulationsstörungen, unregelmäßige Menstruationen, sehr starke Menstruationsblutungen, Erbrechen während der gesamten Schwangerschaft),

(4) *ein pseudoneurologisches Symptom*: eine Vorgeschichte von mindestens einem Symptom oder Defizit (nicht begrenzt auf Schmerz), das einen neurologischen Krankheitsfaktor nahelegt (Konversionssymptome wie z. B. Koordinations- oder Gleichgewichtsstörungen, Lähmungen oder lokalisierte Muskelschwäche, Schluckschwierigkeiten oder Kloßgefühl im Hals, Aphonie, Harnverhaltung, Halluzinationen, Verlust der Berührungs- oder Schmerzempfindung, Sehen von Doppelbildern, Blindheit, Taubheit, (Krampf-)Anfälle; dissoziative Symptome wie z. B. Amnesie oder Bewußtseinsverluste, jedoch nicht einfache Ohnmacht).

C. Entweder (1) oder (2):

(1) Nach adäquater Untersuchung kann keines der Symptome von Kriterium B vollständig durch einen bekannten medizinischen Krankheitsfaktor oder durch die direkte Wirkung einer Substanz (z. B. Droge, Medikament) erklärt werden.

(2) Falls das Symptom mit einem medizinischen Krankheitsfaktor in Verbindung steht, so gehen die körperlichen Beschwerden oder daraus resultierende soziale oder berufliche Beeinträchtigungen über das hinaus, was aufgrund von Anamnese, körperlicher Untersuchung oder den Laborbefunden zu erwarten wäre.

D. Die Symptome sind nicht absichtlich erzeugt oder vorgetäuscht (wie bei der Vorgetäuschten Störung oder Simulation).

Leitlinien für Diagnose und Differentialdiagnose der Somatisierungsstörung

Was den speziellen Fall von Frau S. auszeichnet und allgemein die Somatisierungsstörung charakterisiert, sind ein komplexer medizinischer Verlauf, Inkonsistenzen zwischen den subjektiven Schilderungen eines Patienten und der objektiven Befundlage sowie eine dramatisiert vorgebrachte Qualität der Beschwerden. Insbesondere aufgrund der mangelnden Übereinstimmung zwischen den subjektiven Beschwerden des Patienten einerseits und der objektiven medizinischen Befundlage andererseits ist es sehr zu empfehlen, weitere Auskünfte aus dem sozialen Umfeld des Patienten einzuholen, sowie alle bislang erhobenen Befunde zu überprüfen. Die Diagnose der Somatisierungsstörung kann ausgeschlossen werden, wenn die vorliegenden Symptome vollständig durch einen **medizinischen Krankheitsfaktor** erklärt werden können, die direkte Folge der Wirkungen von **Substanzen** darstellen oder, falls ein medizinischer Befund vorliegt, wenn die Symptome nicht über das erwartete Ausmaß hinausgehen. Trotz wiederholter diagnostischer gynäkologischer und gastrointestinaler Untersuchungen sowie zahlreicher Untersuchungen hinsichtlich ihrer Gelenkschmerzen konnte bei Frau S. kein medizinischer Krankheitsfaktor diagnostiziert werden, der die geschilderten Beschwerden hinreichend erklären könnte. Der Kliniker sollte jedoch immer beachten, daß bestimmte Erkrankungen (z. B. Multiple Sklerose, Porphyrie, Lupus erythematodes, Hyperparathyroidismus) mit untypischen Symptomen und einem ungewöhnlichen Verlauf einhergehen können. Der Kliniker sollte bei der Diagnose einer Somatisierungsstörung sehr darauf achten, mögliche andere Erkrankungen, die dem Erscheinungsbild einer Somatisierungsstörung ähneln, sicher auszuschließen.

Die Symptome von Frau S. erfüllen die notwendigen Kriterien einer **Somatisierungsstörung**. Sie leidet seit ihrer Adoleszenz unter einer Vielzahl von körperlichen Beschwerden. Ihre Symptome erfüllen mehr als ausreichend den speziellen diagnostischen Algorithmus Somatisierungsstörung. Sie hat vier Schmerzsymptome (z. B. Kopf- und Gelenkschmerzen, Schmerzen während ihrer Menstruation und während des Geschlechtsverkehrs), drei gastrointestinale Symptome (z. B. Übelkeit, Erbrechen und Blähungen), zwei sexuelle Symptome (z. B. übermäßig starke Menstruation und unregelmäßiger Menstruationszyklus), sowie zwei pseudoneurologische Symptome (z. B. Schwierigkeiten beim Gehen und Halluzinationen, die nicht im Kontext einer Psychose auftreten). Frau S. hat demnach zusätzlich drei Symptome mehr, als die verlangte Mindestanzahl von Symptomen, die zur Diagnose einer Somatisierungsstörung notwendig sind.

Das Zusammenspiel von **Halluzinationen** und der Somatisierungsstörung ist sehr interessant. Der vermutlich beachtenswerteste Aspekt stellt die Tatsache dar, daß nicht alle Halluzinationen im Kontext von Psychosen auftreten. Die Art der Halluzinationen von Frau S. sind nicht typisch für Schizophrenie oder andere Psychosen. Halluzinationen im Zusammenhang mit der Somatisierungsstörung sind in der Regel optischer und nicht akustischer Art, stehen nicht im Kontext einer Psychotischen Erkrankung, remittieren rasch und treten nach Absetzen von Neuroleptika nicht wieder auf. Ferner sind sie typischerweise dramatisch, tragen „Märchencharakter" und sind, wie Frau S. sie beschreibt, von heftiger und theatralischer Natur. Es ist interessant anzumerken, daß bei derartig emotional instabilen („hysterischen") Patienten, die zur Zeit von Charcot im Paris des 19. Jahrhunderts primär auf neurologischen Stationen behandelt wurden, deshalb vermutlich in erster Linie konversions-neurologische Symptome im Vordergrund standen. Heutzutage werden derartige Patienten eher in der Psychiatrie behandelt, wo sie primär psychiatrische Beschwerden, z. B. atypische Halluzinationen (Frau S.), entwickeln. Selbstverständlich sollte bei optischen Halluzinationen immer auch die Möglichkeit eines Substanzgebrauchs oder eines generellen medizinischen Krankheitsfaktors beachtet werden.

Personen mit Somatisierungsstörung weisen manchmal auch **Substanzbezogene Störungen** auf, wie dies z. B. auch bei Frau S. angedeutet ist. Obwohl Frau S. den Mißbrauch von verschreibungspflichtigen Medikamenten sowie jeglichen Alkoholkonsum verneint, beklagt sie sich über eine lange Reihe von Problemen mit Medikamenten, die ihr von ihren Ärzten in den letzten Jahren verschrieben wurden. Selbst wenn die zusätzliche Diagnose des Substanzmißbrauchs gerechtfertigt wäre, so traten doch bereits eine Vielzahl von körperlichen Symptomen bereits vor dem erstmaligen Gebrauch von Medikamenten auf und können daher nicht vollständig auf die Folgen von Substanzgebrauch zurückgeführt werden. Ferner wäre nach der von Frau S. angegebenen Menge und Häufigkeit der Medikamenteneinnahme eine Entzugssymptomatik zu erwarten, sobald sie die Medikamente absetzen würde. Während ihres Klinikaufenthalts konnten jedoch keinerlei derartige Symptome beobachtet werden. Insofern ist es sehr wahrscheinlich, daß Frau S. nicht in dem von ihr geschilderten Ausmaß Medikamente nimmt und daß sie in ihren diesbezüglichen Angaben deutlich übertrieben hat. Allerdings treten Substanzmißbrauch oder Abhängigkeit häufig schneller im Kontext von Somatisierungsstörung auf, so daß jegliche pharmakologische Behandlung bei solchen Patienten sorgfältig überlegt und kontrolliert werden sollte.

Differentialdiagnostisch muß die Somatisierungsstörung ferner von der **Vorgetäuschten Störung** und von der **Simulation** unterschieden werden, bei denen die Symptome von dem Betroffenen absichtlich erzeugt bzw. vorgetäuscht werden. Hierbei handelt es sich nicht selten um eine schwierige Entscheidung, so daß bei der Diagnostik immer der situative Kontext, in dem die Symptome auftreten, betrachtet werden sollte. Bei Frau S. bestanden weder Anzeichen, daß sie die Symptome, wie bei der Simulation, bewußt erzeugte, um daraus einen Vorteil zu gewinnen, noch täuschte sie die Symptome (wie bei der Vorgetäuschten Störung) bewußt vor, vielmehr schien sie diese tatsächlich zu erleben.

Andere Diagnosen, die differentialdiagnostisch von der Somatisierungsstörung auszuschließen sind, sind die **Panikstörung**, die **Hypochondrie** sowie eine **Major Depression**. Gerade der Ausschluß der Panikstörung ist von großer Relevanz, da dieses Krankheitsbild sowohl besser erforscht als auch wesentlich erfolgversprechender behandelbar ist als die Somatisierungsstörung. Falls die Symptome nur während einer Panikattacke auftreten, sollte der Diagnose einer Panikstörung Vorrang vor der einer Somatisierungsstörung gegeben werden. Tritt das Beschwerdebild einer Somatisierungsstörung jedoch unabhängig von den Panikattacken auf, können beide Diagnosen gegeben werden.

Die Frage, ob Frau S. unter einer oder mehreren Episoden einer **Major Depression** litt, ist weitaus schwieriger zu beantworten, da die Beurteilung der Art und Weise der von einer Person mit Somatisierungsstörung gezeigten Symptome sich häufig als sehr kompliziert erweist. Ebenso wie ein solcher Patient zur Übertreibung und Ausschmückung seiner körperlichen Symptome neigt, wird er möglicherweise auch andere psychische Symptome übertrieben und facettenreich darstellen. Frau S. schildert die notwendige Anzahl und Dauer depressiver Symptome, um die Kriterien einer Major Depression zu erfüllen. Dieses ist nicht ungewöhnlich bei Patienten mit Somatisierungsstörung, selbst wenn sie nicht wirklich unter einer Major Depression leiden. Vielmehr beharren sie oft genauso hartnäckig auf ihren psychischen wie auf ihren körperlichen Beschwerden. Es liegt nahe, daß Frau S. ihre depressive Symptomatik deshalb so übertrieben hatte, weil ihr Mann angab, daß sie bis vor ein paar Tagen vor der Aufnahme noch guter Laune und auch sonst nicht ständig depressiv gewesen sei. Selbst wenn die Diagnose einer Major Depression indiziert wäre, so waren die multiplen körperlichen Beschwerden von Frau S. nicht nur auf die Phasen einer Major Depression begrenzt, sondern traten im Verlauf ihres Lebens immer wieder auf, so daß die Diagnose einer Somatisierungsstörung in jedem Fall gerechtfertigt ist. Gegebenenfalls können Antidepressiva verabreicht werden, jedoch sollte das Medikament im Falle einer möglichen Überdosierung kein hohes Letalitätspotential haben. Zusätzlich sollten sowohl die

Dosierung als auch die Einnahmedauer sorgfältig und kontinuierlich überwacht werden, da die Beurteilung der Medikamenteneffekte von hoher diagnostischer Relevanz sein kann.

Die Differenzierung zwischen der Somatisierungsstörung und der **Hypochondrie** erweist sich ebenfalls als schwierig, da die Unterscheidung sehr subtil und nicht immer zweifelsfrei ist. Jemand mit Hypochondrie ist in der Regel überzeugt, an einer ernsthaften Erkrankung zu leiden, während Patienten mit Somatisierungsstörung sich vor allem auf ihre vielgestaltigen Symptome konzentrieren und nicht so sehr über die Folgen einer spezifischen Erkrankung besorgt scheinen. Ferner ist die Somatisierungsstörung per definitionem polysymptomatischer Natur, wogegen rein hypochondrische Patienten ihre Aufmerksamkeit normalerweise nur auf einige, aber wenige ernsthafte Erkrankungen richten. Obgleich Frau S. angab, unter schweren Erkrankungen wie Rheumatischer Arthritis und Asthma zu leiden, war sie offensichtlich nicht wirklich über die Folgen dieser Erkrankungen besorgt, als vielmehr über die einzelnen Symptome selbst. Hypochondrie wird nicht diagnostiziert, wenn die übermäßige Beschäftigung mit Ängsten, eine schwere Krankheit zu haben, ausschließlich im Verlauf einer Somatisierungsstörung auftritt.

Wenn ein Patient somatoforme Symptome aufweist, die jedoch nicht alle erforderlichen Kriterien einer Somatisierungsstörung erfüllen, kann – unter der Bedingung, daß die Symptome für mindestens 6 Monate andauern – die Diagnose einer Undifferenzierten Somatoformen Störung gegeben werden. Werden diese zeitlichen Vorgaben unterschritten, wird die Diagnose einer Nicht Näher Bezeichneten Somatoformen Störung gegeben.

Therapieplanung bei Somatisierungsstörung

Da es zur Zeit noch keine nachweislich eindeutigen erfolgversprechenden Therapien bei Somatisierungsstörungen gibt, sollte das Augenmerk des Therapeuten immer darauf gerichtet sein, die Symptome des Patienten nicht zu verharmlosen. Eine gesundheitliche Gefährdung des Patienten tritt beispielsweise dann auf, wenn den multiplen Beschwerden und den ständigen Arztbesuchen eines Patienten entweder eine zu extensive und umfangreiche oder aber auch ungenügende Aufmerksamkeit geschenkt wird, so daß an vielen Patienten unnötige medizinische Untersuchungen durchgeführt werden, die unter Umständen zahlreiche und oft nicht ungefährliche Komplikationen hervorrufen können. Andererseits sind natürlich auch Patienten mit Somatisierungsstörung nicht vor nachweisbaren medizinischen Krankheitsfaktoren gefeit, so daß gegebenenfalls eine aufwendige und gründliche Diagnostik zur Verifizierung somatischer Erkrankungen mit anschließender Therapie durchaus indiziert sein kann. Patienten mit Verdacht auf Somatisierungsstörung werden nicht selten kurz und knapp abgefertigt, selbst wenn ihre Symptome charakteristisch für ernsthafte, allgemeinmedizinische Erkrankungen sind. Ein weiterer wichtiger Aspekt bei der Therapie der Somatisierungsstörung bildet ihre hohe Komorbidität mit anderen psychischen Störungen, wie beispielsweise Angst-, Affektiven und Substanzbezogenen Störungen, die ihrerseits möglicherweise besser auf eine Behandlung ansprechen.

Bei der Somatisierung ist am ehesten eine unterstützende Langzeit-Therapie indiziert, in der eine vertrauensvolle und supportive Beziehung zum Patienten aufgebaut wird. Die jeweiligen therapeutischen Sitzungen sollten möglichst kurz und von ehrlicher Offenheit gegenüber dem Patienten sein. Der geeignete Bezugstherapeut sollte idealerweise ein qualifizierter Hausarzt sein, der eng mit einem psychologischen oder ärztlichen Psychotherapeuten zusammenarbeitet.

Zusammenfassung

Bei der Beurteilung persistierender somatischer Symptome ist es sehr wichtig, einerseits nicht zu skeptisch aber andererseits auch nicht zu leichtgläubig zu sein. Der vermutlich am häufigsten praktizierte Fehler ist sicherlich die Annahme, daß sich hinter jeder Halluzination eine Psychose verbirgt. Zu beachten ist ferner, daß einige leicht Beeinflußbare die Neigung haben, als Folge ihres Kontaktes zu psychotischen Patienten während einer psychiatrischen Hospitalisierung Halluzinationen zu entwickeln.

ICD-10

Fallbeispiel: Eine junge Frau mit einer Vielzahl von Erkrankungen (s.S. 280)

ICD-10 Diagnose
F 45.0   Somatisierungsstörung

F 45.0   Somatisierungsstörung

A. Eine Vorgeschichte von mindestens zwei Jahren mit anhaltenden Klagen über multiple und wechselnde körperliche Symptome, die durch keine diagnostizierbare körperliche Krankheit erklärt werden können. Eine eventuell vorliegende bekannte körperliche Krankheit erklärt nicht die Schwere, das Ausmaß, die Vielfalt und die Dauer der körperlichen Beschwerden oder die damit verbundene soziale Behinderung. Wenn einige vegetative Symptome vorliegen, bilden sie nicht das Hauptmerkmal der Störung, d. h. sie sind nicht besonders anhaltend oder belastend.

B. Die ständige Sorge um die Symptome führt zu andauerndem Leiden und dazu, daß die Patienten mehrfach (drei oder mehrmals) um Konsultationen oder Zusatzuntersuchungen in der Primärversorgung oder beim Spezialisten nachsuchen. Wenn aus finanziellen oder geographischen Gründen medizinische Einrichtungen nicht erreichbar sind, kommt es zu andauernder Selbstmedikation oder mehrfachen Konsultationen bei örtlichen Laienheilern.

C. Hartnäckige Weigerung, die medizinische Feststellung zu akzeptieren, daß keine ausreichende körperliche Ursache für die körperlichen Symptome vorliegt. Akzeptanz der ärztlichen Mitteilung allenfalls für kurze Zeiträume bis zu einigen Wochen oder unmittelbar nach einer medizinischen Untersuchung.

D. Insgesamt sechs oder mehr Symptome aus der folgenden Liste, mit Symptomen aus mindestens zwei verschiedenen Gruppen:

Gastro-intestinale Symptome:

1. Bauchschmerzen
2. Übelkeit
3. Gefühl von Überblähung
4. schlechter Geschmack im Mund oder extrem belegte Zunge
5. Klagen über Erbrechen oder Regurgitation von Speisen
6. Klagen über häufigen Durchfall oder Austreten von Flüßigkeit aus dem Anus.

Kardio-vaskuläre Symptome:

   7. Atemlosigkeit ohne Anstrengung

   8. Brustschmerzen.

Urogenitale Symptome:

   9. Dysurie oder Klagen über die Miktionshäufigkeit

   10.unangenehme Empfindungen im oder um den Genitalbereich

   11.Klagen über ungewöhnlichen oder verstärkten vaginalen Ausfluß.

Haut- und Schmerzsymptome:

   12. Klagen über Fleckigkeit oder Farbveränderungen der Haut

   13. Schmerzen in den Gliedern, Extremitäten oder Gelenken

   14. unangenehme Taubheit oder Kribbelgefühl.

E. Häufigstes Ausschlußkriterium: Die Störung tritt nicht ausschließlich während einer Schizophrenie oder einer verwandten Störung (F2), einer affektiven Störung (F3) oder einer Panik-störung (F41.0) auf.

Interpretation nach ICD-10

Die Patientin erfüllt über die Maßen die Kriterien für eine Somatisierungsstörung; insbesondere auch das **Kriterium D** von F45.0 (Somatisierungsstörung): Sie weist 3 gastrointestinale Symptome auf (Übelkeit, Erbrechen und Blähungen). Ferner Schmerzsymptome (Schmerzen in den Extremitäten und Gelenken) und kardiovaskuläre Symptome wie Atemlosigkeit und Brustschmerzen. Obwohl die Patientin multiple depressive Symptome angibt, werden die Kriterien für eine depressive Episode oder Dysthymia nicht erfüllt und können somit ausgeschlossen werden. Eine begleitende depressive Symptomatik ist bei einer Somatisierungsstörung nicht ungewöhnlich.

Vergleich DSM-IV/ICD-10

Im direkten Vergleich der somatoformen Störung nach ICD-10 mit der Somatisierungsstörung nach DSM-IV ergibt sich folgendes: Nach ICD-10 (Kriterium A von F45.0) werden mindestens zwei Jahre gefordert, in DSM-IV mehrere Jahre und Auftreten der Anzeichen vor dem 30. Lebensjahr. Nach ICD-10 (Kriterium D) werden Symptome aus zwei von vier Gruppen gefordert (gastrointestinale Symptome, kardiovaskuläre Symptome, urogenitale Symptome, Haut- und Schmerzsymptome). In DSM-IV werden das Vorliegen von Symptomen im Bereich Schmerz (mindestens 4) gefordert, zwei gastrointestinale Symptome, ein sexuelles Symptom, ein pseudoneurologisches Symptom.

Bereits auf Symptomebene gibt es also deutliche Unterschiede.

Sowohl nach ICD-10 als auch in DSM-IV wird die Gruppe der o.g. Störungen unter dem Oberbegriff „somatoforme Störungen" genannt. Die hier beschriebene Kategorie – siehe o.g. Fallbeschreibung – lautet sowohl nach ICD-10 als auch nach DSM-IV Somatisierungsstörung und ist zu unterscheiden von der Undifferenzierten Somatoformen Störung nach DSM-IV, wohingegen das Pendant im ICD-10 undifferenzierte Somatisierungsstörung heißt.

Konversionsstörung

* Fallbeispiel: Eine Frau mit unerklärlichen Krankheitsepisoden

Frau R., eine 20jährige ledige Verkäuferin, wird von ihrem Partner und anderen Freunden in die Notaufnahme einer Großstadtklinik gebracht. Die Patientin beklagt sich über ein „Taubheitsgefühl" in der linken Gesichtshälfte, dem linken Arm und der linken Schulter, welches gleich nach einem Unfall während eines Picknicks aufgetreten sei. Das „Taubheitsgefühl" äußere sich in der Form, daß sie sowohl ein Schwächegefühl als auch keinerlei Empfindungen mehr in der linken Schulter und dem linken Arm verspüre. Offenbar stieß sie sich mit dem Kopf am Boden, während sie von ihren Freunden bei einem ausgelassenen Spiel getragen wurde. Ihre Freunde berichten, daß sie gleich nach dem Zwischenfall „benommen" und auch zwischenzeitlich nicht ansprechbar gewesen sei. Innerhalb von Minuten sei sie wieder bei vollem Bewußtsein gewesen, klagte allerdings über Taubheitsgefühle und wurde anschließend in die Notaufnahme der Klinik gebracht. Während der Untersuchung erscheint Frau R. etwas erstaunt, aber weitgehend unbekümmert über ihre Symptome. Sie zeigt sie sich sehr kooperativ bei der Untersuchung. Es liegen keine Pupillenabnormalitäten vor, und der Blickreflex ist ebenfalls normal. Ferner bestehen keine Anzeichen für eine Schädigung der Gesichtsnerven. Während der neurologischen Untersuchung bestätigt sie, daß sie keinerlei Empfindungen in der gesamten linken Gesichtshälfte sowie ihrem linken Arm und der Schulter verspüre. Die Empfindungsgrenze verlaufe scharf von der Mittellinie, die sich von der Stirn zum Nacken zieht, und beschreibe einen Winkel zur linken Axilla. Während sie sich auszieht, unterstützt sie die Bewegungen des linken Arms mit ihrer rechten Hand und zeigt insgesamt nur geringe Anstrengungen, den linken Arm und die Schulter in ihre Bewegungen miteinzubeziehen. Ihre Sehnenreflexe sind symmetrisch und von normaler Stärke.

Frau R. gibt an, daß sie guter Gesundheit sei, und verneint früheren oder aktuellen Alkohol- oder Drogenmißbrauch. Sie beschreibt sich als „schüchtern und sensibel". Sie sei keine so selbstbewußte Frau, wie sie sein sollte, habe aber dennoch einige wenige gute Freunde. Frau R. hat als Schülerin ein ländliches Gymnasium besucht, das sie nach eigenen Angaben mit mittlerem Erfolg abgeschlossen habe. Insbesondere mochte sie nicht die naturwissenschaftlichen Fächer und Mathematik. Ihr Vater arbeitete als Verkäufer in einem Lebensmittelgeschäft und ihre Mutter als Serviererin. Sie selbst zog in die Stadt, nachdem sie ihre Schule abgeschlossen hatte und sich ihre Eltern scheiden ließen, deren Trennung sie immer noch stark belaste. Kurz nach ihrem Umzug war sie aufgrund eines „Anfalls" stationär behandelt worden. Sie ging damals durch einen Park, wußte allerdings nicht, wer sie war, noch wie, wann und warum sie in den Park gelangte. Obwohl sie rasch nach der Aufnahme in der Klinik ihr Gedächtnis wieder fand, konnte sie sich dennoch nur vage an ihren „Anfall" erinnern. Sie erinnerte sich deutlich an ihre Hospitalisierung und an umfangreiche Untersuchungen, in der Testungen ihrer „Gehirn-wellen" durchgeführt worden wären, letztendlich habe man ihr jedoch keine genaue Erklärung für den Anfall geben können, außer daß sie sehr aufgeregt gewesen sein müs-se. Weder eine weitere Diagnostik noch andere Weiterbehandlungen wurden ihr emp-fohlen. Dennoch ging sie für einige Wochen nicht mehr zur Arbeit, um sich zu erholen.

Bis zur aktuellen Episode hatte Frau R. kein Wiederauftreten dieser Ausfälle noch ande-rer neurologischer Symptome. Seit ihrem Umzug arbeitet sie in demselben Job, und sie sei, seit sie ihre Kollegen besser kenne, in ihrem Beruf sehr zufrieden. Sie habe bislang zwei ernstere Beziehungen gehabt und sei mit ihrem derzeitigen Freund seit 8 Monaten zusammen. Allerdings habe ihr Freund in letzter Zeit vorgeschlagen, daß sie sich viel-leicht wieder mit anderen verabreden sollten. Dieses belaste sie sehr, da es sie an ihre vorherigen Trennungen erinnere. Nach ihrer Entlassung aus der Klinik, blieben ihre Symptome bestehen, obgleich keine ursächlichen medizinisch-pathologischen Krank-heitsfaktoren gefunden werden konnten. Ihr wurde mitgeteilt, daß kein Hinweis auf neu-rologische Schädigungen vorlägen und daß sich ihre Beschwerden kontinuierlich ver-bessern und schließlich verschwinden würden. Am nächsten Morgen waren tatsächlich alle Symptome bis auf ein Gefühl von Ungeschicklichkeit in ihrer linken Hand, für das jedoch keine objektive Ursache gefunden werden konnte, verschwunden. Sie wurde dar-aufhin an eine psychiatrische Ambulanz überwiesen.

DSM-IV Diagnose
(ICD-10 s.S. 293)

Achse I:	300.11	Konversionsstörung mit gemischtem Erscheinungsbild (sowohl mit motorischen Symptomen oder Ausfällen als auch mit sen-sorischen Symptomen oder Ausfällen)
	300.12	Dissoziative Amnesie (letzte Episode, beendet)
Achse II:	V71.09	Keine Diagnose, vermeidende und abhängige Persönlichkeits-merkmale,
		Dissoziation als spezifischer Abwehrmechanismus
Achse III:		keine
Achse IV:		bevorstehende Beendigung der Partnerschaft
Achse V:		GAF = 60 (zur Zeit); 85 (höchster Wert im letzten Jahr)

Diagnostische Kriterien für 300.11 (F44.xx) Konversionsstörung

A. Ein oder mehrere Symptome oder Ausfälle der willkürlichen motorischen oder sensorischen Funktionen, die einen neurologischen oder sonstigen medizinischen Krankheitsfaktor nahelegen.

B. Ein Zusammenhang zwischen psychischen Faktoren und dem Symptom oder Ausfall wird angenommen, da Konflikte oder andere Belastungsfaktoren dem Beginn oder der Exazerbation des Symptoms oder des Ausfalls vorausgehen.

Fortsetzung nächste Seite

Fortsetzung

C. Das Symptom oder der Ausfall wird nicht absichtlich erzeugt oder vorgetäuscht (wie bei der Vorgetäuschten Störung oder Simulation).

D. Das Symptom oder der Ausfall kann nach adäquater Untersuchung nicht vollständig durch einen medizinischen Krankheitsfaktor, durch die direkte Wirkung einer Substanz oder als kulturell sanktionierte Verhaltens- oder Erlebensformen erklärt werden.

E. Das Symptom oder der Ausfall verursacht in klinisch bedeutsamer Weise Leiden oder Beeinträchtigungen in sozialen, beruflichen oder anderen wichtigen Funktionsbereichen, oder es rechtfertigt eine medizinische Abklärung.

F. Das Symptom oder der Ausfall ist nicht auf Schmerz oder eine sexuelle Funktionsstörung begrenzt, tritt nicht ausschließlich im Verlauf einer Somatisierungsstörung auf und kann nicht besser durch eine andere psychische Störung erklärt werden.

Bestimme den Typus des Symptoms oder Ausfalls:
Mit Motorischen Symptomen oder Ausfällen,
Mit Sensorischen Symptomen oder Ausfällen,
Mit Anfällen oder Krämpfen,
Mit Gemischtem Erscheinungsbild.

Leitlinien für Diagnose und Differentialdiagnose der Konversionsstörung

Die Konversionsstörung tritt heutzutage in industrialisierten westlichen Ländern weitaus seltener auf als es noch immer in anderen Kulturkreisen der Fall ist. Leicht beeinflußbare Personen, die früher ehe somatische Symptome aufwiesen, klagen jetzt bevorzugt über psychische Beschwerden und ahmen somit möglicherweise in erster Linie Psychische Störungen als die ursprünglich bevorzugten neurologischen Erkrankungen nach.

Die Symptome von Frau R. erfüllen vollständig die diagnostischen Kriterien einer Konversionsstörung. Die Symptomatik beinhaltet sowohl motorische als auch sensorische Defizite und scheint in bezug zu psychischen Faktoren zu stehen, die sich darin äußern, daß sie sehr beunruhigt über den von ihrem Freund kürzlich geäußerten Wunsch sei, zukünftig eine „offene Beziehung" zu führen. Die wichtigste diagnostische Frage ist sicherlich, inwieweit die Symptome von Frau R. auf mögliche **neurologische Krankheitsfaktoren** zurückführbar sind. Studien zeigen immer wieder, daß bei einer beachtenswerten Anzahl von Patienten, die ursprüngliche die Diagnose einer Konversionsstörung erhalten hatten, später neurologische Krankheitsfaktoren gefunden wurden, die sich als ursächlich für die Beschwerden erwiesen. Obwohl die Symptome von Frau R. eine neurologische Genese nahelegen, ist diese Erklärung für ihre Beschwerden eher unwahrscheinlich, da die Beschwerden nicht mit den tatsächlichen neuroanatomischen Strukturen übereinstimmen (abgegrenzte Linie von der Mitte der Stirn beginnend und zum Nacken herabziehend).

Normalerweise folgen Konversionssymptome nicht den bekannten anatomischen Bahnen, es sei denn der Patient verfügt über medizinische Kenntnisse, die es ihm ermöglichen, **medizinische Krankheitsfaktoren** sehr genau nachzuahmen. Dies tritt häufig bei Personen auf, die entweder über medizinisches Fachwissen verfügen (z. B. Krankenschwestern und Ärzte), selbst tatsächlich die Krankheit haben (beispielsweise leidet die Mehrzahl der Personen, die Krampfanfälle im Rahmen ihrer Konversionsstörung aufweisen, tatsächlich an einer Epilepsie) oder sie kennen jemandem aus dem näheren Umfeld, der selbst an der entsprechenden Krankheit leidet. Bei Frau R. bestanden keinerlei nachweisbaren Hinweise darauf, daß ihre Symptomatik auf einen nachweisbaren **medizinischen Krankheitsfaktor** oder **Substanzmißbrauch** ursächlich zurückzuführen ist. Obwohl die Symptome von Frau R. genau in das Bild einer Konversionsstörung passen, ist es für den Kliniker bedeutsam, nicht fälschlicherweise neurologische Krankheitsfaktoren zu übersehen. Dieses kann vor allem dann geschehen, wenn sich die Krankheit erst im Anfangsstadium befindet, sich in atypischer Symptomatik äußert oder so selten ist, daß die entsprechende Diagnose gar nicht in Betracht gezogen wird. Daher sind manchmal im weiteren zeitlichen Verlauf erneute neurologische Untersuchung indiziert.

Die Bedingung, daß **psychische Faktoren** mit der Konversionssymptomatik assoziiert sein müssen, ist erstmalig im DSM-IV aufgenommen worden. Unglücklicherweise erhöht dies nicht gerade die Spezifität der Diagnostik einer Konversionsstörung, da nahezu alle psychischen Störungen wie auch körperliche Erkrankungen mit psychischen Faktoren im Zusammenhang stehen können. Im Kriterium B wird deshalb vorgeschlagen, den zeitlichen Kontext, in dem die Symptomatik auftritt, hinsichtlich psychischer Belastungsfaktoren genauer zu beachten. Wenn die Konversionssymptomatik direkt im Anschluß an eine Konfliktsituation oder einem Stressor erstmalig auftritt oder sich wesentlich verschlimmert, ist eine direkte Assoziation mit psychischen Faktoren sehr wahrscheinlich. So begannen die Probleme von Frau R. kurz nachdem ihr Freund ihr mitgeteilt hatte, daß er sie nicht mehr so oft sehen möchte.

Es ist unwahrscheinlich, daß Frau R. ihre Symptome **bewußt erzeugte** oder **vortäuschte.** Sie verhielt sich während der Untersuchungen sehr kooperativ. Ihre Symptome brachten ihr keine offensichtlichen Vorteile durch die Umwelt (wie es bei einer **Simulation** zu erwarten gewesen wäre), und ihre unmittelbare Genesung deutet daraufhin, daß sie nicht bewußt eine Krankenrolle (wie in der **Vorgetäuschten Störung**) angenommen hatte. Es könnte durchaus möglich sein, daß Frau R.'s Symptomatik ihr eine erhöhte Aufmerksamkeit und Zuwendung durch ihren Freund (als sekundärer Krankheitsgewinn) gebracht hatte. Solange die Symptome jedoch nicht willentlich erzeugt wurden, lautet die richtige Diagnose Konversionsstörung und nicht Simulation.

Jedesmal, wenn ein Patient eine Konversionssymptomatik aufweist, sollten im diagnostischen Gespräch auch die Symptome einer **Somatisierungsstörung** erfragt werden. Hinsichtlich diagnostischer Konvention und zur Vermeidung von einer künstlichen Komorbidität wird eine Konversionsstörung bei Vorliegen einer Panikstörung, einer Sexuellen Störung sowie bei der Somatisierungsstörung nicht separat diagnostiziert, sofern sich die Symptomatik vollständig überlappt. Im Fall von Frau R. bestehen keine eindeutigen Beweise für eine Somatisierungsstörung oder irgendeine andere psychische Störung, die verantwortlich für ihre Symptome sein könnten.

Therapieplanung bei Konversionsstörung

Konversionsstörungen haben die Tendenz, insbesondere bei den Menschen aufzutreten, die hinsichtlich der Erzeugung – und glücklicherweise auch des Verschwindens – von Symptomen leicht beeinflußbar sind. Häufig besteht das beste Vorgehen bei solchen Patienten darin, eine optimistische Erwartungshaltung zu erwecken sowie es den Patienten zu ermöglichen, das Gesicht zu wahren, z. B. indem man beispielsweise kurzfristig physikalische Rehabilitationsmaßnahmen verordnet. Chronische Konversionssymptome machen unter Umständen zusätzlich zu physikalischen Rehabilitationsmaßnahmen psychotherapeutische und suggestive Maßnahmen notwendig. Da die Symptome häufig im Kontext psychosozialer Stressoren auftreten, ist es in der Regel hilfreich, neben Unterstützung und Ratschlägen die Lebensbedingungen positiv zu verändern und Coping-Strategien einzuüben. Nach unserer Erfahrung haben sich krankheitseinsichtsorientierte (psychoanalytische) Maßnahmen als nicht sinnvoll bei der Therapie erwiesen, obgleich psychische Konflikte für die Entwicklung der Konversionssymptomatik ätiologisch bedeutsam erscheinen. Die betroffenen Patienten finden eine Krankheitseinsicht normalerweise nicht sehr hilfreich, vielmehr fühlen sie sich häufig durch die Interpretationen gekränkt, da sie vermuten, daß der Diagnostiker annimmt, daß die Beschwerden nur eingebildet oder vorgetäuscht seien.

Zusammenfassung

Eine Konversionsstörung ist sowohl leicht zu übersehen wie auch fehlerhaft zu diagnostizieren. Wichtig ist immer eine oder mehrere gründliche neurologische Untersuchungen, um sicher abzuklären, daß die vorliegenden Symptome keine atypische Manifestation von zugrundeliegenden neurologischen oder anderen medizinischen Krankheitsfaktoren darstellen (z. B. Multiple Sklerose, Myastenia gravis oder idiopathische Dystonie). Andererseits erhalten einige der Betroffenen mit Konversionsstörung viel zu viele teure und oft auch gefährliche diagnostische Untersuchungen und Behandlungsversuche. Klinisches Urteilsvermögen ist bei der Einschätzung gefordert, inwieweit man die Möglichkeit von potentiell neurologischen Ursachen weiter verfolgen sollte. Eine Konversionsstörung kann auch bei Vorliegen einer Neurologischen Grunderkrankung diagnostiziert werden, wenn die Symptome nicht vollständig durch diesen medizinischen Krankheitsfaktor erklärt werden können. Dies ist keine ungewöhnliche Situation. Schließlich, und das ist vielleicht der wichtigste Aspekt, zeigen sich Konversionssymptome heute wesentlich häufiger in Form von „psychischen" als in Form von „neurologischen" Symptomen, obgleich sich die Differenzierung zwischen Konversionssymptomen und primär psychischen Symptomen als keine einfache Aufgabe erweist.

ICD-10

Fallbeispiel: Eine Frau mit unerklärlichen Krankheitsepisoden (s.S. 289)

ICD-10 Diagnose

F44.0 Dissoziative Amnesie

F45.4 dissoziative Bewegungsstörung

F44.6 dissoziative Sensibilitäts- und Empfindungsstörung

Die Diagnose F44.7 (dissoziative Störung, gemischt) wäre alternativ für die drei o. g. Diagnosen möglich.

F44   dissoziative Störungen (Konversionsstörungen)

G1. Kein Nachweis einer körperlichen Krankheit, welche die für diese Störung charakteristischen Symptome erklären könnte (es können jedoch körperliche Störungen vorliegen, die andere Symptome verursachen).

G2. Überzeugender zeitlicher Zusammenhang zwischen den dissoziativen Symptomen und belastenden Ereignissen, Problemen oder Bedürfnissen.

F44.0   dissoziative Amnesie

A. Die allgemeinen Kriterien für eine dissoziative Störung (F44) müssen erfüllt sein.

B. Entweder eine teilweise oder vollständige Amnesie für vergangene Ereignisse oder Probleme, die traumatisch oder belastend waren oder noch sind.

C. Die Amnesie ist zu ausgeprägt und zu lang anhaltend, um mit einer normalen Vergeßlichkeit oder durch eine gewollte Simulation erklärt werden zu können (die Schwere und das Ausmaß der Amnesie können allerdings von einer Untersuchung zur anderen wechseln).

F44.1   dissoziative Fugue

A. Die allgemeinen Kriterien für eine dissoziative Störung (F44) müssen erfüllt sein.

B. Eine unerwartete, gleichwohl äußerlich normal organisierte Reise mit Entfernung von zuhause oder vom gewohnten Arbeitsplatz und den sozialen Aktivitäten; während dieser Zeit bleibt die Selbstversorgung weitgehend erhalten.

C. Entweder teilweise oder vollständige Amnesie für die Reise, die das Kriterium C. für eine dissoziative Amnesie (F44.0) erfüllt.

F44.4   dissoziative Bewegungsstörungen

A. Die allgemeinen Kriterien für eine dissoziative Störung (F44) müssen erfüllt sein.

B. Entweder 1. oder 2.:

1. kompletter oder teilweiser Verlust der Bewegungsfähigkeit. Dies betrifft Bewegungen, die normalerweise der willkürlichen Kontrolle unterliegen (einschließlich der Sprache)

2. verschiedene oder wechselnde Grade von Koordinationsstörungen, Ataxie oder der Unfähigkeit, ohne Hilfe zu stehen.

F44.5   dissoziative Krampfanfälle

A. Die allgemeinen Kriterien für eine dissoziative Störung (F44) müssen erfüllt sein.

B. Plötzliche und unerwartete krampfartige Bewegungen, die sehr an verschiedene Formen epileptischer Anfälle erinnern, aber nicht mit einem Bewußtseinsverlust einhergehen.

C. Kriterium B. geht nicht einher mit Zungenbiß, schweren Hämatomen oder Verletzungen aufgrund eines Sturzes oder mit Urininkontinenz.

F44.6   dissoziative Sensibilitäts- und Empfindungsstörung

A. Die allgemeinen Kriterien für eine dissoziative Störung (F44) müssen erfüllt sein.

B. Entweder 1. oder 2.:

1. teilweiser oder vollständiger Verlust einer oder aller normaler Hautempfindungen an Körperteilen oder am ganzen Körper (genaue Angabe ob Berührung, Nadelstich, Vibration, Hitze, Kälte)

2. teilweiser oder vollständiger Seh-, Hör- oder Riechverlust (ist zu spezifizieren).

F44.7   dissoziative Störungen (Konversionsstörungen), gemischt

Interpretation nach ICD-10

Der Nachweis einer körperlichen Krankheit wurde ausgeschlossen, wobei der Zusammenhang mit einer möglichen unfallbedingten traumatischen Ursache („Stieß sich mit dem Kopf am Boden") nicht näher geschildert wurde. **Kriterium G2** von F44 ist sicher erfüllt, da es eine zeitliche Koinzidenz von Stressor und Symptombild gibt, die durch die Äußerung des Partners („Man wolle sich seltener sehen") belegt ist. Zeitlich vergleichsweise enger ist jedoch der Zusammenhang mit dem Unfall. Immerhin war die Patientin kurzzeitig nicht ansprechbar.

Das frühere Umherirren im Park, an welches sie sich selbst nicht erinnert, erfüllt die drei **Kriterien (A-C)** der dissoziativen Amnesie (F44.0), nicht jedoch jene der dissoziativen Fugue (F44.1). Dissoziative Krampanfälle sind differentialdiagnostisch in Erwägung zu ziehen (F44.5). Es spricht jedoch aus der Fallbeschreibung kaum etwas für deren Vorliegen (unauffälliges EEG, keine Verhaltensbeobachtung von Krämpfen, keine Anfallsfolgen nach dem Parkbesuch oder nach dem Unfall beim Spielen). Bei der neurologischen Untersuchung ist ihr Bewegungsverhalten (Schulter-Arm) auffällig (so „unterstützt sie die Bewegungen des linken Armes mit der rechten Hand"). Interpretiert man dies – wie nach ICD-10 gefordert – als „teilweisen Verlust der Bewegungsfähigkeit", so liegt – zumindest kurzzeitig – eine dissoziative Bewegungsstörung vor (F44.4). Mit größerer Verläßlichkeit kann man dagegen eine dissoziative Sensibilitäts- und Empfindungsstörung (F44.6) in diesem Fall konstatieren. Diese besteht hier in veränderten Hautempfindungen **(B1)**, nicht jedoch i. S. eines Seh-, Hör- oder Riechverlustes **(B2)**. Es könnte hier auch zusammenfassend die Diagnose „dissoziative Störung, gemischt" (F44.7) gegeben werden. Die Diagnose F44.8 ist anderen spezifischen Störungen, wie z. B. dem Ganser-Syndrom, vorbehalten.

Vergleich DSM-IV/ICD-10

Folgt man der letztgenannten Möglichkeit und präferiert die Codierung „gemischt" (F44.7), so entsprächen sich DSM-IV und ICD-10. Nach DSM IV ist eine Subtypisierung in motorisch, sensorisch, mit Anfällen oder Krämpfen und mit gemischtem Erscheinungsbild möglich.

Schmerzstörung

* Fallbeispiel: Ein Mann mit chronischen Schmerzen

Herr B., ein 37jähriger Mann, kommt nach einer 3 Jahre zurückliegenden Rückenverletzung erstmalig zu einer psychiatrischen Untersuchung. Er hatte sich die Verletzung beim Heben schwerer Geräte während seiner Tätigkeit als LKW-Fahrer zugezogen. Vor 2 Jahren unterzog sich Herr B. einer Lumbal-Laminektomie. Der Erfolg des Eingriffs war jedoch nur auf eine kurze Zeit begrenzt, so daß die Schmerzen, die sogar zur Arbeitsunfähigkeit geführt hatten, nach und nach zurückkehrten.

Innerhalb der letzten 3 Jahre nach dem Unfall war Herr B. insgesamt ca. 8 Monate berufstätig. In den vergangenen 6 Monaten vor dieser psychiatrischen Untersuchung fühlte sich Herr B. völlig arbeitsunfähig. Er leidet unter starken Schmerzen im unteren Rückenbereich, die gelegentlich ins linke Bein ausstrahlen. Der Befund eines durchgeführten Myelogramms ist negativ, und eine medizinische Untersuchung zeigte keinen Anhalt für eine Nervenwurzelkompression.

Der behandelnde Arzt von Herrn B. vermutet eine Instabilität der Lumbal-Wirbel. Jede Tätigkeit verschlimmert seine Schmerzen, inklusive Sitzen, Stehen, Bücken oder Heben. Nach seinen Angaben wird sein Leben in zunehmendem Maße von den Schmerzen und damit von dem „ungerechten" Schicksalsschlag, der sein früheres Leben zerstört hat, bestimmt. Er kann über nichts anderes mehr reden und an nichts anderes mehr denken. Die einzige Erleichterung bringt ihm eine kontinuierlich steigende Dosierung von Kokain. Herr B. fühlt sich sehr niedergeschlagen und klagt über Einschlafprobleme. Er zeigt jedoch keine weiteren Symptome, welche die Kriterien für die Diagnose einer Major Depression erfüllen. Dennoch bewahrt er in seiner Wohnung geladene Schußwaffen auf, um sich gegebenenfalls das Leben nehmen zu können, wenn seine Rückenbeschwerden nicht geheilt werden können.

Herr B. ist ein kräftiger, gutaussehender, bärtiger Mann, der sich wie ein Cowboy kleidet und wie ein Seemann fluchen kann. Seine Erscheinung und sein Auftreten erwecken den Eindruck, daß er sich und andere von seiner Stärke und Männlichkeit überzeugen will. Herr B. betrachtet jegliche Gefühlsäußerung – mit Ausnahme von Wut – als schwächlich oder weibisch. Er hat große Schwierigkeiten, Zuneigung zu zeigen, obwohl er sich offensichtlich mit seiner Familie stark verbunden fühlt. Selbst seine überragenden intellektuellen Fähigkeiten sieht er als Schwäche, und auf dem Gymnasium verdeckte er sorgfältig seine hervorragenden Schulleistungen vor seinen Freunden, da er sich sicher war, daß sie ihn auslachen würden.

Vor seiner Verletzung betrachtete sich Herr B. als unabhängig und selbstsicher. Er gab in seiner Familie den Ton an und sah Frauen generell als schwächliche Wesen, um die man sich kümmern müßte. Herr B. war stolz darauf, wie gut er seine Familie versorgte, wie hart er arbeitete sowie auf seine mehr als 100 Überstunden, die er jährlich machte. Er erlaubte seiner Frau keinerlei eigenen Freiraum und war mißtrauisch und ärgerlich, wenn er nicht wußte, wo sie sich aufhielt. Nur indem er sie als total unselbständig erscheinen ließ, konnte er seine eigene immense Abhängigkeit vor sich und anderen verstecken.

Herr B. kann über seine derzeitige Verfassung nur in Form von Verlusten reden, hauptsächlich weil er nicht mehr die schwere Arbeit ausführen kann, auf die er einst so stolz war und auch keinen Sport mehr ausüben kann. Sein behandelnder Arzt empfahl ihm eine Umschulung in einen eher sitzenden Beruf, doch Herr B. weigerte sich. Schließlich begann er einen Lehrgang zum Programmierer, und obwohl er gute Leistungen zeigte, brach er den Lehrgang bereits nach einigen Wochen wieder ab. Er hatte Konzentrationsschwierigkeiten und beklagte sich, daß sich seine Schmerzen verschlimmerten, wenn er längere Zeit sitzen würde. Bei einer Gelegenheit sagte er: „Vielleicht werde ich lernen, mit den Schmerzen zu leben, aber mein Leben wird nie wieder so sein wie vorher." Seitdem ist er ständig auf der Suche nach einem Arzt, der ihn wieder in seinen alten Zustand zurückbringen kann.

DSM-IV Diagnose
(ICD-10 s.S. 300)

Achse 1:	307.89	Schmerzstörung in Verbindung mit sowohl Psychischen Faktoren wie einem Medizinischen Krankheitsfaktor, Chronisch
	305.60	Kokainmißbrauch
Achse II:		Selbstunsichere (Dependente) Persönlichkeitsmerkmale
Achse III:	715.9	Zustand nach lumbaler Laminektomie
Achse IV:		Verlust der Arbeit und Unfähigkeit im erwählten Beruf zu arbeiten
Achse V:		GAF = 45

Diagnostische Kriterien für Schmerzstörung

A. Schmerzen in einer oder mehreren anatomischen Region(en) stehen im Vordergrund des klinischen Bildes und sind von ausreichendem Schweregrad, um klinische Beachtung zu rechtfertigen.

B. Der Schmerz verursacht in klinisch bedeutsamer Weise Leiden oder Beeinträchtigungen in sozialen, beruflichen oder anderen wichtigen Funktionsbereichen.

C. Psychischen Faktoren wird eine wichtige Rolle für Beginn, Schweregrad, Exazerbation oder Aufrechterhaltung der Schmerzen beigemessen.

D. Das Symptom oder der Ausfall wird nicht absichtlich erzeugt oder vorgetäuscht (wie bei der Vorgetäuschten Störung oder Simulation).

E. Der Schmerz kann nicht besser durch eine Affektive, Angst- oder Psychotische Störung erklärt werden und erfüllt nicht die Kriterien für Dyspareunie.

Codiere wie folgt:
307.80 (F45.4) Schmerzstörung in Verbindung mit Psychischen Faktoren: Psychischen Faktoren wird die Hauptrolle für Beginn, Schweregrad, Exazerbation oder Aufrechterhaltung der Schmerzen beigemessen. (Wenn ein medizinischer Krankheitsfaktor vorhanden ist, spielt dieser keine große Rolle für Beginn, Schweregrad, Exazerbation oder Aufrechterhaltung der Schmerzen.) Diese Art der Schmerzstörung wird nicht diagnostiziert, wenn die Kriterien der Somatisierungsstörung auch erfüllt sind.

Fortsetzung nächste Seite

Fortsetzung

Bestimme, ob:
Akut: Dauer weniger als sechs Monate.
Chronisch: Dauer sechs Monate oder länger.

307.89 (F45.4) Schmerzstörung in Verbindung mit sowohl Psychischen Faktoren wie einem Medizinischen Krankheitsfaktor: Sowohl psychischen Faktoren als auch einem medizinischen Krankheitsfaktor wird eine wichtige Rolle für Beginn, Schweregrad, Exazerbation oder Aufrechterhaltung der Schmerzen beigemessen. Der damit zusammenhängende medizinische Krankheitsfaktor oder die anatomische Region des Schmerzes (s. u.) wird auf Achse III codiert.

Bestimme, ob:
Akut: Dauer weniger als sechs Monate.
Chronisch: Dauer sechs Monate oder länger.

Beachte: Die folgende Kategorie wird nicht zu den psychischen Störungen gezählt und an dieser Stelle nur aufgeführt, um die Differentialdiagnose zu erleichtern.

Schmerzstörung in Verbindung mit Medizinischen Krankheitsfaktoren: Ein medizinischer Krankheitsfaktor spielt die Hauptrolle für Beginn, Schweregrad, Exazerbation oder Aufrechterhaltung der Schmerzen. (Wenn psychische Faktoren vorhanden sind, wird ihnen keine Hauptrolle für Beginn, Schweregrad, Exazerbation oder Aufrechterhaltung der Schmerzen beigemessen.) Der diagnostische Code für die Schmerzen wird aufgrund des zugrundeliegenden medizinischen Krankheitsfaktors ausgewählt, wenn ein solcher gefunden wurde (s. Anhang), oder aufgrund der anatomischen Lokalisation der Schmerzen, wenn der zugrundeliegende medizinische Krankheitsfaktor noch nicht klar angegeben werden konnte – z. B. Lumbago (724.2), Ischialgie (724.3), Becken (625.9), Kopfschmerz (784.0), Gesicht (784.0), Brustkorb (786.50), Gelenke (719.4), Knochen (733.90), Abdomen (789.0), Brust (611.71), Niere (788.0), Ohr (388.70), Auge (379.91), Hals (784.1), Zähne (525.9) und urologisch (788.0).

Leitlinien für Diagnose und Differentialdiagnose der Schmerzstörung

Das DSM-IV nennt **drei Subtypen** der Schmerzstörung. Der erste Subtyp steht in Verbindung mit **Psychischen Faktoren.** Der zweite Subtyp wird sowohl mit Psychischen Faktoren als auch mit einem **Medizinischen Krankheitsfaktor** assoziiert und ist wesentlich weiter verbreitet. Dabei sind die Schmerzen zwar auf einen medizinischen Krankheitsfaktor zurückführbar, jedoch spielen auch psychische Faktoren eine wichtige Rolle für „den Beginn, den Schweregrad, die Exazerbation oder die Aufrechterhaltung der Schmerzen". Den dritten Subtyp bildet die **„Schmerzstörung in Verbindung mit einem Medizinischen Krankheitsfaktor".** Dieser dritte Typus zählt nicht zu den psychischen Störungen im engeren Sinne; psychischen Faktoren wird entweder keine oder nur eine minimale Rolle für die Entstehung der Schmerzen beigemessen. Dieser dritte Subtyp ist im DSM-IV aufgenommen worden, um einerseits die Differentialdiagnose zu erleichtern und zum anderen weil Schmerzen, die auf einen Medizinischen Krankheitsfaktor zurückführbar sind (insbesondere wenn dieser einen chronischen Verlauf annimmt), auch häufig von Psychiatern oder Diplompsychologen behandelt werden. Wenn ein medizinischer Krankheitsfaktor in Verbindung mit Schmerzen auftritt, sollte er auf Achse III, wie am Beispiel oben gezeigt, kodiert werden.

Herr B. erhielt die Diagnose des zweiten Subtyps einer Schmerzstörung weil seine Schmerzen weit über das üblicherweise auftretende Ausmaß hinaus gingen, das bei dem vorliegenden medizinischen Krankheitsfaktor zu erwarten wäre. Zugegebenermaßen hängt diese Beurteilung jedoch immer mehr oder weniger von der individuellen Entscheidung des Diagnostikers ab. Behandlungen, die normalerweise erfolgversprechend gewesen wären, führten bei Herrn B. zu keiner nennenswerten Verbesserung. Vielmehr verschlimmerte alles, was Herr B. unternahm, seine Schmerzen noch zusätzlich. Zudem wies Herr B. eine Reihe von Persönlichkeitsmerkmalen auf, die eine wichtige Rolle in der Genese und Aufrechterhaltung der Schmerzen spielen könnten. Seine frühere geradezu zwanghafte Zurschaustellung von Unabhängigkeit erschwerte ihm einen angemessenen Anpassungsprozeß an die Folgen seiner Rückenverletzung, so daß sein eigenes – ihm selbst allerdings unbekanntes – Bedürfnis nach Abhängigkeit nur durch seine Besorgnis über die andauernden Schmerzen Ausdruck finden konnte. Unabhängig davon gibt es keinerlei Hinweise darauf, daß Herr B. seine Schmerzen willkürlich erzeugte oder sie nur vortäuschte (wie es bei der Vorgetäuschten Störung oder bei der Simulation zu erwarten gewesen wäre).

Da Schmerzsymptome in der Regel auch bei einer **Somatoformen Störung** auftreten, wird die Diagnose einer Schmerzstörung bei Vorliegen einer Somatisierungsstörung nicht zusätzlich gegeben. Die zusätzliche Diagnose einer Schmerzstörung wird auch nicht vergeben, wenn das Erscheinungsbild der Schmerzen eindeutig die Kriterien einer Dyspareunie erfüllen. Ferner sind Schmerzbeschwerden oft **Begleitmerkmal von Angst-, Affektiven sowie Psychotischen Störungen**. Die Symptome von Herrn B. erfüllen jedoch nicht die weiteren Kriterien irgendeiner anderen Störung, die gegebenenfalls als ursächlich für seine Schmerzen in Betracht gezogen werden könnte, so daß die Diagnose einer „Schmerzstörung in Verbindung mit sowohl psychischen Faktoren wie einem medizinischen Krankheitsfaktor" angemessen erscheint.

Therapieplanung bei Schmerzstörung

Behandlungsprogramme für Schmerzstörungen enthalten häufig eine Kombination aus Vermittlung effektiver Coping-Strategien bei Schmerzzuständen und unterschiedlichen Medikationen (zum Beispiel: Analgetika, entzündungshemmende Medikamente sowie Antidepressiva). Gut nachgewiesene verhaltenstherapeutische Techniken sind kognitive Übungen (Ablenkung, kognitive Umstrukturierung), Stress-Management, Aktivierungsprogramme und Übungen zur Schlafhygiene. Häufig wird dem Patienten das Führen eines Tagebuchs empfohlen, in dem er täglich die Stärke des Zusammenhangs zwischen einzelnen Aktivitäten und der Schmerzintensität protokolliert. Der Schmerz wird von dem Patienten „real" erfahren, so daß es wenig empfehlenswert ist, den Patienten auf einen möglichen Zusammenhang mit „psychischen" Faktoren hinzuweisen. Es ist in jedem Fall sinnvoller, die Kooperationsbereitschaft des Patienten zu wecken, indem man mit ihm gemeinsam Coping-Strategien gegen Schmerzzustände entwickelt, als seine Erfahrungen in Frage zu stellen.

Zusammenfassung

Die angemessene Diagnose und Behandlung von Schmerzstörungen ist eine große Herausforderung für unser heutiges Gesundheitssystem. Es erweist sich oft als extrem schwierig, manchmal nahezu unmöglich, die psychischen und somatischen Anteile bei spezifischen Schmerzzuständen präzise von einander zu differenzieren. Bei den meisten Menschen, die unter chronischen Schmerzen leiden, erweist es sich daher als sinnvoll, ihnen die Diagnose einer kombinierten Schmerzstörung zu geben. Sie erhalten dann eine spezielle Therapie, in der sowohl psychische als auch somatische Aspekte ihrer Erkrankung gezielt behandelt werden.

ICD-10

Fallbeispiel: Ein Mann mit chronischen Schmerzen (s.S. 296)

ICD-10 Diagnose

F45.4	anhaltende somatoforme Schmerzstörung

F45.4   anhaltende   somatoforme   Schmerzstörung

A. Mindestens sechs Monate kontinuierlicher, an den meisten Tagen anhaltender, schwerer und belastender Schmerz in einem Körperteil, der nicht adäquat durch den Nachweis eines physiologischen Prozesses oder einer körperlichen Störung erklärt werden kann, und der anhaltend der Hauptfokus für die Aufmerksamkeit der Patienten ist.

B. Häufigstes Ausschlußkriterium: Die Störung tritt nicht während einer Schizophrenie oder einer verwandten Störung (F20-F29) auf oder ausschließlich während einer affektiven Störung (F30-F39), einer Somatisierungsstörung (F45.0), einer undifferenzierten somatoformen Störung (F45.1) oder einer hypochondrischen Störung (F45.2).

Interpretation nach ICD-10

Nach ICD-10 ist **Kriterium A** erfüllt. Es ist jedoch recht schwierig zu entscheiden, wann der Schmerz in einem bestimmten Körperteil – hier die LWS – nicht „angemessen" durch einen nachweisbaren physiologischen Prozeß erklärbar ist. In **Kriterium B** werden häufige Ausschlußkriterien benannt: Hinweise für Schizophrenie oder eine verwandte Störung, das Auftreten der Schmerzen ausschließlich während einer affektiven Störung, einer Somatisierungsstörungen oder einer undifferenzierten somatoformen Störung ist hier ebenso unwahrscheinlich wie eine hypochondrische Störung als Ursache. Lediglich hypochondrisch geäußerte Schmerzen an der Lendenwirbelsäule hätten kaum zur geschilderten Operation geführt. Damit sind die Kriterien A und B erfüllt.

Vergleich DSM-IV/ICD-10

Anhand der Diskussion dieses Falles wird ein Vorteil der DSM-IV-Einteilung deutlich: DSM-IV und ICD-10-Forschungskriterien unterscheiden sich bei diesem Schmerzpatienten vor allem darin, daß erstere die erwähnte dreifache Abstufung des Anteils körperlicher vs psychischer Faktoren zuläßt (hauptsächliche Anteile: körperlich vs gemsicht vs psychisch). Diese Differenzierung ist zwar grob, doch in der klinischen Praxis häufig – wie in diesem Fall – hilfreich und zumindest angemessener als die traditionelle Dichotomie (körperlich vs psychische Ursache von Schmerzen).

Dementsprechend würde man eine Anhaltende Somatoforme Schmerzstörung beim hier geschilderten Schmerzpatienten nach ICD-10 kaum diagnostizieren können, da das organ-medizinische Korrelat – folgt man den spärlichen Angaben hierzu – einen beträchtlichen Anteil der geklagten Schmerzen erklären könnte.

Körperdysmorphe Störung

* Fallbeispiel: „Häßlichkeit" als zentrales Problem

Frau J., eine ledige 30jährige arbeitslose Frau, kommt mit folgendem Hauptproblem zum Psychiater: „Mein größter Wunsch ist es, unsichtbar zu sein, so daß niemand sieht, wie häßlich ich bin. Ich habe wahnsinnige Angst davor, daß andere Leute über mich lachen, weil ich so häßlich aussehe". In Wirklichkeit ist Frau J. jedoch eine attraktive Frau, die sich allerdings seit ihrem zwölften Lebensjahr mit ihrer angeblichen Häßlichkeit sehr intensiv und zeitraubend beschäftigt. Zu jener Zeit wurde sie geradezu „besessen" von der Überzeugung, daß ihre Nase zu „groß und glänzend" sei. Vorher war sie eine zufriede-ne, gute Schülerin gewesen und hatte ein aktives soziales Netz. Als sie plötzlich begann, sich derart intensiv auf ihre Nase zu fixieren, zog sie sich zunehmend vom sozialen Leben zurück und entwickelte Konzentrationsprobleme in der Schule; ihre Noten fielen dra-stisch ab von „sehr gut" nach „ausreichend" und „mangelhaft".

Mit 18 Jahren verließ sie aufgrund ihrer Besorgnis um ihre Nase die Schule. Kurz darauf nahm sie einen Job an, der ihr allerdings nicht gefiel. Gleichzeitig begann sie, sich zu-nehmend intensiver mit ihrer minimalen Akne zu beschäftigen. Häufig behandelte sie ihre „Schönheitsfehler" mit Pinzette und Stecknadeln – manchmal sogar nächtelang –, und sie fand es sehr schwer, diesem Drang zu widerstehen. In den folgenden Jahren begann Frau J. sich zusätzlich übermäßig mit ihrem Haar zu beschäftigen, das ihr weder weich noch hübsch genug erschien. Ferner erschienen ihr ihre Brüste zu klein, ihre Lip-pen zu schmal und ihre Hüften zu breit. Frau J. beschäftigte sich gedanklich den ganzen Tag über mit ihren „Defekten". Sie habe immer zwei Stimmen im Kopf: Eine sage ihr fortwährend, sie solle sich nicht so viele Sorgen machen, doch die andere sage ihr stets, daß sie häßlich sei.

Frau J. überprüft immer wieder ihre angeblichen Defekte in Spiegeln und anderen re-flektierenden Oberflächen, wie Fenstern, Autoscheiben oder Eßlöffeln. Bevor sie das Haus verläßt, versichert sie sich noch „mindestens 30 mal" bei ihren Familienmitgliedern, ob sie okay ausschaue, kann jedoch niemals wirklich deren Versicherungen Glauben schenken. Sie kämmt ständig ihr Haar und versucht, ihre vermeintlichen Defekte durch Kleidung, Körperhaltung und ein aufwendiges Make-up, das jeden Tag mehrere Stun-den Zeit in Anspruch nimmt, zu kaschieren. Trotz ihrer Anstrengungen, ihre „Häßlich-keit" zu verdecken, ist Frau J. überzeugt, daß andere Menschen besonders auf sie achten, sie anstarren oder hinter ihrem Rücken über sie lachen. Manchmal fahre sie über eine rote Ampel, weil sie es nicht ertragen könne, wenn andere Leute sie anschauen würden. Einmal habe sie in einem Stau gestanden und habe schreckliche Ängste ausgestanden, weil sie annahm, daß andere Fahrer auf ihre Nase, ihre Haut und ihre Haare starrten, so daß sie aus ihrem Auto floh und es in der Mitte der Autobahn stehen ließ.

Frau J. ist überzeugt, daß ihre Meinung über ihr Aussehen sowie die Annahme, daß andere sich über sie lustig machten, durchaus angemessen sind. Trotzdem ist sie bereit zuzugeben, daß auch sie „winzige Zweifel" an ihren Überzeugungen hege, und daß ihre persönliche Beurteilung ihres Aussehens eventuell etwas verzerrt sein könnte, was allerdings natürlich sehr unwahrscheinlich sei. Nichtsdestotrotz ist sich Frau J. nahezu hundertprozentig sicher, daß sie entsetzlich häßlich sei, und sie ist völlig davon überzeugt, daß alle anderen Menschen sie besonders beachteten, wie es ihr passierte, als sie ihr Auto auf der Autobahn zurückließ. Im Augenblick ist sie felsenfest davon überzeugt, daß ihre Nachbarn sie mit Ferngläsern beobachten. Deshalb hält sie sich in der Wohnung versteckt, damit sie beruhigt sein kann, daß man sie nicht sieht.

Als Folge ihrer ständigen Beschäftigung mit ihrem Aussehen war Frau J. nur kurzzeitig und mit vielen Unterbrechungen berufstätig. Sie wurde zunehmend sozial isolierter und vermied Verabredungen und andere soziale Interaktionen. Als ihre Besorgnis um ihr Aussehen sich immer mehr verstärkte, begann sie, nur noch nachts das Haus zu verlassen, damit niemand sie sehen konnte. Ca. 10 Jahre nach Erkrankungsbeginn hörte sie vollständig auf zu arbeiten und ließ sich einen Behindertenausweis ausstellen. Seitdem ist sie vollständig ans Haus gefesselt und versteckt sich sogar, wenn Verwandte zu Besuch kommen. Als Grund dafür, daß sie das Haus nicht verläßt, gibt sie an, daß sie nicht wolle, daß andere Menschen ihre Häßlichkeit sehen könnten. Obgleich Frau J. sich darauf verläßt, daß ihre Familienmitglieder ihr Kleidung, Nahrungsmittel und andere notwendige Dinge besorgen, schämt sie sich so sehr, daß sie nicht in der Lage ist, mit ihrer Familie über ihre Probleme mit ihrem Aussehen zu sprechen. Sie wurde schwer depressiv, mit vielen Schlafproblemen, wenig Appetit, Energielosigkeit und Suizidideen. Als Folge ihrer sozialen Isolation und ihrem Gefühl von Hoffnungslosigkeit bzgl. ihrer äußeren Erscheinung unternahm Frau J. zwei Suizidversuche und hat bereits mehrere Klinikaufenthalte hinter sich.

Bevor sie derart ans Haus gebunden war, erhielt Frau J. Antibiotika von verschiedenen Dermatologen. Dies führte allerdings nicht zu einer Verbesserung ihrer Sorgen über ihr Aussehen. Als sie einen plastischen Chirurgen aufsuchte, weigerte sich dieser, eine Nasenkorrektur durchzuführen. Frau J. begann ferner eine ambulante Psychotherapie. Sie war jedoch niemals in der Lage, über ihre übermäßige Beschäftigung mit ihrer äußeren Erscheinung mit dem Therapeuten zu sprechen, weil sie sich entsetzlich schämte.

DSM-IV Diagnose
(ICD-10 s.S. 305)

Achse I:	300.7	Körperdysmorphe Störung
	296.33	Major Depression, rezidivierend, schwer ohne psychotische Merkmale
Achse II:	V71.09	Keine Diagnose
Achse III:		Keine
Achse IV:		Arbeitslosigkeit, soziale Isolation, finanzielle Probleme
Achse V:		GAF = 32 (zur Zeit); 35 (höchster Wert im vergangenen Jahr)

Diagnostische Kriterien für 300.7 (F45.2) Körperdysmorphe Störung

A. Übermäßige Beschäftigung mit einem eingebildeten Mangel oder einer Entstellung in der äußeren Erscheinung. Wenn eine leichte körperliche Anomalie vorliegt, so ist die Besorgnis der betroffenen Person stark übertrieben.

B. Die übermäßige Beschäftigung verursacht in klinisch bedeutsamer Weise Leiden oder Beeinträchtigungen in sozialen, beruflichen oder anderen wichtigen Funktionsbereichen.

C. Die übermäßige Beschäftigung wird nicht durch eine andere psychische Störung (z. B. die Unzufriedenheit mit Körperform und -umfang bei Anorexia Nervosa) besser erklärt.

Leitlinien für Diagnose und Differentialdiagnose der Körperdysmorphen Störung

Der erste differentialdiagnostische Schritt beinhaltet die sorgfältige **Abgrenzung** einer Körperdysmorphen Störung vom normalen Interesse an der **Verbesserung des eigenen Aussehens**. Die meisten Menschen sind nicht hundertprozentig mit ihrem Aussehen oder ihrer Figur zufrieden und haben daher selbst einige Vorbehalte, was ihr äußeres Erscheinungsbild betrifft. Das Kriterium B wurde im DSM-IV aufgenommen, um sicherzustellen, daß die übermäßige Beschäftigung mit dem eigenen Aussehen in klinisch bedeutsamer Weise zu Beeinträchtigungen oder Leiden in wichtigen Funktionsbereichen führt. Dennoch ist die Bandbreite der Beeinträchtigungen oder dem Leiden, was sich aus einer Körperdysmorphen Störung ergibt, sehr weit gefächert. In schweren Fällen, wie zum Beispiel bei Frau J., ist die Unterscheidung zwischen einer Körperdysmorphen Störung und einer normalen Beschäftigung mit dem eigenen Aussehen sehr einfach. In milderen Fällen dieser Störung können die Grenzen zur normalen, alltäglichen Beschäftigung mit dem eigenen Erscheinungsbild unter Umständen jedoch stark verwischen. Daher ist es möglich, daß die Körperdysmorphe Störung insbesondere in nicht-psychiatrischen medizinischen Bereichen (zum Beispiel in der Plastischen Chirurgie oder Dermatologie), die von diesen Patienten oft konsultiert werden, nicht erkannt und damit unterdiagnostiziert wird.

Eine andere differentialdiagnostisch abzuklärende Diagnose ist die **Zwangsstörung (OCD)**. Die Ähnlichkeiten dieser beiden Störungen beziehen sich auf die zwanghafte Natur der übermäßigen Beschäftigung mit dem Äußeren und die eventuell damit zusammenhängenden rituellen Verhaltensmuster. Bei der **Körperdysmorphen Störung** zeigen die Patienten in der Regel weniger Krankheitseinsicht und haben eine größere Tendenz zu Beziehungsideen. Wann immer sich die extensiven Beschäftigungen primär auf das eigene Aussehen beziehen, ist die angemessene Diagnose die Körperdysmorphe Störung.

Episoden einer **Major Depression** treten häufig parallel zur Körperdysmorphen Störung auf. Beide Störungen können separat diagnostiziert werden. Zu beachten ist jedoch, daß die Zusatzdiagnose einer Körperdysmorphen Störung nur dann berechtigt ist, wenn – wie im Fall von Frau J. – die übermäßige Beschäftigung mit der äußeren Erscheinung der Depression vorausgeht.

Manchmal erhalten Patienten mit Körperdysmorpher Störung fälschlicherweise die Diagnose einer **Sozialen Phobie**, da ihre soziale Ängstlichkeit und ihre Isolation im allgemeinen die Folge ihrer extensiven Beschäftigung mit dem eigenen Aussehen sind. Patientinnen, wie Frau J., berichten in der Regel nur widerstrebend über ihre Ängste, die ihr Aussehen betreffen, oder sie spielen sie herunter, da ihnen diese Ängste gewöhnlich sehr peinlich sind. Findet der Diagnostiker jedoch Hinweise darauf, daß sich die Ängste und Sorgen primär auf das eigene Aussehen beziehen und erfüllen die Beschwerden die Kriterien einer Körperdysmorphen Störung, sollte die Diagnose einer Sozialen Phobie **nicht** vergeben werden.

Die Körperdysmorphe Störung sollte nicht diagnostiziert werden, wenn sich wie bei einer **Anorexia Nervosa** die Sorgen nur auf das Körpergewicht und die Figur beziehen. Obwohl Frau J. der Überzeugung war, daß ihre Hüften zu breit seien, war sie dennoch nicht der Auffassung, ihr Körper sei grundsätzlich zu dick, noch zeigte sie weitere Anzeichen einer Eßstörung.

Während der Entwicklung des DSM-IV kam die interessante Frage auf, wie eine übermäßige Beschäftigung mit dem eigenen Aussehen zu bewerten sei, wenn diese **wahnhafte Züge** annehmen würde. Bei diesen Überlegungen wurden drei Möglichkeiten näher betrachtet: (1) Man fügt der Körperdysmorphen Störung einen Subtyp „Wahnhafte Körperdysmorphe Störung" hinzu; (2) Die Hinzufügung einer „Wahnhaften Störung mit Körperbezogenen Wahn", wenn die Überzeugungen bzgl. der Defekte des eigenen Aussehens generell wahnhafter Natur sind; oder (3) Beide Diagnosen zu vergeben, wenn sie klinisch angemessen erscheinen. Bislang wurde aufgrund unvollständiger Daten der dritte Vorschlag angenommen.

Der Verlauf einer Körperdysmorphen Störung bewegt sich auf einem Kontinuum, in dem sich die Sorgen, die sich auf einen oder mehrere körperliche Defekte beziehen, durchaus verändern und in ihrer Anzahl zu- oder abnehmen können. Das eine Ende des Kontinuums wird durch die normale alltägliche Beschäftigung mit dem eigenen Aussehen gebildet und ist nicht als pathologisch zu betrachten. Das andere Ende bewegt sich hingegen im Bereich wahnhafter Vorstellungen über die körperliche Erscheinung, wobei die alleinigen Überbewertungen von angeblichen körperlichen Defekten irgendwo zwischen diesen beiden Polen liegen. Bei Frau J. ist es eher schwierig, zu entscheiden, ob ihre Überzeugungen, was ihr äußeres Erscheinungsbild betrifft, wahnhaft seien oder nicht. Nach intensiver Exploration kristallisierte sich jedoch heraus, daß es sich bei ihr primär um überwertige Ideen handelt, so daß die alleinige Diagnose einer Körperdysmorphen Störung ausreicht.

Therapieplanung bei der Körperdysmorphen Störung

Es gibt nur wenige systematische Studien zur Behandlung der Körperdysmorphen Störung und keine einzige kontrollierte Therapiestudie. Die behandlungsbezogenen Daten wurden entweder retrospektiv erhoben oder stammen aus anderen Untersuchungen. Beruhigende Versicherungen, daß es sich nur um geringfügige Schönheitsmakel handle oder es überhaupt keinen Makel gebe, haben sich in der Regel als wenig oder gar nicht effektiv erwiesen. **Serotoninwiederaufnahmehemmer (SSRI)** haben sich bei der Behandlung der Körperdysmorphen Störung bislang am besten bewährt. Die empfohlene Dosis der SSRI ist gewöhnlich höher und die Einnahmedauer deutlich länger als bei der üblichen Behandlung Depressiver Störungen. Auch **verhaltenstherapeutische Interventionen** (wie die Exposition, die Reaktionsverhinderung, das Selbstsicherheitstraining, die Umstrukturierung fehlangepaßter Gedanken sowie das Training von Coping-Strategien) sind möglicherweise durchaus sinnvoll.

Zusammenfassung

Die Körperdysmorphe Störung liegt auf einem Kontinuum, wobei das eine Ende von der normalen Beschäftigung mit dem eigenen Aussehen gebildet wird und das andere Ende von körperbezogenen Wahnvorstellungen. Obwohl die meisten Menschen zumindest einige Aspekte ihres Aussehens nicht besonders mögen, liegt die Besonderheit der Körperdysmorphen Störung darin, daß die Unzufriedenheit mit spezifischen Merkmalen des eigenen Körpers zu bedeutsamen Beeinträchtigungen oder Leiden in wichtigen Funktionsbereichen führt. Es bestehen derzeit einige Kontroversen darüber, wo die Grenze zwischen der übermäßigen Beschäftigung mit dem Aussehen im Rahmen einer Körperdysmorphen Störung und den körperbezogenen Wahnvorstellungen einer Wahnhaften Störung verläuft.

ICD-10

Fallbeispiel: „Häßlichkeit" als zentrales Problem (s.S. 301)

ICD-10 Diagnose
F45.2   dysmorphophobe Störung

F45.2   hypochondrische Störung
A. Entweder 1. oder 2.:
1. Eine mindestens sechs Monate anhaltende Überzeugung an höchstens zwei schweren körperlichen Krankheiten (von denen mindestens eine speziell von den Patienten benannt sein muß) zu leiden.

2. Anhaltende Beschäftigung mit einer vom Betroffenen angenommenen Entstellung
    oder Mißbildung (dysmorphophobe Störung).

B. Die ständige Sorge um diese Überzeugung und um die Symptome verursacht andauerndes
    Leiden oder eine Störung des alltäglichen Lebens und veranlaßt die Patienten, um medizini-
    sche Behandlungen oder Untersuchungen (oder entsprechende Hilfe von Laienheilern) nach-
    zusuchen.

C. Hartnäckige Weigerung, die medizinische Feststellung zu akzeptieren, daß keine ausreichen-
    de körperliche Ursache für die körperlichen Symptome bzw. Entstellungen vorliegt. Akzep-
    tanz der ärztlichen Mitteilung allenfalls für kurze Zeiträume bis zu einigen Wochen oder
    unmittelbar nach einer medizinischen Untersuchung.

D. Häufigstes Ausschlußkriterium: Die Störung tritt nicht ausschließlich während einer Schizo-
    phrenie oder einer verwandten Störung (F2, insbesondere F22) oder einer affektiven Störung
    (F3) auf.

Interpretation nach ICD-10

Nur ein geübter ICD-„User" wird wissen, daß sich die Dysmorphophobie im Rahmen der
Kategorie hypochondrische Störung (F45.2) wiederfindet. Nach ICD-10 ist eine **nicht wahnhafte Dysmorphophobie** (F45.2) von einer **wahnhaften Dysmorphophobie** (F22.8) zu unterscheiden. Ein Hinweis, daß die wahnhafte Dysmorphophobie unter F22.8 zu finden ist, steht
leider nur bei den klinisch-diagnostischen Leitlinien (2.Auflage, S. 116). Nach den klinisch-
diagnostischen Leitlinien (2.Auflage, S. 167) gelten als dazugehöriger Begriff auch die
körperdysmorphe Störung (siehe DSM-IV).

Das **Kriterium A2** von F45.2 ist erfüllt, da Frau J. sich anhaltend mit einer Entstellung/
Mißbildung ihres Gesichtes und Körpers beschäftigt. Auch ist sie massiv beeinträchtigt
durch dieses Problem, das soweit führt ,daß sie nur noch nachts das Haus verläßt und
frühberentet ist **(Kriterium B)**. Sie weigert sich, ihr angeblich verändertes Äußeres als
„normal" wahrzunehmen, ihr gesamtes Verhalten (schwerste soziale Isolierung und multiple
kommunikative Störungen) belegen dies **(Kriterium C)**. Eine Schizophrenie kann ausgeschlossen werden, ebenso als Differentialdiagnose eine primäre affektive Störung. Wobei
hier zu bemerken ist, daß die dysmorphophobe Störung bereits seit der Adoleszenz bestand
und die depressive Symptomatik erst später eintrat. Auch nach ICD-10 (beschrieben nur in
den klinisch-diagnostischen Leitlinien) läßt sich die zusätzliche Diagnose einer Depression rechtfertigen. Es handelt sich hier jedoch nicht um eine primäre affektive Störung, die
begleitend eine dysmorphophobe Symptomatik aufweist.

Nach ICD-10 scheint die dysmorphophobe Störung eine eher untergeordnete Rolle zu spielen (untergeordnet unter die Hypochondrie); daher wurde auf eigene Kriterien verzichtet. In
den Forschungskriterien gibt es keinen Hinweis (außer im Index) auf die wahnhafte Variante
der Dysmorphophobie.

Vergleich DSM-IV/ICD-10

Nach DSM-IV handelt es sich um eine **Körperdysmorphophobie**, nach ICD-10 um eine **Dysmorphophobie**. Die Kategorisierung nach DSM-IV ist klinisch relevanter und wesentlich differenzierter. Es wird deutlich auch auf die Differentialdiagnose einer Wahnhaften Störung mit Körperbezogenem Wahn hingewiesen, ebenso wird differentialdiagnostisch eine Anorexia nervosa ausgeschlossen. Im Vergleich zu DSM-IV behandelt ICD-10 diese Diagnose eher „stiefmütterlich".

Berater der deutschen Ausgabe: PD Dr. med. Michael Zaudig, Windach

Übersetzung und Bearbeitung: Prof. Dr. phil. Hans-Ulrich Wittchen, München
                                Frau Dipl. Psych. Christina Lamertz, München
                                Dr. Dipl.-Psych. Rainer Kaschel, Windach

KAPITEL 8

Vorgetäuschte Störungen

Vorgetäuschte Störungen sind wahrscheinlich das häufigste nicht erkannte psychische Leiden. Es gehört weder zur Natur noch zur Ausbildung der meisten Ärzte, an der Echtheit der Symptome, die die Patienten zeigen, zu zweifeln. In den meisten Fällen ist diese Gutgläubigkeit von Vorteil, denn es wäre sehr schwierig, Patienten mit Empathie zu behandeln, würde man ständig ihre Beweggründe in Frage stellen. In einigen Bereichen wie z. B. in der Forensik sowie in einigen entsprechenden staatlichen Einrichtungen besteht die Herausforderung darin, nicht zynisch zu werden. Aber in den meisten Tätigkeitsfeldern kann die relative Ahnungslosigkeit der therapeutisch arbeitenden Ärzte dazu führen, daß sie sich von Personen täuschen lassen, für die die Hospitalisierung selbst oder eine andere Form der Fürsorge das eigentliche Ziel ist. Vorgetäuschte Störungen mit Vorwiegend Körperlichen Zeichen und Symptomen (z. B. das **Münchhausen-Syndrom)** sind viel häufiger und vielfältiger bei denjenigen beschrieben worden, die die „Symptome" eines medizinischen Krankheitsfaktors zeigen. Obwohl Vorgetäuschte Störungen mit Vorwiegend Psychischen Zeichen und Symptomen wahrscheinlich weit häufiger sind, werden sie oft nicht diagnostiziert und sind viel schwerer zu erfassen.

Im DSM-III-R waren folgende zwei Typen Vorgetäuschter Störungen getrennt aufgeführt: „Mit Körperlichen Symptomen" und „Mit Psychischen Symptomen". Störungsbilder, die eine Kombination dieser beiden Symptomtypen darstellten, waren als „Nicht Näher Bezeichnete Vorgetäuschte Störungen" aufgeführt. Der Einfachheit halber und um die häufig auftretende Situation zu erfassen, in der sowohl körperliche als auch psychische Symptome auftreten, ist im DSM-IV ein einziger Kriteriensatz mit Subtypen vorhanden, die nach der Erscheinungsform der Störung kodiert werden.

Vorgetäuschte Störungen

300 .xx	Vorgetäuschte Störung
.16	Mit Vorwiegend Psychischen Zeichen und Symptomen
.19	Mit Vorwiegend Körperlichen Zeichen und Symptomen
.19	Mit sowohl Psychischen wie Körperlichen Zeichen und Symptomen
300 .19	Nicht Näher Bezeichnete Vorgetäuschte Störung

Die Kategorie 300.19 der Nicht Näher Bezeichneten Vorgetäuschten Störung wurde auch eingeführt, um Klinikern die Möglichkeit zu geben, Störungsformen zu vermerken, die ihrem Wesen nach vorgetäuscht sind, aber nicht die Kriterien einer Vorgetäuschten Störung erfüllen. Die **Vorgetäuschte Störung „by proxy"** (durch Nahestehende induziert) ist eine neu vorgeschlagene Kategorie (Anm. d. Hrsg.: Saß, Wittchen und Zaudig, 1996, S. 814) zur Beschreibung von Personen, die absichtlich körperliche oder psychische Symptome oder beides bei einer Person, die unter Ihrer Fürsorge steht (gewöhnlich ein Kind) erzeugen oder vortäuschen mit dem Ziel, indirekt die Rolle des Kranken einnehmen zu können. Die **Vorgetäuschte Störung „by proxy"** wurde nicht ins DSM-IV aufgenommen, da diese Störung nicht ausreichend erforscht ist und dazu benutzt werden könnte, Personen, die Kinder mißhandeln, zu entlasten. Die Störung wird jedoch als Beispiel einer Nicht Näher Bezeichneten Vorgetäuschten Störung betrachtet. Im Anhang des DSM-IV Handbuchs sind Forschungskriterien für vorgeschlagene Kategorien angeführt, die weitere Untersuchung erfordern (Anm. d. Hrsg.: Anhang B, Seite 814).

* Fallbeispiel: Die Stimmen befehlen es mir

Frau R. ist eine 35jährige arbeitslose alleinerziehende Mutter, deren Hauptbeschwerde ist, daß eine Stimme ihr befiehlt, sich zu töten. Ihre Vorgeschichte umfaßt achtzehn psychiatrische Krankenhausaufenthalte aufgrund einer Vielzahl von häufig wechselnden Symptomdarbietungen. Ihre Diagnosen im Laufe der Jahre waren Schizophrenie, Bipolare Störung mit Psychotischen Merkmalen, Major Depression mit Psychotischen Merkmalen, Schizoaffektive Störung, Posttraumatische Belastungsstörung, Panikstörung, Anorexia Nervosa, Multiple Persönlichkeitsstörung und Borderline Persönlichkeitsstörung. Sie zeigt auch häufig selbstzerstörerisches Verhalten wie Pulsadern aufschneiden, Kopfanschlagen und den Mißbrauch von rezeptpflichtigen opiumhaltigen Schmerzmitteln und Alkohol.

Frau R. lebt mit ihren Eltern und ihrem zehnjährigen Sohn in einer sehr angespannten Situation. Ihre Eltern streiten sich ständig und drohen damit, sich nach 40 Jahren Ehe zu trennen. Kurz vor der Einweisung von Frau R. hatten sie begonnen, Pläne zu machen, für eine Woche wegzufahren, um herauszufinden, ob sie ihre Schwierigkeiten lösen könnten. Der Sohn von Frau R. hat Lernschwierigkeiten in der Schule, schwänzt häufig den Unterricht und zeigt Probleme im Sozialverhalten. Frau R. befürchtet, ihr Ex-Mann könne ihn ihr wegen unzureichender Betreuung wegnehmen. Ihre lesbische Freundin, mit der sie seit einem halben Jahr eine Beziehung hat, droht auch mit der Beendigung der Beziehung. Obwohl Frau R. von ihrer Freundin körperlich und emotional mißbraucht wurde, weigert sie sich, diese Beziehung aufzugeben.

Die Krankengeschichte von Frau R. beinhaltet einen angeborenen Herzfehler, der im Vorschulalter mehrere Operationen zur Rekonstruktion benötigte und wiederholte Krankenhausaufenthalte wegen Endokarditis im Alter von 10, 13, 17 und 21 Jahren. Ihre psychosoziale Geschichte ist durch den jahrelangen sexuellen Mißbrauch durch ihren Bruder gekennzeichnet. Die Untersuchung ihres psychischen Zustands zeigt keine ausgeprägte Manie oder Depression und außer akustischen Halluzinationen keine psychotischen Symptome. Ihre kognitiven Fähigkeiten sind intakt.

Frau R. wird in die stationäre Abteilung aufgenommen, wo ihre imperativen Halluzinationen beinahe sofort zu verschwinden scheinen. Leider beinhaltet die Reaktion der Patientin auf die stationäre Umgebung auch eine deutliche Verhaltensregression mit kindlicher Sprache und kindlichen Manierismen, Abhängigkeit von Mitarbeitern des Personals in der Absicht, Hilfe für die Befriedigung ihrer grundlegenden Bedürfnisse zu erhalten sowie zunehmende selbstzerstörerische Handlungen, bei denen sie festgehalten werden muß. Die Mitarbeiter reagieren mit verdecktem Ärger auf Frau R., da sie den Eindruck haben, Frau R. verhalte sich so, um ihren Verbleib im Krankenhaus zu erzwingen. Ihre Eltern interpretieren dieses Verhalten als einen selbstsüchtigen Versuch der Patientin, ihre Abreise in den Urlaub zu verhindern.

Es wird deutlich, daß die zahlreichen Hospitalisierungen der Patientin in Krankenhäusern und Psychiatrien beinahe alle eine Reaktion auf bedrohliche Trennungen waren. Die Krankenhausstruktur, die ihr von zahlreichen Krankheiten aus der Kindheit vertraut war, dient dazu, das Gefühl von Panik und Desorganisation einzudämmen, das sie befällt, wenn jemand beabsichtigt, sie zu verlassen. Nachdem die Mitarbeiter des Krankenhauspersonals diesen Zusammenhang verstanden hatten, waren sie in der Lage, Frau R. langsam und schrittweise durch einen geplanten Strukturabbau auf die Entlassung vorzubereiten. Sie bekommt Ausgang, zunächst mit anderen zusammen und dann allein, zunächst für kurze, dann für längere Zeit. Sie beginnt auch vor ihrer Entlassung, an Therapiesitzungen für ambulante Patienten teilzunehmen. Am Tag vor ihrer geplanten Entlassung kehren die „Befehlshalluzinationen" zurück. Sie kann jedoch erkennen, daß das lediglich ihre Art ist, auf die Angst, nach Hause zu gehen, hinzuweisen.

DSM-IV Diagnose
(ICD-10 s.S. 313)

Achse I:	300.16	Vorgetäuschte Störung mit Vorwiegend Psychischen Zeichen und Symptomen
Achse II:	V71.09	Keine Diagnose
Achse III:	746.9	Angeborener Herzfehler, Vorgeschichte mit zahlreichen Operationen und Endokarditis
Achse IV:		Beabsichtigte Trennung der Eltern
Achse V:		GAF = 30 (bei der Einweisung); 50 (beim Follow-up als ambulante Patientin)

Diagnostische Kriterien für Vorgetäuschte Störung

A. Absichtliches Erzeugen oder Vortäuschen körperlicher oder psychischer Symptome.

B. Die Motivation für das Verhalten liegt in der Einnahme einer Krankenrolle.

Fortsetzung nächste Seite

Fortsetzung

C. Es gibt keine äußeren Anreize für das Verhalten (wie ökonomischer Nutzen, Vermeidung von legaler Verantwortung oder Verbesserung des körperlichen Wohlbefindens wie bei der Simulation).

Codiere entsprechend dem Subtypus:

300.16 (F68.1) Mit Vorwiegend Psychischen Zeichen und Symptomen: wenn psychische Zeichen und Symptome in der Symptomdarbietung überwiegen.

300.19 (F68.1) Mit Vorwiegend Körperlichen Zeichen und Symptomen: wenn körperliche Zeichen und Symptome in der Symptomdarbietung überwiegen.

300.19 (F68.1) Mit sowohl Psychischen wie Körperlichen Zeichen und Symptomen: wenn sowohl psychische wie körperliche Zeichen und Symptome gezeigt werden, aber keines der beiden in der Symptomdarbietung überwiegt.

Leitlinien für Diagnose und Differentialdiagnose der Vorgetäuschten Störung

Die Diagnose einer Vorgetäuschten Störung erfordert bewußtes Vortäuschen von Symptomen. Die Störung muß von **V65.2 Simulation** unterschieden werden. Simulation ist im DSM-IV im Kapitel über Andere Klinisch Relevante Probleme als Problem und nicht als Störung aufgeführt. Bei der Vorgetäuschten Störung wie bei der Simulation werden die Symptome absichtlich erzeugt oder vorgetäuscht. Der Unterschied zwischen den beiden Diagnosen liegt in der Motivation. Das Ziel der **Vorgetäuschten Störung** ist, die Rolle des Kranken einzunehmen, um Fürsorge zu erhalten, wogegen die Ziele der Simulation eher äußerer und praktischer Natur sind (z. B. Verantwortungen oder Pflichten zu entgehen, Gefängnisaufenthalte zu vermeiden sowie finanzielle Entschädigung oder Drogen zu erhalten). Einige Faktoren, die eher auf **Simulation** hinweisen, sind das Auftreten in einem juristischen Kontext (z. B. Überweisung durch einen Anwalt), die fehlende Kooperation bei der Untersuchung oder Behandlung (während Personen mit Vorgetäuschter Störung auf eine Behandlung eher versessen sind) sowie Symptome, die die Kriterien einer Antisozialen Persönlichkeitsstörung erfüllen.

Kliniker ziehen nicht häufig genug eine Vorgetäuschte Störung mit Vorwiegend Psychischen Zeichen und Symptomen in Betracht. Viele Psychiatriepatienten werden vom Behandlungssystem abhängig und täuschen Symptome vor, um weitere Hilfe zu erhalten.

Die ersten Hinweise darauf, daß bei Frau R. eine Vorgetäuschte Störung in Frage kommen könnte, sind die **Häufigkeit ihrer Krankenhausaufenthalte** und die Vielfalt der verschiedenen psychiatrischen Diagnosen, die im Laufe der Zeit gestellt wurden. Wenn Patienten häufig hospitalisiert werden, kann das die Schwere ihres Leidens oder ihre Noncompliance mit der Behandlung widerspiegeln. Aber manchmal ist der Grund dafür, daß sie das Krankenhaus dazu benutzen, um **Fürsorge zu erhalten** und unerfreuliche Situationen oder scheinbar drohende Verpflichtungen zu vermeiden. In solchen Situationen ist es nützlich, die Gründe zu erforschen, warum der Patient Symptome vortäuschen könnte, um eine Einweisung oder den Verbleib im Krankenhaus zu erreichen. Dies muß freundlich aber bestimmt geschehen. Häufig konfrontieren Ärzte Patienten nur widerwillig mit der Möglichkeit, daß sie übertreiben oder Symptome erfinden könnten, besonders weil dies häufig zu Wutausbrüchen und Forderungen nach einem anderen Arzt führt. Eine sorgfältige Befragung über die Art der Symptome und das Aufzeigen der Art und Weise, in der sie unplausibel und untypisch sind, ermöglichen es Patienten manchmal einzugestehen, daß sie übertrieben haben könnten. Sie können dann ihre Bedürfnisse auf direktere Weise äußern. Sehr untypische Symptomdarbietungen, besonders wenn sie mit populären Vorstellungen einer Störung übereinstimmen, können ebenfalls darauf hinweisen, daß die Symptome möglicherweise vorgetäuscht sind.

Therapieplanung für Vorgetäuschte Störungen

Zur Verhinderung von Vorgetäuschten Störungen müssen unnötige Hospitalisierungen vermieden, Krankenhausaufenthalte möglichst kurz gehalten und Abhängigkeitsbedürfnisse auf andere Weise befriedigt werden. Es gibt keine spezifische Behandlung für Vorgetäuschte Störungen. Das Hauptziel bei der Bewältigung der Störung ist, daß die Förderung regressiver Abhängigkeit vermieden wird. Dies erfordert eine sorgfältige Untersuchung vor der Einweisung ins Krankenhaus, eher kürzere Krankenhausaufenthalte und Hilfeleistung in weniger intensiver ambulanter Umgebung. Es ist jedoch wichtig zu erkennen, daß ein entschlossener und selbstzerstörerischer Patient immer die „Trümpfe" in der Hand hat. Was als unnötige Einweisung erscheint, kann unvermeidbar sein, wenn der Arzt glaubt, daß der Patient mit Selbstmordversuchen die Situation verschärfen wird.

Zusammenfassung

Leider ist es genauso einfach, eine Vorgetäuschte Störung zu übersehen wie sie zu häufig zu diagnostizieren. Es ist für Ärzte schwierig, ihren Patienten nicht zu glauben und eine Vorgetäuschte Störung wird im psychiatrischen Bereich wahrscheinlich sehr häufig nicht erkannt. Psychiatriepatienten können, häufiger als es den Ärzten bewußt ist, nach Krankenhäusern süchtig werden und Symptome vortäuschen, um die Wiederaufnahme zu erreichen. Andererseits kommt, wie bereits erwähnt, das Vortäuschen von Symptomen in Gefängnissen, Abteilungen für die Belange der Veteranen und staatlichen Krankenhäusern häufig genug vor, so daß Ärzte manchmal übermäßig skeptisch werden können und eine Vorgetäuschte Störung diagnostizieren, indem sie als bewußtes Vortäuschen ansehen, was eigentlich ursprüngliche Psychopathologie ist. Die am häufigsten vorgetäuschten psychiatrischen Symptome in der heutigen Zeit sind „Befehlshalluzinationen", Posttraumatische Belastungsstörungen und Dissoziative Identitätsstörungen. Sie ändern sich aber mit der Zeit und mit den jeweils aktuellen Themen in den Fernsehtalkshows.

ICD-10

Fallbeispiel: Die Stimmen befehlen es mir (s.S. 310)

ICD-10 Diagnose
F68.1 Artifizielle Störung (absichtliches Erzeugen oder Vortäuschen von körperlichen oder psychischen Symptomen oder Behinderungen)

F68.1   absichtliches Erzeugen oder Vortäuschen von körperlichen oder psychischen Symptomen
         oder Behinderungen (artifizielle Störung)

A.   Anhaltende Verhaltensweisen, mit denen Symptome erzeugt oder vorgetäuscht werden und/
     oder Selbstverletzung, um Symptome herbeizuführen.

B.   Es kann keine äußere Motivation gefunden werden (wie z. B. finanzielle Entschädigung,
     Flucht vor Gefahr, mehr medizinische Versorung etc.). Wenn ein solcher Hinweis gefunden
     wird, sollte die Kategorie Z76.5 (Simulation) verwandt werden.

C.   Häufigstes Ausschlußkriterium: Fehlen einer gesicherten körperlichen oder psychischen Stö-
     rung, die die Symptome erklären könnte.

Interpretation nach ICD-10

Bei Fehlen einer gesicherten körperlichen oder psychischen Störung, Krankheit oder Behinderung täuscht die Patientin häufig und beständig Symptome vor. Die Motivation für
dieses Verhalten ist fast immer unklar und wahrscheinlich durch innerseelische Gründe
bedingt. Patienten mit diesem Verhaltensmuster zeigen häufig deutliche Symptome einer
ganzen Reihe anderer Störungen ihrer Persönlichkeit und ihrer Beziehungen.

Nach ICD-10 läßt sich bei Frau R. diese Störung am besten durch den Umstand erklären,
daß sie durch eine Vielzahl von Krankenhauserfahrungen im Umgang mit Krankheit und
der Krankenrolle Schwierigkeiten hat. Die Vielzahl der bisherigen Behandlungsdiagnosen
und die nach ICD-10 zu vergebenden vorsätzlichen Handlungen zur Selbstschädigung
durch opiumhaltige Schmerzmittel (X 22), durch scharfe und stumpfe Gegenstände (X 78,
79) in Krisensituationen, unterstützen die Diagnose einer vorgetäuschten Störung.

Von einer **Simulation** (Z 76.5) kann bei Frau R. ebenfalls nicht ausgegangen werden, da
weder finanzielle Vorteile noch juristische Konsequenzen aus dem Verhalten abzuleiten
sind, die im Vordergrund simulierter Störungen stehen. Die als „Befehlshalluzinationen"
gekennzeichneten Symptome verschwinden fast direkt nach der stationären Aufnahme und
beginnen mit der bevorstehenden Entlassung erneut, was den Charakter der vorgetäuschten
Störung unterstreicht. Ihre aktuelle Lebenssituation weist eine Reihe emotional belastender
Konflikte auf. Durch die Einnahme der Krankenrolle kann Frau R. eine befristete emotionale und handlungsorientierte Entlastung erfahren. Als dazugehörige Begriffe werden genannt: Hospital-hopper-Syndrom, Münchhausen-Syndrom, durch Institutionen wandern-
der Patient.

Vergleich DSM-IV/ICD-10

Die diagnostischen Kriterien für absichtliches Erzeugen oder Vortäuschen von körperlichen
oder psychischen Symptomen oder Behinderungen werden im ICD-10 als artifizielle Störungen (F68.0) im Kapitel zu Persönlichkeits- und Verhaltensstörungen (F6) beschrieben. Hier
werden zudem unter F68.0 die Entwicklung körperlicher Symptome aus psychischen Gründen und sonstige näher bezeichnete (F68.8) und nicht näher bezeichnete Persönlichkeits-

und Verhaltensstörungen aufgeführt (F69). Im DSM-IV wird hingegen ein eigenes Kapitel für Vorgetäuschte Störungen mit drei Subtypen kodiert: Mit Vorwiegend Psychischen, Mit Vorwiegend Körperlichen und Mit sowohl Psychischen und Körperlichen Zeichen und Symptomen. Die Kriterien im ICD-10 und im DSM-IV sind vom Verständnis her weitgehend identisch.

Berater der deutschen Ausgabe: Prof. Dr. Franz Petermann, Bremen

Übersetzung und Bearbeitung: Diplomübersetzerin Karmela Tiller, Bremen
                                Dr. phil. Norbert R. Krischke, Bremen

KAPITEL 9

Dissoziative Störungen

DSM-IV definiert als Hauptmerkmal der Dissoziativen Störungen eine „Unterbrechung der normalerweise integrativen Funktionen des Bewußtseins, des Gedächtnisses, der Identität oder der Wahrnehmung der Umwelt". Dieser Abschnitt enthält die folgenden Störungen:

Dissoziative Störungen	
300.12	Dissoziative Amnesie
300.13	Dissoziative Fugue
300.14	Dissoziative Identitätsstörung (vormals Multiple Persönlichkeitsstörung)
300.6	Depersonalisationsstörung
300.15	Nicht Näher Bezeichnete Dissoziative Störung

Dissoziative Symptome gibt es auch bei verschiedenen Störungen aus anderen Bereichen (z. B. bei der Akuten Belastungsstörung, der Posttraumatischen Belastungsstörung und der Somatoformen Störung). Die zusätzliche Diagnose einer Dissoziativen Störung wird nicht vergeben, wenn die dissoziativen Symptome ausschließlich im Verlauf dieser Störungen vorkommen.

Bei der Beurteilung dissoziativer Symptome sollte der Kliniker besonders dann vorsichtig sein, wenn die Person einen dem Untersucher nicht vertrauten **kulturellen Hintergrund** aufweist. Dissoziative Zustände sind in vielen Kulturen ein akzeptierter Bestandteil religiöser oder sozialer Erfahrungen. Sofern die Dissoziation kein bedeutsames Leiden oder Beeinträchtigungen verursacht, sollte sie nicht als pathologisch betrachtet werden und rechtfertigt auch nicht die Diagnose einer psychischen Störung.

Dissoziative Identitätsstörung

* Fallbeispiel: Angebliche Multiple Persönlichkeitsstörung

Frau M. ist eine 26jährige alleinstehende Frau, die aufgrund eines Suizidversuches stationär aufgenommen wurde. Sie hat eine lange Geschichte psychiatrischer Aufenthalte hinter sich und schien bis dahin die Symptome einer typischen Borderline Persönlichkeit aufzuweisen. Sie empfindet einen großen Selbsthaß und Unsicherheit bezüglich ihrer Identität und kommt mit anderen nicht zurecht. Neben dem Gefühl, nirgendwo dazuzugehören hat sie Probleme, Freundschaften zu schließen. Gleichzeitig ist Frau M. hoch intelligent und kreativ und hat schon Gedichte in verschiedenen Magazinen veröffentlicht. Ihre Beziehungen sind extrem intensiv und leidenschaftlich und sie ängstigt sowohl sich selber wie ihre Umgebung mit ihren hemmungslosen Emotionen.

Frau M. fügte sich im Alter von 15 Jahren erstmals selber Schnittverletzungen zu. Im Laufe der folgenden Jahre verletzte sie sich mehrere hundert Male. Seit der späten Pubertät nahm sie relativ regelmäßig Drogen zu sich, einschließlich LSD, PCP und Kokain. Sie verübte schon zwei ernsthafte Suizidversuche mit einer Überdosis, wobei einmal eine Intubation und ein zweiwöchiger Krankenhausaufenthalt erforderlich waren. Es folgten mindestens 10 Klinikaufenthalte von 3 Tagen bis 3 Wochen aufgrund von Suizidversuchen oder -gedanken oder Selbstverletzungen. Die Pat. hatte bis dahin eine Vielzahl psychiatrischer Diagnosen erhalten, u. a. Borderline Persönlichkeitsstörung und Bipolare Störung. Keine der bisherigen Behandlungen war erfolgreich.

Während eines stationären Aufenthaltes 1½ Jahre vor dieser Aufnahme begegnete Frau M. einem anderen Patienten mit einer Multiplen Persönlichkeitsstörung und entschied, daß diese Diagnose auch auf ihre Symptomatik passen würde. Sie verschlang Bücher und Artikel über die Multiple Persönlichkeitsstörung, sowohl aus der populärwissenschaftlichen wie psychiatrischen Literatur. Dann begann sie eine Therapie bei einem Experten auf diesem Gebiet und nach einigen Wochen konnte er drei Persönlichkeiten identifizieren: Jane, still und unterwürfig; Alice, sehr aggressiv, und Dolores, sexuell verführerisch. Bei Frau M. wurde es nun immer mehr zur Hauptbeschäftigung, Aspekte ihrer verschiedenen Persönlichkeiten zu entdecken und am Jahresende hatten sie und ihr Therapeut zwölf eigenständige Persönlichkeiten identifiziert. Aufgrund der Erinnerungen durch eine der Persönlichkeiten entdeckte Frau M., daß sie als kleines Kind von ihrem Vater sexuell mißbraucht wurde und möglicherweise auch von ihrem Onkel, wobei sie hier nicht ganz sicher ist. Im Verlaufe des folgenden Jahres tauchten noch 55 weitere Persönlichkeiten auf. Die Patientin schrieb ihren letzten Suizidversuch einer der Persönlichkeiten zu, die versucht hatte, sich selber zu töten, ohne daß sie vermeiden konnte, potentiell auch alle anderen zu verletzen.

DSM-IV Diagnose
(ICD-10 s.S. 321)

Achse I:	300.14	Mögliche Dissoziative Identitätsstörung
Achse II:	301.83	Borderline Persönlichkeitsstörung
Achse III:		Keine
Achse IV:		Keine
Achse V:		GAF = 40

Diagnostische Kriterien für 300.14 (F44.81) Dissoziative Identitätsstörung

A. Die Anwesenheit von zwei oder mehr unterscheidbaren Identitäten oder Persönlichkeitszuständen (jeweils mit einem eigenen, relativ überdauernden Muster der Wahrnehmung von, der Beziehung zur und dem Denken über die Umgebung und das Selbst).

B. Mindestens zwei dieser Identitäten oder Persönlichkeitszustände übernehmen wiederholt die Kontrolle über das Verhalten der Person.

C. Eine Unfähigkeit, sich an wichtige persönliche Informationen zu erinnern, die zu umfassend ist, um durch gewöhnliche Vergeßlichkeit erklärt zu werden.

D. Die Störung geht nicht auf die direkte körperliche Wirkung einer Substanz (z. B. blackouts oder ungeordnetes Verhalten während einer Alkoholintoxikation) oder eines medizinischen Krankheitsfaktors zurück (z. B. komplex-partielle Anfälle).
Beachte: Bei Kindern sind die Symptome nicht durch imaginierte Spielkameraden oder andere Phantasiespiele zu erklären.

Leitlinien für Diagnose und Differentialdiagnose der Dissoziativen Identitätsstörung

Um die Symptome, die eher Störungen der Identität und des Gedächtnisses und nicht eine Persönlichkeitsstörung beschreiben, angemessener zu bezeichnen, wurde dieser Zustand im DSM-IV von **Multipler Persönlichkeitsstörung** in **Dissoziative Identitätsstörung** umbenannt. Die Multiple Persönlichkeitsstörung wurde erstmals im DSM-III in eine offizielle psychiatrische Klassifikation aufgenommen. Seit dieser Einführung ist ein bemerkenswerter Anstieg dieser Diagnose in den Vereinigten Staaten zu verzeichnen. Diese Zunahme kann auf zweierlei Art interpretiert werden. Einige Kliniker glauben, daß die Dissoziative Identitätsstörung vorher häufig als Psychotische – oder Bipolare Störung fehldiagnostiziert wurde. Insofern würde das derzeit größere Bewußtsein für diese Diagnose (und der ursächlichen Rolle des kindlichen sexuellen Mißbrauchs) sich in einer früheren und angemesseneren Identifizierung der Störung äußern. Viele andere Kliniker gehen jedoch davon aus, daß diese Störung derzeit bei hoch suggestiblen Menschen stark überdiagnostiziert oder sogar iatrogen induziert wird. Solche Kliniker vermuten, daß die Versuche bis dato unerkannte Persönlichkeiten zu identifizieren und mit ihnen zu kommunizieren eher Dissoziation fördert als sie zu behandeln.

In letzter Zeit scheinen viele Patienten anzunehmen, ihre Probleme seien auf eine **Multiple Persönlichkeitsstörung** zurückzuführen. Dieses fast schon als **„Epidemie"** zu bezeichnende Ausmaß ist zum einen das Resultat der großen Aufmerksamkeit für diese Störung in den Medien und zum anderen iatrogen verursacht durch schlecht ausgebildete und übereifrige Therapeuten.

Darüberhinaus lernen Patienten neue Symptome auch von Mitpatienten. So ist Frau M. sicher eine unglückliche und kreative Frau auf der Suche nach Erklärungen für ihre Probleme in zwischenmenschlichen Beziehungen, ihre geringe Wertschätzung und ihr unsicheres Identitätsgefühl. Sie „entdeckte" sich erstmals selber als „multiple" nachdem sie jemand

anderen mit der gleichen Thematik in der Klinik kennengelernt hatte . Sie übernahm dann
sehr schnell diese derzeit hoch populäre Metapher, daß ihre psychischen Konflikte auf
einen Krieg zwischen ihren „multiplen Persönlichkeiten" zurückzuführen sind.

Therapieplanung für die Dissoziative Identitätsstörung

Der wichtigste Ratschlag ist, nicht zu verletzten. Es können Probleme entstehen, wenn Therapeuten gefühllos und zynisch reagieren und sich weigern, die subjektiven Erfahrungen
der Patienten anzunehmen. Auf der anderen Seite ist es genauso wenig hilfreich, wenn
Therapeuten bewußt oder unbewußt eine weitere Zergliederung der Identitäten, die sowieso auf unsicherem Boden stehen, unterstützen. Bevor die Dissoziative Identitätsstörung die
populärste Diagnose der Welt wurde, war sie relativ selten und Patienten mit dieser Störung berichteten nur über eine Handvoll Persönlichkeiten. Derzeit scheint die Diagnose
allgegenwärtig zu sein und die durchschnittliche Anzahl der berichteten Persönlichkeiten
ist in die Höhe geschossen und liegt pro Patient bei 20 und wächst weiter.

Es erscheint am wahrscheinlichsten, daß die Entwicklung einer Dissoziativen Identitätsstörung bei Frau M. als der Versuch zu bewerten ist, gemeinsam mit ihrem Therapeuten,
ihren sehr chaotischen Erfahrungen einen gewissen Sinn zu verleihen. Auf jeden Fall ist
anzunehmen, daß dies mehr Schaden als Nutzen anrichtet. Indem der Therapeut jeden
Aspekt der ambivalenten Persönlichkeit von Frau M. mit einem anderen Namen bezeichnet
und diesem unabhängige Autorität zuspricht, fördert er eher eine Desintegration als eine
Integration ihrer Persönlichkeit.

Zusammenfassung

Im Verlaufe der Geschichte der psychiatrischen Klassifikation hat es ein Aufeinanderfolgen
vergänglicher Diagnosen gegeben. Einer der Autoren ist sehr vertraut mit einer stationären
Langzeitabteilung, die dieses Problem verdeutlicht. Als er vor 25 Jahren dort seine Ausbildung machte, erhielten fast alle Patienten die Diagnose **„pseudoneurotische Schizophrenie"**. Einige Jahre später im Zusammenhang mit einem Wechsel in der Abteilungsleitung
wurde die vorherrschende Diagnose **„Borderline Persönlichkeitsstörung"**. Wiederum
nach ein paar Jahren dreht sich das Rad weiter und die meisten Patienten schienen eine
„atypische Depression" zu haben. Es sollte keine Überraschung sein, daß die Abteilung
derzeit vor allem von Patienten mit einer **„Multiplen Persönlichkeitsstörung"** und/oder
einer **„Posttraumatischen Belastungstörung"** belegt ist. Wir erwarten, daß in Kürze die
meisten dieser Patienten die Diagnose einer **„Aufmerksamkeitsdefizitstörung bei Erwachsenen"** erhalten. Tatsache ist, daß die Patienten, die in dieser Abteilung behandelt wurden,
über die Jahre hinweg bemerkenswert gleich geblieben sind – nur die diagnostischen Etiket-
ten haben sich verändert.

ICD-10

Fallbeispiel: Angebliche Multiple Persönlichkeitsstörung (s. S. 317)

ICD-10 Diagnose

F44.81	Multiple Persönlichkeitsstörung
F60.31	emotional instabile Persönlichkeitsstörung, Borderline Typus

F60	Spezifische Persönlichkeitsstörungen

G1. Die charakteristischen und dauerhaften inneren Erfahrungs- und Verhaltensmuster der Betroffenen weichen insgesamt deutlich von kulturell erwarteten und akzeptierten Vorgaben („Normen") ab. Diese Abweichung äußert sich in mehr als einem der folgenden Bereiche:

1. Kognition (d. h. Wahrnehmung und Interpretation von Dingen, Menschen und Ereignissen; Einstellungen und Vorstellungen von sich und anderen)

2. Affektivität (Variationsbreite, Intensität und Angemessenheit der emotionalen Ansprechbarkeit und Reaktion)

3. Impulskontrolle und Bedürfnisbefriedigung

4. Zwischenmenschliche Beziehungen und die Art des Umganges mit ihnen.

G2. Die Abweichung ist so ausgeprägt, daß das daraus resultierende Verhalten in vielen persönlichen und sozialen Situationen unflexibel, unangepaßt oder auch auf andere Weise unzweckmäßig ist (nicht begrenzt auf einen speziellen auslösenden Stimulus oder eine bestimmte Situation).

G3. Persönlicher Leidensdruck, nachteiliger Einfluß auf die soziale Umwelt oder beides, deutlich dem unter G2. beschriebenen Verhalten zuzuschreiben.

G4. Nachweis, daß die Abweichung stabil, von langer Dauer ist und im späten Kindesalter oder der Adoleszenz begonnen hat.

G5. Die Abweichung kann nicht durch das Vorliegen oder die Folge einer anderen psychischen Störung des Erwachsenenalters erklärt werden. Es können aber episodische oder chronische Zustandsbilder der Kapitel F0-F5 und F7 neben dieser Störung existieren oder sie überlagern.

G6. Eine organische Erkrankung, Verletzung oder deutliche Funktionsstörung des Gehirns müssen als mögliche Ursache für die Abweichung ausgeschlossen werden (falls eine solche Verursachung nachweisbar ist, soll die Kategorie F07 verwendet werden).

Kommentar: Die Feststellungen von G1. bis G6. sollten auf möglichst vielen Informationsquellen beruhen. Zwar ist es manchmal möglich, aus einem einzigen Interview mit den Betroffenen genügend Belege zu erhalten, aber als allgemeine Richtlinie sollte gelten, daß mehr als ein Interview mit den Betroffenen sowie Fremdanamnesen und Fremdberichte vorliegen sollen.

Wenn nötig, wird die Entwicklung von Subkriterien zur Definition von Verhaltensmustern vorgeschlagen, die spezifisch für unterschiedliche Kulturen sind und soziale Normen, Regeln und Verpflichtungen betreffen (wie Beispiele für verantwortungslose Haltung und Mißachtung sozialer Normen bei der dissozialen Persönlichkeitsstörung).

Bei der Diagnose einer Persönlichkeitsstörung für Forschungszwecke ist die Feststellung eines Subtypus erforderlich (bei ausreichenden Belegen dafür, daß die Betroffenen Merkmale mehrerer Kriteriengruppen erfüllen, kann mehr als ein Subtypus klassifiziert werden).

F60.3   emotional instabile Persönlichkeitsstörung

F60.30   impulsiver Typus

A. Die allgemeinen Kriterien für eine Persönlichkeitsstörung (F60) müssen erfüllt sein.

B. Mindestens drei der folgenden Eigenschaften oder Verhaltensweisen müssen vorliegen, darunter 2.:

1. deutliche Tendenz unerwartet und ohne Berücksichtigung der Konsequenzen zu handeln

2. deutliche Tendenz zu Streitereien und Konflikten mit anderen, vor allem dann, wenn impulsive Handlungen unterbunden oder getadelt werden

3. Neigung zu Ausbrüchen von Wut oder Gewalt mit Unfähigkeit zur Kontrolle explosiven Verhaltens

4. Schwierigkeiten in der Beibehaltung von Handlungen, die nicht unmittelbar belohnt werden

5. unbeständige und unberechenbare Stimmung.

F60.31   Borderline Typus

A. Die allgemeinen Kriterien für eine Persönlichkeitsstörung (F60) müssen erfüllt sein.

B. Mindestens drei der oben unter F60.30 B. erwähnten Kriterien müssen vorliegen und zusätzlich mindestens zwei der folgenden Eigenschaften und Verhaltensweisen:

1. Störungen und Unsicherheit bezüglich Selbstbild, Zielen und „inneren Präferenzen" (einschließlich sexueller)

2. Neigung sich in intensive aber instabile Beziehungen einzulassen, oft mit der Folge von emotionalen Krisen

3. übertriebene Bemühungen, das Verlassenwerden zu vermeiden

4. wiederholt Drohungen oder Handlungen mit Selbstbeschädigung

5. anhaltende Gefühle von Leere.

F44   dissoziative Störungen (Konversionsstörungen)

G1. Kein Nachweis einer körperlichen Krankheit, welche die für diese Störung charakteristischen Symptome erklären könnte (es können jedoch körperliche Störungen vorliegen, die andere Symptome verursachen).

G2. Überzeugender zeitlicher Zusammenhang zwischen den dissoziativen Symptomen und belastenden Ereignissen, Problemen oder Bedürfnissen.

F44.81	multiple	Persönlichkeitsstörung

A. Zwei oder mehr unterschiedliche Persönlichkeiten innerhalb eines Individuums, von denen zu einem bestimmten Zeitpunkt jeweils nur eine nachweisbar ist.

B. Jede Persönlichkeit hat ihr eigenes Gedächtnis, ihre eigenen Vorlieben und Verhaltensweisen und übernimmt zu einer bestimmten Zeit, auch wiederholt, die volle Kontrolle über das Verhalten der Betroffenen.

C. Unfähigkeit, wichtige persönliche Informationen zu erinnern, was für eine einfache Vergeßlichkeit zu ausgeprägt ist.

D. Nicht bedingt durch eine organische psychische Störung (F0) (z. B. eine Epilepsie) oder durch psychotrope Substanzen (F1) (z. B. Intoxikation oder Entzugssyndrom).

Interpretation nach ICD-10

Frau M. erfüllt die allgemeinen Kriterien für eine Persönlichkeitsstörung und die spezifischen für die **emotional instabile Persönlichkeitsstörung**. Aufgrund der Unsicherheit bezüglich ihrer Identität, den beständigen Konflikten mit anderen bei gleichzeitig intensiver emotionaler Beteiligung und den selbstschädigenden Handlungen ist bei der Patientin weiterhin der Borderline Typus zu diagnostizieren. Differentialdiagnostisch ist – wie auch im Text erwähnt – eine Bipolare Störung auszuschließen. Dies ist auf der Grundlage der gegebenen Informationen nicht möglich, ein ausgeprägt phasenhafter Verlauf erscheint jedoch nicht wahrscheinlich. Die ICD-10 Kriterien für eine Multiple Persönlichkeitsstörung sind ebenfalls erfüllt, die Komorbidität mit der Borderline Persönlichkeitsstörung ist zulässig (Kriterium G5 von F60).

Vergleich DSM IV/ICD-10

In beiden Beurteilungssystemen kommt man zu der Diagnose einer Borderline Persönlichkeitsstörung, die in der ICD-10 deskriptiver emotional instabile Persönlichkeitsstörung, Borderline Typus heißt. Die geforderten Kriterien sind in beiden Systemen vergleichbar; im DSM-IV insgesamt spezifischer und es werden zusätzlich die Kriterien: (1) verzweifeltes Bemühen, tatsächliches oder vermutetes Verlassenwerden zu vermeiden, (7) chronische Gefühle von Leere und (9) vorübergehende, durch Belastungen ausgelöste paranoide Vorstellungen oder schwere dissoziative Symptome, angeführt. Bezüglich der Diagnose Dissoziative Identitätsstörung (in der ICD-10 weiterhin Multiple Persönlichkeitsstörung F44.81) wird diese auch schon im Fallbeispiel angezweifelt. Nach den vorliegenden Informationen scheint es bei Frau M. doch primär eine iatrogen verursachte Diagnose zu sein. Im Gegensatz zum DSM-IV stellt in der ICD-10 die Multiple Persönlichkeitsstörung eine Restkategorie der Dissoziativen Störungen (F44.81 sonstige dissoziative Störungen) dar. Die diagnostischen Kriterien sind in beiden Systemen fast identisch.

Berater der deutschen Ausgabe: PD Dr. med. Michael Zaudig, Windach

Übersetzung und Bearbeitung: Dipl.-Psych. Sabine Gruschwitz, Windach

KAPITEL 10

Sexuelle und Geschlechtsidentitätsstörungen

Das Kapitel über Sexuelle und Geschlechtsidentitätsstörungen im DSM-IV umfaßt Sexuelle Funktionsstörungen, Paraphilien und Geschlechtsidentitätsstörungen.

Sexuelle Funktionsstörungen sind gekennzeichnet durch Störungen der sexuelle Appetenz oder Funktionsfähigkeit, die deutliches Leiden oder zwischenmenschliche Schwierigkeiten verursachen. Das Kapitel umfaßt folgende Sexuellen Funktionsstörungen:

Sexuelle Funktionsstörungen

302.71	Störung mit Verminderter Sexueller Appetenz
302.79	Störung mit Sexueller Aversion
302.72	Störung der Sexuellen Erregung bei der Frau
302.72	Errektionsstörung beim Mann
302.73	Weibliche Orgasmusstörung
302.74	Männliche Orgasmusstörung
302.75	Ejaculatio Praecox
302.76	Dyspareunie
306.51	Vaginismus
———.—	Sexuelle Funktionsstörung Aufgrund eines Medizinischen Krankheitsfaktors
———.—	Substanzinduzierte Sexuelle Funktionsstörung
302.70	Nicht Näher Bezeichnete Sexuelle Funktionsstörung

Paraphilien beziehen sich auf Störungen, die ungewöhnliche sexuelle Vorlieben beinhalten, die deutliches Leiden oder Beeinträchtigungen verursachen oder Kinder oder nicht einwilligende Erwachsene miteinbeziehen. Folgende Paraphilien sind im DSM-IV aufgeführt:

Paraphilien

302.4	Exhibitionismus
302.81	Fetischismus
302.89	Frotteurismus
302.2	Pädophilie
302.83	Sexueller Masochismus
302.84	Sexueller Sadismus
302.3	Transvestitischer Fetischismus
302.82	Voyeurismus
302.9	Nicht Näher Bezeichnete Paraphilie

Geschlechtsidentitätsstörungen sind gekennzeichnet durch starke und andauernde Identifikation mit dem anderen Geschlecht und ein deutliches Unbehagen im eigenen Geschlecht.
Die Geschlechtsidentitätsstörungen sind wie folgt kodiert:

Geschlechtsidentitätsstörungen

302.6   Geschlechtsidentitätsstörung bei Kindern
302.85   Geschlechtsidentitätsstörung bei Jugendlichen oder Erwachsenen
302.6   Nicht Näher Bezeichnete Geschlechtsidentitätsstörung

Schließlich ist die 302.9 Nicht Näher Bezeichnete Sexuelle Störung zur Kodierung eines
sexuellen Störungsbildes aufgeführt, das nicht die Kriterien einer spezifischen Sexuellen
Störung erfüllt und weder eine Sexuelle Funktionsstörung noch eine Paraphilie ist.

Es werden Fallbeispiele zur Veranschaulichung der Weiblichen Orgasmusstörung / Störung mit Verminderter Sexueller Appetenz, Erektionsstörung beim Mann und des Transvestitischen Fetischismus vorgestellt.

Weibliche Orgasmusstörung / Störung mit Verminderter Sexueller Appetenz

* Fallbeispiel: Wir leben zusammen wie Bruder und Schwester

Frau G. ist eine sehr hübsche 28jährige Lehrerin, die zur Beratung kommt, weil ihr Ehemann mit ihrem Sexualleben unzufrieden ist und darauf besteht, daß sie zur Therapie
geht. Sie sind seit sechs Jahren verheiratet und hatten die meiste Zeit davon ca. ein Mal
die Woche Sex, jedoch ohne Leidenschaft. Frau G. neigt dazu, sexuellen Begegnungen
mit ihrem Mann aus dem Weg zu gehen, indem sie früh oder spät zu Bett geht, oder sie
sagt, sie sei zu müde oder fühle sich nicht gut. In letzter Zeit hat sich die Situation soweit
verschlechtert, daß das Paar weniger als ein Mal im Monat und nur auf Beharren von
Herrn G. Sex hat.

Frau G. kommt aus einer sehr anständigen und streng religiösen Familie. Im Alter von
sieben Jahren war sie überrascht und „schrecklich beschämt", als ihr 13jähriger Bruder
regelmäßig seinen Penis vor ihr zu entblößen und ihre Genitalien zu berühren begann.
Frau G. haßte diese Erfahrungen und wußte, daß sie Sünde waren. Sie versuchte, sie
ihrer Mutter und auch in der Kirche zu beichten, schaffte es aber nicht, weil sie sich so
sehr schämte und weil ihr Bruder ihr damit gedroht hatte, ihr weh zu tun, wenn sie es
erzählte. Intermittierende sexuelle Kontakte mit ihrem Bruder fanden ungefähr ein Jahr
lang statt und endeten erst, als er in ein Internat geschickt wurde, weil er auch andere
Verhaltensschwierigkeiten hatte.

Frau G. kam spät in die Pubertät und hatte bis zu ihrem achtzehnten Lebensjahr keine
Verabredungen mit Jungen. Ihr zukünftiger Ehemann war der Junge von nebenan. Anfangs war sie überrascht, daß jemand sie attraktiv finden könnte und war erstaunt über

seine Werbung, aber bald wurden sie unzertrennlich. Er ist noch immer ihr bester Freund und sie sagt: „Wir leben zusammen wie Bruder und Schwester".

Nicht einmal auf dem Höhepunkt ihrer sexuellen Aktivität hatte Frau G. einen Orgasmus. Sie betrachtet das als ein großes Versagen in ihrem Leben und als Beweis dafür, daß ihr echte Weiblichkeit fehle. Obwohl Frau G. sich jedes Mal, wenn das Paar Sex hat, sehr bemüht, zum Orgasmus zu kommen, schafft sie es nicht und fühlt sich noch minderwertiger und über sich selbst enttäuscht. Sie bemüht sich auch sehr, ihrem Mann zuliebe einen Orgasmus vorzutäuschen, wirkt aber offensichtlich nicht überzeugend.

Frau G. ist sehr befangen, was ihren Körper betrifft und läßt nicht zu, daß ihr Mann sie unbekleidet sieht, außer in sehr gedämpftem Licht. Sie ist auch zu schüchtern, ihn anzusehen. Ihrer Meinung nach sollte der Geschlechtsverkehr schnell vonstatten gehen und auf den genitalen Bereich und nicht auf andere Arten von Berührungen und Anschauen fixiert sein.

Frau G. hatte zwar flüchtige sexuelle Gefühle Männern gegenüber, findet diese Empfindungen jedoch schrecklich und erniedrigend und offenbart sie nur mit großer Verlegenheit. Sie hat sich nie selbst befriedigt und glaubt, wenn sie es täte, wäre das ein Beweis für ihre sexuelle Unzulänglichkeit.

DSM-IV Diagnose
(ICD-10 s.S. 333)

Achse I:	302.73	Weibliche Orgasmusstörung, Lebenslanger Typus, Generalisierter Typus, Aufgrund Psychischer Faktoren
	302.71	Störung mit Verminderter Sexueller Appetenz, Lebenslanger Typus, Generalisierter Typus, Aufgrund Psychischer Faktoren
Achse II:	V71.09	Keine Diagnose (basierend auf zwei Befragungen)
Achse III:		Keine
Achse IV:		Eheliche Belastung
Achse V:		GAF = 70 (gegenwärtig)

Diagnostische Kriterien für 302.73 (F52.3) Weibliche Orgasmusstörung

A. Eine anhaltende oder wiederkehrende Verzögerung oder ein Fehlen des Orgasmus nach einer normalen sexuellen Erregungsphase. Frauen zeigen eine große Variabilität hinsichtlich Art oder Intensität der Stimulation, die zum Orgasmus führt. Die Diagnose einer Weiblichen Orgasmusstörung sollte auf der klinischen Einschätzung basieren, daß die Orgasmusfähigkeit der betreffenden Frau geringer ist als für ihr Alter, ihre sexuellen Erfahrungen und die Art der vorangegangenen sexuellen Stimulation zu erwarten wäre.

B. Das Störungsbild verursacht deutliches Leiden oder zwischenmenschliche Schwierigkeiten.

Fortsetzung nächste Seite

Fortsetzung

C. Die Orgasmusstörung kann nicht besser durch eine andere Störung auf Achse I (ausgenommen eine andere Sexuelle Funktionsstörung) erklärt werden und geht nicht ausschließlich auf die direkte körperliche Wirkung einer Substanz (z. B. Droge, Medikament) oder eines medizinischen Krankheitsfaktors zurück.

Bestimme den Typus:
Lebenslanger Typus,
Erworbener Typus.

Bestimme den Typus:
Generalisierter Typus,
Situativer Typus.

Bestimme:
Aufgrund Psychischer Faktoren,
Aufgrund Kombinierter Faktoren.

Diagnostische Kriterien für 302.71 (F52.0)
Störung mit Verminderter Sexueller Appetenz

A. Anhaltender oder wiederkehrender Mangel an (oder Fehlen von) sexuellen Phantasien und des Verlangens nach sexueller Aktivität. Der Untersucher beurteilt den Mangel oder das Fehlen unter Berücksichtigung von Faktoren, die die sexuelle Funktionsfähigkeit beeinflussen, wie Lebensalter und Lebensumstände der Person.

B. Das Störungsbild verursacht deutliches Leiden oder zwischenmenschliche Schwierigkeiten.

C. Die sexuelle Funktionsstörung kann nicht besser durch eine andere Störung auf Achse I (ausgenommen eine andere Sexuelle Funktionsstörung) erklärt werden und geht nicht ausschließlich auf die direkte körperliche Wirkung einer Substanz (z. B. Droge, Medikament) oder eines medizinischen Krankheitsfaktors zurück.

Bestimme den Typus:
Lebenslanger Typus,
Erworbener Typus.

Bestimme den Typus:
Generalisierter Typus,
Situativer Typus.

Bestimme:
Aufgrund Psychischer Faktoren,
Aufgrund Kombinierter Faktoren.

Erektionsstörung beim Mann

Fallbeispiel: Ein abgeschlaffter Sexprotz

Herr X. ist ein 46jähriger Drucker, dessen Hauptbeschwerde Impotenz ist. Er kommt auf Drängen seiner Frau (48 Jahre alt), die ihn nicht zur Befragung begleitet. Das Paar ist seit 25 Jahren verheiratet und hat zwei Kinder.

Die Erektionsprobleme von Herrn X. begannen vor ungefähr sechs Jahren. Damals verlor er seinen guten Arbeitsplatz, den er 15 Jahre lang hatte, da die Firma, für die er arbeitete, mit einem anderen Unternehmen fusionierte. Während seiner Arbeitslosigkeit unterhielt seine Frau die Familie. Nach einem Jahr konnte er eine andere ausgezeichnete Stelle finden. Vor dieser Zeit hatte er ein aktives und erfolgreiches Sexualleben mit seiner Frau und zahlreichen anderen Partnerinnen.

Zuerst erlebte Herr X. nur gelegentliche Episoden von Erektionsversagen. Innerhalb eines Jahres hatte er jedoch große Schwierigkeiten beim Geschlechtsverkehr mit jeder Partnerin bei jeder Gelegenheit. Er sagt, daß er in den letzten fünf Jahren kaum in der Lage war, mit seiner Frau Verkehr zu haben, da er gewöhnlich keine Erektion bekommt. Der Patient hat immer noch ein starkes Verlangen nach Sexualität und ist wegen seiner Impotenz frustriert und am Boden zerstört. Er hat jedoch Erektionen beim Masturbieren und seine Orgasmen sind auch weiterhin angenehm. Gelegentlich wacht Herr X. morgens mit einer Erektion auf und manchmal bekommt er auch beim Autofahren eine Erektion, „wenn ich an nichts denke".

Herr X. sagt, seine Frau habe seine mangelnde sexuelle Leistungsfähigkeit im letzten Jahr zunehmend kritisiert und vor kurzem gedroht, ihn zu verlassen, wenn er sich nicht um Hilfe bemühe. Vor dem Auftreten des Problems hatte das Paar zwei oder drei Mal pro Woche Geschlechtsverkehr. Im letzten Jahr hat Herr X. wegen seiner Unfähigkeit, eine Erektion zu bekommen, zunehmend jeden Sexualkontakt mit seiner Frau und anderen Partnerinnen vermieden.

Die Analyse der sexuellen Erfahrungen und Funktionsfähigkeit von Herrn X. zeigt, daß er in der Vergangenheit lediglich dadurch eine Erektion hatte, daß er in der Nähe einer sexuell verfügbaren und attraktiven Partnerin war. Er konnte auch erregt werden, wenn er kurz mit einer Frau schmuste und sie streichelte. Er brauchte keine manuelle oder orale Stimulation, um eine Erektion zu bekommen („Ich brauchte das nicht"), die er dann so lange halten konnte wie er wollte. Er war sehr stolz auf seine frühere Erektionsfähigkeit und seine „bleibende Kraft". Seine Frau und er waren beide mit ihren früheren sexuellen Gewohnheiten zufrieden.

Seit das Problem begann, hat sich Herr X. in Erwartung sexuellen Versagens mit großer Angst in sexuelle Situationen begeben. Er streichelt seine Frau einige wenige Momente lang, wird wütend und verläßt das Bett, wenn er keine sofortige Erektion bekommt. Seine Frau macht keinen Versuch, seine Genitalien zu stimulieren.

Vor drei Jahren wurde bei dem Patienten eine leichte Hypertonie festgestellt. Seitdem nimmt er täglich 30 mg Propranol. Er leidet seit mehreren Jahren immer wieder an chronischen Kreuzschmerzen. Es gibt keine Zeichen oder Symptome einer anderen medizinischen Krankheit. Der Patient hatte nie irgendwelche bedeutenden psychiatrischen Zeichen oder Symptome und war nie in psychiatrischer Behandlung.

Frau X. ist die dominante Person in der Ehe. Herr X. spielt die Rolle des „unartigen Jungen", während sie die "Mama" ist. Diese Art der Beziehung funktionierte früher für beide gut, und beide waren mit dieser Übereinkunft zufrieden. Das gegenwärtige sexuelle Problem von Herrn X. scheint das frühere Gleichgewicht ihrer Beziehung gestört und bei beiden Ehepartnern Ambivalenz hervorgerufen zu haben. Obwohl Frau X. über die Untreue ihres Mannes in früheren Zeiten ihrer Ehe häufig verärgert war, drohte sie ihm bis vor kurzem nie mit Trennung. Frau X. hat das Gefühl, das sexuelle Versagen ihres Mannes bedeute, daß sie nicht mehr attraktiv sei.

DSM-IV Diagnose

Achse I:	302.72	Erektionsstörung beim Mann, Erworbener Typus, Situativer Typus, Aufgrund Psychischer Faktoren
	V61.10	Beziehungsprobleme mit der Partnerin
Achse II:	V71.09	Keine Diagnose
Achse III:	401.9	Hypertonie
	724.2	Kreuzschmerzen
Achse IV:		Kürzliche Arbeitslosigkeit, Abhängigkeit von der Ehefrau
Achse V:		GAF = 70

Diagnostische Kriterien für 302.72 (F52.2) Erektionsstörung beim Mann

A. Anhaltende oder wiederkehrende Unfähigkeit, eine adäquate Erektion zu erlangen oder bis zur Beendigung der sexuellen Aktivität aufrechtzuerhalten.

B. Das Störungsbild verursacht deutliches Leiden oder zwischenmenschliche Schwierigkeiten.

C. Die sexuelle Funktionsstörung kann nicht besser durch eine andere Störung auf Achse I (ausgenommen eine andere Sexuelle Funktionsstörung) erklärt werden und geht nicht ausschließlich auf die direkte körperliche Wirkung einer Substanz (z. B. Droge, Medikament) oder eines medizinischen Krankheitsfaktors zurück.

Bestimme den Typus:
Lebenslanger Typus,
Erworbener Typus.

Bestimme den Typus:
Generalisierter Typus,
Situativer Typus.

Bestimme:
Aufgrund Psychischer Faktoren,
Aufgrund Kombinierter Faktoren.

Leitlinien für Diagnose und Differentialdiagnose der Sexuellen Funktionsstörungen

Der erste Faktor, der bei der Diagnose einer Sexuellen Funktionsstörung betrachtet werden muß, ist die Normalität. Es gibt keine allgemein akzeptierten Richtlinien dafür, was als „normale" sexuelle Funktionsfähigkeit anzusehen ist. Vor der Diagnose einer Sexuellen Funktionsstörung muß der Kliniker das Alter und die Erfahrung der Person, den in ihrem kulturellen und religiösen Umfeld vorherrschenden Sittenkodex, die Angemessenheit der sexuellen Stimulation und, was äußerst wichtig ist, das Ausmaß berücksichtigen, bis zu welchem das sexuelle Problem Leiden oder zwischenmenschliche Schwierigkeiten verursacht. Nicht jeder muß ein leidenschaftliches Sexualleben haben. Würde ihr sexuelles Problem Frau G. kein Leiden verursachen und wäre sie mit dem jetzigen Zustand ihrer Ehe zufrieden, wäre die Diagnose einer Sexuellen Funktionsstörung nicht gerechtfertigt, besonders dann, wenn ihr Partner auch mit ihrer „Bruder-Schwester-Übereinkunft" zufrieden wäre. Häufig ist die Differentialdiagnose zwischen einer Sexuellen Funktionsstörung bei einer Person und der Diagnose eines Partnerschaftsproblem V61.1 beim Paar.

Ist entschieden, daß die Sexuelle Funktionsstörung **ausreichende klinische Bedeutung** hat, um eine Diagnose zu rechtfertigen, besteht der nächste Schritt darin, die Ätiologie des Störungsbildes zu bestimmen. Ursache für sexuelle Probleme können psychische Faktoren, Auswirkungen eines medizinischen Krankheitsfaktors, Nebenwirkungen von Medikamenten, Substanzmißbrauch oder eine Kombination aus diesen Faktoren sein. Wird die Einschätzung gewonnen, die Sexuelle Funktionsstörung könne durch einen **medizinischen Krankheitsfaktor** (z. B. ein neurologisches oder endokrines Leiden) völlig erklärt werden, so wird eine Sexuelle Funktionsstörung Aufgrund eines Medizinischen Krankheitsfaktors diagnostiziert und gemäß dem vorwiegenden Typus der vorliegenden Funktionsstörung kodiert. Kommt man zu der Einschätzung, die Sexuelle Funktionsstörung könne durch die Nebenwirkung eines **Medikaments oder Substanzmißbrauch** völlig erklärt werden, wird eine Substanzinduzierte Sexuelle Funktionsstörung diagnostiziert und nach der Art der jeweiligen Substanz kodiert, wobei der vorwiegende Typus der vorliegenden Funktionsstörung durch eine Bestimmung angezeigt wird. Wird befunden, die Sexuelle Funktionsstörung sei die Folge von **ausschließlich psychischen Faktoren** oder, was häufig vorkommt, einer Kombination aus psychischen Faktoren und den Auswirkungen eines medizinischen Krankheitsfaktors und/oder einer Substanz, wird der spezifische Typus der Sexuellen Funktionsstörung diagnostiziert und der entsprechende Subtypus „Aufgrund Psychischer Faktoren" oder „Aufgrund Kombinierter Faktoren" notiert.

Die vier Phasen der sexuellen Reaktion sind 1) sexuelles Verlangen, 2) sexuelle Erregung, 3) Orgasmus und 4) Entspannung. Obwohl die Sexuellen Funktionsstörungen nach der Phase der sexuellen Reaktion, in welcher sie auftreten, eingeteilt sind, ist es wichtig, daran zu denken, daß Personen häufig miteinander in Verbindung stehende Probleme haben, die in mehr als einer Phase auftreten (z. B. eine Sexuelle Erregungsstörung und eine Orgasmusstörung). Sie sind eigentlich unterschiedliche Facetten eines einzigen Problems. Das scheint bei Frau G. der Fall zu sein, bei der sowohl eine Störung mit Verminderter Sexueller Appetenz als auch eine Weibliche Orgasmusstörung diagnostiziert wurden. Diese Probleme stehen eindeutig in Beziehung zueinander. Frau G.s gehemmte Einstellung zur Sexualität und der Mangel an sexueller Appetenz tragen zu ihrer Unfähigkeit bei, einen Orgasmus zu bekommen. Das läßt sie noch mehr darauf bedacht sein, sexuellen Kontakt zu ihrem Ehemann zu vermeiden.

Zusätzliche Bestimmungen können vermerkt werden, um anzuzeigen, ob die Sexuelle Funktionsstörung zum **Lebenslangen oder Erworbenen Typus** gehört oder ob die Funktionsstörung dem Generalisierten oder Situativen Typus entspricht. Die sexuellen Probleme von Frau G. im ersten Fallbeispiel scheinen lebenslang und generalisiert zu sein. Im zweiten Fallbeispiel sind die sexuellen Probleme von Herrn X. kürzlich erworben und auf bestimmte Situationen bezogen. Die erste Überlegung bei der Untersuchung der Symptome von Herrn X. ist, ob ein medizinischer Krankheitsfaktor oder Substanzgebrauch das Erektionsproblem verursacht haben könnte. Ein physiologischer Faktor ist jedoch auszuschließen, da Herr X. bei der Selbstbefriedigung oder beim Aufwachen eine Erektion bekommt. In unklaren Fällen können Labortests notwendig sein, um den Grad der Beeinträchtigung zu bestätigen und zu bestimmen.

Therapieplanung für Sexuelle Funktionsstörungen

Der erste Punkt im Behandlungsplan von Frau G. ist, ihre Motivation zur Teilnahme an einer Therapie zu bestimmen, die die Veränderung ihrer sexuellen Funktionsfähigkeit zum Ziel hat sowie den Grad ihrer Bereitschaft, auf eine befriedigendere sexuelle Beziehung zu ihrem Ehemann hinzuarbeiten. Für Personen, die motiviert sind, an einer Therapie teilzunehmen, ist die einfachste und direkteste Behandlung eine kognitive Verhaltenstherapie, die häufig beide Partner einbezieht. Inhalt dieser Therapie ist gewöhnlich, das Paar über Sexualität zu unterrichten, ihm als Hausaufgaben Übungen zu geben, die beinhalten, einander Freude zu bereiten (z. B. gemeinsam duschen, Massagen und Petting) und ihm ganz allgemein die Erlaubnis zu geben, Spaß zu haben. Funktioniert dieser Ansatz nicht oder ist der Patient nicht motiviert, kann ein psychodynamischer Ansatz angezeigt sein. Das würde bedeuten, die sexuellen Ängste und Wünsche von Frau G. zu erforschen, sie zu den frühen sexuellen Erfahrungen in der Familie in Beziehung zu setzen und ihre Schuldgefühle über die Erfahrungen mit ihrem Bruder in den Mittelpunkt zu stellen.

Eine Kombination beider Methoden kann hilfreich sein, wobei die **kognitive Verhaltenstherapie** sich auf das Hier und Jetzt konzentriert, indem sie Frau G. über ihre Sexualität unterrichtet und ihr hilft, sich frei zu fühlen, in ihrer sexuellen Beziehung zu ihrem Mann Spaß zu haben, während die **psychodynamische Therapie** die Erforschung ihrer unbewußten Wünsche und Ängste in den Mittelpunkt stellt.

Häufig steht ein sexuelles Problem in deutlichem Zusammenhang zu anderen Problemen in der Beziehung und es ist schwierig festzustellen, was zuerst da war. **Beziehungsfragen** müssen angesprochen werden, um die Motivation und die Bereitschaft zu erlangen, die für den Erfolg einer Sexualtherapie nötig sind. So empfindet Frau X. jahrelangen Ärger über die Untreue ihres Mannes und der Verlust der sexuellen Funktionsfähigkeit von Herrn X. berührt die früheren Rollen, die er und seine Frau spielten. Um die sexuellen Probleme von Herrn X. zu behandeln, wird der Therapeut wahrscheinlich seine Aufmerksamkeit auf die Beziehungsprobleme des Paares und auf den Verlust des Selbstwertgefühls von Herrn X. richten müssen, das mit Leistungsängsten in Zusammenhang steht. Die Annahme ist, daß Herr X. sich in einem Teufelskreis befindet, in dem er an hohen **Leistungserwartungen** leidet, die von Versagensängsten begleitet sind, was zu einer sich selbst erfüllenden Prophezeiung führte. Das sexuelle Versagen von Herrn X. scheint auf diese **Versagensangst** und auf ein geringes Selbstwertgefühl zurückzugehen, wobei jedes neue Versagen seine Angst vergrößert und damit weiteres Versagen noch wahrscheinlicher macht und sein

Selbstwertgefühl weiter untergräbt. Wahrscheinlich hat sich dieses Muster in der Zeit entwickelt, als Herr X. keine Arbeit hatte und von seiner Frau unterhalten wurde. Das Problem hatte sich jedoch verselbständigt und dauerte auch dann noch an, als Herr X. wieder eine gute Arbeit hatte. Für dieses Paar wäre eine Zusammenarbeit äußerst hilfreich. Die o. g. Ansätze der kognitiven Verhaltenstherapie und der Psychodynamik können bei der Behandlung von Paaren wie von Einzelpersonen nützlich sein. Bei Herrn X. würde der psychodynamische Ansatz die Aufmerksamkeit darauf richten, in welchem Ausmaß sein Selbstwertgefühl von seiner sexuellen Potenz abhängt.

Zusammenfassung

Es ist sehr schwierig zu beurteilen, was die „richtige" Menge an sexueller Potenz, angemessene sexuelle Leistungsfähigkeit oder ausreichende sexuelle Appetenz angesichts der großen Variabilität unter Individuen ist und das Ausmaß festzustellen, in welchem diese Faktoren von den Veränderungen in den Beziehungen und den kulturellen Normen der Gruppe, zu der das Individuum gehört, abhängen können. Kliniker sollten darauf achten, eher dem Urteil des Patienten oder Paares zu folgen, statt bei der Durchführung dieser Untersuchung die eigenen Werte aufzudrängen.

Im Augenblick sind die am häufigsten festgestellten Ursachen für Orgasmusschwierigkeiten wahrscheinlich Medikamente (insbesondere selektive Serotoninspiegelhemmer und Mittel gegen Hypertonie) sowie Substanzgebrauch. Es ist wichtig, zunächst diese beiden Fälle auszuschließen. Sexuelle Funktionsstörungen können besonders bei älteren Menschen auch mit körperlichen Problemen oder Hormonveränderungen zusammenhängen. Da der sexuelle Reaktionszyklus kontinuierlich verläuft, überrascht es nicht, daß Personen, die in einer Phase Probleme haben, diese häufig auch in anderen Phasen haben. Schließlich ist es immer wichtig zu bestimmen, ob eine weitere psychische Störung vorliegt, die die sexuelle Funktionsstörung erklären könnte (z. B. Major Depression).

ICD-10

Fallbeispiel: Wir leben zusammen wie Bruder und Schwester (s.S. 326)

ICD-10 Diagnose
F52.0   Mangel an sexuellem Verlangen
F52.3   Orgasmusstörung

F52	sexuelle Funktionsstörungen, nicht verursacht durch eine organische Störung oder Krankheit
	G1. Die Betroffenen sind nicht in der Lage, eine sexuelle Beziehung so zu gestalten, wie sie möchten.
	G2. Die Funktionsstörung tritt häufig auf, kann aber bei einigen Gelegenheiten auch fehlen.

G3. Die Funktionsstörung besteht seit mindestens sechs Monaten.

G4. Die Störung ist nicht auf eine andere psychische oder Verhaltensstörung der ICD, auf eine körperliche Störung (wie eine endokrine Störung) oder eine medikamentöse Behandlung zurückzuführen.

Kommentar: Jede Form einer Funktionsstörung kann anhand von Ratingskalen nach Schwere und Häufigkeit beurteilt werden. Mehrere Arten von Funktionsstörungen können nebeneinander bestehen.

F52.0 Mangel oder Verlust von sexuellem Verlangen

A. Die allgemeinen Kriterien für eine sexuelle Funktionsstörung (F52) müssen erfüllt sein.

B. Der Mangel oder der Verlust des sexuellen Verlangens äußert sich in einer Verminderung von: Suchen nach sexuellen Reizen; Denken an Sex mit entsprechendem Verlangen oder Lust; sexuellen Phantasien.

C. Das Interesse, sexuelle Aktivitäten mit Partnern zu beginnen, oder an Masturbation allein besteht seltener als erwartet (unter Berücksichtigung des Alters und der Umstände), oder die Häufigkeit ist im Gegensatz zu früher deutlich gesunken.

Sexuelle Funktionsstörungen verhindern die von den betroffenen Personen gewünschte sexuelle Beziehung. Es können ein Mangel an sexuellem Verlangen oder Befriedigung, ein Ausfall der für den Geschlechtsakt notwendigen physiologischen Reaktionen oder eine Unfähigkeit, den Orgasmus zu steuern oder zu erleben, auftreten.

F52.3 Orgasmusstörung

A. Die allgemeinen Kriterien für eine sexuelle Funktionsstörung (F52) müssen erfüllt sein.

B. Die Orgasmusstörung (fehlender oder verzögerter Orgasmus) tritt in einer der folgenden Variationen auf:

1. Ein Orgasmus wurde niemals, in keiner Situation erlebt

2. Die Orgasmusstörung ist nach einer Zeit relativ normaler sexueller Reaktionen aufgetreten

   a. „generell": die Orgasmusstörung tritt in allen Situationen und mit jedem Partner auf

   b. „situativ":

   bei Frauen: in bestimmten Situationen kommt es zum Orgasmus (z. B. bei der Masturbation oder mit bestimmten Partnern).

   bei Männern: eines der folgenden Merkmale trifft zu:

   Orgasmus: – nur im Schlaf, niemals im Wachzustand

                 – niemals in Anwesenheit der Partnerin

                 – in Anwesenheit einer Partnerin, aber nicht intravaginal

Interpretation nach ICD-10

Die allgemeinen Kriterien für eine sexuelle Funktionsstörung sind erfüllt (F52). Frau G. berichtet über ein lebenslanges verringertes sexuelles Verlangen bzw. die Initiation sexueller Aktivitäten (F52.0). Über die genitalen Reaktionen wird hier nicht berichtet, wohl aber über das Ausbleiben des Orgasmus (Orgasmusstörung F52.3). Die sexuellen Störungen können auf der Grundlage negativer Kindheitserlebnisse (Z.61) durch sexuellen Mißbrauch in der Kindheit durch eine Person innerhalb der engeren Familie, in diesem Fall der Bruder (Z61.4), genauer beschrieben werden.

Vergleich DSM-IV/ICD-10

Die Sexuellen Störungen werden im DSM-IV nach Sexuellen Funktionsstörungen, Paraphilien und Geschlechtsidentitätsstörungen unterschieden und zusammen in einem Abschnitt behandelt. Im ICD-10 werden die sexuelle Funktionsstörungen (F52) unter Verhaltensauffälligkeiten mit körperlichen Störungen (F5) eingeordnet und die Störungen der Geschlechtsidentität (F64) und die Störungen der Sexualpräferenz (F65) unter Persönlichkeits- und Verhaltensstörungen (F6). Die diagnostischen Merkmale für Störungen mit Verminderter Sexueller Appetenz im DSM-IV (S. 563) decken sich mit den Kriterien für Mangel oder Verlust von sexuellem Verlangen im ICD-10. Im Gegensatz zum DSM-IV sehen die allgemeinen Kriterien im ICD-10 unter G3 eine Zeitdauer von mindestens sechs Monaten vor.

Transvestitischer Fetischismus

* Fallbeispiel: Ein Mann, der heimlich Frauenkleidung trägt

Herr L., ein 43jähriger Finanzberater, kommt zur psychiatrischen Beratung, nachdem seine Frau entdeckt hatte, daß er heimlich Frauenkleidung trägt. Er gibt an, er habe seit seiner Jugend episodisch Frauenkleider getragen, dieses Verhalten vor seiner Frau in den drei Jahren ihrer Ehe aber verheimlicht. Als seine Frau schließlich dahinterkam, verlangte sie von ihm, er solle sich psychiatrische Hilfe holen oder sie würde ihn verlassen.

Herr L. erinnert sich, er habe zum ersten Mal Frauenkleidung getragen, als er im Alter von sieben Jahren die Unterwäsche seiner Mutter anzog. In der Adoleszenz wurde das Tragen von Frauenkleidung immer häufiger und war gewöhnlich von sexueller Erregung und Masturbation begleitet. Herr L. kaufte sich heimlich Frauenkleidung, schämte sich aber regelmäßig dafür und warf sie dann wieder weg. In Zeiten besonderer Belastung jedoch kam der Drang, Frauenkleidung zu tragen, wieder, und er ging dann los, um sich welche zu kaufen.

Herr L. wuchs in einer strengen Mittelschichtsfamilie auf. Sein Vater arbeitete viel und war sehr streng. Seine Mutter, zu der er ein sehr enges Verhältnis hatte, fürchtete sich vor dem Vater. Herr L. hat noch zwei Geschwister, die, soweit ihm bekannt ist, keine unge-wöhnlichen Sexpraktiken ausüben. Als Jugendlicher interessierte sich Herr L. für Leicht-athletik. Er nahm an der High School und am College in zwei Disziplinen an den Schulwettkämpfen teil. Nach dem College ging er zum Militär und erhielt verschiedene Tapferkeitsauszeichnungen während des Vietnamkriegs. Er ging sehr selten mit Mäd-chen aus und hatte vor der Hochzeit sehr wenig sexuelle Erfahrung.

Herr L. traf seine zukünftige Frau, als sie zu einer finanziellen Beratung kam. Ihn zog ihre Freundlichkeit und das Gefühl der Sicherheit, das er bei ihr hatte, an. Herr L. beschreibt seine Ehe als stabil, bemerkt aber, seine Frau beklage sich darüber, er sei zu sehr mit sich selbst beschäftigt und habe nicht genügend sexuelles Interesse an ihr. Er erklärt weiter-hin, daß er zu Hause gewöhnlich ruhig sei und nicht viele Entscheidungen über häusli-che Belange treffe, sondern dies seiner Frau überlasse. Der Patient verneint eheliche Untreue und hat nicht das Gefühl, daß es im Sexualleben des Paares, das aus ein Mal Geschlechtsverkehr in der Woche besteht, Probleme gebe.

Das Tragen von Frauenkleidung führt bei Herrn L. zu extremer sexueller Erregung, viel mehr als der eigentliche Sex mit seiner Frau. Der Patient beschreibt den Drang, in feti-schistischer Weise Frauenkleidung zu tragen als „unwiderstehlich" und als etwas, „das ihn stark beschäftigt". Da seine Arbeit häufig Reisen mit Übernachtungen erfordert, zieht der Patient häufig im Hotelzimmer Frauenkleidung an und masturbiert dabei. Er tritt aber niemals in Frauenkleidung an die Öffentlichkeit. Er betrachtet sein Verhalten als eine „Marotte" in seiner Entwicklung und ist nur wenig beschämt deswegen. Herr. L. ist groß und wirkt sehr männlich. Er hat keine homoerotischen Phantasien und machte niemals homosexuelle Erfahrungen. Er hat auch keine Geschlechtsdysphorie. Gelegent-lich fragte er sich, ob er als Frau glücklicher wäre, aber er hat nie an eine Geschlechts-umwandlung gedacht. Der Gedanke daran macht ihm eher Angst.

Herr L. beschreibt sich als einen ruhigen und launischen Menschen. Er ist sehr unglück-lich über die Reaktion seiner Frau darauf, daß er Frauenkleidung trägt, da diese Ge-wohnheit sehr wichtig für ihn ist. Er weiß nicht so genau, was er sich von einer psychia-trischen Beratung erhofft, außer um den Zorn seiner Frau zu besänftigen. Er möchte sein Verhalten, Frauenkleidung zu tragen, nicht aufgeben.

Bei der Untersuchung seines psychischen Zustands erzählt der Patient seine Geschichte flüssig und zeigt keine Anzeichen von größeren psychopathologischen Erscheinungen. Er hat kein Schuldgefühl oder Angst bezüglich seines sexuellen Verhaltens. Er zeigt keine vegetativen Symptome noch hat er selbstschädigende oder selbstkastrierende Ge-danken. Sein Gemütszustand ist unauffällig und seine sensorischen Fähigkeiten sind intakt.

DSM-IV Diagnose (ICD-10 s.S. 338)		
Achse I:	302.3	Transvestitischer Fetischismus
Achse II:		Verschoben
Achse III:		Keine
Achse IV:		Ehefrau entdeckt Tragen von Frauenkleidung
Achse V:		GAF = 50 (gegenwärtig), 65 (höchster Wert im letzten Jahr)

Diagnostische Kriterien für 302.3 (F65.1) Transvestitischer Fetischismus

A. Über einen Zeitraum von mindestens 6 Monaten wiederkehrende intensive sexuell erregende Phantasien, sexuell dranghafte Bedürfnisse oder Verhaltensweisen, welche das Tragen der Kleidung des anderen Geschlechts beinhalten.

B. Die Phantasien, sexuell dranghaften Bedürfnisse oder Verhaltensweisen verursachen in klinisch bedeutsamer Weise Leiden oder Beeinträchtigungen in sozialen, beruflichen oder anderen wichtigen Funktionsbereichen.

Bestimme, ob:
Mit Geschlechtsdysphorie: Falls die Person ein anhaltendes Unbehagen über die eigene Geschlechtsrolle oder -identität aufweist.

Leitlinien für Diagnose und Differentialdiagnose des Transvestitischen Fetischismus

Im DSM-IV beziehen sich Paraphilien auf sexuelle Abweichungen oder Perversionen. Paraphilien sind gekennzeichnet durch wiederkehrende intensive sexuelle Phantasien, dranghafte Bedürfnisse oder Verhaltensweisen, die 1) nicht-menschliche Objekte, 2) das Leiden oder die Demütigung der eigenen Person oder des Partners oder 3) Kinder oder andere nicht einwilligende Personen einbeziehen.

Einige Personen können sexuelle Erregung nur durch **paraphile Phantasien** oder **Stimuli** erreichen, andere sind auch in anderen Situationen sexuell funktionsfähig (z.B. hat Herr L. eine sexuelle Beziehung zu seiner Frau, obwohl er die größte sexuelle Befriedigung durch das Tragen von Frauenkleidung erreicht). Es ist bemerkenswert, daß mit Ausnahme des Sexuellen Masochismus **Paraphilien** fast ausschließlich bei Männern vorkommen. Im DSM-IV sind acht verschiedene Arten von Paraphilien aufgeführt. Diese wären vielleicht besser durch eine einzige Diagnose mit Subtypen beschrieben, da sich die Kriterien der einzelnen Arten von Paraphilie sehr ähneln.

Das Hauptunterscheidungsmerkmal des Transvestitischen Fetischismus zu **Phantasien** und Verhaltensweisen, die zur „normalen" sexuellen Funktionsfähigkeit gehören ist, daß sie nicht in klinisch bedeutsamer Weise Leiden oder Beeinträchtigungen in sozialen, beruflichen oder anderen wichtigen Funktionsbereichen verursachen. Die Frau von Herrn L. war schockiert, als sie entdeckte, daß ihr Mann Frauenkleidung trug und drohte, sich scheiden zu lassen, wenn er sich nicht behandeln ließe. Das Verhalten von Herrn L. hat somit eindeutig negative Auswirkungen auf seine Partnerschaft, was die Diagnose eines Transvestitischen Fetischismus rechtfertigen würde.

Einige paraphile Verhaltensweisen sind von ihrer Natur her problematisch, da sie nicht einwilligende Personen (wie z. B. Exhibitionismus, Frotteurismus oder Voyeurismus) oder Kinder (Pädophilie) einbeziehen. Personen mit diesen Verhaltensweisen können ins Gefängnis kommen. Es ist sehr wichtig zu betonen, daß Personen, bei denen eine Paraphilie diagnostiziert wurde, in keiner Weise von der Verantwortung für strafbares Verhalten entbunden sind.

Therapieplanung für Paraphilien

Die Behandlung von Paraphilien ist für die Forensik und das öffentliche Gesundheitswesen von großer Bedeutung. Sie ist jedoch nur wenig systematisch erforscht. Es gibt eine Vielzahl von Berichten, meist in Form von Fallbeispielen, über Behandlungen mit kognitiver Verhaltenstherapie sowie psychodynamische, hormonelle und medikamentöse Behandlungen, wobei die optimale Behandlung und die Ergebnisse nicht gesichert sind. Man findet jedoch einen großen Konsens darüber, daß die schwerwiegenderen Formen von Paraphilie bleibend und gegen eine Behandlung resistent sind.

ICD-10

Fallbeispiel: Ein Mann, der heimlich Frauenkleidung trägt (s.S. 335)

ICD-10 Diagnose
F65.0   Fetischismus
F65.1   fetischistischer Transvestitismus

F65   Störungen der Sexualpräferenz
G1. Wiederholt auftretende intensive sexuelle Impulse und Phantasien, die sich auf ungewöhnliche Gegenstände oder Aktivitäten beziehen.
G2. Handelt entsprechend den Impulsen oder fühlt sich durch sie deutlich beeinträchtigt.
G3. Diese Präferenz besteht seit mindestens sechs Monaten.

F65.0 Fetischismus

    A.   Die allgemeinen Kriterien für eine Störung der Sexualpräferenz (F65) müssen erfüllt sein.

    B.   Der Fetisch (ein unbelebtes Objekt) ist die wichtigste Quelle sexueller Erregung oder für die sexuelle Befriedigung unentbehrlich.

F65.1 fetischistischer Transvestitismus

    A.   Die allgemeinen Kriterien für eine Störung der Sexualpräferenz (F65) müssen erfüllt sein.

    B.   Tragen von Accessoires oder Kleidungsstücken des anderen Geschlechtes, um den Anschein zu erwecken und das Gefühl zu haben, Angehöriger des anderen Geschlechtes zu sein (cross-dressing).

    C.   Das Tragen der gegengeschlechtlichen Kleidung ist eng mit sexueller Erregung verbunden. Wenn es zum Orgasmus gekommen ist und die sexuelle Erregung abnimmt, besteht ein starkes Verlangen, die Kleidung abzulegen.

Interpretation nach ICD-10

Die allgemeinen Kriterien für eine Störung der Sexualpräferenz sind erfüllt (F65). Beim Fetischismus (F65.0) werden gegenständliche Objekte als Stimuli für sexuelle Erregung und zur sexuellen Befriedigung gebraucht. Herr L. trägt seit der Adoleszenz immer wieder Frauenkleidung und nutzt diese zu seiner sexuellen Erregung. Die Beeinträchtigung bezieht sich jedoch nur auf die Reaktionen seiner Frau. Er selbst ist darüber nur wenig beschämt. Die Kriterien für eine Störung der Sexualpräferenz als auch die Kriterien für fetischistischen Transvestitismus (F65.1) sind bei Herrn L. gegeben.

Vergleich DSM-IV/ICD-10

Bezogen auf die Forschungskriterien unter F65 verursacht die Störung nicht primär eine Beeinträchtigung. Hier bezieht das DSM-IV den sozialen Beziehungskontext explizit mit ein. Ebenso wie im DSM-IV wird auch im ICD-10 der transsexuelle Transvestitismus vom Fetischismus unterschieden, bei dem die Betroffen über die sexuelle Erregung hinaus den Wunsch, mit einer anderen Geschlechtsidentität zu leben, äußern oder zeigen. Die diagnostischen Kriterien für Transvestitischer Fetischismus nach DSM-IV und fetischistischer Transvestitismus unterscheiden sich nicht wesentlich.

Das ICD-10 unterscheiden bei den Störungen der Sexualpräferenz zudem Exhibitionismus (F65.2), Voyeurismus (F65.3), Pädophilie (F65.4), Sadomasochismus (F65.5), multiple

Störungen der Sexualpräferenz, (F65.6) und Sonstige Störungen der Sexualpräferenz (F65.8) wie Frotteurismus, Nekrophilie und Sodomie. Die Paraphilien im DSM-IV werden in gleicher Weise unterschieden.

Berater der deutschen Ausgabe: Prof. Dr. Franz Petermann, Bremen

Übersetzung und Bearbeitung: Diplomübersetzerin Karmela Tiller, Bremen
Dr. phil. Norbert R. Krischke, Bremen

KAPITEL 11

Eßstörungen

Eßstörungen werden in zwei Abschnitten des DSM-IV behandelt. Jene, die zuerst im Säuglings- und Kleinkindalter auftreten (z. B. Pica, Ruminationsstörung und Fütterstörung), werden im Abschnitt Störungen, die Gewöhnlich Zuerst im Kleinkindalter, in der Kindheit oder Adoleszenz Diagnostiziert werden behandelt. Obwohl Anorexia Nervosa und Bulimia Nervosa ebenfalls in diesen Abschnitt des DSM-III-R aufgenommen waren, entschloß man sich, im DSM-IV einen gesonderten Abschnitt für Eßstörungen zu schaffen, aufgrund ihrer Bedeutung und weil sie oftmals nach der Adoleszenz erstmals diagnostiziert werden. Die DSM-IV Klassifikation für den Eßstörungsabschnitt beinhaltet die folgenden Störungen:

Eßstörungen		
307.1	F50.0/F50.01	Anorexia Nervosa
		Bestimme den Typus: Restriktiver Typus, „Binge-Eating/Purging"-Typus
307.51	F50.2	Bulimia Nervosa
		Bestimme den Typus: „Purging"-Typus, „Nicht-Purging"-Typus
307.50	F50.9	NNB Eßstörungen (erwäge die Vergabe einer spezifischeren ICD-10-Diagnose aus F50.x)

Im DSM-III-R erhielten Personen zugleich beide Diagnosen, nämlich Bulimia Nervosa und Anorexia Nervosa, wenn ihre Körperschemastörung und der Gewichtsverlust auch von „Purging"-Verhalten begleitet wurden. Dies führte zu einer künstlichen Überschneidung, bei den Personen, die tatsächlich nur eine Eßstörung hatten, aber zwei Diagnosen erhielten. Der diagnostische Algorhithmus wurde im DSM-IV überarbeitet, so daß die Diagnose entweder Anorexia Nervosa, „Binge Eating/Purging"- Typus (wenn die Person deutlich untergewichtig ist) oder Bulimia Nervosa lautet, wenn die Patientin[1] normal- oder übergewichtig ist. Die folgenden zwei Fallbeispiele werden diese Unterscheidung verdeutlichen.

---

[1] Da im Regelfall junge Frauen von Eßstörungen betroffen sind, wird im folgenden von Patient*innen* gesprochen.

Anorexia Nervosa

* Fallbeispiel: Die sehr dünne Ballettstudentin

Frau R. ist eine sehr dünne 19-jährige ledige Ballettstudentin, die auf Drängen ihrer Eltern zu einem Konsultationstermin hinsichtlich ihres Eßverhaltens kommt. Die Patientin und ihre Eltern berichten, daß Frau R. sich schon ihr ganzes Leben für Ballett interessiert habe. Sie begann mit Unterricht im Alter von 5 und war seit dem 14. Lebensjahr Mitglied einer landesweit bekannten Ballettgruppe. Die Patientin hatte deutliche Schwierigkeiten mit ihrem Essen seit dem 15. Lebensjahr, als sie aus Gründen, die sie nicht anzugeben vermag, begann, selbstinduziertes Erbrechen herbeizuführen, nachdem sie das Gefühl hatte, zuviel gegessen zu haben. Dem Erbrechen waren viele Jahre durchgängigen Diätverhaltens vorausgegangen, mit dem sie auf Ermunterung ihrer Ballettlehrerin begonnen hatte. Während der letzten 3 Jahre hatte Frau R. täglich abends Eßanfälle[2], die regelmäßig von selbstinduziertem Erbrechen gefolgt waren. Die Eßanfälle bestehen aus Dutzenden von Reiskuchen oder, eher selten, ca. 2 Liter Eiscreme. Frau R. konsumiert diese Nahrungsmittel spät in der Nacht, nachdem ihre Eltern zu Bett gegangen sind. Seit einiger Zeit vermuteten die Eltern, daß ihre Tochter ein Problem mit dem Essen habe, aber sie stritt Schwierigkeiten durchweg ab, bis ungefähr einen Monat vor der Konsultation.

Frau R. erreichte ihre volle Körpergröße von 172 cm im Alter von 15 Jahren. Ihr höchstes Gewicht waren 54,4 kg im Alter von 16 Jahren, womit sie sich als „fett" beschreibt. Während der letzten 3 Jahre war ihr Gewicht zwischen 45 und 47 kg mehr oder weniger stabil. Sie betätigt sich regelmäßig körperlich im Rahmen ihres Berufes und sie verneint den Gebrauch von Laxanzien, Diuretika oder Diät-Pillen zum Zweck der Gewichtskontrolle. Außer bei Eßanfällen vermeidet sie fettreiche Nahrungsmittel und Süßigkeiten. Seit ihrem 15. Lebensjahr ist sie eine strenge Vegetarierin und ißt weder Fleisch noch Eier und nur wenig Käse. Während der letzten 3 oder 4 Jahre war es ihr unangenehm, im Beisein anderer zu essen und sie bemühte sich sehr, solche Situationen zu vermeiden. Dies beeinträchtigt ihr Sozialleben in großem Maße. Frau R. hatte zwei spontane Monatsblutungen im Alter von 16 Jahren als ihr Gewicht ca. 54 kg betrug, doch hatte sie seit damals keine weiteren Periodenblutungen.

Nachdem sie die High School abgeschlossen hatte, wurde Frau R. ein Vollmitglied der Ballettgruppe. Ballettstunden und Proben nehmen ca. 4 Stunden pro Tag in Anspruch. Den größten Teil der verbleibenden Zeit verbringt sie mit Lesen. Insbesondere interessiert sie sich für historische Romane.

Die Eltern von Frau R. beschreiben sie als engagierte und tüchtige Studentin, obwohl sie sich wegen ihrer sozialen Isolation Sorgen machen. Sie hat wenige gute Freundinnen und hat niemals Verabredungen mit Männern getroffen oder sexuelle Erfahrungen gehabt.

---

[2] Abweichend von der Sprachregelung des DSM-IV und der ICD-10 wird im folgenden anstelle von *Freß*anfällen von *Eß*anfällen gesprochen.

Während des Gespräches wirkt die Patientin verlegen und etwas zurückhaltend bei der Beschreibung ihres Eßverhaltens und wählt ihre Worte sorgfältig aus. Sie berichtet, über ihre Unfähigkeit ihr übermäßiges Essen zu kontrollieren etwas besorgt zu sein, aber sie meint, sonst keine weiteren besonderen Probleme zu haben. Ihre Haltung ist ernst und humorlos, aber sie erscheint nicht depressiv. Es besteht kein Anhaltspunkt für eine formale Denkstörung.

DSM-IV Diagnose
(ICD-10 s.S. 350)

Achse I:	307.1	Anorexia Nervosa, „Binge Eating/Purging"-Typus
Achse II:	301.82	Vermeidende Persönlichkeitsstörung
Achse III:	626.0	Amenorrhoe
Achse IV:		keine
Achse V:		GAF = 65

Diagnostische Kriterien für 307.1 (F50.00; F50.01) Anorexia Nervosa

A. Weigerung, das Minimum des für Alter und Körpergröße normalen Körpergewichts zu halten (z. B. der Gewichtsverlust führt dauerhaft zu einem Körpergewicht von weniger als 85 % des zu erwartenden Gewichts; oder das Ausbleiben einer während der Wachstumsperiode zu erwartenden Gewichtszunahme führt zu einem Körpergewicht von weniger als 85 % des zu erwartenden Gewichts).

B. Ausgeprägte Ängste vor einer Gewichtszunahme oder davor, dick zu werden, trotz bestehenden Untergewichts.

C. Störung in der Wahrnehmung der eigenen Figur und des Körpergewichts, übertriebener Einfluß des Körpergewichts oder der Figur auf die Selbstbewertung, oder Leugnen des Schweregrades des gegenwärtigen geringen Körpergewichts.

D. Bei postmenarchalen Frauen das Vorliegen einer Amenorrhoe, d. h. das Ausbleiben von mindestens drei aufeinanderfolgenden Menstruationszyklen (Amenorrhoe wird auch dann angenommen, wenn bei einer Frau die Periode nur nach Verabreichung von Hormonen, z. B. Östrogen, eintritt).

Fortsetzung nächste Seite

Fortsetzung

Bestimme den Typus:
Restriktiver Typus (F50.00): Während der aktuellen Episode der Anorexia Nervosa hat die Person keine regelmäßigen „Freßanfälle" gehabt oder hat kein „Purging"-Verhalten (das heißt selbstinduziertes Erbrechen oder Mißbrauch von Laxantien, Diuretika oder Klistieren) gezeigt.
„Binge-Eating/Purging"-Typus (F50.01): Während der aktuellen Episode der Anorexia Nervosa hat die Person regelmäßig Freßanfälle gehabt und hat Purgingverhalten (das heißt selbstinduziertes Erbrechen oder Mißbrauch von Laxantien, Diuretika oder Klistieren) gezeigt.

Bulimia Nervosa

* Fallbeispiel: Eine junge Frau, die das Essen nicht stoppen kann

Frau T. ist eine 28-jährige ledige Versicherungsangestellte, die aufgrund ihrer Eßprobleme zu einem Konsultationstermin kommt. Sie ist die Dritte von vier Kindern eines wohlhabenden Anwalts aus dem Mittleren Westen und seiner Frau, die Hausfrau war, während Frau T. aufwuchs. Niemand in der Familie hatte je ein Übergewichtsproblem, doch wurde fit und „in Form" sein stets belohnt. Als Kind war Frau T. eine gute Schülerin und Sportlerin, die ein Interesse für den Eiskunstlauf entwickelte. Als Teenager schnitt sie bei örtlichen Wettbewerben gut ab und widmete dem Training zunehmend mehr Zeit und Energie.

Im Alter von 15 Jahren, als sie in die 2. High School Klasse kam, wechselte Frau T. in ein Mädcheninternat im Osten des Landes, da ihre Eltern annahmen, daß dies ihre Chance erhöhen würde, an einem Elite-College aufgenommen zu werden. Sie schloß einige Freundschaften, schnitt in ihren Kursen gut ab und kam im allgemeinen gut mit den Anforderungen der neuen Schule zurecht. Sie interessierte sich weiterhin für Eiskunstlauf und begann mit einem neuen Trainer zu trainieren. Obwohl dieser sie überwiegend unterstützte und ermutigte, erwähnte er bei einer Gelegenheit, daß Frau T. möglicherweise bei Wettbewerben besser abschneiden könnte, falls sie einige Pfunde abnehmen würde. Zu dieser Zeit wog Frau T. 58.1 kg – ein normales Gewicht für ihr Alter und ihre Größe von 170 cm – und ihre Ernährung war nicht ungewöhnlich. Geplagt von der Bemerkung ihres Trainers, begann Frau T. ein energisches Sport- und Diätprogramm. Zusätzlich zu ihrem täglichen Eislauftraining besuchte sie einen Aerobic-Kurs an sechs Tagen pro Woche. Außerdem verbannte sie Nachspeisen und Fleisch aus ihrer Ernährung. Aufgrund des hohen Zeitaufwandes, den sie für diese Aktivitäten benötigte, entfremdete sie sich zunehmend von ihren neuen Freunden, die sie an der Schule kennengelernt hatte.

Während des ersten Jahres im Internat fiel Fr. T.'s Gewicht von 58.1 auf 45.4 kg und ihre Menstruation, die seit dem Alter von 13 regelmäßig war, setzte aus. Als sie die Sommerferien zu Hause verbrachte, waren Fr. T.'s Eltern aufgrund ihres offensichtlichen Gewichtsverlustes sehr besorgt und bestanden darauf, daß sie einen Kinderarzt aufsuche, der sie wiederum an einen Psychiater überwies. Es blieb unklar, welche Diagnose gestellt wurde und Frau T. verweigerte nach einigen Terminen die Fortsetzung der Behandlung. Während jenes Sommers begannen sich jedoch ihre Eßgewohnheiten zu ändern. Obwohl Frau T. versuchte, das Diätprogramm aufrechtzuerhalten, welches sie in der Schule begonnen hatte, ertappte sie sich dabei, mit der Kontrolle ihres Appetits zu kämpfen. Mehrere Male aß sie eine Schachtel Kekse und einen halben Liter Eiscreme bei Nacht, nachdem der Rest der Familie zu Bett gegangen war. Als sie zur Schule zurückkehrte, aß sie weiterhin intermittierend übermäßige Mengen und entwickelte schließlich die Gewohnheit, während der Woche Diät zu halten und sich an den Wochenenden zu überessen. Obwohl sie weiterhin an Eiskunstlaufwettbewerben teilnahm, war sie unfähig, das energische Trainingsprogramm aufrechtzuerhalten, das sie während ihres ersten Jahres am Internat begonnen hatte. Ihr Gewicht stieg während der verbleibenden High School Jahre allmählich auf 56.7 kg und ihre Periode kehrte nach neun Monaten Amenorrhoe zurück.

Nachdem sie die Abschlußprüfungen der High School bestanden hatte, nahm Frau T. an einem leistungsorientierten Elite-College ihr Studium mit dem Hauptfach Geschichte auf, wo sie eine gute, jedoch keine hervorragende Studentin war. Ihr Gewicht stieg weiterhin an und erreichte mit 68 kg im Herbst ihres ersten Studienjahres seinen Höchststand. Als sie zu Weihnachten jenes Jahres zu Hause war, war es ihr unmöglich, mit dem Essen des Weihnachtsgebäcks und der Snacks im Hause aufzuhören. Höchst beunruhigt durch die Vorstellung noch mehr an Gewicht zuzunehmen, entschloß sie sich, nach übermäßigem Essen Erbrechen herbeizuführen. So tat sie es auch und begann somit ein Verhaltensmuster von übermäßigem Essen und nachfolgendem Erbrechen an mehreren Tagen pro Woche, das während der letzten 10 Jahre fortbestand. Wenn sie abends wußte, daß ihre Mitbewohnerin ausgehen würde, kaufte sie auf dem Nachhauseweg in der Regel ein Pfund Eiscreme und eine Schachtel Schokoladenkekse. Zu Hause angekommen, verzehrt sie im Verlauf einer Stunde die Kekse und die Eiscreme sowie jegliche Nachtischreste aus dem Kühlschrank während sie gleichzeitig Fernsehen schaut. Dann führt sie Erbrechen herbei. Frau T. schämt sich sehr wegen dieser „ekelhaften Angewohnheit" und hatte bei zahlreichen Gelegenheiten beschlossen, damit aufzuhören. Jedoch war es ihr unmöglich, diesen Vorsatz für mehr als 2 Wochen einzuhalten. Wenn sie sich nicht überißt, versucht Frau T., eine strenge Diät einzuhalten. Sie vermeidet weiterhin Fleisch und Nachtisch und ihr Gewicht bleibt bei 66 kg ziemlich stabil. Ihr Aussehen bezeichnet sie als „unmöglich".

Frau T. war beruflich recht erfolgreich. Seit ihrem Collegeabschluß ist sie bei einer großen Versicherung angestellt und stieg rasch innerhalb der mittleren Managementpositionen auf. Sie teilt sich ein Apartment mit einer Frau, die sie als ihre beste Freundin betrachtet, der sie jedoch nichts über ihr Eßproblem erzählt hat. Frau T. berichtet, daß ihr Sozialleben durch ihre Sorgen bezüglich ihres Essens und ihres Gewichtes beeinträchtigt ist. Sie fühlt sich aufgrund beider Probleme gehemmt und geht nur ungern mit männlichen Freunden zum Essen aus, da sie befürchtet, daß ihre strenge Diät nicht in Übereinstimmung damit zu stehen scheint, „wie dick ich bin".

DSM-IV Diagnose
(ICD-10 s. S. 352)

Achse I: 307.51   Bulimia Nervosa, „Purging"-Typus

                307.1   Anorexia Nervosa (in der Vorgeschichte)

Achse II: V71.09   Keine Diagnose

Achse III: Keine

Achse IV: Keine

Achse V: GAF = 65

Diagnostische Kriterien für 307.51 (F50.2) Bulimia Nervosa

A. Wiederholte Episoden von „Freßattacken". Eine „Freßattacken"-Episode ist gekennzeichnet durch beide der folgenden Merkmale:
   (1) Verzehr einer Nahrungsmenge in einem bestimmten Zeitraum (z. B. innerhalb eines Zeitraums von 2 Stunden), wobei diese Nahrungsmenge erheblich größer ist, als die Menge, die die meisten Menschen in einem vergleichbaren Zeitraum und unter vergleichbaren Bedingungen essen würden.
   (2) Das Gefühl, während der Episode die Kontrolle über das Eßverhalten zu verlieren (z. B. das Gefühl, weder mit dem Essen aufhören zu können, noch Kontrolle über Art und Menge der Nahrung zu haben).

B. Wiederholte Anwendung von unangemessenen, einer Gewichtszunahme gegensteuernden Maßnahmen, wie z. B. selbstinduziertes Erbrechen, Mißbrauch von Laxantien, Diuretika, Klistieren oder anderen Arzneimitteln, Fasten oder übermäßige körperliche Betätigung.

C. Die „Freßattacken" und das unangemessene Kompensationsverhalten kommen drei Monate lang im Durchschnitt mindestens zweimal pro Woche vor.

D. Figur und Körpergewicht haben einen übermäßigen Einfluß auf die Selbstbewertung.

E. Die Störung tritt nicht ausschließlich im Verlauf von Episoden einer Anorexia Nervosa auf.

Bestimme den Typus:
„Purging"-Typus: Die Person induziert während der aktuellen Episode der Bulimia Nervosa regelmäßig Erbrechen oder mißbraucht Laxantien, Diuretika oder Klistiere.
„Nicht-Purging"-Typus: Die Person hat während der aktuellen Episode der Bulimia Nervosa andere unangemessene, einer Gewichtszunahme gegensteuernde Maßnahmen gezeigt wie beispielsweise Fasten oder übermäßige körperliche Betätigung, hat aber nicht regelmäßig Erbrechen induziert oder Laxantien, Diuretika oder Klistiere mißbraucht.

Leitlinien für die Diagnose und Differentialdiagnose der Eßstörungen

Die Fälle von Frau R. und Frau T. verdeutlichen, wie zwischen den Diagnosen Anorexia Nervosa und Bulimia Nervosa zu unterscheiden ist. Frau R., die Ballettänzerin, erhält die Diagnose Anorexia Nervosa „Binge Eating/Purging"-Typus, da ihr Gewicht von 45–47 kg weniger als 85 % dessen beträgt, was für eine Frau von 172 cm Größe zu erwarten ist, und sie während der letzten 3 Jahren (seit dem 16. Lebensalter) amenorrhoeisch war. Frau R. hat große Angst, fett zu werden und eine sehr ernsthaft verzerrte Wahrnehmung ihres eigenen Körperumfangs. Sie beschreibt sich als „fett", obwohl sie nur 45 kg wiegt und jeder um sie herum sie als abgemagert empfindet. Der Untertypus **„Binge Eating/Purging"-Typus** ist hier angebracht, da Frau R. jeden Abend Eßanfälle mit Reiskuchen oder Eiscreme aufweist und anschließend erbricht.

Frau T. hat eine Anorexia Nervosa-Vorgeschichte, doch ist ihre jetzige Diagnose Bulimia Nervosa, da ihr Gewicht nicht unterhalb dessen liegt, was für ihre Größe von 170 cm zu erwarten wäre und sie hat eine regelmäßige Menstruation. Sie zeigt regelmäßig Eßanfälle mit anschließendem Erbrechen in Rahmen eines Verhaltensmusters, welches über die letzten 10 Jahre besteht. Sie hat zusätzlich ein verzerrtes Körperbild, indem sie sich bei einem Gewicht von 65,8 kg als „unmöglich" betrachtet. Der Untertypus **„Purging"-Typus** trifft zu, da Frau T. regelmäßig selbstinduziertes Erbrechen herbeiführt.

Es ist wichtig festzuhalten, daß die Diagnosen Anorexia Nervosa und Bulimia Nervosa nicht für die Lebenszeit festgelegt sind und sich oftmals aufgrund von Gewichtszunahmen und -abnahmen abwechseln können. Frau R.'s Diagnose **Anorexia Nervosa** würde zu Bulimia Nervosa wechseln, falls sie genug Gewicht zunähme, um innerhalb des Normalbereiches zu liegen oder falls ihre Periode wieder einsetzen würde. Andererseits hätte Frau T. aufgrund ihrer Symptome als sie jünger war die Diagnose Anorexia Nervosa erhalten, da ihr Gewicht sehr niedrig und sie amenorrhoeisch war, obwohl sie auch Eßanfälle und „Purging"-Verhalten zeigte. Ihre Diagnose wechselte zu **Bulimia Nervosa** als ihr Gewicht bis auf ein normales Maß anstieg und ihre Periode wieder einsetzte. Obwohl diese Konvention sicherlich nicht sehr elegant ist und es Patientinnen geben mag, die zu bestimmten Zeiten in einen Grenzbereich fallen, vermeidet sie das Problem, eine einzelne Gruppierung von Symptomen mit zwei unterschiedlichen Diagnosen zu beschreiben

Es wäre sicherlich besser gewesen, diese Störungen in dem diagnostischen System so zu behandeln, daß man eine einzelne Eßstörung mit verschiedenen Untertypen aufgenommen hätte, diese jeweils abhängig von dem momentanen Gewicht und menstruellen Status der Patientin sowie von dem Vorliegen von Eßanfällen und „Purging"-Verhaltensweisen.

Dennoch wurden die getrennten Kategorien Anorexia Nervosa und Bulimia Nervosa im DSM-IV beibehalten, zum Teil wegen ihrer unterschiedlichen Behandlungsimplikationen und zum Teil, weil die DSM-IV Task Force sehr konservativ hinsichtlich der Vornahme von Veränderungen war. Darüberhinaus gibt es viele Personen mit Anorexia Nervosa, die niemals Eßanfälle oder „Purging"-Verhaltensweisen zeigen (die die Diagnose Anorexia Nervosa, Restriktiver-Typus, erhalten würden) und viele Personen mit Bulimia Nervosa, deren Gewicht niemals unterhalb der Norm lag.

Bei der Diagnosestellung **Anorexia Nervosa** ist es wichtig, ungewöhnlich niedriges Körpergewicht von „normaler" Schlankheit zu unterscheiden, insbesondere bei Personen, die in Berufen arbeiten, welche ein niedriges Körpergewicht verlangen. Obwohl Frau R. eine Tänzerin ist und von ihr für diesen Beruf ein relativ niedriges Körpergewicht verlangt wird, fiel ihr Gewicht weit unter jenes, welches für ihr Tanzen erforderlich ist und wird von Merkmalen begleitet, die für eine Eßstörung charakteristisch sind (z. B. exzessive Angst vor Gewichtszunahme, ein gestörtes Körperbild, Amenorrhoe sowie das Auftreten von Eßanfällen und „Purging"-Verhaltensweisen). Ebenso ist es wichtig, für den Gewichtsverlust, der auf eine Anorexia Nervosa zurückgehen kann, andere Ursachen auszuschließen (z. B. medizinische Krankheitsfaktoren wie Krebs, die Auswirkungen anderer psychischer Störungen wie z. B. Major Depression, oder die Auswirkungen von Armut oder schlechter Ernährung).

Bei der Diagnose einer Bulimia Nervosa ist es wichtig, ein regelmäßiges Auftreten von Eßanfällen von Verhalten zu unterscheiden, welches allgemeines übermäßiges Essen beinhaltet sowie von **übermäßigem Essen**, das zu einem besonderen Anlaß in einem bestimmmten Kontext erfolgt (z. B. ein Fest-oder Feiertagsessen). Um diese Unterscheidung zu machen, ist es hilfreich zu bestimmen, welche Arten von Nahrungsmitteln gegessen wurden (Eßanfälle beinhalten oft süße, hochkalorische Nahrungsmittel), wieviel gegessen wurde (um als Eßanfall eingestuft zu werden, muß die verzehrte Nahrungsmenge erheblich größer sein, als die Menge, die die meisten Menschen unter vergleichbaren Bedingungen essen würden), die Umstände, unter denen der Eßanfall stattfand und wie oft sich ein Eßanfall ereignete. Frau T.'s Eßanfälle beinhalteten üblicherweise Kekse und Eiscreme, sie hatte Eßanfälle als sie alleine und unbeobachtet war, und sie tat dies regelmäßig (mehrmals pro Woche) seit 10 Jahren. Sie verzehrte eine Nahrungsmenge, die für die meisten Personen unter diesen Umständen deutlich übermäßig ist.

Um die Diagnose Bulimia Nervosa zu stellen, muß die Person zudem „ungemessene, einer Gewichtszunahme gegensteuernde Maßnahmen" anwenden. Diese Verhaltensweisen beinhalten oftmals selbstinduziertes Erbrechen oder Laxanzienabusus (wobei in diesem Fall der Subtypus „Purging"-Typus verwandt wird) oder weniger häufig Fasten oder übermäßige körperliche Betätigung (in welchem Fall der Subtypus **„Nicht-Purging"-Typus** verwandt wird). Frau T. führt regelmäßig nach ihren Eßanfällen selbstinduziertes Erbrechen im Rahmen eines Verhaltensmusters herbei, welches begann, als sie ein Teenager war. Das Erbrechen, das bei Bulimia Nervosa vorkommt, ist selbstinduziert und erfolgt zu dem Zweck, eine Gewichtszunahme zu vermeiden, welche durch die Eßanfälle erfolgen würde. Dieses muß von Erbrechen unterschieden werden, das durch einen medizinischen Krankheitsfaktor oder durch Substanzkonsum verursacht ist.

Übermäßiges Essen und Gewichtszunahme können auch bei einer **Major Depression, Mit Atypischen Merkmalen**, auftreten. Jedoch ist die Art des übermäßigen Essens, die im Zusammenhang mit Depressionen auftritt, nicht mit unangemessenen kompensatorischen Verhaltensweisen oder einer gestörten Sichtweise des eigenen Körpergewichts oder -umfangs verbunden.

Eßanfälle können als Teil **impulsiven Verhaltens** auftreten, das für eine **Borderline Persönlichkeitsstörung** charakteristisch ist. Dabei wird es üblicherweise nicht von unangemessenen kompensatorischen Mechanismen begleitet, die eine Gewichtzunahme verhindern sollen. Dennoch sind Borderline Persönlichkeitsstörung und Bulimia Nervosa häufig komorbid und beide Diagnosen sollten bei Zutreffen der Kriterien gestellt werden.

Zwei weitere Störungen, die manchmal mit Eßstörungen verwechselt werden und mit ihnen komorbid sein können, sind **Zwangsstörung** und **Körperdysmorphe Störung**. Personen mit einer Zwangsstörung können Zwangsgedanken oder Zwangshandlungen haben, die mit Nahrungsmitteln zusammenhängen, doch werden sie nicht von einer intensiven Furcht vor Gewichtszunahme getrieben. Ihre Zwangsgedanken und Zwangshandlungen beinhalten zudem Vorstellungen, die nicht mit Nahrungsmitteln oder Essen in Beziehung stehen (z. B.

Ansteckung, jemanden zu verletzten oder etwas zu beschädigen). Wie auch Personen mit Eßstörungen haben Personen mit einer **Körperdysmorphen Störung** ein verzerrtes Bild ihres Körpers, doch steht dies nicht in Beziehung zu einer intensiven Furcht vor Gewichtszunahme und ist nicht mit einem niedrigen Körpergewicht verbunden. Da die Körperschemastörung für Anorexia Nervosa charakteristisch ist, ist keine separate Diagnose Körperdysmorphe Störung notwendig. In einigen Fällen können jedoch beide Diagnosen zutreffen, zum Beispiel für eine Person, die die Kriterien für Anorexia Nervosa erfüllt und zusätzlich auf pathologische Weise von dem Gedanken gefangen ist, daß ihre Nase häßlich und mißgestaltet sei.

Personen, die Eßanfälle zeigen, ohne kompensatorische Maßnahmen gegen eine Gewichtszunahme zu ergreifen, können möglicherweise die Diagnose Nicht Näher Bezeichnete Eßstörung erfüllen, wenn ihr Verhalten mit Beeinträchtigung und subjektiver Belastung einhergeht. „Binge-Eating Störung" ist eine vorgeschlagene Diagnose, um diese Situation zu beschreiben. Wie zu erwarten, tendieren diese Personen dazu übergewichtig zu sein. Binge-Eating Störung wird als ein Beispiel für Nicht Näher Bezeichnete Eßstörung mit Forschungskriterien aufgeführt, die in den Anhang „Kriterienlisten und Achsen, die für die weitere Forschung vorgesehen sind" *(des DSM-IV; Anmerkung d. Übersetzers)* aufgenommen wurden.

Therapieplanung für Eßstörungen

Sowohl Anorexia Nervosa wie auch Bulimia Nervosa können von ernsten medizinischen Komplikationen begleitet sein, insbesondere Anorexia Nervosa. Komplikationen, die mit Anorexia Nervosa verbunden sein können, beinhalten Obstipation, Bauchschmerzen, Kälteunverträglichkeit, Lethargie, übermäßige Energie, signifikante Hypotension, Hypothermie, Hauttrockenheit und Bradykardie. Einige Personen entwickeln Lanugo, eine feine, flaumige Körperbehaarung an ihrem Rumpf, periphere Ödeme, gelbliche Hautverfärbungen, Hypertrophie der Speicheldrüsen und (in seltenen Fällen) Petechien. Zusätzlich zeigen Personen mit Anorexia Nervosa manchmal abnorme Laborbefunde und viele medizinische Krankheitsfaktoren: normochrome normozytische Anämie, eingeschränkte Nierenfunktion, kardiovaskuläre Störungen, Zahnprobleme und Osteoporose. Bei den in Universitätskliniken eingewiesenen Betroffenen mit einer schwerwiegenden Ausprägung einer Anorexia Nervosa beträgt die Langzeitmortalität mehr als 10 %. Die häufigsten Todesursachen sind Verhungern, multiples Organversagen, Elektrolytstörungen oder Suizid.

Komplikationen, die mit Bulimia Nervosa einhergehen, beinhalten erheblichen Zahnschmelzabbau aufgrund des wiederholten Erbrechens, erhöhte Anzahl von Löchern in den Zähnen und Vergrößerung der Speicheldrüsen sowie in seltenen Fällen potentiell fatale Komplikationen wie Perforationen des Ösophagus, Magenruptur und Herzarrhythmien.

Glücklicherweise können beide Störungsbilder im Regelfall erfolgreich behandelt werden, wenn die Intervention rechtzeitig erfolgt. Die Behandlung besteht üblicherweise aus einer Kombination von kognitiver Verhaltenstherapie und Medikation.

Zusammenfassung

Obwohl Anorexia Nervosa und Bulimia Nervosa als getrennte Diagnosen im DSM-IV aufgeführt sind, stellen sie oftmals unterschiedliche Aspekte einer einzigen Eßstörung dar. Personen mit Eßstörungen ist ihr Verhaltensmuster der Eßanfälle und des „Purging"-Verhaltens oft sehr peinlich. Dies bedeutet, daß der Kliniker gezielt nach Eßgewohnheiten fragen sollte, insbesondere bei jeder relativ jungen Frau, die depressive Symptome zeigt.

ICD-10

Fallbeispiel: Die sehr dünne Ballettstudentin (s.S. 342)

ICD-10 Diagnose

F50.2   Bulimia nervosa

F50.0   Anorexia nervosa

A.   Gewichtsverlust oder bei Kindern fehlende Gewichtszunahme. Dies führt zu einem Körpergewicht von mindestens 15 % unter dem normalen oder dem für das Alter und die Körpergröße erwarteten Gewicht.

B.   Der Gewichtsverlust ist selbst herbeigeführt durch Vermeidung von ®fettmachenden⁻ Speisen.

C.   Selbstwahrnehmung als „zu fett" verbunden mit einer sich aufdrängenden Furcht, zu dick zu werden. Die Betroffenen legen für sich selbst eine sehr niedrige Gewichtsschwelle fest.

D.   Umfassende endokrine Störung der Achse Hypothalanus-Hypophyse-Gonaden; sie manifestiert sich bei Frauen als Ammenorrhoe, bei Männern als Interessenverlust an Sexualität und Potenzverlust. Eine Ausnahme stellt das Persistieren vaginaler Blutungen bei anorektischen Frauen dar, die eine Hormonsubstitution erhalten (meist als kontrazeptive Medikation).

E.   Die Kriterien A. und B. für eine Bulimia nervosa (F50.2) werden nicht erfüllt.

Kommentar: Folgende Symptome bestätigen die Diagnose, sind aber nicht notwendig: selbstinduziertes Erbrechen, selbstinduziertes Abführen, übertriebene körperliche Aktivitäten und Gebrauch von Appetitzüglern und/oder Diuretika.

Bei Beginn der Erkrankung vor der Pubertät ist die Abfolge der Pubertätsentwicklung verzögert oder gehemmt (Wachstumsstop, fehlende Brustentwicklung und primäre Amenorrhoe bei Mädchen; bei Jungen bleiben die Genitalien kindlich). Nach Remission wird die Pubertätsentwicklung bei verspäteter Menarche häufig normal abgeschlossen.

F50.1   atypische Anorexia nervosa

Untersucher, die sich mit atypischen Formen der Anorexia nervosa beschäftigen, sind aufgefordert, ihre eigene Entscheidung über Zahl und Inhalt der geforderten Kriterien zu fällen.

F50.2   Bulimia nervosa

A. Häufige Episoden von Freßattacken (in einem Zeitraum von drei Monaten mindestens zweimal pro Woche) bei denen große Mengen an Nahrung in sehr kurzer Zeit konsumiert werden.

B. Andauernde Beschäftigung mit dem Essen, eine unwiderstehliche Gier oder Zwang zu essen.

C. Die Patienten versuchen, der Gewichtszunahme durch die Nahrung mit einer oder mehreren der folgenden Verhaltensweisen entgegenzusteuern:

1. selbstinduziertes Erbrechen

2. Mißbrauch von Abführmitteln

3. zeitweilige Hungerperioden

4. Gebrauch von Appetitzüglern, Schilddrüsenpräparaten oder Diuretika.

Wenn die Bulimie bei Diabetikern auftritt, kann es zu einer Vernachlässigung der Insulinbehandlung kommen.

D. Selbstwahrnehmung als „zu fett", mit einer sich aufdrängenden Furcht, zu dick zu werden (was meist zu Untergewicht führt).

F50.3   atypische Bulimia nervosa

Untersucher, die sich mit atypischen Formen der Bulimia nervosa mit normalem oder überhöhtem Körpergewicht beschäftigen, sind aufgefordert, ihre eigene Entscheidung über Zahl und Inhalt der geforderten Kriterien zu fällen.

Interpretation nach ICD-10

Unter Zugrundelegung der diagnostischen Kriterien des ICD-10 erhält die Patientin die Diagnose Bulimia nervosa (F50.2), da sie täglich Eßanfälle zeigt, und sie subjektiv dem Drang zu essen nicht zu widerstehen vermag (**Kriterien A und B**). Um eine Gewichtszunahme zu verhindern, führt sie selbstinduziertes Erbrechen herbei (**Kriterium C**). Selbst bei einem für ihr Alter und ihre Größe zu niedrigen Gewicht (54.4 kg bei 172 cm Größe) empfindet sie sich als „fett" (**Kriterium D**). Das selbstinduzierte Erbrechen führt zu Untergewicht (**Kriterium D**).

Zwar erfüllt die Patientin auch diagnostische Kriterien für die Diagnose Anorexia nervosa (F50.1), so insbesondere das Hauptkriterium eines deutlichen Untergewichts (ca. 46 kg bei 172 cm Größe) sowie die **Kriterien B** (Vermeidung von „fettmachenden" Speisen), **C** (Selbstwahrnehmung als „zu fett" und Festlegung einer sehr niedrigen Gewichtsschwelle) und **D** (Amenorrhoe), doch wird das Kriterium E nicht erfüllt ('die Kriterien A und B für eine Bulimia nervosa (F50.2) werden nicht erfüllt').

Vergleich DSM-IV/ICD-10 siehe nächsten Fall (s.u.).

Fallbeispiel: Eine junge Frau, die das Essen nicht stoppen kann (s.S. 344)

ICD-10 Diagnose

F50.2 Bulimia nervosa

Interpretation nach ICD-10

Die Pat. erfüllt alle diagnostischen Kriterien für Bulimia nervosa. Obwohl unter Kriterium D der Ziffer F50.2 (Bulimia nervosa) erläutert wird, daß die Symptomatik „meist zu Unter- gewicht führt" und unter der Ziffer F50.3 atypische Formen der Bulimia nervosa zu kodieren sind, die mit „normalem oder erhöhten Körpergewicht" einhergehen, ist in diesem Falle der Diagnose Bulimia nervosa (F50.2) der Vorzug zu geben, da das kinische Bild in allen Katego- rien typisch ist und daher nicht von einer atypischen Bulimia nervosa zu sprechen ist.

Vergleich DSM-IV/ICD-10

Die offensichtlichsten Unterschiede bei den diagnostischen Kriterien für Eßstörungen bei DSM-IV und ICD-10 sind zweierlei: Einerseits fehlen der ICD-10 die Subtypen bei Anorexia nervosa und Bulimia nervosa die im DSM-IV genannt werden, andererseits zeigt die ICD-10 eine größere Spannweite der diagnostischen Einteilung (9 Kategorien in der ICD-10, F50.0 – F50.9 versus 3 Kategorien im DSM-IV, 307.1, 307.51, 307.50). Dadurch werden Störungs- bilder, welche in der ICD-10 mit einer eigenen Ziffer kodiert werden, in der Regel im DSM-IV die diagnostische Restkatorie 307.5 erhalten. Zudem finden sich in der ICD-10 unter Eßstörungen (F50) auch Störungsbilder, welche nicht in Zusammenhang mit den unter ‚Eßstörungen' des DSM-IV subsummierten ‚dieting disorders' stehen (z. B. psychogenes Erbrechen, F50.5). Schließlich findet sich im DSM-IV unter der Restkategorie 307.5 auch der Terminus „Binge-Eating Störung", der sicherlich das Störungsbild dieser Eßstörung von Eßanfällen ohne kompensatorische Maßnahmen besser erfaßt als die Termini der ICD-10 (F50.4 Eßattacken bei anderen psychischen Störungen oder die Restkategorie F50.9 nicht näher bezeichnete Eßstörung).

Bei der Diagnosestellung im o.g. ersten Fallbeispiel der dünnen Ballettänzerin kommt es zu einer offensichtlichen Diskrepanz zwischen den Diagnosen nach DSM-IV und ICD-10. Während das DSM-IV das Gewichtskriterium in den Vordergrund stellt und durch die Untertypen ‚Restriktiver Typus' und „Binge-Eating/Purging"-Typus den Einschluß von Patientinnen, welche Eßanfälle zeigen in die Diagnose Anorexia Nervosa ermöglicht, for- dert das Auftreten von Eßanfällen im ICD-10 die Diagnose Bulimia nervosa. Dieser Unter- schied in der Gewichtung diagnosischer Kriterien (Dominanz des Gewichtskriteriums im DSM-IV versus Dominanz der Verhaltenskriterien im ICD-10) führt wie im o. g. Fall dazu, daß bei Diagnosestellung nach DSM-IV eßgestörte Patientinnen bei vorhandenem Unter- gewicht vermutlich häufiger die Diagnose einer Anorexia Nervosa erhalten, wohingegen eßgestörte Patientinnen bei Diagnosestellung nach ICD-10 eher die Diagnose einer Bulimia nervosa erhalten.

Im zweiten Fallbeispiel der ‚jungen Frau, die das Essen nicht stoppen kann', erscheint das DSM-IV eindeutiger. Das diagnostische Hauptmerkmal ist zwar wie in der ICD-10 das Auftreten von Eßanfällen, doch erlaubt das DSM-IV durch die Subtypen eine genauere Spezifizierung. In der ICD-10 können Unsicherheiten bei den Diagnosen F50.2 (Bulimia nervosa) und F50.3 (atypische Bulimia nervosa) aufgrund der Unschärfen hinsichtlich des Gewichtskriteriums entstehen (s.o.).

Berater der deutschen Ausgabe: PD Dr. med. Michael Zaudig, Windach

Übersetzung und Bearbeitung: Dr. Dipl.-Psych. Wolfgang Lennerts, Windach

KAPITEL 12

Schlafstörungen

Das Kapitel über Schlafstörungen ist im DSM-IV nach ihrer vermuteten Ätiologie strukturiert und in vier Gruppen unterteilt: Primäre Schlafstörungen, Schlafstörungen in Zusammenhang mit einer Anderen Psychischen Störung, Schlafstörung Aufgrund eines Medizinischen Krankheitsfaktors und Substanzinduzierte Schlafstörung. Die Primären Schlafstörungen beinhalten die Dyssomnien und Parasomnien.

Dyssomnien sind durch eine Störung der Dauer, Qualität oder zeitlichen Abfolge des Schlafs gekennzeichnet. Sie beinhalten folgende Störungen:

Dyssomnien	
307.42	Primäre Insomnie
307.44	Primäre Hypersomnie
347	Narkolepsie
780.59	Atmungsgebundene Schlafstörung
307.45	Schlafstörung mit Störung des Zirkadianen Rhythmus
307.47	Nicht Näher Bezeichnete Dyssomnie

Parasomnien sind durch abnorme Verhaltens- oder physiologische Ereignisse, die den Schlaf begleiten, gekennzeichnet. Sie beinhalten folgende Störungen:

Parasomnien	
307.47	Schlafstörung mit Alpträumen
307.46	Pavor Nocturnus
307.46	Schlafstörung mit Schlafwandeln
307.47	Nicht Näher Bezeichnete Parasomnie

Eine Schlafstörung in Zusammenhang mit einer Anderen Psychischen Störung bezieht sich auf eine ausgeprägte Störung des Schlafs, die als Folge einer diagnostizierbaren psychischen Störung auftritt und schwerwiegend genug ist, um für sich allein genommen klinische Beachtung zu rechtfertigen. Diese Kategorie beinhaltet folgende Störungen:

Schlafstörungen in Zusammenhang mit einer anderen Psychischen Störung	
307.42	Insomnie in Zusammenhang mit einer Anderen Psychischen Störung
307.44	Hypersomnie in Zusammenhang mit einer Anderen Psychischen Störung

Schlafstörungen können auch als Folge direkter körperlicher Auswirkungen eines medizinischen Krankheitsfaktors, einer Substanz oder eines Medikaments auftreten. Solche Störungen würden als Schlafstörung Aufgrund eines Medizinischen Krankheitsfaktors bzw. Substanzinduzierte Schlafstörung diagnostiziert.

In diesem Kapitel wird ein Fall von Primärer Hypersomnie und ein Fall von Insomnie in Zusammenhang mit einer Anderen Psychischen Störung vorgestellt.

Primäre Hypersomnie

* Fallbeispiel: Ein Mann, der immer müde ist

Herr P. ist ein 52jähriger Mann, der wegen übermäßiger Tagesschläfrigkeit zur Untersuchung überwiesen wird. Er berichtet von diesem lange bestehenden Problem, das sich in den letzten Jahren verschlimmert hat, wobei die Schläfrigkeit bis in die frühe Kindheit zurückreicht. Er schläft in fast allen wenig stimulierenden Situationen ein (wie z. B. Arbeitstreffen, Kundengespräche, Schreibarbeiten, Fernsehen, Anschauen von Filmen oder Kirchenbesuche). Gelegentlich ist er beim Autofahren eingeschlafen und hatte deswegen ein Mal einen schweren Unfall. Seine Schlafepisoden sind typischerweise kurz, dauern nur wenige Minuten und treten eher am Nachmittag oder in den Abendstunden auf. Wenn er tagsüber einschläft, empfindet er den Schlaf als nicht besonders erholsam und erinnert sich nicht daran, ob er geträumt hat. Herr P. schläft an den meisten Tagen drei bis fünf Mal ein. Bei sorgfältiger Befragung verneint er Episoden von Muskelschwäche mit starker Emotion, schlafbezogene Halluzinationen und Lähmung.

Herr P. geht gegen 22.30 Uhr zu Bett, schläft fast augenblicklich ein und wacht um 7 Uhr morgens auf. Er hat in der Nacht typischerweise eine oder zwei kurze Aufwachphasen. Er arbeitet 12-Stunden-Schichten als Leiter eines Discountgeschäfts, jedoch nur tagsüber. Seine Frau bemerkt ein gewisses Schnarchen, das jedoch nie besonders laut ist und abnimmt, wenn er sich auf die Seite legt. Sie hat niemals Atempausen im Schlaf beobachtet. Herr P. wacht gelegentlich nachts mit dem Gefühl auf, daß er erstickt oder nach Luft schnappt. Am Morgen hat er Aufwachschwierigkeiten und wenn er nicht gleich aufsteht, schläft er für längere Zeit weiter.

Er nimmt zur Zeit ein nichtsteroidales entzündungshemmendes Medikament und ein blutfettsenkendes Mittel ein. Er trinkt nur entkoffeinierten Kaffee oder Cola und raucht nicht. Seine Krankengeschichte umfaßt eine Mandeloperation im Alter von zwölf Jahren und eine kleinere Kopfverletzung mit kurzer Bewußtlosigkeit im Alter von zwölf oder dreizehn Jahren, die nicht zu einer Krankenhauseinweisung oder kognitiven Folgeerscheinungen führte. Zur Zeit hat er einen erhöhten Cholesterinspiegel und essentielle Hypertonie. Er erlitt eine Peitschenschlagverletzung, als jemand sein Auto rammte und entwickelte als Folge Arthritis im Nacken.

Zum gegenwärtigen Zeitpunkt verneint Herr P. signifikante depressive Symptome, hatte jedoch vor einem Jahr eine Episode von Major Depression. Dies geschah im Zusammenhang mit Eheschwierigkeiten und verschwand nach einer Eheberatung. Die Symptome der Major Depression beinhalteten damals Niedergeschlagenheit, häufiges Weinen, Ängstlichkeit, Appetitabnahme, gestörten nächtlichen Schlaf, verminderte Energie und Anhedonie. In der Familiengeschichte kommt bei Herrn P.s Vater Major Depression und Alkoholismus vor.

Herr P. hat die High School absolviert, ist seit 25 Jahren verheiratet und hat zwei Kinder. Er ist der Leiter eines Discountgeschäfts und bezeichnet sich als „Workoholic". Er berichtet, er habe keine besonderen finanziellen Sorgen und sei froh, daß er und seine Frau ihre Probleme zum größten Teil gelöst hätten.

Herr P. ist ein gut gekleideter und gepflegter Mann. Er hat kein Übergewicht und seine Erscheinung entspricht dem angegebenen Alter. Bei der Untersuchung seines psychischen Zustands ist er wach, aufmerksam und orientiert, obwohl er bei mehreren Gelegenheiten gähnt. Er zeigt keinen akuten Kummer. Als die Interviewerin das Büro einige Minuten verläßt, findet sie Herrn P. bei ihrer Rückkehr schlafend vor. Er erscheint nicht depressiv und verneint Symptome, die mit einer Psychose oder kognitiven Beeinträchtigungen vereinbar sind.

Als Herr P. zu einer nächtlichen Polysomnographie und einem Multiplen Schlaflatenz-Test überwiesen wird, zeigen die nächtlichen Tests eine Schlaflatenz von vier Minuten, eine Schlafdauer von acht Stunden und eine Schlafeffizienz (Verhältnis von Zeit des Schlafens zur im Bett verbrachten Zeit) von 98 %.

Er hat sechs sehr kurze Arousal, eine normale Verteilung des Non Rapid Eye Movement (NREM)-Schlafes, eine normale Rapid Eye Movement (REM)-Schlaflatenz und 25 % REM-Schlaf. Herr P. zeigt keine Anzeichen von verminderter Sauerstoffsättigung, hat aber 20 Hypopnoe-Ereignisse während der Nacht. Das Verhältnis von Apnoe zu Hypopnoe ist 2,5 Ereignisse pro Stunde Schlaf, was nicht erhöht ist. Während des Multiplen Schlaflatenz-Tests schläft Herr P. in allen fünf Gelegenheiten für ein „Nickerchen" mit einer durchschnittlichen Schlaflatenz von 7.1 Minuten ein. REM-Schlaf ist bei keinem dieser „Nickerchen" zu beobachten.

DSM-IV Diagnose
(ICD-10 s.S. 360)

Achse I:	307.44	Primäre Hypersomnie
	296.26	Major Depression, Einzelne Episode, Voll Remittiert
Achse II:	V71.09	Keine Diagnose
Achse III:	401.9	Erhöhter Cholesterinspiegel
	715.90	Osteoarthritis
Achse IV:		Eheschwierigkeiten (gelöst)
Achse V:		GAF = 75 (gegenwärtig), 65 (höchster Wert im letzten Jahr)

Diagnostische Kriterien für 307.44 (F51.1) Primäre Hypersomnie

A. Die vorherrschende Beschwerde ist übermäßige Schläfrigkeit seit mindestens einem Monat (oder weniger, wenn rezidivierend), die sich entweder durch verlängerte Schlafepisoden oder durch fast täglich auftretende Schlafepisoden am Tage äußert.

B. Die übermäßige Schläfrigkeit verursacht in klinisch bedeutsamer Weise Leiden oder Beeinträchtigungen in sozialen, beruflichen oder anderen wichtigen Funktionsbereichen.

C. Die übermäßige Schläfrigkeit kann nicht besser durch eine Insomnie erklärt werden, tritt nicht ausschließlich im Verlauf einer anderen Schlafstörung auf (z. B. Narkolepsie, Atmungsgebundene Schlafstörung, Schlafstörung des Zirkadianen Rhythmus oder Parasomnie) und kann nicht durch eine unzureichende Schlafdauer erklärt werden.

D. Die Störung tritt nicht ausschließlich im Verlauf einer anderen psychischen Störung auf.

E. Das Störungsbild geht nicht auf die direkte körperliche Wirkung einer Substanz (z. B. Droge, Medikament) oder eines medizinischen Krankheitsfaktors zurück.

Bestimme, ob:
Rezidivierend: wenn Perioden übermäßiger Schläfrigkeit mindestens 3 Tage anhalten und einige Male im Jahr seit wenigstens 2 Jahren auftreten.

Leitlinien für Diagnose und Differentialdiagnose der Primären Hypersomnie

Herrn P.s langjähriges Problem der Tagesschläfrigkeit trotz ausreichender Dauer des Nachtschlafes und das Fehlen von zusätzlichen Symptomen von Narkolepsie oder objektiven Befunden von Schlafapnoe machen die Diagnose einer Primären Hypersomnie am wahrscheinlichsten. **Unzureichender Schlaf** ist bei der Durchschnittsbevölkerung wahrscheinlich die häufigste Ursache für Tagesschläfrigkeit. Herr P. dagegen bekommt genügend Schlaf, was seine Anamnese und die polysomnographischen Testergebnisse bezeugen. Das **obstruktive Schlaf-Apnoe-Syndrom** ist die zweithäufigste Ursache für Tagesschläfrigkeit bei Männern in mittlerem Alter. Seine Frau berichtete von Schnarchen, beobachtete jedoch keine Apnoe-Pausen während des Schlafs. Die systemische Hypertonie von Herrn P. könnte eine obstruktive Schlafapnoe befürchten lassen, er ist jedoch nicht fettleibig. Objektive Testverfahren zeigen keine signifikante Anzahl von Apnoe-Pausen im Schlaf noch geben sie Hinweise auf eine verminderte Sauerstoffsättigung.

Narkolepsie ist eine neurologische Störung, die Tagesschläfrigkeit verursachen kann. Obwohl Patienten mit Narkolepsie typischerweise von kurzen Schlafepisoden am Tage berichten, sind für die meisten dieser Patienten die „Nickerchen" erholsam, was für Herrn P. nicht zutrifft. Zusätzlich haben die meisten Narkolepsie-Patienten einen gestörten nächtlichen Schlaf. Kennzeichen von Narkolepsie ist das Auftreten von zusätzlichen Symptomen wie Kataplexie, schlafbezogene Halluzinationen und Schlaflähmung. Keines dieser Symptome tritt bei Herrn P. auf.

Die Ursache für Tagesschläfrigkeit kann eine Schlafstörung Aufgrund einer **Kopfverletzung** sein. Herrn P.'s Kopfverletzungen jedoch (er wurde im Alter von zwölf Jahren von einem Stein getroffen und erlitt eine Peitschenschlagverletzung im Erwachsenenalter) erzeugten keine weiteren meßbaren neurophysiologischen Defizite, noch veränderten sie spürbar den Verlauf der Hypersomnie. Es gibt keine Hinweise darauf, daß Substanzgebrauch oder -mißbrauch zur Hypersomnie von Herrn P. beitragen.

Angesichts der Vorgeschichte einer Major Depression von Herrn P. käme auch eine **Hypersomnie** in Zusammenhang mit einer Anderen Psychischen Störung in Betracht. Seine Schläfrigkeit trat jedoch eindeutig nicht ausschließlich im Verlauf dieser Störung auf, sondern war schon Jahrzehnte vor der Episode der Major Depression aufgetreten. Außerdem verursachte Herrn P.'s Depression eher eine Insomnie als eine Verschlimmerung seiner Hypersomnie.

Andere Primäre Schlafstörungen sind unwahrscheinlich. Es gibt keine Hinweise auf einen veränderten Schlaf-Wach-Rhythmus, die eine Schlafstörung mit Störung des Zirkadianen Rhythmus vermuten lassen würden, noch gibt es Hinweise auf subjektive oder objektive Schwierigkeiten beim Nachtschlaf, die eine Primäre Insomnie vermuten ließen.

Therapieplanung für eine Primäre Hypersomnie

Verhaltens- und pharmakologische Maßnahmen können zur Behandlung von Primärer Hypersomnie angewandt werden. Patienten werden dazu angehalten, für ausreichenden Nachtschlaf zu sorgen, um die Verschlimmerung von Symptomen, die durch Schlafentzug verursacht werden, zu verhindern. Manchen Patienten kann ein kurzes "Nickerchen" tagsüber guttun, obwohl viele Patienten mit Primärer Hypersomnie berichten, daß sie sich nach einem solchen "Nickerchen" schlechter fühlen. Das Vermeiden von wenig stimulierenden Situationen oder das Sicherstellen, daß jemand anderes in diesen Situationen bei dem Patienten ist, kann zur Verhinderung von Unfällen beitragen. Das Vermeiden von Substanzen wie Alkohol und Koffein kann ebenfalls den Aufmerksamkeitsgrad des Patienten maximieren.

Pharmakologische Behandlungen beinhalten die typischen stimulierenden Medikamente. Die am meisten verschriebenen Medikamente sind Methylphenidat, Dextroamphetamin und Pemolin. Herr P. bekam Ritalin 5 mg verschrieben, was eine spürbare Abnahme seiner Tagesschläfrigkeit und seines Drangs, am Tage zu dösen, bewirkte. Er berichtete auch keine Verschlimmerung, sondern eine gewisse Verbesserung seines Nachtschlafs unter dieser Behandlung.

ICD-10

Fallbeispiel: Ein Mann, der immer müde ist (s.S. 356)

ICD-10 Diagnose
F51.1   Nichtorganische Hypersomnie

F51.1   nichtorganische Hypersomnie

   A. Klagen über übermäßige Schlafneigung während des Tages oder über Schlafanfälle, oder über einen verlängerten Übergang zum vollen Wachzustand (Schlaftrunkenheit) (nicht durch eine inadäquate Schlafdauer erklärbar).

   B. Diese Schlafstörung tritt fast täglich über mindestens einen Monat oder in wiederkehrenden Perioden kürzerer Dauer auf und verursacht entweder einen deutlichen Leidensdruck oder eine Beeinträchtigung der sozialen oder beruflichen Funktionsfähigkeit.

   C. Fehlen von zusätzlichen Symptomen einer Narkolepsie (Kataplexie, Wachanfälle, hypnagoge Halluzinationen) oder von klinischen Hinweisen für eine Schlafapnoe (nächtliche Atempausen, typische intermittierende Schnarchgeräusche etc.).

   D. Verursachende organische Faktoren fehlen, wie z. B. neurologische oder internistische Krankheitsbilder, Einnahme psychotroper Substanzen oder eine Medikation.

Interpretation nach ICD-10

Von den Diagnostischen Leitlinien des ICD-10 für nichtorganische Hypersomnie (F51.1) treffen folgende bei Herrn P. zu: Die Schlafanfälle während des Tages sind nicht durch eine unzureichende Schlafdauer bedingt **(Kriterium A)**. Die Schlafstörung tritt täglich und länger als seit einem Monat auf **(Kriterium B)**. Es wird von keiner deutlichen Erschöpfung oder Beeinträchtigung der Alltagsaktivitäten berichtet, wohl aber, daß die kurzen Schlafepisoden nicht besonders erholsam sind. Entsprechend der Leitlinien werden weder bei der Fremdanamnese der Frau, noch bei einem Multiplen Schlaflatenz-Test Symptome einer Narkolepsie (Kataplexie, Wachanfälle und hypnagoge Halluzinationen) oder Schlafapnoe festgestellt **(Kriterium C)**. Es werden auch keine neurologischen oder internistischen Krankheiten festgestellt, für die Somnolenzen während des Tages typisch sein könnten **(Kriterium D)**.

Vergleich DSM-IV/ICD-10

Die diagnostischen Kriterien im ICD-10 und DSM-IV entsprechen sich weitgehend. Nichtorganische Schlafstörungen werden im ICD-10 als häufiges Symptom bipolarer affektiver Störungen, rezidivierender depressiver Störungen oder einer depressiven Episode angesehen. Tritt die Schlafstörung im Zusammenhang mit einer anderen psychischen Störung, zum Beispiel einer affektiven Störung auf, sollte die Diagnose einer psychogenen Hypersomnie zusätzlich zur vorherrschenden psychischen Störung vergeben werden. Das DSM-IV hebt an dieser Stelle hervor, daß die Primäre Hypersomnie nicht ausschließlich im Verlauf psychischer Störungen auftritt. Ein möglicher Zusammenhang zwischen unangenehmen Ereignissen im Verlauf des Tages und der Neigung zum Einschlafen als psychogene Ursachen werden bei Herrn P. nicht beschrieben. Herr P. hatte jedoch im Zusammenhang mit Eheschwierigkeiten vor einem Jahr eine jetzt voll remittierte Major Depression.

Insomnie in Zusammenhang mit einer Anderen Psychischen Störung

Fallbeispiel: Eine ängstliche Frau mit Schlafschwierigkeiten

Frau D. ist 36 Jahre alt und klagt über chronische Insomnie. Sie hat schon seit dem College intermittierend Schlafprobleme, diese sind jedoch in den letzten anderthalb Jahren hartnäckiger geworden. Diese Verschlimmerung fand gleichzeitig mit mehreren Belastungsfaktoren, wie Umzug, Arbeitsplatzwechsel ihres Mannes, ihre Entscheidung, nicht mehr zu arbeiten und der Einzug ihres älteren und kranken Vaters, statt. Sie behauptet, sie schlafe in manchen Nächten überhaupt nicht und macht sich Sorgen, ihre Schlaflosigkeit werde ihre Fähigkeit, für die Kinder zu sorgen, und überhaupt ihre Funktionsfähigkeit am Tage beeinträchtigen. Sie bekam Alprazolam verschrieben und benutzte Diphenhydramin und Alkohol zur Linderung ihrer Schlafprobleme, aber die Insomnie kam rasch wieder, wenn sie das jeweilige Mittel absetzte. Zusätzlich wurde sie von einem Psychologen mit Visualisierungen und progressiven Entspannungstechniken behandelt, was jedoch nur teilweise Linderung brachte.

Frau D. schläft häufig abends beim Fernsehen auf der Couch im Wohnzimmer ein. Sie wacht dann auf, nimmt eine Alprazolam-Tablette und geht um 1.30 Uhr ins Bett. Sie steht morgens gegen acht Uhr auf. Sie gesteht, daß sie sich wegen ihrer Schlafschwierigkeiten körperlich und psychisch angespannt fühlt und bemerkt, daß sie manchmal ihre Kiefer aufeinander preßt, ihre Fäuste ballt oder nachts Panik hat. Sie bemerkt auch gelegentlich in der Nacht eine erhöhte Herzfrequenz und Schwitzen, verneint aber Depersonalisation oder Parästhesien. Sie verneint anderes ungewöhnliches Verhalten im Schlaf und Tagesschläfrigkeit und macht tagsüber nur selten ein „Nickerchen".

Bei weiterer Befragung offenbart Frau D., daß das Schlafproblem nur eines von vielen Symptomen ist, die sie belasten, obwohl es im Augenblick ihr größtes Problem ist. Sie sagt, sie könne nicht aufhören, „sich über alles Sorgen zu machen": die Gesundheit und Sicherheit ihrer Familie, ihre finanzielle Situation, die Arbeitsplatzsicherheit ihres Mannes, eine mögliche Explosion des alten Ölofens, den Zustand der Autoreifen, die Qualität der Schulen ihrer Kinder, das Ausfüllen der Steuererklärung usw. Sie grübelt ständig über diese Sorgen nach und leidet an körperlichen Anspannungen, die sich durch Spannungen im Nacken, in den Schultern und Kiefermuskeln manifestieren, sowie an Verdauungsbeschwerden und allgemeiner Nervosität. Sie verneint abrupt eintretende Panikepisoden, sagt aber, sie habe intermittierende Episoden von starker Angst, die durch erhöhten Herzschlag, Schwitzen, erhöhte Muskelspannungen, Atembeschwerden und der Angst, verrückt zu werden, äußert. Sie nimmt ihr Arbeit und ihre äußere Erscheinung sehr genau, verneint jedoch spezifische wiederholt auftretende sich aufdrängende Gedanken und rituelles Verhalten.

Frau D. hatte vor acht Jahren eine Episode von Major Depression, die durch Niedergeschlagenheit, Insomnie, verminderten Appetit und Gewichtsverlust, schlechte Konzentration, verminderte Genußfähigkeit und Interessensverlust gekennzeichnet war, jedoch ohne Selbstmordgedanken. Sie sprach mit einem Pastor und schließlich verschwanden die Symptome. Frau D. hat eine starke familiäre Belastung von Schlaflosigkeit, Depression und Ängstlichkeit. Eine ihrer Schwestern wird zur Zeit mit einem Antidepressivum behandelt. Zum Zeitpunkt der gegenwärtigen Untersuchung berichtet Frau D., sie habe großes Interesse und Enthusiasmus für ihre täglichen Aktivitäten, obwohl sich die Schlafstörung negativ auf ihre Energie auswirke.

Frau D. verneint den Mißbrauch von Alkohol oder einer anderen Substanz zum gegenwärtigen Zeitpunkt. Sie nimmt 0,75 mg Alprazolam bei Bedarf, trinkt täglich zwei Tassen koffeinhaltigen Kaffee und ungefähr drei alkoholische Getränke im Monat. Ihr einziges medizinisches Problem zur Zeit ist Endometriose.

Frau D. ist seit zehn Jahren verheiratet und hat zwei Kinder im Alter von vier und zwei Jahren. Sie arbeitete als Diätassistentin, hörte aber nach der Geburt des zweiten Kindes auf zu arbeiten, um die Kinder zu erziehen. Sie sagt, es gebe eine gewisse eheliche Belastung, da ihr Mann lange arbeite und ihre Kommunikation schlecht sei.

Bei der Untersuchung ihres psychischen Zustands ist Frau D. wach, aufmerksam und orientiert. Sie scheint nicht schläfrig zu sein. Sie erklärt, sie fühle sich ängstlich und nervös, verneint aber eine Depression. Ihre kognitiven Funktionen liegen im Normalbereich. Es gibt keine Hinweise auf psychotische Symptome oder offensichtliche Zwangsvorstellungen oder Zwänge. Die Geschwindigkeit und der Rhythmus ihrer Sprache sind unauffällig, aber sie neigt dazu, auf alle Fragen detaillierte Antworten zu geben.

DSM-IV Diagnose

Achse I:	307.42	Insomnie in Zusammenhang mit einer Generalisierten Angststörung
	300.02	Generalisierte Angststörung
Achse II:		zwanghafte Persönlichkeitsmerkmale
Achse III:	617.9	Endometriose
Achse IV:		Eheliche Belastung, Umzug, Krankheit des Vaters
Achse V:		GAF = 65 (gegenwärtig), 75 (höchster Wert im letzten Jahr)

Diagnostische Kriterien für 307.42 (F51.0) Insomnie in Zusammenhang mit ...
[Benenne die Achse I- oder Achse II-Störung]

A. Die Hauptbeschwerden sind Ein- oder Durchschlafschwierigkeiten oder nicht erholsamer Schlaf für mindestens einen Monat in Verbindung mit Müdigkeit während des Tages oder eingeschränkter Leistungsfähigkeit am Tage.

B. Die Schlafstörung (oder die Folgeerscheinungen am Tage) verursacht in klinisch bedeutsamer Weise Leiden oder Beeinträchtigungen in sozialen, beruflichen oder anderen wichtigen Funktionsbereichen.

C. Man kommt zu dem Urteil, daß die Insomnie in Zusammenhang mit einer anderen auf Achse I oder Achse II codierten Störung (z. B. Major Depression, Generalisierte Angststörung, Anpassungsstörung mit Angst) steht, sie ist jedoch schwer genug, um für sich allein genommen klinische Beachtung zu rechtfertigen.

D. Das Störungsbild kann nicht durch eine andere Schlafstörung (z. B. Narkolepsie, Atmungsgebundene Schlafstörung, eine Parasomnie) besser erklärt werden.

E. Das Störungsbild geht nicht auf die direkte körperliche Wirkung einer Substanz (z. B. Droge, Medikament) oder eines medizinischen Krankheitsfaktors zurück.

Leitlinien für Diagnose und Differentialdiagnose einer Schlafstörung in Zusammenhang mit einer Anderen Psychischen Störung

Eine Reihe ätiologischer Faktoren kann an Schlafstörungen beteiligt sein und alle sollten zur Diagnosestellung berücksichtigt werden. Die erste Frage ist, warum für Schlafprobleme, die mit einer **Generalisierten Angststörung** verbunden sind, eine gesonderte Diagnose gestellt werden sollte. Die Einführung von Schlafstörungen in Zusammenhang mit einer Anderen Psychischen Störung ins DSM-IV ist eine Ausnahme zur allgemein üblichen Praxis des Handbuchs, keine gesonderten Diagnosen für individuelle Symptome zu stellen, die Teil eines Syndroms darstellen. Diese Ausnahme wurde gemacht, um mit dem DSM-III-R und der Internationalen Klassifikation von Schlafstörungen einheitlich zu sein und die Differentialdiagnose von Insomnie und Hypersomnie zu erleichtern. Die Diagnose einer **Insomnie** oder **Hypersomnie** in Zusammenhang mit einer Anderen Psychischen Störung sollte nur in den ziemlich ungewöhnlichen Situationen gestellt werden, in denen das Schlafproblem die Hauptbeschwerde des Patienten und schwerwiegend genug ist, um gesonderte klinische Beachtung zu rechtfertigen. Hier kann angeführt werden, daß die Insomnie von Frau D. eine gesonderte Diagnose und klinische Beachtung rechtfertigt, da sie zur Zeit ihre Hauptsorge ist, obwohl sie offensichtlich mit der Generalisierten Angststörung in Zusammenhang steht. Genauso gut hätte jedoch auch die Angststörung allein diagnostiziert werden und die Schlafprobleme als eines der Begleitsymptome dieser Störung behandelt werden können.

Die nächste Differentialdiagnose, die in Betracht kommt, ist die **Primäre Insomnie**. Ihre Kriterien weisen darauf hin, daß die Störung nicht ausschließlich im Verlauf einer anderen psychischen Störung auftreten. Viele Patienten mit Primärer Insomnie sind ängstlich besorgt um ihren Schlaf, aber diese Angst überträgt sich nicht auf andere Lebensbereiche.

Frau D. dagegen macht sich nicht nur über ihren Schlaf Sorgen, sondern hat auch starke Ängste bezüglich vieler anderer Bereiche ihres Lebens. Wäre die Insomnie aufgetreten, bevor sie Angstprobleme entwickelte oder hätte sie angedauert, als sie keine Angstprobleme mehr zeigte, wäre die Primäre Insomnie die wahrscheinlichste Diagnose.

Andere Primäre Schlafstörungen sind ebenso unwahrscheinlich. Wie die meisten Patienten mit chronischer Insomnie berichtet Frau D. keine Tagesschläfrigkeit, was die Diagnose einer **Primären Hypersomnie** oder **Narkolepsie** ausschließt. Ihre Schlafenszeit ist gemessen an gesellschaftlichen Normen oder ihrem eigenen Bedürfnis, wach zu sein, nicht verschoben, was eine Schlafstörung mit **Störung des Zirkadianen Rhythmus** ausschließt. Das Fehlen von ungewöhnlichem Verhalten im Schlaf schließt eine Parasomnie aus.

Als nächstes ist die Frage zu stellen, ob die Schlafprobleme von Frau D. auf direkte physiologische Auswirkungen einer Substanz oder eines **medizinischen Krankheitsfaktors** zurückgehen. Ihr Gebrauch von Alkohol, Alprazolam und Koffein scheint nicht signifikant genug zu sein, um die Schlafprobleme zu verursachen. Die einzige Möglichkeit, um das ganz sicher festzustellen, ist das Absetzen all dieser Substanzen. Obwohl Frau D. an Endometriose leidet, scheint sie keine Symptome zu haben, die schwerwiegend genug wären, um ihren Schlaf zu stören.

Wie viele andere Patienten mit chronischen Insomniestörungen hat Frau D. Verhaltensweisen entwickelt, die mit gutem Schlaf unvereinbar sein können. Dazu gehört, abends auf der Couch zu schlafen, spät zu Bett zu gehen und übermäßig viel Zeit damit zu verbringen, sich im Bett hin und her zu wälzen. Zusätzlich hat sie versucht, ihre Schlafstörung durch **Alkohol** und rezeptfreie wie rezeptpflichtige Medikamente in Griff zu bekommen. Dieses Verhalten ist ebenfalls typisch für Patienten mit chronischer Insomnie. Patienten mit Primärer Insomnie und mit Insomnie in Zusammenhang mit einer Anderen Psychischen Störung können in Zeiten psychosozialer Belastung eine Verschlimmerung ihrer Symptome feststellen.

Therapieplanung für eine Schlafstörung in Zusammenhang mit einer Anderen Psychischen Störung

Sowohl Verhaltens- als auch pharmakologische Maßnahmen können bei der Behandlung einer Insomnie von Nutzen sein. Ist die Insomnie jedoch nicht primär, sondern geht sie auf andere Ursachen zurück, sollte der Kliniker zuerst das ätiologische Problem angehen, das die Schlafstörung verursacht. Ist z. B. ein medizinischer Krankheitsfaktor Ursache für die Insomnie, sollte der Arzt zunächst die Symptome wie z. B. Schmerzen behandeln, die Gründe für die Schlafprobleme sein könnten. Ein wichtiger Aspekt bei der Behandlung von Frau D. wäre der Versuch, den möglichen Einfluß des gegenwärtigen Substanzgebrauchs von Frau D. zu untersuchen. Es könnte hilfreich für sie sein, das Trinken von koffeinhaltigem Kaffee aufzugeben, langsam die Einnahme von Aprazolam abzusetzen und vielleicht zu einem länger wirkenden Benzodiazepin überzugehen, falls dies für die Behandlung der Generalisierten Angststörung notwendig ist oder um ihr beim Absetzen von Alprazolam zu helfen. Es wäre für Frau D. wahrscheinlich hilfreich, falls möglich, alle Medikamente für eine gewisse Zeit abzusetzen, da die Einnahme von Schlafmitteln im Idealfall auf ziemlich kurze Zeitabschnitte beschränkt sein sollte. Nach der Feststellung, daß die Insomnie von Frau D. in Zusammenhang mit einer Generalisierten Angststörung steht, sollte der Kliniker versuchen, sowohl die Angstsymptome als auch die Insomnie zu behandeln (Zur Erörterung des Behandlungsplans siehe unter „Generalisierte Angststörung").

Verhaltensmaßnahmen würden eine Begrenzung der im Bett verbrachten Zeit beinhalten, um der tatsächlichen Schlaffähigkeit der Patientin mehr zu entsprechen. Zusätzlich wäre eine regelmäßige Entspannungsphase zum „Abschalten" am Abend angeraten. Regelmäßige tägliche Übungen und eine regelmäßige Zeit, ins Bett zu gehen und aufzuwachen, würden weiterhin dabei helfen, eine normale Schlaf-Wach-Gewohnheit zu verstärken. Weitere Übungen mit Entspannungstechniken, wie z. B. progressiver Muskelrelaxation, können dazu beitragen, die kognitiven und körperlichen Angstsymptome der Patientin beim Zubettgehen zu verringern.

Pharmakologische Maßnahmen würden entweder Benzodiazepine oder Antidepressiva beinhalten. Frau D. wurde von Alprazolam auf ein länger wirkendes Benzodiazepin, Clonazepam gesetzt. Die Dosis wurde auf insgesamt 0.25 mg pro Nacht verringert. Als sie tagsüber weiterhin Angstsymptome und Überbesorgtheit wegen Schlaflosigkeit zeigte, bekam sie probeweise Sertralin. Bei einer täglichen Dosis von 50 mg spürte Frau D. ein dramatisches Nachlassen ihrer tagsüber und nachts auftretenden Besorgtheit, konzentrierte sich viel weniger auf ihre Schlafschwierigkeiten, konnte die täglichen Belastungen leichter ertragen und berichtete von einer allgemeinen Abnahme aller Angstsymptome.

Zusammenfassung

Schlafstörungen sind sehr häufig in der klinischen Praxis anzutreffen. Das Wesentliche bei der Untersuchung ist festzustellen, ob eine bestimmte Ätiologie (z.B. eine andere psychische Störung, ein medizinischer Krankheitsfaktor, ein Medikament oder Substanzgebrauch oder eine Kombination dieser Faktoren) das Schlafproblem verursacht oder ob das Störungsbild eine Primäre Schlafstörung ist. Das ist der Bereich in der Psychiatrie, wo es sehr genaue und spezifische Labortests gibt, die bei der Diagnosestellung bemerkenswert nützlich sind. Das Hauptproblem bei der Nutzung dieser Testverfahren auf Routinebasis ist, daß sie sehr teuer und nicht immer zugänglich sind. In den meisten Fällen kann die Diagnose aufgrund der klinischen Symptome gestellt werden, wobei das Schlaflabor als Unterstützung bei eher unklaren oder schwer zu behandelnden Zuständen dient.

Berater der deutschen Ausgabe: Prof. Dr. Franz Petermann, Bremen

Übersetzung und Bearbeitung: Diplomübersetzerin Karmela Tiller, Bremen
Dr. phil. Norbert R. Krischke, Bremen

KAPITEL 13

Störungen der Impulskontrolle, Nicht Andernorts Klassifiziert

Potentiell selbst- oder fremdschädigendes impulsives Verhalten ist Merkmal einer Reihe von in anderen Kapiteln des DSM-IV klassifizierten psychischen Störungen (z. B. Störungen im Zusammenhang mit Psychotropen Substanzen, Borderline- und Antisoziale Persönlichkeitsstörung, Störung des Sozialverhaltens und Bipolare Störungen). Das Kapitel „Störungen der Impulskontrolle, Nicht Andernorts Klassifiziert" ist solchen Störungen vorbehalten, die sich auf Impulskontrollverhalten beziehen, das nicht im Störungsbild anderer psychischer Störungen enthalten ist. Die Störungen in diesem Kapitel sind charakterisiert durch ein Erleben erhöhter Anspannung oder Erregung, **bevor** dem Impuls nachgegeben wird, und von einem Gefühl der Freude oder der Erleichterung, **nachdem** dem Impuls nachgegeben wird.

Folgende Störungen sind in diesem Kapitel des DSM-IV enthalten:

Störungen der Impulskontrolle, Nicht Andernorts Klassifiziert

312.34 Intermittierende Explosible Störung

312.32 Kleptomanie

312.33 Pyromanie

312.31 Pathologisches Spielen

312.39 Trichotillomanie

312.30 Nicht Näher Bezeichnete Störung der Impulskontrolle

Es wird ein Fall zur Darstellung der Intermittierenden Explosiblen Störung und ein Fall zur Darstellung des Pathologischen Spielens diskutiert.

Intermittierende Explosible Störung

* Fallbeispiel: Ein Mann, der die Beherrschung verliert

Herr P., ein 46jähriger Klempner, stellt sich auf Drängen seiner höchst attraktiven, 32jährigen, als Kellnerin arbeitenden Frau zur Behandlung vor, weil diese sich durch seine heftigen Gefühlsausbrüche geängstigt fühlt. Herr P. und seine Frau sind seit drei Jahren recht glücklich verheiratet und planen, Kinder zu bekommen. Herr P. ist verrückt nach seiner hübschen jungen Frau, ist jedoch stark von Gedanken an sein Älterwerden eingenommen, befürchtet, daß ihn seine Kräfte verlassen und daß er für sie an Attraktivität verlieren könnte. Er hat häufig das Gefühl, daß seine Frau sich seiner zu sicher fühlt, und ist sehr eifersüchtig auf die Männer, mit denen sie bei der Arbeit in Kontakt kommt. Herr P. möchte, daß sie den Arbeitsplatz wechselt, obwohl sie in dem teuren Restaurant, in dem sie jetzt arbeitet, wahrscheinlich mehr Geld als anderswo verdienen kann.

Frau P. gibt an, daß ihre Ehe – von gelegentlichen Streitigkeiten abgesehen – ziemlich glücklich war und daß es für Herrn P.'s Eifersucht keine Ursache gibt, daß sie sich jedoch von ihm trennen müsse, wenn er weiterhin solche Ausbrüche wie schon einige Male zuvor bekommt. Einmal habe er angefangen, die Wohnungseinrichtung zu demolieren, als sie ein wenig zu spät von der Arbeit nach Hause gekommen und er überzeugt gewesen sei, daß sie bei einem anderen Mann war. Ein anderes Mal habe er fast ihre gesamte Garderobe zerrissen, weil er fand, sie kleide sich zu aufreizend. Seine Frau berichtet, daß es während dieser Episoden sinnlos sei, mit ihm zu argumentieren oder einzuschreiten, da er blindlings mit seinem zerstörerischen Verhalten fortfahre, ganz gleich, was sie sage oder tue. Frau P. ist besonders besorgt, weil diese Episoden an Häufigkeit zunehmen. Herr P. kann sich an alles erinnern, was er während der Episoden tut, empfindet tiefes Bedauern und kann kaum glauben, daß er sich so hat hinreißen lassen. Er sagt jedoch, wenn ihn dieser „Fluch" überkomme, „sehe er nur noch rot". Weder Herr P. noch seine Frau trinken Alkohol oder nehmen andere Drogen und bei der jährlichen körperlichen Kontrolluntersuchung vor 3 Monaten fanden sich keine Auffälligkeiten.

DSM-IV Diagnose
(ICD-10 s.S. 374)

Achse I:	312.34	Intermittierende Explosible Störung
Achse II:	V71.09	Keine Diagnose auf Achse II
Achse III:		Kein Befund
Achse IV:		Eheliche Schwierigkeiten
Achse V:		GAF = 55 (gegenwärtig); 65 (höchster Wert im vergangenen Jahr)

Diagnostische Kriterien für 312.34 (F63.8) Intermittierende Explosible Störung

A. Mehrere umschriebene Episoden des Versagens, aggressiven Impulsen zu widerstehen, die zu schweren Gewalttätigkeiten oder zu Zerstörung von Eigentum führen.

B. Das Ausmaß der Aggressivität, das während der Episoden gezeigt wird, steht in grobem Mißverhältnis zu irgendeinem auslösenden psychosozialen Belastungsfaktor.

C. Die aggressiven Episoden können nicht besser durch eine andere psychische Störung erklärt werden (z. B. Antisoziale Persönlichkeitsstörung, Borderline Persönlichkeitsstörung, eine Psychotische Störung, eine Manische Episode, Störung des Sozialverhaltens oder Aufmerksamkeitsdefizit-/Hyperaktivitätsstörung) und gehen nicht auf die direkte körperliche Wirkung einer Substanz (z. B. Droge, Medikament) oder eines medizinischen Krankheitsfaktors (z. B. Kopfverletzung, Alzheimersche Krankheit) zurück.

Leitlinien für Diagnose und Differentialdiagnose der Intermittierenden Explosiblen Störung

Die Intermittierende Explosible Störung ist eine der am unzureichendsten beschriebenen und erforschten Störungen in DSM-IV. Es gibt bislang keine gute nosologische Einordnung der Aggression, und die Kriterien des DSM-IV stellen keine besondere Verbesserung gegenüber denen in DSM-III-R dar. Eine Veränderung von DSM-III-R zu DSM-IV ist, daß nun impulsives Verhalten auch zwischen den Episoden der Intermittierenden Explosiblen Störung auftreten darf. Diese Veränderung wurde vorgenommen, da das DSM-III-R-Konstrukt so eng definiert war, daß es kaum mehr vorkam, denn es schloß „allgemeine Aggressivität oder Impulsivität zwischen den einzelnen Episoden" aus.

Bevor die Diagnose Intermittierende Explosible Störung gestellt werden darf, muß der Untersucher alle anderen möglichen Ursachen für die aggressiven Impulse ausschließen. Als erstes ist aggressives Verhalten zu unterscheiden, das nicht das Vorhandensein einer psychischen Störung anzeigt, sondern das sich aus Verantwortungslosigkeit, Suche nach Aufregung, Gewissenlosigkeit oder Gewinnsucht ergibt.

Auch muß festgestellt werden, welche Rolle Substanzen oder ein medizinischer Krankheitsfaktor bei der Ätiologie der Symptome spielen, da die Intermittierende Explosible Störung nicht diagnostiziert wird, wenn das Verhalten auf den direkten Einfluß einer Droge (z.B. Alkohol, PCP oder Kokain), eines Medikamentes oder eines medizinischen Krankheitsfaktors zurückgeht. Aggressives Verhalten, das unmittelbar aus einer Kopfverletzung resultiert, würde als Persönlichkeitsveränderung Aufgrund eines Medizinischen Krankheitsfaktors, Aggressiver Typus, diagnostiziert. Wenn aggressives Verhalten mit einem Delir oder einer Demenz einhergeht, wird keine gesonderte Diagnose gestellt. Die Intermittierende Explosible Störung wird auch dann nicht diagnostiziert, wenn die aggressiven Episoden besser durch eine der verschiedenen Störungen erklärt werden können, die solche Episoden beinhalten wie die Antisoziale Persönlickeitsstörung, eine Störung des Sozialverhaltens oder eine Bipolare Störung. Schließlich sollte der Untersucher auf die Möglichkeit achten, daß die Person simuliert, dies vor allem im forensischen Kontext, wo jemand versuchen könnte, die Verantwortung für seine Taten von sich zu schieben. Herr P. nimmt weder Drogen noch Medikamente, scheint keine medizinischen Probleme zu haben, die für seine Ausbrüche verantwortlich sein könnten, hat keine Symptome einer anderen psychischen Störung, so daß die Diagnose Intermittierende Explosible Störung passend erscheint.

Therapieplanung für die Intermittierende Explosible Störung

Es gibt nicht viele Studien, die sich speziell mit der Behandlung der Intermittierenden Explosiblen Störung befassen. Behandlungsempfehlungen müssen daher aus allgemeineren Studien zur medikamentösen und kognitiv-verhaltenstherapeutischen Behandlung von Aggressivität und Impulsivität abgeleitet werden. Es gibt einige Hinweise darauf, daß viele verschiedene Medikamente (z. B. Beta-Blocker, Antikonvulsiva oder stimmungsstabilisierende Medikamente) nützlich sein können, dies ist jedoch keineswegs endgültig gesichert.

Pathologisches Spielen

* Fallbeispiel: Ein Jurist, dem alles über den Kopf gewachsen ist

Herr A. ist ein 59jähriger Rechtsbevollmächtigter, der von seinem Anwalt zur psychiatrischen Untersuchung geschickt wurde. Während der letzten 15 Jahre hat er das Geld, das seine Kunden ihm zur Vermögensbildung anvertraut haben, behalten und verspielt. Dies hatte begonnen, nachdem eine geplante Investition nicht zustande gekommen war. Aus Furcht, den Kunden zu enttäuschen, zahlte Herr A. ihm aus eigener Tasche regelmäßig „Zinsen". Herr A. gibt an, daß er den Kunden manchmal sogar mehr Geld ausgezahlt habe, als sie bekommen hätten, wenn die Investition getätigt worden wäre. Es war Herrn A. bis vor kurzem gelungen, diesen Betrug geheimzuhalten.

Herr A. spielt seit seinem 10. Lebensjahr regelmäßig. Kennengelernt hat er dies durch seinen Vater, der gern beim Sport und beim Pferderennen wettete und an der Börse spekulierte. Er teilte diese Interessen mit seinen beiden Söhnen, die er häufig zu Ballspielen mitnahm, oder er lud Freunde ein, um sich Spiele anzusehen und zu wetten. Auch nahm er seine Söhne in jungen Jahren mit zur Rennbahn und brachte ihnen bei, auf Handikaprennen zu setzen. Für Herrn A. waren dies aufregende Zeiten. Zweifellos kam hierzu noch die Erfahrung, daß der Vater beim Spielen erfolgreich war, den größten Teil seines Vermögens an der Börse gemacht hat und später auch bei Grundstücksspekulationen Erfolg hatte.

Als Herr A. 15 Jahre alt war, ging er allein zur Rennbahn und wettete $ 50 pro Rennen. Er begann auch, Karten zu spielen und beim Basketball Körbe um Geld zu werfen. Als er mit 17 aufs College kam, fühlte er sich in sozialer Hinsicht unvorbereitet, ängstlich und überfordert. Anstatt in die Seminare zu gehen, verbrachte er meist den ganzen Tag auf der Rennbahn und mußte sich am Ende des ersten Semesters exmatrikulieren. Später gelang es ihm jedoch, seine Ausbildung an einem anderen College zu beenden und sein Examen in Jura zu machen.

Was Herrn A. am Spielen anzieht, ist die Aufregung des Wettbewerbs und die unmittelbare Erfolgsrückmeldung. Anders als bei der juristischen Tätigkeit, wo Fälle sich manchmal über Monate oder sogar Jahre hinziehen, weiß Herr A. beim Spielen schnell, ob er richtig oder falsch liegt und woran er ist. Seine bevorzugten Wettarten sind Pferderennen, Blackjack im Spielkasino, Bridge, Backgammon, Golf und die Börse.

Bis kurz vor der Erstvorstellung hier glaubte Herr A., daß er ein geschickter und erfolgreicher Spieler sei. Während der Untersuchungen hier wurde ihm jedoch klar, daß er seit den frühen 1970er Jahren sein Konto regelmäßig überzogen hat, den Kasinos Geld schuldet und beachtliche finanzielle Schwierigkeiten hat. Obwohl er aus steuerlichen Gründen Buch über seine Gewinne und Verluste führt, kann er sich an Verluste nicht gut erinnern. Während er zunehmend tiefer in Schulden geriet, unterschätzte er weiter seine Verluste und blieb davon überzeugt, daß er alles Geld zurückgewinnen könne. Als ihm schließlich klar wurde, daß dies nicht möglich sein würde, bekam er Angst und wurde anschließend schwer depressiv.

Es wurde deutlich, daß die beiden vorangegangenen Eskalationen von Herrn A.'s Spielleidenschaft zu einer Zeit aufgetreten waren, als er unter erhöhter Belastung stand. Die erste Phase trat während des Colleges auf, die zweite Phase nach dem Tod seines Vaters und dem Ende seiner ersten Ehe. In dieser Zeit fühlte er sich verloren und einsam und suchte Trost auf der Rennbahn. Er kaufte zwei Hotels, weil er glaubte, daß in dem betreffenden Staat in Kürze Spielkasinos legalisiert würden. Als dies nicht geschah, steckte er zunächst noch große Mengen Geldes in seine „Investitionen", bevor er sie mit großem Verlust verkaufte. Herr A. verlor $300.000 pro Jahr zu einer Zeit, als sein jährliches Einkommen höchstens $100.000 betrug.

Während der vergangenen 3 Jahre hat Herr A. in dem verzweifelten Versuch, seinen immer größer werdenden Schulden zu entkommen, zunehmend mehr gespielt. Leider wurde es durch dieses „Hinterherjagen" nur noch schlimmer. Bevor er einen Anwalt aufsuchte, um sich wegen der Unterschlagungen an seinen Kunden zu stellen, dachte er jeden Tag über Selbstmord nach, weil er das Gefühl hatte, alle verraten zu haben, und weil seine zweite Frau, wenn er sich umbringen würde, zumindest das Versicherungsgeld erhalten würde.

Der psychische Befund zeigt einen von Schuldgefühlen stark belasteten und schwer depressiven Mann. Er weint während der Sitzung einige Male und erscheint überwältigt vom Ausmaß dessen, was er getan hat. Gedanklich ist er zentriert auf Abscheu vor und Wut auf sich selbst. Er sagt wiederholt: „Ich kann nicht glauben, daß ich so etwas tun konnte, ich kann nicht glauben, daß ich es getan habe". Er klagt über Konzentrationsschwierigkeiten, verminderte Leistungsfähigkeit, verschiedene somatische Beschwerden, Schlaflosigkeit und Appetitverlust.

Obwohl Herrn A.'s Intelligenz überdurchschnittlich hoch ist, zeigt er eine geringe Urteilsfähigkeit, nur minimale Einsicht und erscheint zeitweise naiv. Er hat immer in der Angst gelebt, den Erwartungen anderer, vor allem seines Vaters, nicht gerecht zu werden. Obwohl Herr A. während der Exploration als jemand auftritt, der unabhängig handelt und niemanden um Hilfe bitten muß, bemerkt man während der Untersuchung seine Passivität und seine offensichtliche Abhängigkeit von seiner Frau und anderen.

DSM-IV-Diagnose
(ICD-10 s. S. 376)

Achse I:	312.31	Pathologisches Spielen
	296.23	Major Depression, Einzelne Episode, Schwer ohne Psychotische Merkmale
Achse II:	V71.09	Keine Diagnose
Achse III:		ohne Befund
Achse IV:		immense Verschuldung, rechtliche Schwierigkeiten wegen Unterschlagung
Achse V:		GAF = 45 (gegenwärtig); 35 (im vergangenen Jahr)

Diagnostische Kriterien für 312.31 (F63.0) Pathologisches Spielen

A. Andauerndes und wiederkehrendes fehlangepaßtes Spielverhalten, was sich in mindestens fünf der folgenden Merkmale ausdrückt:
  (1) ist stark eingenommen vom Glücksspiel (z. B. starkes Beschäftigtsein mit gedanklichem Nacherleben vergangener Spielerfahrungen, mit Verhindern oder Planen der nächsten Spielunternehmungen, Nachdenken über Wege, Geld zum Spielen zu beschaffen),
  (2) muß mit immer höheren Einsätzen spielen, um die gewünschte Erregung zu erreichen,
  (3) hat wiederholt erfolglose Versuche unternommen, das Spielen zu kontrollieren, einzuschränken oder aufzugeben,
  (4) ist unruhig und gereizt beim Versuch, das Spielen einzuschränken oder aufzugeben,
  (5) spielt, um Problemen zu entkommen oder um eine dysphorische Stimmung (z. B. Gefühle von Hilflosigkeit, Schuld, Angst, Depression) zu erleichtern,
  (6) kehrt, nachdem er/sie beim Glücksspiel Geld verloren hat, oft am nächsten Tag zurück, um den Verlust auszugleichen (dem Verlust „hinterherjagen"),
  (7) belügt Familienmitglieder, den Therapeuten oder andere, um das Ausmaß der Verstrickung in das Spielen zu vertuschen,
  (8) hat illegale Handlungen wie Fälschung, Betrug, Diebstahl oder Unterschlagung begangen, um das Spielen zu finanzieren,
  (9) hat eine wichtige Beziehung, seinen Arbeitsplatz, Ausbildungs- oder Aufstiegschancen wegen des Spielens gefährdet oder verloren,
  (10) verläßt sich darauf, daß andere Geld bereitstellen, um die durch das Spielen verursachte hoffnungslose finanzielle Situation zu überwinden.
B. Das Spielverhalten kann nicht besser durch eine Manische Episode erklärt werden.

Leitlinien für Diagnose und Differentialdiagnose des Pathologischen Spielens

Bei der Diagnose des Pathologischen Spielens ist als erstes die Unterscheidung zum sozialen Spielen zu treffen. Beim sozialen Spielen sind die Personen in der Lage, mit dem Spielen aufzuhören und „jagen" ihren Verlusten nicht über längere Zeit hinterher. Außerdem verursacht das Spielen keine größeren Schwierigkeiten für die Person und ihre Familie. Pathologisches Spielen sollte auch von professionellem Spielen abgegrenzt werden, bei dem sorgfältig auf Risikofaktoren geachtet wird, um Gewinne zu erzielen. Um die Kriterien für Pathologisches Spielen zu erfüllen, muß „andauerndes und inadäquates Spielverhalten" gegeben sein, das mindestens 5 der 10 Kriterien erfüllt. Solches Verhalten verursacht familiäre und berufliche Beeinträchtigungen und Störungen. Herr A. glaubte zwar lange Zeit, er sei ein professioneller Spieler und sehr erfolgreich, doch war dies eindeutig Wunschdenken und seine Verluste waren längst außer Kontrolle geraten. Herrn A.'s Verhalten scheint die meisten der 10 Kriterien für Pathologisches Spielen zu erfüllen. Er ist vom Spielen stark eingenommen und es gelingt ihm nicht, es aufzugeben, trotz der zunehmenden Verluste, denen er um so fieberhafter hinterherjagt. Sein Spielen eskaliert in Zeiten der Belastung (z.B. als er auf das College kam und als sein Vater starb und seine erste Frau ihn verließ), in denen er die Aufregung des Wettens benutzt, um seine Probleme zu vergessen. Er hat seine Schulden und Unehrlichkeiten vor seiner Frau verheimlicht. Tatsächlich war eines seiner Motive für das immer verzweifeltere Hinterherjagen sogar, daß er es vermeiden wollte, ihr die Wahrheit sagen zu müssen. Herr A. hat Geld von seinen Kunden unterschlagen, um zu spielen und auf diese Weise seine berufliche Karriere gefährdet.

Während einer Manischen Episode kann es zu exzessivem Spielen mit herabgesetzter Urteilsfähigkeit kommen, das dem Verhalten von pathologischen Spielern ähnelt. Wenn das Spielverhalten nur während der Manischen Episode auftritt und durch diese hinreichend erklärbar erscheint, dann wäre eine gesonderte Diagnose des Pathologischen Spielens nicht angemessen. Wenn auf der anderen Seite maniforme Symptome ausschließlich während des pathologischen Spielens auftreten (was in der Aufregung und Hitze des Augenblicks vorkommen kann), indiziert dies allein nicht das Vorhandensein einer Manischen Episode. Herr A. hat eine lebenslange Geschichte von Verstrickung und zunehmenden Probleme aufgrund des Spielens und zeigt keine Hinweise auf manisches Verhalten, das außerhalb des Spielens auftritt, so daß die Diagnose Pathologisches Spielen angemessen erscheint.

Eine Major Depression kann mit Pathologischem Spielen gemeinsam auftreten, insbesondere, wenn die Personen – wie Herr A. – mit den steigenden Verlusten und familiären und beruflichen Schwierigkeiten aufgrund der Verluste konfrontiert werden. Es wurden Prävalenzen von 20% für Suizidversuche bei Patienten, die wegen Pathologischen Spielens behandelt werden, berichtet, so daß der Untersucher gehalten ist, Suizidgedanken bei diesen Patienten zu erkennen und zu behandeln. Auch Menschen mit einer Antisozialen Persönlickeitsstörung können eine erhöhte Neigung zu Spielproblemen aufweisen. In diesem Fall können beide Diagnosen gestellt werden.

Therapieplanung für Pathologisches Spielen

Bei der Behandlung des Pathologischen Spielens werden oft kognitiv-verhaltensthera-peutische Methoden ähnlich wie bei der Behandlung von Substanzmißbrauch benutzt.

Dabei ist es wichtig, auch solche Störungen mit zu erfassen und zu behandeln, die häufig begleitend auftreten, wie Probleme mit Substanzmißbrauch sowie Affektive und Angststörungen.

Zusammenfassung

Die Störungen, die in diesem Kapitel behandelt werden, stellen eine heterogene Restgruppe von Störungen der Impulskontrolle dar, die sich an anderen Stellen des Manuals nicht gut einfügen. Es ist zu beachten, daß Probleme mit der Impulskontrolle mit einer Reihe anderer Störungen im Manual einhergehen und daß, wenn möglich, eine spezifischere Diagnose gestellt werden sollte.

ICD-10

Fallbeispiel: Ein Mann, der die Beherrschung verliert (s. S. 367)

ICD-10 Diagnose
F63.8   sonstige abnorme Gewohnheiten und Störungen der Impulskontrolle

F63	abnorme Gewohnheiten und Störungen der Impulskontrolle

F63.0	pathologisches Glücksspiel

A. Wiederholte (zwei oder mehr) Episoden von Glücksspiel über einen Zeitraum von mindestens einem Jahr.

B. Diese Episoden bringen den Betroffenen keinen Gewinn, sondern werden trotz subjektivem Leidensdruck und Störung der sozialen und beruflichen Funktionsfähigkeit fortgesetzt.

C. Die Betroffenen beschreiben einen intensiven Drang, zu spielen, der nur schwer kontrolliert werden kann. Die Betroffenen schildern, daß sie nicht in der Lage sind, das Glücksspiel durch Willensanstrengung zu unterbrechen.

D. Die Betroffenen sind ständig mit Gedanken oder Vorstellungen vom Glücksspiel oder mit dem Umfeld des Glücksspiels beschäftigt.

F63.1	pathologische Brandstiftung (Pyromanie)

A. Zwei oder mehrere vollzogene Brandstiftungen ohne erkennbares Motiv.

B. Die Betroffenen beschreiben einen intensiven Drang, Feuer zu legen, mit einem Gefühl von Spannung vorher und Erleichterung nachher.

C. Die Betroffenen sind ständig mit Gedanken oder Vorstellungen des Feuerlegens oder den Umständen des Feuerlegens beschäftigt (z. B. mit Feuerwehrautos oder damit, die Feuerwehr zu rufen).

F63.2   pathologisches Stehlen (Kleptomanie)

A. Zwei oder mehr Diebstähle ohne das erkennbare Motiv, sich selbst oder andere zu bereichern.

B. Die Betroffenen beschreiben einen intensiven Drang zum Stehlen mit einem Gefühl von Spannung vor dem Diebstahl und Erleichterung nachher.

F63.3   Trichotillomanie

A. Sichtbarer Haarverlust, aufgrund der anhaltenden und wiederholten Unfähigkeit, Impulsen des Haareausreißens zu widerstehen.

B. Die Betroffene beschreiben einen intensiven Drang, die Haare auszureißen mit einer zunehmenden Spannung vorher und einem Gefühl von Erleichterung nachher.

C. Fehlen einer vorbestehenden Hautentzündung; nicht im Zusammenhang mit einem Wahn oder mit Halluzinationen.

F63.8   sonstige abnorme Gewohnheiten und Störungen der Impulskontrolle

In diese Kategorie fallen andere Arten sich dauernd wiederholenden schlecht angepaßten Verhaltens, welches nicht Folge eines anderen psychiatrischen Syndroms ist. Die betroffene Person kann des öfteren den Impulsen, sich auf eine bestimmte Art zu verhalten, nicht widerstehen. Der Handlung geht eine Anspannung voraus, der während des Handlungsablaufs ein Gefühl der Erleichterung folgt.

Interpretation nach ICD-10 und Vergleich DSM-IV/ICD-10

Die ICD-10 faßt im Kapitel „F63 Abnorme Gewohnheiten und Störungen der Impulskontrolle" „verschiedene, nicht an anderer Stelle klassifizierbare Verhaltensstörungen" zusammen, die ebenso wie in DSM-IV nicht aufgrund von Gemeinsamkeiten in der Ätiologie oder anderer gemeinsamer Chrakteristika einer Untergruppe zugeordnet wurden, sondern die als einziges gemeinsames Beschreibungsmerkmal „wiederholte Handlungen ohne vernünftige Motivation" aufweisen, die die eigenen oder die Interessen anderer schädigen. Hierzu gehören:

F63.0	pathologisches Glückspiel
F63.1	pathologische Brandstiftung (Pyromanie)
F63.2	pathologisches Stehlen (Kleptomanie)
F63.3	Trichotillomanie
F63.8	sonstige abnorme Gewohnheiten und Störungen der Impulskontrolle
F63.9	nicht näher bezeichnete abnorme Gewohnheit und Störung der Impulskontrolle.

Die Intermittierende Explosible Störung des DSM-IV ist demnach nicht als spezifische Störung der Impulskontrolle in ICD-10 enthalten. Das hier vorgestellte erste Fallbeispiel von Herrn P. wäre demnach als F63.8 „sonstige abnorme Gewohnheit und Störung der Impulskontrolle" zu codieren. Hierunter fallen „andere Arten sich dauernd wiederholenden schlecht angepaßten Verhaltens, welches nicht Folge eines anderen psychiatrischen Syndroms ist. Die betroffene Person kann des öfteren den Impulsen, sich auf eine bestimmte Art zu verhalten, nicht widerstehen. Der Handlung geht eine Anspannung voraus, der während des Handlungsablaufs ein Gefühl der Erleichterung folgt".

ICD-10

Fallbeispiel: Ein Jurist, dem alles über den Kopf gewachsen ist (s. S. 370)

ICD-10 Diagnose
F63.0   pathologisches Glücksspiel
F32.2   schwere depressive Episode ohne psychotische Symptome

Interpretation nach ICD-10 und Vergleich DSM-IV/ICD-10

Die diagnostischen Leitlinien für „pathologisches Glücksspiel" (F63.0) heißen: „Das Hauptmerkmal dieser Störung ist beharrliches, wiederholtes Glücksspiel, das anhält und sich oft trotz negativer sozialer Konsequenzen, wie Verarmung, gestörte Familienbeziehungen und Zerrüttung der persönlichen Verhältnisse steigert". Die Beschreibungsmerkmale in ICD-10 sind mit denen in DSM-IV nahezu identisch und treffen weitgehend auf Herrn A. zu: häufig wiederholtes, episodenhaftes Glücksspiel, Verfall der sozialen, materiellen und familiären Werte und Verpflichtungen, Riskieren von Beruf und Anstellung, hohe Schulden, Lügen und ungesetzliches Handeln, um an Geld zu kommen oder die Bezahlung der Schulden zu umgehen. Über die in ICD-10 beschriebene gedankliche und bildliche Beschäftigung mit dem Glücksspiel und seinen Begleitumständen wird in dem Fallbeispiel nichts erwähnt, eine

Verstärkung des Dranges zu Spielen in belastenden Lebenssituationen zeigte sich jedoch auch in der Biographie des Herrn A.

Berater der deutschen Ausgabe: Prof. Dr. Henning Saß, Aachen

Übersetzung und Bearbeitung: Dipl.-Psych. Isabel Houben, Aachen

KAPITEL 14

Anpassungsstörungen

Anpassungsstörungen beschreiben emotionale Symptome oder Verhaltensauffälligkeiten, die als Reaktion auf einen Belastungsfaktor auftreten. Diese Symptome müssen ein deutliches Leiden oder bedeutsame Beeinträchtigungen hervorrufen; sie sollten aber nicht die Kriterien für eine andere spezifische psychische Störung erfüllen. Anpassungsstörungen werden entsprechend der vorherrschenden Art der Symptomatik kodiert:

Anpassungsstörungen

309.0   Mit Depressiver Stimmung

309.24 Mit Angst

309.28 Mit Angst und Depressiver Stimmung, Gemischt

309.3   Mit Störungen des Sozialverhaltens

309.4   Mit Emotionalen Störungen und Störungen des Sozialverhaltens, Gemischt

309.9   Unspezifisch

Anpassungsstörung Mit Depressiver Stimmung

* Fallbeispiel: Ein alter Vogel mit einem leeren Nest

Frau A., eine 50-jährige Frau, kommt zur Behandlung, da sie das Gefühl hat, ihr Leben „weggeworfen" zu haben und darüberhinaus einen Verlust des sexuellen Interesses verspürt. Aufgrund ihrer seit kurzem vorhandenen Unfähigkeit, einen Orgasmus zu erreichen, kommt Frau A. zu der Überzeugung, daß ihr sexuelles Leben und ihre Weiblichkeit der Vergangenheit angehören. Die Symptome der Patientin begannen ganz plötzlich vor drei Wochen nach einem sehr unangenehmen Streit mit ihrem Ehemann, mit dem sie seit 30 Jahren verheiratet ist. Ihre jüngste Tochter hatte gerade das Haus verlassen, um das College zu besuchen und Frau A. wollte dies zum Anlaß nehmen, in ihrer Ehe wieder mehr Nähe aufzubauen: „da es in Zukunft vor allem uns zwei geben wird." Frau A.'s Ehemann wies sie sehr bestimmt zurück, indem er deutlich machte, daß er bisher und auch in Zukunft mit seinem Geschäft und seinen Gemeinschaftsaktivitäten (er ist sehr aktiv in einer Reihe von Vereinen und Gesellschaften) total beschäftigt sei. Er könne keine zusätzliche Zeit oder Gefühle für sie erübrigen. Er gab an, vollkommen zufrieden mit den Dingen zu sein, solange sie das Haus in gutem Zustand halten und weiterhin die anderen Aufgaben so wie bisher erfüllen würde. Seiner Meinung nach seien ihre Anstrengungen, die Ehe zu verbessern, verrückt und albern und sie seien zu alt für so einen Blödsinn. Frau A. hatte bis dahin nicht bemerkt, daß ihr Ehemann in dieser Art und Weise dachte, auch wenn er noch nie besonders gefühlsbetont war. Sie fühlte sich „vollkommen kleingemacht" durch diese Zurückweisung und dem Heimweh nach der ihr besonders nahestehenden jüngsten Tochter. Frau A. beschreibt sich selber als „einen alten Vogel mit einem leeren Nest."

Frau A. war immer eine sehr kompetente, beliebte und attraktive Frau. Sie wird weithin als eine ideale Ehefrau, Mutter und Freundin betrachtet und hat darüberhinaus eine erfolgreiche Karriere als Innendekorateurin hinter sich. Sie wuchs in einer strengen und fordernden Umgebung auf, wo von ihr erwartet wurde, dem perfekten Bild einer kleinen Dame zu entsprechen. Sie war eine fleißige Studentin, eine gehorsame Ehefrau und eine hingebungsvolle Mutter, fühlte sich aber nie ganz zufrieden mit ihrer Rolle. Momentan hat sie das Gefühl, in einer unglücklichen und unerfüllten Ehe gefangen zu sein und ihr Leben vertan zu haben.

Obwohl die Patientin ihren Ehemann gerne verlassen würde, denkt sie nicht an Scheidung. Sie gibt zu, sich seit kurzem in Gedanken mit Affären zu beschäftigen, ist sich aber gleichzeitig sicher, mit den Schuldgefühlen nicht umgehen zu können, da sie so etwas als Sünde ansieht. Auf die Mitteilung, daß sie beabsichtigt, eine Behandlung aufzusuchen und ihre Frage, ob er mitkommen würde, reagiert Herr A. sehr ablehnend. Er meint, sie sei diejenige mit einem Problem, nicht er und er glaube sowieso nicht an diesen „Mumpitz".

Trotz ihrer Enttäuschung ist Frau A. nach wie vor gut arbeitsfähig, sie ist nicht suizidal, ihr Schlaf und ihr Appetit sind unbeeinträchtigt. Sie kann eine Beziehung zum Therapeuten aufnehmen und lächelt als Antwort auf einen Witz.

DSM-IV Diagnose
(ICD-10 s.S. 385)

Achse I:	309.0	Anpassungsstörung mit Depressiver Stimmung, akut
Achse II:		Keine Persönlichkeitsstörung, zwanghafte Persönlichkeitszüge
Achse III:		Keine
Achse IV:		Probleme in der Ehe, die jüngste Tochter verläßt das Haus
Achse V:		AF = 65 (derzeit); 85 (höchster Wert im letzten Jahr)

Anpassungsstörung mit Emotionalen Störungen und Störungen des Sozialverhaltens, Gemischt

Fallbeispiel: Ein kleiner Junge mit einer langen und komplizierten Geschichte

Jimmy ist ein sechs Jahre alter Grundschüler, der von seinen Adoptiveltern zur Beratung gebracht wird. Er leidet unter Schulproblemen, die sich im letzten Jahr verschlimmerten. Er schlägt seine Mitschüler, ist extrem aktiv und hat keine Ausdauer bei Schulaufgaben. Darüberhinaus stellen sich seine Adoptiveltern die Frage, welche Auswirkungen der Tod von Jimmys erster Adoptivmutter, als dieser 4 Jahre alt war und die Wiederheirat des Vaters im letzten Jahr hat. Bei der Einstufungsprüfung einige Monate zuvor hatte Jimmy Schwierigkeiten mit der Feinmotorik und sein Malen war wenig phantasievoll.

Über Jimmys leibliche Eltern ist nur wenig bekannt, es gibt keine Berichte über besondere prä- oder postnatale Vorkommnisse. Jimmy war im ersten Jahr ein „braves Baby", aber seine erste Adoptivmutter hatte Leukämie, war sehr nachgiebig und nicht in der Lage, Disziplin auszuüben. Jimmy wurde immer wieder von verschiedenen Au pair Mädchen betreut und entwickelte eine starke Bindung an seinen Vater. Körperliche Erkrankungen und ein nachgiebiger Erziehungsstil prägten seine frühen Jahre.

Jimmy lief und sprach mit 12–14 Monaten, zeigte aber nächtliches Einnässen und Einkoten während des Tages bis seine zweite Adoptivmutter seine Betreuung übernahm. Bis zu dieser Zeit schlief Jimmy bei seinem Vater, der den Weg des geringsten Widerstandes ging. Er hatte die Einstellung, Jimmy habe genug durchgemacht und habe es, besonders wegen des Todes seiner Mutter, verdient verwöhnt zu werden. Jimmy schien nicht sehr verstört zu sein, als er von ihrem Tod erfuhr, er wollte aber ihren Leichnam sehen, was ihm auch erlaubt wurde.

Als der Vater ihm seine zukünftige Frau vorstellte, fand sie ihn "charmant, aber verwöhnt" und spürte sofort, daß seine Erziehung „ungerecht" in seiner Nachgiebigkeit und dem Mangel an sozialen Beziehungen war. Nach ihrer Heirat verfolgte sie einen entschlossenen, disziplinierten Erziehungsstil, beschwerte sich aber, daß ihr Ehemann zu passiv und inkonsequent blieb. Obwohl sich Jimmys Verhalten zu Hause verbesserte (abgesehen von intermittierend auftretenden Wutanfällen), beklagten sich seine Lehrer darüber, daß er die Schule ablehne, Kämpfe anfange und wenig Fortschritte zeige. Jimmy gibt an, die Leute in der Schule würden ihn nicht mögen, er selber hasse die Schule und habe keine Freunde dort. Obwohl er im Kindergarten beliebt war und zu den Anführern gehörte, erscheint er nun oft wütend und ablehnend und weigert sich fast immer an Klassenaktivitäten, Spielen oder Parties teilzunehmen. Er zeigt oft passiven Widerstand und hat gelegentlich, bei nur geringfügigen Auslösern, Ausbrüche, wo er explodiert und seine Mitschüler schlägt. Im Gegensatz dazu kann er zu Hause phantasievoll und freundlich mit Kindern spielen, die seine zweite Mutter einlädt.

Jimmy ist ein helläugiger, hübscher Junge, dem zwei Vorderzähne fehlen. Während der Untersuchung wirkt er lebhaft und munter. Obwohl er sich anfangs weigert, ohne seine Eltern das Büro zu betreten, vertieft er sich dann sehr schnell in ein Spiel mit Spielzeug-

Soldaten. Er ist gut koordiniert und geschickt. Entgegen früherer Testergebnisse zeigt
sein Umgang mit den kleinen Soldaten gute feinmotorische Koordinationsfähigkeit und
seine Fähigkeit, mit größeren Blöcken Barrieren aufzubauen ist sehr gut ausgeprägt für
sein Alter. Seine Bedürftigkeit zeigt sich im beständigen Fragen nach dem anderen Spiel-
zeug im Schrank. Die Beschäftigung mit den Spielzeugsoldaten beinhaltet auch das Töten der Armee des Therapeuten, ein Soldat nach dem anderen. Während er die Soldaten
umbringt, sagt Jimmy „sie gingen zu Gott" und meint, es sei möglich, sie wieder zum
Leben zu erwecken".

Angesprochen auf den Tod seiner Mutter gibt er an, auch sie sei mit Gott im Himmel,
aber er besteht darauf, sie jederzeit wieder lebendig machen zu können, sofern er dies
möchte. Vor allem durch seinen Tonfall wird jedoch klar, daß er selber nur halbherzig
glaubt, was er mit einem solchen Nachdruck betont. Er fängt dann eine Diskussion über
die Beziehung zu seinem Vater an und über seine „neue Mutter". Er bemerkt, die Jungen
in der Schule würden ihn nicht mögen, er wisse aber nicht warum. Er beschreibt einen
guten Freund aus der Nachbarschaft, mit dem er zu Hause spielt.

Bei der Aufgabe, eine Person zu zeichnen, malt Jimmy eine einfache Figur bestehend aus
zwei Kreisen mit proportional richtigen Beinen und Gesichtsmerkmalen. Seine Zeichnun-
gen von Jungen und Mädchen sind ähnlich rudimentär, ohne klare Unterscheidung der
Geschlechter. Der „Bender Gestalt Test" zur Bewertung der visuell-motorischen Fähigkeiten zeigt geringe Gestaltung, Impulsivität und ein eher zufälliges Treffen der Aufgabe.
Graphomotorische Defizite wurden auch klinisch ersichtlich. Jimmy ist Rechtshänder,
zeigt aber wenig Übereinstimmung beim Unterscheiden zwischen rechts und links bei
anderen.

Er verfügt über einen ausgezeichneten Sprachschatz und ist emotional ausdrucksvoll
mit einem guten Spektrum von Affekten; ist aber hauptsächlich mit den Themen Bedürftigkeit, Aggression und Tod beschäftigt. Die psychologische Testung ergab ähnliche
Themen. Der Wechsler Preschool and Primary Scale of Intelligence (dt. Bearbeitung:
HAWIVA: Hannover-Wechsler-Intelligenztest für das Vorschulalter) zeigt einen IQ von
119 (Verbal IQ 116, Leistungs-IQ 119). Kein Wert eines Untertests liegt unterhalb des
Durchschnitts.

DSM-IV Diagnose

Achse I:	309.4	Anpassungsstörung Mit Emotionalen Störungen und Störungen des Sozialverhaltens, Chronisch
	V61.20	Eltern-Kind-Problem
Achse II:	V71.09	Keine Diagnose
Achse III:		Keine
Achse IV:		Tod der ersten Adoptivmutter, neue Adoptivmutter, inkonsistente, vor allem nachgiebige Erziehung, Schulprobleme
Achse V:		GAF = 65

Diagnostische Kriterien für Anpassungsstörungen

A. Die Entwicklung von emotionalen oder verhaltensmäßigen Symptomen als Reaktion auf einen identifizierbaren Belastungsfaktor, die innerhalb von 3 Monaten nach Beginn der Belastung auftreten.

B. Diese Symptome oder Verhaltensweisen sind insofern klinisch bedeutsam, als sie
   (1) zu deutlichem Leiden führen, welches über das hinausgeht, was man bei Konfrontation mit diesem Belastungsfaktor erwarten würde,
   (2) zu bedeutsamen Beeinträchtigungen in sozialen oder beruflichen (schulischen) Funktionsbereichen führen.

C. Das belastungsabhängige Störungsbild erfüllt nicht die Kriterien für eine andere spezifische Störung auf Achse I und stellt nicht nur eine Verschlechterung einer vorbestehenden Störung auf Achse I oder Achse II dar.

D. Die Symptome sind nicht Ausdruck einer Einfachen Trauer.

E. Wenn die Belastung (oder deren Folgen) beendet ist, dann dauern die Symptome nicht länger als weitere 6 Monate an.

Bestimme, ob:

Akut: Wenn die Störung weniger als 6 Monate anhält.

Chronisch: Wenn die Störung länger als 6 Monate andauert.

Anpassungsstörungen werden entsprechend dem Subtypus codiert, der am besten die vorherrschenden Symptome charakterisiert. Die spezifischen Belastungsfaktoren können auf Achse IV codiert werden.

309.0 (F43.20) Mit Depressiver Stimmung
309.24 (F43.28) Mit Angst
309.28 (F43.22) Mit Angst und Depressiver Stimmung, Gemischt
309.3 (F43.24) Mit Störungen des Sozialverhaltens
309.4 (F43.25) Mit Emotionalen Störungen und Störungen des Sozialverhaltens, Gemischt
309.9 (F43.9) Unspezifisch

Leitlinien für die Diagnose und Differentialdiagnose der Anpassungsstörungen

Als erstes ist bei der Diagnose einer Anpassungsstörung genau zu prüfen, ob keine Kriterien für eine spezifischere Störung erfüllt werden. Auch wenn Frau A. einige depressive Symptome hat, so sind diese relativ mild. Würden sie die vollen Kriterien für eine Episode einer Major Depression erfüllen, dann wäre dies die angemessene Diagnose. Entsprechend erfüllt der Zustand von Jimmy nicht die vollen Kriterien für eine der spezifischen Affektiven Störungen, Störung mit Oppositionellem Trotzverhalten, Störung des Sozialverhaltens oder Aufmerksamkeitsdefizit/Hyperaktivitätsstörung.

Eine zweite Bedingung für die Diagnose einer Anpassungsstörung ist das Vorhandensein eines oder mehrerer identifizierbarer Belastungsfaktoren, die die Symptomatik auslösen. Frau A.'s Symptome begannen nach zwei aufregenden Ereignissen: die jüngste Tochter ging zum College, der Ehemann reagierte mit totaler Verweigerung auf die Versuche, ihre

Ehe zu verbessern. Obwohl verständlich, ist Frau A.'s Unglücklichsein und das Gefühl, ihr Leben vertan zu haben, eine Quelle klinisch bedeutsamen Leidens. Es ist ausreichend schwer und anhaltend genug, die Diagnose einer Anpassungsstörung zu rechtfertigen. Jimmy verlor seine erste Adoptivmutter und mußte sich dann an eine neue Mutter gewöhnen. Er wurde ursprünglich verwöhnt und verhätschelt und muß sich nun mit einem sensibleren, aber weniger nachgiebigen Erziehungsstil auseinandersetzen. Obwohl er nach außen hin nicht am Tod seiner Mutter oder an dem veränderten Erziehungsstil leidet, so ergeben die psychologischen Tests eine übermäßige Beschäftigung mit dem Thema Tod. Darüberhinaus hat er, im Gegensatz zu seinem früheren erfolgreichen Besuch des Kindergartens, seit der Wiederheirat seines Vaters deutliche Schwierigkeiten in der Schule .

Symptome, die einer Anpassungsstörung zugeordnet werden sollen, müssen sich innerhalb von 3 Monaten nach der Belastung entwickeln und sollten nicht länger als 6 Monate nach Beendigung der Belastung (oder deren Folgen) anhalten. Dies stellt eine Veränderung zu den DSM-III-R Kriterien dar, wo ein absolutes Limit von 6 Monaten für die Dauer der Symptome einer Anpassungstörung vorgegeben war. Die DSM-III-R Zeitbeschränkung war insofern unrealistisch, da es auch viele Arten von Belastungsfaktoren mit längerdauernden Konsequenzen geben kann (z. B. ein chronischer medizinischer Krankheitsfaktor oder eine Scheidung mit langfristigen finanziellen, emotionalen und sozialen Auswirkungen). Im DSM-IV ist es möglich, daß die Symptome einer Anpassungsstörung so lange wie die Belastungsfaktoren (oder deren Folgen) andauern. Aufgrund der anhaltenden Folgen des Todes von Jimmy's Mutter ist hier z. B. die Diagnose einer Anpassungsstörung weiterhin angemessen, obwohl die Symptome schon länger als 6 Monate andauern.

Therapieplanung für Anpassungsstörungen

Bei den meisten Personen mit einer Anpassungsstörung remittiert diese von alleine, entweder im Verlaufe der Zeit oder bedingt durch eine Veränderung der Belastungsfaktoren. In einigen Fällen jedoch werden die Symptome chronisch oder erfüllen die Kriterien für eine spezifischere Störung. Das Behandlungsziel sollte entweder in der Lösung des verursachenden Problems liegen oder in einer veränderten Reaktion der Person auf dieses Problem. Häufiger als bei anderen Fällen kann eine Veränderung der Umgebung hilfreich sein und Interventionen im familiären Bereich sind wahrscheinlich besonders sinnvoll und wünschenswert. Die Aussage des Patienten, andere Familienmitglieder wollten an der Beratung nicht teilnehmen, sollte nicht immer als gegeben hingenommen werden. Ein Anruf des Therapeuten mit einer Einladung ist häufig erfolgreich. Dies insbesondere dann, wenn deutlich gemacht wird, daß es nur um die Bereitschaft zur Beratung geht, und es keine Allianz von Therapeut und Patient gegen ein Familienmitglied gibt. Darüberhinaus sollte auch klar werden, daß der mögliche Gewinn für jeden die Risiken weit übersteigt.

Herr A. äußerte sich seiner Frau gegenüber zwar ablehnend über die Behandlung; er ist aber in vielerlei Hinsicht abhängig von ihr und möchte, daß sie „gut funktioniert". Möglicherweise wird er mehr Bereitschaft zeigen, in die Behandlung miteinbezogen zu werden, wenn er erkennt, daß ihre Probleme ernster werden und ihm große Unannehmlichkeiten bereiten könnten, sofern ihr nicht schnell geholfen wird.

Strategien, die bei Jimmy hilfreich sein könnten, beinhalten die Versicherung, daß seine Erziehung gut ist, daß Disziplin angemessen ist und kontinuierlich sein sollte; daß die Zeit, die er mit anderen Verwandten verbringt eingeteilt wird und daß alle Versuche unternommen werden, eine stabile und konsistente häusliche Umgebung zu erhalten. Um ihn bei der Trauer über den Verlust der Adoptivmutter zu unterstützen, können Psychotherapie und Spieltherapie nützlich sein. In diesem Rahmen könnte er auch alternative Bewältigungsstrategien im Umgang mit seinen Problemen in der Schule und der Familie erlernen.

Zusammenfassung

In der Anwendung der Diagnose einer Anpassungsstörung gibt es drei weit verbreitete Mißverständnisse. Das erste liegt in der Annahme, das Vorhandensein eines vorausgehenden Belastungsfaktors sei auf eine Anpassungsstörung beschränkt.

Streß ist ein Faktor beim Beginn oder der Verschlimmerung aller DSM-IV Störungen. Die Anpassungsstörung ist eine Restkategorie, die nur verwandt werden sollte, wenn eine klinisch bedeutsame unangepaßte Reaktion auf den Belastungsfaktor vorliegt, die aber nicht die Kriterien für eine spezifischere Störung erfüllt. Es ist daher wichtig, vor der Diagnose einer Anpassungsstörung solch einen spezifischeren Zustand durch eine genaue Überprüfung auszuschließen. Das zweite Mißverständnis, alle Anpassungsstörungen seien mild, entsteht durch die oben genannte Forderung, daß die Kriterien für eine spezifischere Störung nicht erfüllt werden. Trotzdem können einige Anpassungsstörungen tödlich enden. Vor allem bei Jugendlichen mit dieser Diagnose kann es zu Suizidversuchen oder erfolgreichen Suiziden kommen. Das dritte Mißverständnis besteht in der Annahme, Anpassungsstörungen seien von kurzer Dauer. Einige Belastungsfaktoren dagegen sind langfristig oder haben langanhaltende Konsequenzen, die andauernde Anpassungsprobleme hervorrufen.

ICD-10

Fallbeispiel: Ein alter Vogel mit einem leeren Nest (s.S. 379)

ICD-10 Diagnose
F43.20 kurze depressive Reaktion

F43.2	Anpassungsstörung
	A. Identifizierbare psychosoziale Belastung, von einem nicht außergewöhnlichen oder katastrophalen Ausmaß; Beginn der Symptome innerhalb eines Monats.
	B. Symptome und Verhaltensstörungen (außer Wahngedanken und Halluzinationen) wie sie bei affektiven Störungen (F3), bei Störungen des Kapitels F4 (neurotische, Belastungs- und somatoforme Störungen) und bei den Störungen des Sozialverhaltens (F91) vorkommen. Die Kriterien einer einzelnen Störung werden aber nicht erfüllt. Die Symptome können in Art und Schwere variieren.
	Das vorherrschende Erscheinungsbild der Symptome sollte mit der fünften Stelle weiter differenziert werden:

F43.20   kurze depressive Reaktion

          Ein vorübergehender leichter depressiver Zustand, der nicht länger als einen Monat andauert

F43.21   längere depressive Reaktion

          Ein leichter depressiver Zustand als Reaktion auf eine länger anhaltende Belastungssituation, der
          zwei Jahre aber nicht überschreitet.

F43.22   Angst und depressive Reaktion gemischt

          Sowohl Angst als auch depressive Symptome sind vorhanden, das Ausmaß ist jedoch nicht größer
          ist als bei Angst und depressive Störung, gemischt (F41.2) oder anderen gemischten Angst-
          störungen (F41.3).

F43.23   mit vorwiegender Beeinträchtigung von anderen Gefühlen

          Die Symptome betreffen zumeist verschiedene affektive Qualititäten, wie etwa Angst, Depression,
          Besorgnis, Anspannung und Ärger. Die Symptome für Angst und Depression können die Kriterien
          für Angst und depressive Störung gemischt (F41.2) oder andere gemischte Angststörungen (F41.3)
          erfüllen, sind aber nicht so dominierend, daß andere spezifischere depressive oder Angststörungen
          diagnostiziert werden können. Diese Kategorie sollte auch für Reaktionen im Kindesalter verwandt
          werden, bei denen regressives Verhalten wie Bettnässen oder Daumenlutschen zusätzlich vorlie-
          gen.

F43.24   mit vorwiegender Störung des Sozialverhaltens

          Die hauptsächliche Störunge betrifft das Sozialverhalten, z. B. kann sich eine Trauerreaktion in der
          Adoleszenz in aggressivem oder dissozialen Verhalten äußern.

F43.25   mit gemischter Störung von Gefühlen und Sozialverhalten

          Sowohl emotionale Symptome als auch Störungen des Sozialverhalten sind bestimmende Sym-
          ptome.

F43.28   mit sonstigen vorwiegend genannten Symptomen

          C.   Die Symptome dauern nicht länger als sechs Monate nach Ende der Belastung oder ihrer
               Folgen an, außer bei der längeren depressiven Reaktion (F43.21). Bis zu einer Dauer von
               sechs Monaten kann die Diagnose einer Anpassungsstörung gestellt werden.

Interpretation nach ICD-10

Auch bei der Beurteilung nach ICD-10 kommt man zu der Diagnose einer Anpassungsstörung.

Es sind zum einen identifizierbare psychosoziale Belastungsfaktoren (Auszug der Tochter,
Ehekonflikte) wie in den Kriterien gefordert, vorhanden. Zum anderen sind die depressiven
Symptome bei Frau A. verhältnismäßig mild ausgeprägt (die Symptomatik ist jedoch nicht
ausführlich genug beschrieben) und erfüllen nicht die Kriterien für eine depressive Episode

oder eine Dysthymie. Halten die depressiven Symptome länger als einen Monat an, so wäre die Diagnose einer längeren depressiven Reaktion (F43.21) zu stellen.

Vergleich DSM IV / ICD-10

Die Kriterien für die Anpassungsstörungen sind in beiden Diagnosesystemen sehr ähnlich. Sowohl im DSM IV wie in der ICD-10 stellen die Anpassungsstörungen eine Restkategorie dar mit eher allgemein gehaltenen, unspezifischeren Kriterien. Während im DSM IV gefordert wird, daß sich die Symptome innerhalb von 3 Monaten nach Beginn der Belastung(en) entwickeln, schränkt die ICD-10 diesen Zeitraum auf 1 Monat ein.

Berater der deutschen Ausgabe: PD Dr. med. Michael Zaudig, Windach

Übersetzung und Bearbeitung: Dipl.-Psych. Sabine Gruschwitz, Windach

KAPITEL 15

Persönlichkeitsstörungen

„Persönlichkeitszüge stellen überdauernde Muster des Wahrnehmens, der Beziehungs-gestaltung und des Denkens über die Umwelt und über sich selbst dar. Sie kommen in einem breiten Spektrum sozialer und persönlicher Situationen und Zusammenhänge zum Ausdruck. Nur dann, wenn Persönlichkeitszüge unflexibel und unangepaßt sind und in be-deutsamer Weise zu Funktionsbeeinträchtigungen oder zu subjektivem Leiden führen, bil-den sie eine Persönlichkeitsstörung" (DSM-IV, Seite 712, Saß, Wittchen und Zaudig, 1996). So wird im DSM-IV die Grenze zwischen normalen Persönlichkeitsvarianten, die bei allen Menschen auftreten, und Persönlichkeitsstörungen, die ein Muster lang anhaltender Be-einträchtigung verursachen, gezogen. DSM-IV stellt eine allgemeine Kriterienliste zur Defi-nition einer Persönlichkeitsstörung vor, um die allen Persönlichkeitsstörungen gemeinsa-men Merkmale zu spezifizieren und um die Abgrenzung von sowohl Achse I-Störungen als auch normalen Persönlichkeitsvarianten zu erleichtern.

Allgemeine Diagnostische Kriterien einer Persönlichkeitsstörung

A. Ein überdauerndes Muster von innerem Erleben und Verhalten, das merklich von den Erwartungen der soziokulturellen Umgebung abweicht. Dieses Muster manifestiert sich in mindestens 2 der folgenden Bereiche:
   (1) Kognition (also die Art, sich selbst, andere Menschen und Ereignisse wahrzunehmen und zu interpretieren),
   (2) Affektivität (also die Variationsbreite, die Intensität, die Labilität und Angemessen-heit emotionaler Reaktionen),
   (3) Gestaltung zwischenmenschlicher Beziehungen,
   (4) Impulskontrolle.

B. Das überdauernde Muster ist unflexibel und tiefgreifend in einem weiten Bereich persönlicher und sozialer Situationen.

C. Das überdauernde Muster führt in klinisch bedeutsamer Weise zu Leiden oder Be-einträchtigungen in sozialen, beruflichen oder anderen wichtigen Funktionsberei-chen.

D. Das Muster ist stabil und langdauernd, und sein Beginn ist zumindest bis in die Adoleszenz oder ins frühe Erwachsenenalter zurückzuverfolgen.

E. Das überdauernde Muster läßt sich nicht besser als Manifestation oder Folge einer anderen psychischen Störung erklären.

F. Das überdauernde Muster geht nicht auf die direkte körperliche Wirkung einer Substanz (z. B. Droge, Medikament) oder eines medizinischen Krankheitsfaktors (z. B. Hirnverletzung) zurück.

Um als Persönlichkeitsstörung angesehen zu werden, müssen die **Persönlichkeitszüge** einer Person „merklich von den Erwartungen der kulturellen Umgebung der Person abweichen". Um das Ausmaß der Abweichung bewerten zu können, muß der Untersucher also entweder mit dem kulturellen Hintergrund der Person vertraut sein oder sich dieses Wissen mit Hilfe von anderen Informationsquellen aneignen.

Die **Merkmale** und Verhaltensweisen, die eine **Persönlichkeitsstörung** ausmachen, können sich in der Art und Weise ausdrücken, wie eine Person die Dinge um sich herum wahrnimmt oder interpretiert (Denken), in Art und Intensität emotionaler Reaktionen (Affektivität), in der Art, wie die Person mit anderen interagiert (Beziehungsgestaltung) und wie die Person Impulse reguliert (Impulskontrolle). Das Muster von Merkmalen und Verhaltensweisen, das eine Persönlichkeitsstörung ausmacht, darf nicht erst nach dem frühen Erwachsenenalter in Erscheinung treten und muß sich in fast allen Lebensbereichen der Person manifestieren (d. h. zu Hause, im Beruf, in sozialen Situationen). Es ist sicherzustellen, daß die Merkmale und Verhaltensweisen nicht Folge einer anderen psychischen Störung sind (z. B. einer Affektiven Störung), was besonders dann schwierig zu unterscheiden ist, wenn eine Achse I-Störung wie eine Major Depression gleichzeitig vorliegt. Eine **gründliche Erhebung der Vorgeschichte** und eine Fremdanamnese, am besten im Gespräch mit Familienmitgliedern, können die Beurteilung, ob zusätzlich eine Persönlichkeitsstörung vorliegt, erleichtern. Manchmal kann dies erst endgültig entschieden werden, wenn die Achse I-Störung abgeklungen ist. Bei einer chronischen Achse I-Störung, wie der Dysthymen Störung, ist es schwierig und vielleicht auch nicht unbedingt hilfreich, genau einzuteilen, welche Merkmale zur Persönlichkeitsstörung und welche zur Achse I-Störung gehören.

Um als Störung zu gelten, müssen die Merkmale und Verhaltensweisen bei der Person Leiden verursachen oder zu Beeinträchtigungen der sozialen oder beruflichen Funktionen führen oder beides. Wenn jemand aufgrund der Merkmale oder Verhaltensweisen nicht leidet oder beeinträchtigt ist, wird keine Persönlichkeitsstörung diagnostiziert. In einigen Fällen besteht zwar kein Leiden an oder Unzufriedenheit mit den Persönlichkeitszügen, doch ist das Verhalten einer Person so irritierend und zerstörerisch für andere, daß es hinreichende soziale oder berufliche Beeinträchtigungen verursacht, um als Persönlichkeitsstörung zu gelten.

Wenn **Persönlichkeitsprobleme** als Folge eines Medizinischen Krankheitsfaktors auftreten, wird die Diagnose Persönlichkeitsveränderung Aufgrund eines Medizinischen Krankheitsfaktors gestellt, der beteiligte Medizinische Krankheitsfaktor (z. B. Kopfverletzung) wird miteinbezogen und auf Achse III erfaßt. Anders als bei **Persönlichkeitsstörungen** kann die Veränderung in jedem Alter auftreten und ihr Beginn fällt mit dem verursachenden Medizinischen Krankheitsfaktor zusammen. Wenn eine Störung durch Psychotrope Substanzen vorliegt, kann eine Persönlichkeitsstörung dann diagnostiziert werden, wenn man zu dem Urteil kommt, daß der Substanzkonsum zweitrangig gegenüber der Persönlichkeitsstörung ist.

Spezifische Persönlichkeitsstörungen

Das DSM-IV enthält Kriterienlisten für 10 spezifische Persönlichkeitsstörungen. Bei vielen Menschen sind die Kriterien für mehr als eine Persönlichkeitsstörung erfüllt. Es sollten alle Störungen, für die die Kriterien erfüllt sind, diagnostiziert werden.

Persönlichkeitsstörungen

301.0   Paranoide Persönlichkeitsstörung

301.20 Schizoide Persönlichkeitsstörung

301.22 Schizotypische Persönlichkeitsstörung

301.7   Antisoziale Persönlichkeitsstörung

301.83 Borderline Persönlichkeitsstörung

301.50 Histrionische Persönlichkeitsstörung

301.81 Narzißtische Persönlichkeitsstörung

301.82 Vermeidend-Selbstunsichere Persönlichkeitsstörung

301.6   Dependente Persönlichkeitsstörung

301.4   Zwanghafte Persönlichkeitsstörung

301.9   Nicht Näher Bezeichnete Persönlichkeitsstörung

Die **Kategorie 301.9 Nicht Näher Bezeichnete Persönlichkeitsstörung** wurde zusätzlich eingeführt, damit der Untersucher Persönlichkeitsstörungen auch dann codieren kann, wenn zwar nicht die Kriterien für die oben aufgeführten spezifischen Persönlichkeitsstörungen, jedoch die allgemeinen Kriterien für eine Persönlichkeitsstörung erfüllt sind. Persönlichkeitsstörungen werden als „Nicht Näher Bezeichnet" codiert, wenn einige Merkmale von verschiedenen Persönlichkeitsstörungen vorhanden sind, die vollständigen Kriterien einer der spezifischen Störungen dieses Kapitels jedoch nicht erfüllt sind. Eine Nicht Näher Bezeichnete Persönlichkeitsstörung wird auch dann codiert, wenn die Kriterien einer der in der formalen Klassifikation des DSM-IV nicht enthaltenen Persönlichkeitsstörungen erfüllt sind. Listen mit Forschungskriterien für zwei dieser Persönlichkeitsstörungen, der depressiven und der passiv-aggressiven (negativistischen) Persönlichkeitsstörung, finden sich im Anhang des DSM-IV, der die für weitere Forschung vorgeschlagenen Kriterienlisten enthält.

Paranoide Persönlichkeitsstörung

* Fallbeispiel: Schulleiter „Queeg"

Herr Q., ein 51jähriger Leiter einer Mittelschule, kommt auf Drängen seiner Frau zur Erstvorstellung, nachdem er einen Streit mit der Schulbehörde hatte, durch den sein Arbeitsplatz gefährdet ist. Sie habe gesagt, die momentane eheliche Situation sei unerträglich und sie sehe sich gezwungen, ihn zu verlassen, falls er nicht aufhöre, sich mit allen zu streiten.

Während des Erstgesprächs gibt Herr Q. sofort zu, daß er zwar immer schon ein mißtrauischer Mensch gewesen sei, daß diese Eigenschaft in der letzten Zeit jedoch außer Kontrolle geraten sei. Obwohl er dies eingestehen kann, fährt er fort, er habe das Gefühl, daß Mitglieder der Schulbehörde mit seinen Angestellten und einer Gruppe unzufriedener

Eltern konspirieren, um ihn aus seinem Amt zu vertreiben. Er habe den Eindruck, daß die Lehrer und Angestellten ihn „im Dunkeln lassen" und ihm nicht sagen, was in der Schule vor sich geht, um ihn schlecht dastehen zu lassen, so daß er dadurch sein Amt verlieren solle. Er denke, daß das Drängen seiner Frau auf Vorstellung beim Psychiater vielleicht in Wirklichkeit Teil eines Komplotts der Schulbehörde ist, ihn aus dem Amt zu vertreiben. Seine Frau sei mit der Ehefrau eines Mitglieds der Schulbehörde gut befreundet und Herr Q. habe den Verdacht, sie stehe vielleicht nicht völlig loyal zu ihm. Er berichtet, der Leiter der Schulbehörde habe ihm kürzlich gesagt, seit er vor 2 Jahren zum Schulleiter gewählt worden sei, habe er alle verrückt gemacht. Herr Q. beteuert, er habe versucht, seine Arbeit so gut wie nur möglich zu machen, so daß diese Bemerkung nur aus Neid gefallen sein könne, und daß die Entscheidung der Schulbehörde, ihn loszuwerden, daher komme, daß sie „vermutlich einen ihrer eigenen Kameraden in dem Job haben wollen". Bei näherer Befragung gibt Herr Q. immerhin zu, daß er vielleicht überreagiert und daß er mit einigen Anteilen seines Verhaltens möglicherweise im Unrecht sein könnte. Trotzdem gibt Herr Q. an, er denke ständig darüber nach, wie schlecht man ihn behandle. Dies beeinträchtige inzwischen seine Fähigkeit, den Aufgaben in der Schule nachzukommen.

Bei getrennter Befragung seiner Frau gibt diese an, Herr Q. habe immer schon die Neigung gehabt, anderen zu mißtrauen und seine Gefühle und Gedanken für sich zu behalten, doch hätten sich diese Eigenschaften seit seiner Wahl zum Schulleiter erheblich verschlimmert. Sie berichtet, daß sie sich mit ihrem Mann häufig streite, weil sie ihm erkläre, er schaffe sich seine Probleme selbst. Nach Aussagen seiner Frau ist Herr Q. ständig gereizt und streitlustig sowohl zu ihr als auch zu seinen Lehrern und Angestellten. Zusätzlich sei sie sehr beunruhigt über einige Vorfälle, die in letzter Zeit in der Schule vorgekommen seien. So habe er zum Beispiel das Küchenpersonal beschuldigt, großzügig Essen verschwendet zu haben, so daß sein Finanzbericht schlecht ausfallen würde. Als die Leiterin der Küchenabteilung ihm Abrechnungen vorgelegt habe, die gezeigt hätten, daß die Cafeteria in seiner Schule genauso gut wie andere Cafeterias, wenn nicht sogar besser wirtschafte, habe er sie beschuldigt, ihm gefälschte Abrechnungen vorgelegt zu haben. Die Leiterin der Küche habe daraufhin Beschwerde bei der Hauptverwaltung eingelegt und einen Versetzungsantrag gestellt, dem entsprochen worden sei. Bei anderer Gelegenheit sei Herr Q. überzeugt gewesen, einer der Lehrer, der mit dem Schulrat persönlich befreundet sei, habe insgeheim abfällig über ihn geredet. Er habe diesen Lehrer mehrmals in sein Büro gebeten und ihn des „Vertrauensbruchs" bezichtigt. Herr Q. habe die Beteuerung dieses Lehrers, seine Beziehung zum Schulrat sei rein privat und er käme niemals auf den Gedanken, bei solchen Gelegenheiten über Herrn Q. hinter seinem Rücken zu sprechen, ignoriert. Der Konflikt sei schließlich so belastend geworden, daß auch dieser Lehrer einen Antrag auf Versetzung an eine andere Schule gestellt habe. Nach diesem Vorfall habe der Leiter der Schulbehörde zu Herrn Q. gesagt, wenn es so weitergehe, könne er kein Personal mehr für dessen Schule finden.

Der letzte Streit mit der Schulbehörde sei daraus entstanden, daß Herr Q. insistiert habe, er habe ungerechterweise eine angemessene Gehaltserhöhung nicht bekommen. Obwohl ihm vom Finanzverwalter der Schulbehörde versichert worden sei, daß kein anderer Schulleiter in vergleichbarer Position und mit ähnlicher Erfahrung mehr Einkommensanstieg erhalten habe, habe Herr Q. verlangt, daß sein Fall bei einer Konferenz der Schulbehörde vorgetragen wird. Das mit Frau Q. befreundete Mitglied der Schulbehörde habe ihr vertraulich erzählt, das Verhalten und die Anschuldigungen von Herrn Q. bei dieser

Sitzung hätten so im Gegensatz dazu gestanden, was man in der Schulbehörde von einem Schulleiter erwarte, daß sie sich nun ernstliche Sorgen um ihn mache und befürchte, er werde seine Stellung verlieren. Nach diesem Gespräch habe Frau Q. darauf bestanden, daß ihr Mann sich in psychiatrische Behandlung begeben solle, anderenfalls werde sie ihn verlassen.

Frau Q. gibt an, Herr Q. spreche nicht mit ihren Eltern, weil er überzeugt sei, sie hielten ihn für nicht gut genug für ihre Tochter. Er glaube, daß die Eltern sie überreden wollten, ihn zu verlassen, was jedoch nicht wahr sei. Er versuche auch, seine Frau und die Kinder von jeglichem Kontakt mit ihren Eltern abzuhalten, weil er der Meinung sei, wenn sie ihre Eltern sehe, bedeute das einen Mangel an Loyalität und Zuwendung zu ihm.

Im Gespräch mit den beiden Kindern, einer 12jährigen Tochter und einem 15jährigen Sohn, beklagen sich diese, daß der Vater sich zu Hause wie auf einem Kasernenhof benehme. Er kontrolliere ständig alle Ausgaben, Freunde und Feiern und verlange vollständige Rechenschaft darüber, wo jeder einzelne sich zu jeder Minute aufhält. Seine Tochter besuche dieselbe Schule, auf der er Schulleiter sei, und er „löchere" sie ständig, um zu erfahren, was die anderen Kinder über ihn sagen. Die Familie gibt zu, daß man Dinge vor ihm geheimhalte. Aufgrund seiner übermäßigen Wachsamkeit hätten Frau Q. und die Kinder aufgehört, ihm irgendetwas zu erzählen, was allerdings zu heftigen Zornesausbrüchen führe, wenn er sie bei Ausflüchten oder Halbwahrheiten erwische.

Auf die Bitte, sich selbst zu beschreiben, gibt Herr Q. an, er sei stolz darauf, daß er bei anderen Heuchelei und Falschheit aufdecken könne. Er berichtet ausführlich, wie er aus einer sehr armen Familie gekommen sei, immer gegen den Strom schwimmen mußte und wie es ihm gelungen sei, die höhere Schule zu absolvieren und trotz widriger Umstände und gegen die Hindernisse gemeiner Professoren und Arbeitgeber seine jetzige Position zu erreichen.

DSM-IV Diagnose **(ICD-10 s.S. 396)**		
Achse I:	309.0	Anpassungsstörung mit Depressiver Verstimmung
Achse II:	301.0	Paranoide Persönlichkeitsstörung
Achse III:		kein Befund
Achse IV:		Wahl zum Schulleiter, Ehestreitigkeiten
Achse V:		GAF = 50

Diagnostische Kriterien für 301.00 (F60.0) Paranoide Persönlichkeitsstörung

A. Tiefgreifendes Mißtrauen und Argwohn gegenüber anderen, so daß deren Motive als böswillig ausgelegt werden. Der Beginn liegt im frühen Erwachsenenalter und zeigt sich in verschiedenen Situationen. Mindestens 4 der folgenden Kriterien müssen erfüllt sein:

(1) verdächtigt andere ohne hinreichenden Grund, ihn/sie auszunutzen, zu schädigen oder zu täuschen,

(2) ist stark eingenommen von ungerechtfertigten Zweifeln an der Loyalität und Vertrauenswürdigkeit von Freunden oder Partnern,

(3) vertraut sich nur zögernd anderen Menschen an, aus ungerechtfertigter Angst, die Informationen könnten in böswilliger Weise gegen ihn/sie verwandt werden,

(4) liest in harmlose Bemerkungen oder Vorkommnisse eine versteckte, abwertende oder bedrohliche Bedeutung hinein,

(5) ist lange nachtragend, d. h. verzeiht Kränkungen, Verletzungen oder Herabsetzungen nicht,

(6) nimmt Angriffe auf die eigene Person oder das Ansehen wahr, die anderen nicht so vorkommen, und reagiert schnell zornig oder startet rasch einen Gegenangriff,

(7) verdächtigt wiederholt ohne jede Berechtigung den Ehe- oder Sexualpartner der Untreue.

B. Tritt nicht ausschließlich im Verlauf einer Schizophrenie, einer Affektiven Störung mit Psychotischen Merkmalen oder einer anderen Psychotischen Störung auf und geht nicht auf die direkte körperliche Wirkung eines medizinischen Krankheitsfaktors zurück.

Beachte: Wenn die Kriterien vor dem Auftreten einer Schizophrenie erfüllt waren, ist „prämorbid" hinzuzufügen. Beispiel: „Paranoide Persönlichkeitsstörung (Prämorbid)".

Leitlinien für Diagnose und Differentialdiagnose der Paranoiden Persönlichkeitsstörung

Herr Q. ist offensichtlich übertrieben **mißtrauisch**[1]. Allerdings muß die erste Frage sein, ob es begründete Ursachen für seine Gefühle gibt, d.h., ob wirklich eine bedrohliche äußere Situation, die zu Mißtrauen Anlaß gibt, besteht, oder ob Herr Q. durch Eigenschaften in seiner Persönlichkeit die Situation auf die Spitze treibt. Die Entscheidung, ob die Gefühle

---

[1] Im Original wird hier der Ausdruck „paranoid" verwendet, der im Amerikanischen und inzwischen auch in der deutschen Umgangssprache mit der Bedeutung „übermäßig mißtrauisch, argwöhnisch" benutzt wird. Wir haben hier Umschreibungen gewählt, um die Persönlichkeitseigenschaft des übertriebenen Mißtrauens vom eindeutig pathologischen Wahncharakter paranoiden Erlebens z. B. bei der Wahnhaften Störung abzugrenzen, obwohl die Bezeichnung der Persönlichkeitsstörung als Paranoide Persönlichkeitsstörung bereits eine Auflockerung des Sprachgebrauchs beinhaltet. (Anm. d. Übers.)

des Herrn Q. begründet sind, hängt davon ab, mit wieviel Argwohn er jeder neuen Situation begegnet, gleichgültig, ob diese Situation wirklich bedrohlich ist, und davon, ob sein übertriebenes Mißtrauen und die anhaltenden Streitigkeiten mit anderen bei ihm zu Leiden und klinisch bedeutsamen Funktionsbeeinträchtigungen führen. Dies zu entscheiden, kann in einigen Fällen schwierig sein, zum einen, weil ein gewisses Maß an Mißtrauen auch angepaßt sein kann und zum anderen, weil Verdächtigungen und Argwohn zu einem Teufelskreis selbsterfüllender Prophezeiungen führen. Wenn man argwöhnisch ist, haben andere das Gefühl, nicht mehr so offen sein zu können und bestätigen so den Eindruck, daß sie Dinge verheimlichen und unter einer Decke stecken, so wie es in der Familie von Herrn Q. der Fall war. Eine sorgfältige Erhebung der Anamnese unter Einbeziehung fremdanamnestischer Angaben kann bestätigen, daß es sich um ein lang bestehendes Muster von Mißtrauen handelt, das nicht mit einem einzelnen **Belastungsfaktor** zusammenhängt (in diesem Fall wäre die einzige Diagnose Anpassungsstörung), und daß Erleben und Verhalten schwer genug ausgeprägt sind, um die Diagnose einer Paranoiden Persönlichkeitsstörung und nicht nur paranoider Persönlichkeitszüge zu rechtfertigen. Bei einigen Personen mit paranoiden Persönlichkeitszügen kann das Vorhandensein eines äußeren Belastungsfaktors oder einer Achse I-Störung ein Störungsbild ergeben, das im Querschnitt mit dem einer Paranoiden Persönlichkeitsstörung übereinstimmt. Dieses Störungsbild unterscheidet sich jedoch in der prämorbiden Vorgeschichte und hat eine wesentlich bessere Prognose zur Verbesserung, wenn der Belastungsfaktor nachläßt oder die Achse I-Störung erfolgreich behandelt wird. So kann z.B. jemand mit leichten Tendenzen zu übertriebenem Mißtrauen eine Major Depression entwickeln, innerhalb derer die mißtrauischen Gedanken und Befürchtungen vorübergehend an Schwere zunehmen. Sobald die Major Depression allerdings abklingt, wird die Person üblicherweise zu dem normalen Niveau leichten Argwohns zurückkehren.

Herr Q. scheint ein lang andauerndes Muster von übertriebenem Mißtrauen aufzuweisen, das ihm fast während seines gesamten Erwachsenenlebens Schwierigkeiten und Leiden verursacht hat, so daß die Diagnose einer Paranoiden Persönlichkeitsstörung gerechtfertigt erscheint. Er beschreibt Angriffe von Professoren auf der Höheren Schule und von früheren Arbeitgebern. Er hat sich von seinen Schwiegereltern immer abgelehnt gefühlt und hat versucht, die Beziehung seiner Frau zu ihren Eltern zu untergraben. Das Verhalten seiner Frau und seiner Familie gegenüber war stets von Verdächtigungen und Mißtrauen gekennzeichnet. Die zusätzliche **Diagnose einer Anpassungsstörung mit Depressiver Verstimmung** ist gerechtfertigt, da sich die Symptome nach Herrn Q.'s Wahl zum Schulleiter verschlimmert haben. Sein Argwohn ist außer Kontrolle geraten, und es ist zu schweren Funktionsbeeinträchtigungen gekommen (z. B. droht ein Arbeitsplatzverlust).

Manchmal ist es schwer, zwischen der Paranoiden Persönlichkeitsstörung und der **Wahnhaften Störung** zu unterscheiden, besonders wenn Menschen mit paranoider Persönlichkeit sich Feindseligkeiten von anderen einbilden. So sind z. B. die Lehrer und Angestellten häufig wirklich zornig auf Herrn Q., und die Schulbehörde überlegt tatsächlich, ob er seines Amtes enthoben werden soll – seine Überzeugung, daß man ihm feindlich gesonnen ist, ist somit nicht falsch. Die Schwelle für die Bezeichnung solcher plausibler Befürchtungen als Wahn sollte tunlichst hoch angesetzt werden. Wenn allerdings die argwöhnischen Überzeugungen des Herrn Q. starr, unerschütterlich und gewichtig genug sind, um als Wahn bezeichnet werden zu können, sollten beide Diagnosen gestellt und nach der Persönlichkeitsstörungsdiagnose der Vermerk „(prämorbid)" hinzugefügt werden.

Therapieplanung für die Paranoide Persönlichkeitsstörung

Es gibt keine spezifische Behandlungsstrategie für die Paranoide Persönlichkeitsstörung. Bei manchen Patienten bewährt sich eine stützende und strukturierte Psychotherapie. Sobald ein Rapport hergestellt ist, ist es hilfreich, die Ängste, Überzeugungen und den gehegten Groll zu bearbeiten, um mögliche alternative Erklärungen zu finden und andere Strategien für den Umgang mit den beteiligten Menschen oder Situationen vorzuschlagen. Manchmal helfen Behandlungen, die auf die beeinträchtigten Familienbeziehungen abzielen, dabei, Ursachen für Mißverständnisse zu erkennen. Patienten mit leichteren Formen der Paranoiden Persönlichkeitsstörung haben manchmal genügend Einsicht, um sich auf eine psychodynamische Behandlung einzulassen, die sich auf das Verstehen der inneren Konflikte und der in andere projizierten Selbstverachtung richtet. Es kann auch hilfreich sein, diesen Menschen die Teufelskreise, in die sie verwickelt sind, aufzuzeigen, so daß sie besser verstehen können, wie ihr eigenes Verhalten zu den Reaktionen der anderen beiträgt.

So könnte z. B. der Behandler Herrn Q. anleiten, die Gefühle, die er und seine Lehrer füreinander empfinden, herauszufinden, um zu prüfen, ob er erkennen kann, in welcher Weise er selbst diese Gefühle verursacht. Danach wäre es sinnvoll, Herrn Q. bei der Entwicklung neuer Strategien für den Umgang mit seinen Angestellten, den Lehrern und der Schulbehörde zu helfen. Menschen mit dieser Störung reagieren häufig am besten auf geradeheraus genannte Tatsachen, wenn diese nicht als Herausforderungen oder Angriffe formuliert werden. Der Behandler muß Herrn Q. helfen, intellektuelle Kontrolle über die Situation zu gewinnen, damit er versuchen kann, sein Amt zu halten.

ICD-10

Fallbeispiel: Schulleiter „Queeg" (s. S. 391)

ICD-10-Diagnosen
F43.25 Anpassungsstörung mit gemischter Störung von Gefühlen und Sozialverhalten
F60.0 paranoide Persönlichkeitsstörung

F60.0 paranoide Persönlichkeitsstörung

1. Übertriebene Empfindlichkeit bei Rückschlägen und Zurücksetzungen
2. Neigung zu ständigem Groll, wegen der Weigerung, Beleidigungen und Verletzungen oder Mißachtungen zu verzeihen.
3. Mißtrauen und eine starke Neigung, Erlebtes zu verdrehen, indem neutrale oder freundliche Handlungen anderer als feindlich oder verächtlich mißgedeutet werden.
4. Streitsüchtiges und beharrliches, situationsunangemessenes Bestehen auf eigenen Rechten.
5. Häufiges ungerechtfertigtes Mißtrauen gegenüber der sexuellen Treue des Ehe- oder Sexualpartners.
6. Tendenz zu stark überhöhtem Selbstwertgefühl, das sich in starker Selbstbezogenheit zeigt.
7. Inanspruchnahme durch ungerechtfertigte Gedanken an Verschwörungen als Erklärungen für Ereignisse in der näheren Umgebung und in aller Welt.

Interpretation nach ICD-10

Bei Herrn Q. hat das tiefgreifende Denkmuster des Mißtrauens, Argwohns und der fälschlich als feindlich oder verächtlich interpretierten Motive anderer (**Kriterium 3**) zu erheblichen zwischenmenschlichen und beruflichen Beeinträchtigungen geführt. Er scheint in seinem gesamten Denken und Erleben mit der Aufdeckung vermeintlicher gegen ihn gerichteter Verschwörungen beschäftigt (**Kriterium 7**), befragt hierzu seine Kinder, verdächtigt seine Frau, an dem Komplott teilzuhaben und unterstellt seinen Mitarbeitern illoyales Verhalten. Auch wird eine Tendenz zu unangemessenem Bestehen auf den eigenen Rechten (**Kriterium 4**) deutlich, wenn er von der Schulbehörde beharrlich verlangt, eine Gehaltserhöhung zu bekommen und in der Konferenz so nachdrücklich und streitsüchtig auf dieser besteht, daß seine Frau ihm mit Trennung droht, als man ihr sein Verhalten dort beschrieben hat. Die Beharrlichkeit, mit der Herr Q. die ihm angemessen erscheinende Gehaltserhöhung einfordert, und seine Aussage im Erstgespräch, er denke ständig darüber nach, wie schlecht man ihn behandle, können als übertriebene Empfindlichkeit auf Rückschläge und Zurücksetzungen interpretiert werden (**Kriterium 1**). Hierzu gehört auch sein biographischer Bericht über böswillige Professoren und Arbeitgeber, die ihm auf seiner beruflichen Laufbahn Steine in den Weg gelegt haben.

Die in ICD-10 vorgegebenen **Kriterien 2, 5 und 6** gehen aus dem Fallbeispiel nicht so deutlich hervor. Zwar läßt die Verhaltensbeschreibung des Herrn Q. vermuten, daß er auch Groll gegen die vermeintlichen Verschwörer in der Schule, gegen seine Schwiegereltern, seine Frau, das Kantinenpersonal und frühere Arbeitgeber hegt, insgesamt scheint den akuten Schwierigkeiten, in die Herr Q. geraten ist, jedoch eher ein Gefühl von Angst zugrunde zu liegen. Die Eskalation des mißtrauischen Denkens und Erlebens begann mit der Wahl zum Schulleiter und Herr Q. befürchtet, man könne ihm diese Position streitig machen, wenn er ihr nicht gerecht zu werden vermag (**Kriterium 2**). Auch scheint Herr Q. bislang keinen Zweifel an der sexuellen Treue seiner Ehefrau zu haben (**Kriterium 5**), wenngleich er ihr mangelnde Loyalität nicht nur in der jetzt zugespitzten Situation, sondern auch schon früher in Bezug auf ihr Verhältnis zu den Eltern unterstellt. Eine Tendenz zu stark erhöhtem Selbstwertgefühl geht aus dem Fallbeispiel nicht hervor (**Kriterium 6**), obwohl sich bei Herrn Q. in Denken, Erleben und Verhalten eine ständige Selbstbezogenheit findet, da alle möglichen harmlosen und wichtigen Begebenheiten in der Umgebung als potentielle Bedrohung der eigenen Person interpretiert werden. Die Diagnose einer paranoiden Persönlichkeitsstörung erscheint auch nach ICD-10 gerechtfertigt. Die Diagnose einer Anpassungsstörung ist mangels genauer Angaben schwierig zu stellen, am ehesten käme F43.25 in Frage: Anpassungsstörung mit gemischter Störung von Gefühlen und Sozialverhalten.

Vergleich DSM-IV/ICD-10

Das Konzept der paranoiden Persönlichkeitsstörung ist in ICD-10 breiter gefaßt als in DSM-IV. Während sich die DSM-IV-Kriterien konsistent auf Aspekte von Mißtrauen, Sich-angegriffen-Fühlen, Verdächtigungen, Unterstellungen und mißgünstigen Fehlinterpretationen beschränken, nimmt ICD-10 mit Kriterium 4 auch Bezug auf den querulatorischen Aspekt des paranoiden Denkens, der sich schon in den Persönlichkeitsbeschreibungen Kraepelins findet. Auch Kriterium 7, das sich auf Gedanken an Verschwörungen bezieht, geht deutlich über DSM-IV hinaus, vor allem da Verschwörungen nicht nur als Erklärungen für Begebenheiten in der näheren Umgebung, sondern auch für Ereignisse in aller Welt herangezogen werden. Dies nimmt Bezug auf fanatische Persönlichkeitsmerkmale, wie sie von Kurt Schneider mit dem fanatischen Psychopathen konzeptualisiert wurden. Kriterium 6 entstammt dem Konzept der Narzißtischen Persönlichkeitsstörung, die in der ICD-10 aus unverständlichen Gründen nicht enthalten ist. Man könnte diskutieren, ob die Denk- und Verhaltensmuster von Menschen mit paranoider Persönlichkeitsstörung auf ein überhöhtes Selbstwertgefühl zurückzuführen sind oder nicht vielmehr auf einer massiven Verunsicherung des Selbstwertgefühls fußen. Die DSM-IV-Kriterien beschreiben auf emotionaler Seite eher Gefühle von starken Zweifeln und ungerechtfertigter Angst, von anderen angegriffen, abgewertet oder verletzt zu werden, was allerdings zu erheblich erhöhter Aufmerksamkeit für mögliche Beeinträchtigungen der eigenen Person führen kann. In gewissem Sinne ist eine erhöhte Selbstbezogenheit und ein übermäßiges Wichtignehmen der eigenen Schwächen, Stärken und Belange, sei es aus mangelndem, aus erheblich schwankendem oder aus übermäßigem Selbstwertgefühl, charakteristisch für alle Persönlichkeitsstörungen.

Schizoide Persönlichkeitsstörung

Fallbeispiel: Ein Mann, der lieber allein ist

Herr S. ist ein 38jähriger unverheirateter Labortechniker, der von seinem Arbeitgeber, einem Universitätswissenschaftler, geschickt wird, da er Schwierigkeiten hat, in einem Projektteam zu arbeiten. Während der letzten 5 Jahre hat Herr S. in diesem Labor mehr oder weniger alleine an einem Projekt gearbeitet, wobei er sehr erfolgreich war. Der Arbeitgeber von Herrn S. erhielt jetzt eine Verlängerung von Forschungsgeldern, was die Weiterbeschäftigung von Herrn S. und eine erhebliche Ausweitung des Projekts ermöglicht. Der Wissenschaftler stellte daher einige neue Beschäftigte für die Arbeit im Labor ein und erwartete von Herrn S., daß dieser sie einarbeitete. Einige der neuen Angestellten kündigten innerhalb von drei Wochen und gaben an, von Herrn S. könne man weder etwas lernen, noch könne man mit ihm zusammenarbeiten. Sie beklagten sich, er habe sie in keiner Weise angeleitet und sei unfreundlich und arrogant. Als der Wissenschaftler Herrn S. nach der dritten Kündigung mit diesen Beschwerden konfrontierte, erschien dieser verbindlich und überrascht. Er gab an, er habe sein Bestes versucht und könne die Beschwerden nicht verstehen. Er gab zu, daß er über die Veränderung seiner Rolle aufgebracht gewesen sei und daß ihm nicht richtig klar sei, was von ihm erwartet wurde. Sein Arbeitgeber, der früher Herrn S.' Sorgfalt und Gewissenhaftigkeit bei der Arbeit geschätzt hatte, wollte ihn zwar nicht gleich entlassen, erkannte aber auch, daß der Erfolg seines erweiterten Projekts gefährdet wäre, wenn Herr S. nicht lernen würde, andere anzuweisen und zusammenzuarbeiten. Er schlug daher vor, daß Herr S. professionelle Hilfe bei der Bewältigung seiner neuen Aufgaben suchen sollte, und so kam Herr S. zur Behandlung.

Im Erstgespräch beschreibt sich Herr S. als Einzelgänger, der sich immer unwohl und unglücklich gefühlt habe, wenn er zu Beziehungen mit anderen gezwungen gewesen sei. Er gab an, er sei immer vom Rest seiner Familie isoliert gewesen. Als er gebeten wird, seinen Lebenslauf zu erzählen, wird klar, daß er niemals einen engen Freund hatte, nie zur Teilnahme an Gruppen oder Teams gebeten wurde und nie an irgendwelchen Schulaktivitäten teilgenommen hat. Herr S. beschreibt dies in verbindlicher Art und ohne im geringsten belastet zu erscheinen. Er berichtet, er habe nie Verabredungen oder irgendeine Art von sexuellem Kontakt mit anderen gehabt und verneint auf Fragen jegliche in diese Richtung gehenden Wünsche. Sein wissenschaftliches Interesse begann, als er zum 13. Geburtstag einen Chemiekasten erhielt, woraufhin er als Teenager viele Stunden damit zubrachte, allein Experimente durchzuführen. Auf Fragen nach seinen Freizeitbeschäftigungen gibt er an, am liebsten spiele er Computerspiele.

DSM-IV Diagnose

Achse I:	V71.09	Keine Diagnose auf Achse I
Achse II:	301.20	Schizoide Persönlichkeitsstörung
Achse III:		kein Befund
Achse IV:		drohender Arbeitsplatzverlust
Achse V:		GAF = 50 (gegenwärtig); 65 (höchster Wert im vergangenen Jahr)

Diagnostische Kriterien für 301.20 (F60.1) Schizoide Persönlichkeitsstörung

A. Ein tiefgreifendes Muster, das durch Distanziertheit in sozialen Beziehungen und eine eingeschränkte Bandbreite des Gefühlsausdrucks im zwischenmenschlichen Bereich gekennzeichnet ist. Die Störung beginnt im frühen Erwachsenenalter und tritt in den verschiedensten Situationen auf. Mindestens 4 der folgenden Kriterien müssen erfüllt sein:
   (1) hat weder den Wunsch nach engen Beziehungen noch Freude daran, einschließlich der Tatsache, Teil einer Familie zu sein,
   (2) wählt fast immer einzelgängerische Unternehmungen,
   (3) hat, wenn überhaupt, wenig Interesse an sexuellen Erfahrungen mit einem anderen Menschen,
   (4) wenn überhaupt, dann bereiten nur wenige Tätigkeiten Freude,
   (5) hat keine engen Freunde oder Vertraute, außer Verwandten ersten Grades,
   (6) erscheint gleichgültig gegenüber Lob und Kritik von Seiten anderer,
   (7) zeigt emotionale Kälte, Distanziertheit oder eingeschränkte Affektivität.
B. Tritt nicht ausschließlich im Verlauf einer Schizophrenie, einer Affektiven Störung mit Psychotischen Merkmalen, einer anderen Psychotischen Störung oder einer Tiefgreifenden Entwicklungsstörung auf und geht nicht auf die direkte körperliche Wirkung eines medizinischen Krankheitsfaktors zurück.

Beachte: Falls die Kriterien vor dem Beginn einer Schizophrenie erfüllt waren, ist „Prämorbid" hinzuzufügen, z. B. „Schizoide Persönlichkeitsstörung (Prämorbid)".

Leitlinien für Diagnose und Differentialdiagnose der Schizoiden Persönlichkeitsstörung

Das Konzept der Schizoiden Persönlichkeitsstörung steht im Widerspruch zu Aristoteles' Annahme, der Mensch sei ein soziales Wesen. Menschen mit einer Schizoiden Persönlichkeitsstörung scheint es an dem Funken Freude und Vergnügen zu fehlen, mit dem die meisten anderen Menschen auf sozialen Umgang reagieren. Bei der Diagnose der Schizoiden Persönlichkeitsstörung ist die wichtigste Unterscheidung die zu Personen, die zwar **Einzelgänger** sind, aber keine Persönlichkeitsstörung haben. Wenn jemand es vorzieht, allein zu sein und dadurch weder leidet noch beeinträchtigt ist, wäre die Diagnose einer Schizoiden Persönlichkeitsstörung nicht zutreffend. Wenn Herr S. beruflich erfolgreich und mit seinem Leben zufrieden wäre, wäre keine Persönlichkeitsstörungsdiagnose erforderlich. Da allerdings das lebenslang bestehende Muster, Kontakt mit anderen zu meiden, ein Problem verursacht, das seinen Arbeitsplatz gefährdet, ist die Diagnose gerechtfertigt.

Die nächste wichtige Unterscheidung bei der Diagnose einer Schizoiden Persönlichkeitsstörung ist die zur **Vermeidend-Selbstunsicheren Persönlichkeitsstörung**. Bei der Vermeidend-Selbstunsicheren Persönlichkeitsstörung möchten die Personen zwar akzeptiert werden, vermeiden aber soziale Situationen, weil sie Angst haben, beschämt oder zurückgewiesen zu werden, während Menschen mit Schizoider Persönlichkeitsstörung an sozialem Kontakt, an dem sie wenig oder gar kein Vergnügen haben, desinteressiert erscheinen. Herr S. z. B. leidet offenbar nicht an seiner Isolierung, obwohl er nie einen engen Freund oder eine Verabredung hatte.

In ihrem geringen Interesse an sozialem Umgang und in ihrer eingeschränkten Bandbreite an Gefühlen erinnern Menschen mit Schizoider Persönlichkeitsstörung an solche mit **Schizotypischer Persönlichkeitsstörung**. Sie weisen allerdings nicht die für die Schizotypische Persönlichkeitsstörung typischen kognitiven und perzeptiven Verzerrungen und die seltsamen oder magischen Überzeugungen auf. Auch Menschen mit Paranoider Persönlichkeitsstörung können soziale Kontakte meiden, dies jedoch, weil sie befürchten, daß andere sie ablehnen und gegen sie konspirieren, und nicht aus Mangel an Interesse.

Therapieplanung für die Schizoide Persönlichkeitsstörung

Menschen wie Herr S. kommen (und bleiben) selten in Therapie, und es gibt auch keine spezifische Behandlungsform für diese Störung. Es kann allerdings hilfreich sein, das Bewußtsein des Patienten dafür, wie seine Persönlichkeitseigenschaften Probleme verursachen, zu erhöhen und ihn zu ermutigen, bestimmte Veränderungen im Umfeld vorzunehmen. Der Therapeut könnte mit Herrn S. im einzelnen ausarbeiten, welche Schritte zu unternehmen sind, um den Anforderungen des neuen Arbeitsbereiches gerecht zu werden. Obwohl Herr S. zweifellos immer Schwierigkeiten damit haben wird, selbstverständlich und unproblematisch Informationen an andere weiterzugeben, kann er vielleicht die Erfordernisse seiner Position besser erfüllen, wenn ihm klar wird, wie wichtig dies zur Wahrung seiner Stellung in dem Projekt ist. Im Umgang mit Menschen mit dieser Störung ist häufig die Auswahl eines geeigneten Arbeitsplatzes wichtig, denn sie können sich bei Arbeiten, die nur minimalen sozialen Kontakt erfordern, sehr gut bewähren, wie dies auch Herr S. in den 5 Jahren tat, in denen er weitgehend alleine arbeitete. Wenn seine Bemühungen, sich seiner neuen Rolle anzupassen, scheitern sollten, wäre es vielleicht günstiger, auf eine Stelle zu wechseln, bei der, wie bei der früheren, keine Teamarbeit erforderlich ist. Zusätzlich können Familie oder Arbeitgeber des Patienten dahingehend beraten werden, daß ihm genügend Raum zur Verfügung gestellt wird, damit er sich nicht von anderen eingeengt fühlt.

Schizotypische Persönlichkeitsstörung

Fallbeispiel: Die seltsame Alte

Frau G., 60 Jahre alt, war nie verheiratet und lebt alleine mit 13 Katzen. Frau G.'s äußere Erscheinung ist seltsam und ihr Verhalten offensichtlich exzentrisch. Obwohl sie liebenswürdige Eigenschaften hat und gemocht wird, hat jeder, der sie sieht, das Gefühl, daß sie „anders" ist. Frau G. kleidet sich in verrückten Farbkombinationen in einem eklektischen Stil, der an die 20er Jahre erinnert. Sie konnte nie berufstätig sein, lebte bis in ihre 40er Lebensjahre hinein von einer Unterstützung ihrer Eltern und seitdem von Behinderten- und Wohlfahrtszahlungen. Frau G. wuchs in einem frommen katholischen Elternhaus auf und glaubt, daß sie, wie die Kinder in Lourdes, für eine Erscheinung der Muttergottes auserwählt ist. Sie hält ständig Ausschau nach Botschaften oder Hinweisen, von denen sie glaubt, daß sie ihr sagen werden, wann und wo die Erscheinung auftreten wird. So achtet sie sorgfältig auf ganz gewöhnliche Aussagen von Menschen (z. B. vom Kassierer im Lebensmittelgeschäft oder vom Angestellten im Postamt), um zu hören, ob die Worte versteckte und tiefere Botschaften haben. Frau G. erlebt fast durchgängig Gefühle der Depersonalisation und Derealisation. Sie sagt, daß sie den Eindruck hat, als sei sie nicht mit sich selbst verbunden und als sei sie Darstellerin in einem Film. Sie ist fasziniert vom Phänomen der „out-of-body"-Erfahrungen und beschreibt häufige Episoden von Astralreisen. Ihr Apartment ist angefüllt mit Tierkreiszeichen und mit Abfall, den sie über die Jahre angesammelt hat. Trotz ihrer seltsamen Überzeugungen ist Frau G. nicht wahnhaft und kann zugeben, daß ihre Glaubensinhalte falsch sein können. Sie hat häufig das Gefühl, daß die Leute über sie reden, wenn sie das Apartment verläßt, räumt aber ein, daß dies möglicherweise an ihrer ungewöhnlichen Art, sich zu kleiden, liegt. Aus diesem Grund, und weil sie in sozialen Situationen sehr gehemmt und schüchtern ist, geht Frau G. im allgemeinen nur nachts aus, um zu vermeiden, mit anderen reden zu müssen oder jemanden im Aufzug zu treffen. Sie schleicht sich heimlich aus ihrem Apartment und wieder hinein und kauft um 3 Uhr nachts im 24-Stunden-Supermarkt ein, wenn sie kaum jemanden antreffen kann.

Frau G.'s Onkel mütterlicherseits war an Schizophrenie erkrankt. Sie selbst war seit ihrer Kindheit sehr zurückhaltend und schüchtern und sagt, daß sie schon immer „seltsam" gewesen sei und nie zu ihren Geschwistern oder Mitschülern gepaßt habe. Obwohl ihre Geschwister ihr im Laufe der Jahre verschiedentlich vorgeschlagen haben, sie solle irgendeine Form von psychiatrischer Behandlung aufsuchen, hat sie dies verweigert. Frau G. wird jetzt zur Untersuchung gebracht, weil sie von der Polizei festgenommen wurde, als sie eine Muttergottesfigur bei einem Devotionalienhändler mitnehmen wollte, ohne zu bezahlen, wobei sie behauptete, daß sie sie haben dürfe. Als der Polizist verlangte, daß sie die Statue zurückstellen solle, begann sie zu streiten, wurde ärgerlich und drohte, ihn anzugreifen. An diesem Punkt nahm man sie in Handschellen und brachte sie zur Notaufnahme.

Frau G. hat vier Brüder und zwei Schwestern. Diese haben in unterschiedlichem Ausmaß über die Jahre hinweg versucht, Kontakt mit ihr zu halten. Sie hat deren Annäherungsversuche allerdings meist zurückgewiesen und ist über jeden einzelnen aus unterschiedlichen Gründen verärgert. Sie sagt, sie fühle sich alleine wohler. Obwohl es früher üblich war, sie zu Familientreffen in die Ferien mit einzuladen, haben ihre Brüder und Schwestern die Versuche, sie zur Teilnahme an solchen sozialen Aktivitäten zu bewegen, seit langem aufgegeben. Während der letzten 15 Jahre hat sie, von gelegentlichen Telefonanrufen ihrer Brüder und Schwestern abgesehen, fast völlig isoliert gelebt. Dennoch haben ihre Geschwister es arrangiert, daß sie Behinderten- und Wohlfahrtszahlungen erhält und versorgen sie mit abgelegter Kleidung.

DSM-IV Diagnose

Achse I:	V71.09	Keine Diagnose auf Achse I
Achse II:	301.22	Schizotypische Persönlichkeitsstörung
Achse III:		kein Befund
Achse IV:		Schwierigkeiten mit dem Gesetz
Achse V:		GAF = 45

Diagnostische Kriterien für 301.22 (F21) Schizotypische Persönlichkeitsstörung

A. Ein tiefgreifendes Muster sozialer und zwischenmenschlicher Defizite, das durch akutes Unbehagen in und mangelnde Fähigkeit zu engen Beziehungen gekennzeichnet ist. Weiterhin treten Verzerrungen der Wahrnehmung oder des Denkens und eigentümliches Verhalten auf. Die Störung beginnt im frühen Erwachsenenalter und zeigt sich in verschiedenen Situationen. Mindestens fünf der folgenden Kriterien müssen erfüllt sein:

(1) Beziehungsideen (jedoch kein Beziehungswahn),

(2) seltsame Überzeugungen oder magische Denkinhalte, die das Verhalten beeinflussen und nicht mit den Normen der jeweiligen subkulturellen Gruppe übereinstimmen (z. B. Aberglaube, Glaube an Hellseherei, Telepathie oder an den „sechsten Sinn"; bei Kindern und Heranwachsenden bizarre Phantasien und Beschäftigungen),

(3) ungewöhnliche Wahrnehmungserfahrungen einschließlich körperbezogener Illusionen,

(4) seltsame Denk- und Sprechweise (z. B. vage, umständlich, metaphorisch, übergenau, stereotyp),

Fortsetzung nächste Seite

Fortsetzung

> (5) Argwohn oder paranoide ‹Vorstellungen,
> (6) inadäquater oder eingeschränkter Affekt,
> (7) Verhalten oder äußere Erscheinung sind seltsam, exzentrisch oder merkwürdig,
> (8) Mangel an engen Freunden oder Vertrauten außer Verwandten ersten Grades,
> (9) ausgeprägte soziale Angst, die nicht mit zunehmender Vertrautheit abnimmt und die eher mit paranoiden Befürchtungen als mit negativer Selbstbeurteilung zusammenhängt.
>
> B. Tritt nicht ausschließlich im Verlauf einer Schizophrenie, einer Affektiven Störung mit Psychotischen Merkmalen, einer anderen Psychotischen Störung oder einer Tiefgreifenden Entwicklungsstörung auf.
>
> **Beachte:** Wenn die Kriterien vor dem Beginn einer Schizophrenie erfüllt waren, ist „Prämorbid" hinzuzufügen, z. B. „Schizotypische Persönlichkeitsstörung (Prämorbid)".

Leitlinien für Diagnose und Differentialdiagnose der Schizotypischen Persönlichkeitsstörung

Bei der Diagnose der Schizotypischen Persönlichkeitsstörung muß der Untersucher zunächst ausschließen, daß früher oder gegenwärtig **psychotische Symptome** vorhanden waren/sind, die auf eine Schizophrenie, eine Wahnhafte Störung oder eine Affektive Störung mit Psychotischen Merkmalen hinweisen könnten. Personen mit Schizotypischer Persönlichkeitsstörung können zwar manchmal sehr seltsame und exzentrische Überzeugungen haben (z. B. Frau G.'s Erwartung einer göttlichen Erscheinung und ihr Glaube an Astralreisen), sie erleben aber keine anhaltenden psychotischen Symptome wie Halluzinationen oder Wahnphänomene. Es können allerdings vorübergehende, innerhalb von Minuten oder Stunden remittierende, psychotische Episoden auftreten, die keine zusätzliche Diagnose rechtfertigen. In Zeiten erhöhter Belastung treten solche sehr kurzen psychotischen Erlebnisse mit höherer Wahrscheinlichkeit auf.

Menschen mit Schizotypischer Persönlichkeitsstörung entwickeln gelegentlich eine **Schizophrenie**. In diesem Fall wird die Schizotypische Persönlichkeitsstörung weiterhin als „prämorbid" auf Achse II erfaßt. Manchmal ist es schwierig, Erwachsene mit Schizotypischer Persönlickeitsstörung von solchen mit Residualsymptomen einer **leichten Autistischen oder Asperger Störung** zu unterscheiden. Allerdings finden sich in der Anamnese von Personen mit einer Tiefgreifenden Entwicklungsstörung meist seit frühester Kindheit erheblicher sozialer Rückzug und fremdartiges Verhalten. Die Schizotypische Persönlichkeitsstörung kann von den anderen Persönlichkeitsstörungen insbesondere durch die kognitiven und perzeptiven Verzerrungen und die seltsamen, exzentrischen und magischen Überzeugungen unterschieden werden. Die **Borderline Persönlichkeitsstörung** sowie die **Major Depression** treten häufig mit der Schizotypischen Persönlichkeitsstörung gemeinsam auf, beide sind jedoch im Störungsbild von Frau G. nicht enthalten. (Anm. d. Verf.: Nach ICD-10 handelt es sich um eine schizotype Störung und keine Persönlichkeitsstörung (F21).)

Therapieplanung für die Schizotypische Persönlichkeitsstörung

Es gibt keine spezifische Behandlungsform für diese Störung. Neuroleptika in geringen Dosierungen sind versucht worden und können symptomatisch hilfreich sein, allerdings können viele Patienten die Nebenwirkungen nicht tolerieren, so daß die Compliance gering ist. Es ist manchmal nützlich, diesen Menschen Erklärungen der Realität anzubieten, damit sie verstehen lernen, daß ihre Verhaltensweisen nicht besonders gut funktionieren und ihnen alternative Verhaltensmöglichkeiten vorzuschlagen. So kann z. B. der Therapeut versuchen, Frau G. zu erklären, warum der Ladenbesitzer und der Polizist in dieser Form auf ihren Diebstahl reagiert haben und ihr die Notwendigkeit nahezubringen, dies Verhalten in Zukunft zu vermeiden.

Antisoziale Persönlichkeitsstörung

Fallbeispiel: Ein schlechter Mensch

Der 26jährige Herr Y. wurde nach einem Suizidversuch aus dem Gefängnis in eine psychiatrische Einrichtung verlegt. In Herrn Y.'s Anamnese finden sich bereits 3 Suizidversuche und zahlreiche Probleme mit dem Gesetz. Die Vorgeschichte des Herrn Y. ergibt sich für den Untersucher aus Berichten sozialer Einrichtungen, Kranken- und Gerichtsakten.

Herrn Y.'s Mutter war Prostituierte und drogenabhängig, seinen Vater hat er nie kennengelernt. In der Vorgeschichte findet sich schon in jungen Jahren eine Reihe sehr schwerer Probleme des Sozialverhaltens. Praktisch seit dem ersten Schultag geriet er in Schlägereien mit anderen Kindern und wurde in der Grundschule mehrfach bei Tierquälereien erwischt. Im Alter von 9 Jahren warf Herr Y. seinen kleinen Bruder aus dem Fenster der Wohnung in der ersten Etage, was bei dem Säugling zahlreiche Knochenbrüche verursachte. Im Verlauf seiner Kindheit verbrachte Herr Y. einige Jahre im Heim und kam in zahlreiche Pflegestellen, doch war keine dieser Maßnahmen erfolgreich. Gelegentlich wohnte er bei seiner Großmutter mütterlicherseits, die bis zu acht andere Enkelkinder gleichzeitig versorgte. Mit 10 Jahren begann Herr Y., Drogen zu nehmen.

Im frühen Jugendlichenalter schloß sich Herr Y. einer Bande an und war mit dieser in Drogengeschäfte und Betrügereien verwickelt. Mit 13 wurde er zum ersten Mal Vater. Bevor er 17 Jahre alt war, wurde er mehrfach unter verschiedenen Anklagen wie Diebstahl, illegaler Drogenbesitz und Vergewaltigung verhaftet, aufgrund seiner Jugend wurden die Strafen jedoch ausgesetzt. Er schwänzte ständig die Schule und verließ diese mit 15 Jahren endgültig. In dieser Zeit lebte er mit Freunden aus seiner Bande, die ebenfalls Drogen nahmen und mit Drogen handelten, auf der Straße. Mit 17 wurde er zu 2 Jahren Gefängnis verurteilt, weil er bei einer Kneipenschlägerei jemanden mit einer Stichwunde verletzt hatte. Während seiner Inhaftierung unternahm er einen Selbstmordversuch durch Erhängen mit einem Stoffstück. Er wurde daraufhin für einige Wochen auf die Krankenstation verlegt und brauchte nicht an der ihm zugeteilten Arbeit teilzunehmen.

Mit 23 Jahren war Herr Y. bereits Vater von fünf Kindern, die er weder sieht noch finanziell unterhält. Wenn er nicht gerade schlecht aufgelegt ist, ist er ein manipulativer Mensch, der charmant, witzig und gesellig sein kann. Wenn er jedoch Drogen genommen hat, oder wenn ihm etwas in den Weg gestellt wird, kann er maßlos wütend und zerstörerisch werden.

Herr Y. wurde mehrfach wegen teilweise absichtlich herbeigeführter Drogenüberdosierungen behandelt. Er war wegen Depressionen und Suizidversuchen dreimal in psychiatrischen Einrichtungen untergebracht. Dies ist der 4. stationäre Aufenthalt. Herrn Y.'s Verhalten während dieser Aufenthalte folgt einem charakteristischen Muster. Zuerst blüht er auf, es geht ihm schnell besser und er geht dem Personal und den Mitpatienten zur Hand. Schon bald beginnt er, auf der Station Ärger zu provozieren und die anderen Patienten zur Auflehnung über Raucherlaubnis, Ausgangsregelungen und Medikamentenzuteilungen anzustiften. Während seines letzten Aufenthaltes wurde er beim Geschlechtsverkehr mit einer 60jährigen Mitpatientin aufgegriffen.

DSM-IV-Diagnose

Achse I:	V71.09	Keine Diagnose
Achse II:	301.7	Antisoziale Persönlichkeitsstörung
Achse III:		kein Befund
Achse IV:		Inhaftierung
Achse V:		GAF = 40

Diagnostische Kriterien für 301.7 (F60.2) Antisoziale Persönlichkeitsstörung

A. Es besteht ein tiefgreifendes Muster von Mißachtung und Verletzung der Rechte anderer, das seit dem 15. Lebensjahr auftritt. Mindestens 3 der folgenden Kriterien müssen erfüllt sein:

(1) Versagen, sich in bezug auf gesetzmäßiges Verhalten gesellschaftlichen Normen anzupassen, was sich in wiederholtem Begehen von Handlungen äußert, die einen Grund für eine Festnahme darstellen,

(2) Falschheit, die sich in wiederholtem Lügen, dem Gebrauch von Decknamen oder dem Betrügen anderer zum persönlichen Vorteil oder Vergnügen äußert,

(3) Impulsivität oder Versagen, vorausschauend zu planen,

(4) Reizbarkeit und Aggressivität, die sich in wiederholten Schlägereien oder Überfällen äußert,

(5) rücksichtslose Mißachtung der eigenen Sicherheit bzw. der Sicherheit anderer,

(6) durchgängige Verantwortungslosigkeit, die sich im wiederholten Versagen zeigt, eine dauerhafte Tätigkeit auszuüben oder finanziellen Verpflichtungen nachzukommen,

Fortsetzung nächste Seite

Fortsetzung

> (7) fehlende Reue, die sich in Gleichgültigkeit oder Rationalisierung äußert, wenn die Person andere Menschen gekränkt, mißhandelt oder bestohlen hat.
>
> B. Die Person ist mindestens 18 Jahre alt.
>
> C. Eine Störung des Sozialverhaltens (siehe S. 129) war bereits vor Vollendung des 15. Lebensjahres erkennbar.
>
> D. Das Antisoziale Verhalten tritt nicht ausschließlich im Verlauf einer Schizophrenie oder einer Manischen Episode auf.

Leitlinien für Diagnose und Differentialdiagnose der Antisozialen Persönlichkeitsstörung

Die grundlegende Frage bei der Antisozialen Persönlichkeitsstörung ist, ob sie überhaupt als psychische Störung angesehen und ins DSM-IV aufgenommen werden sollte. Es gibt zahlreiche überzeugende Argumente, die Antisoziale Persönlichkeitsstörung nicht als psychische Störung anzusehen. Die Tatsachen, daß es keine effektive Behandlungsmöglichkeit gibt und daß die Aufnahme ins Manual möglicherweise dazu führen könnte, daß die Betroffenen versuchen, die Verantwortung für ihre Taten abzuschieben, sind dabei nicht unerheblich. Aufgrund der langen geschichtlichen Tradition und weil vor allem die Formen der Störung, die einen frühen Beginn und einen schweren Verlauf aufweisen, familiär gehäuft auftreten, wobei sowohl genetische als auch kulturelle Übertragungswege angenommen werden, bleibt die Störung jedoch weiterhin in DSM-IV enthalten.

Die Antisoziale Persönlichkeitsstörung tritt mit einer Vielzahl von psychischen Störungen gemeinsam auf und ist mit einer **hohen Suizidrate** von 5–10 % verbunden. Allerdings hat nicht jeder, der ein Verbrechen begeht, eine Persönlichkeitsstörung. Die meisten Menschen, die sich antisozial verhalten, haben keine psychische Störung. Manche wählen ein kriminelles Leben als Möglichkeit, den Lebensunterhalt zu bestreiten, erfüllen aber nicht die übrigen Kriterien für die Antisoziale Persönlichkeitsstörung (z. B. jemand, der die Taten nur aus Streben nach Gewinn begeht wie professionelle Drogenhändler und Mörder). Bei der Untersuchung von Personen, die antisoziale Taten begangen haben, kommen außerdem Störungen durch **Psychotrope Substanzen, Bipolare Störungen** und **Schizophrenie** in Betracht.

Die Diagnose der Antisozialen Persönlichkeitsstörung ist nicht dazu vorgesehen, Menschen zu beschreiben, die einzelne antisoziale Taten begehen. Wenn spät einsetzendes oder vereinzelt auftretendes antisoziales Verhalten im Vordergrund des klinischen Bildes steht, kann dies als „Antisoziales Verhalten im Erwachsenenalter", das im Kapitel „Andere Klinisch Relevante Probleme" enthalten ist, erfaßt werden.

Die Antisoziale Persönlichkeitsstörung ist dazu vorgesehen, ein in **früher Kindheit** beginnendes Verhaltensmuster zu beschreiben, das die Diagnose einer Störung des Sozialverhaltens gerechtfertigt hätte, bevor die Person 15 Jahre alt war. Wenn jemand im späten Jugendlichen- oder frühen Erwachsenenalter weiterhin zerstörerische und antisoziale Verhaltensweisen zeigt, die nicht schwer genug sind, um die Kriterien für die Antisoziale Persönlichkeitsstörung zu erfüllen, kann die Diagnose einer Störung des Sozialverhaltens gerechtfertigt sein. Gemäß der Definition in DSM-IV kann eine Antisoziale Persönlichkeitsstörung nicht vor dem Alter von 18 Jahren diagnostiziert werden.

Zwei weitere wichtige Gesichtspunkte bei der Überlegung, ob die Diagnose der Antisozialen Persönlichkeitsstörung zutreffend ist, beziehen sich auf den Zusammenhang der Verhaltensweisen mit **Drogen** und auf den Zusammenhang mit dem **kulturellen Hintergrund** der Person. Dies ist in mehrfacher Hinsicht ein Beispiel für die klassische Frage nach dem Huhn und dem Ei: Menschen mit einem Hang zu Störungen des Sozialverhaltens neigen dazu, schon früh Drogen zu nehmen und sich Banden anzuschließen; allerdings können Personen, die normalerweise antisoziales Verhalten vermeiden würden, als Konsequenz aus dem Drogenkonsum und dem Gruppendruck sekundär in solches Verhalten verwickelt werden. Da es meist nicht möglich ist, die Rolle, die Drogen und Gruppendruck in der Ätiologie des antisozialen Verhaltens spielen, genau zu bestimmen, schließt ihr Vorhandensein die Diagnose nicht aus. Die Diagnose einer Antisozialen Persönlichkeitsstörung erfordert es, daß eine Störung des Sozialverhaltens vorhanden war und daß deren Beginn vor dem Alter von 15 Jahren lag. Einige andere Persönlichkeitsstörungen können mit der Antisozialen Persönlichkeitsstörung gemeinsam auftreten, im einzelnen sind dies die Borderline, die Histrionische und die Narzißtische Persönlichkeitsstörung.

Therapieplanung für die Antisoziale Persönlichkeitsstörung

Die einzige Art, eine Antisoziale Persönlichkeitsstörung effektiv zu behandeln, scheint darin zu liegen, die Zeit vergehen zu lassen. Wenn sie nicht umgebracht werden oder sich selbst umbringen und bis in ihre 40er Lebensjahre überleben, reifen diese Menschen meist nach und werden weniger impulsiv und habgierig. Wenn ein Substanzmißbrauch im klinischen Bild auffällt, stellt dieser ein wichtiges Ziel für das therapeutische Vorgehen dar. Personen mit dieser Störung haben häufig Depressionen, die eine Behandlung und suizidprophylaktische Maßnahmen erforderlich machen, insbesondere, weil die Suizidrate bei dieser Störung sehr hoch ist.

Eine der Hauptfragen ist die nach Ort und Art der Behandlung. Für eine ambulante Behandlung ist die Compliance bei Personen mit einer Antisozialen Persönlichkeitsstörung meist zu gering. Rehabilitationsprogramme in Gefängnissen erwiesen sich häufig als wenig effektiv, und diese Menschen werden zu Wölfen im Schafspelz, wenn sie in psychiatrischen Einrichtungen untergebracht sind, wie das Verhalten des Herrn Y. während seiner psychiatrischen Unterbringungen zeigt. – Wenn diese Diskussion über die Behandlungsmöglichkeiten der Antisozialen Persönlichkeitsstörung recht pessimistisch klingt, so ist dies nicht unbeabsichtigt.

Borderline Persönlichkeitsstörung

* Fallbeispiel: Eine Frau mit instabilem Lebenswandel

Die 25jährige Frau E. wird von ihrem Freund in die Notfallaufnahme gebracht, weil er aufgrund ihrer Beschwerden, ihrer Forderungen und ihres sprunghaften Verhaltens zunehmend beunruhigt war. Als vordringliche Beschwerde äußert sie gegenüber dem Personal: „Ich denke ständig daran, mich umzubringen". Frau E. ist eine kompetente Sekretärin, hat eine eigene Wohnung und verdient ihren eigenen Lebensunterhalt. Zudem besucht sie Abendseminare an der Universität, weil sie sich höherqualifizieren und nicht „für den Rest ihres Lebens Sekretärin bleiben will".

Die jetzige Krise begann, als ihr derzeitiger Freund, Herr M., sich weigerte, nach einer 2 Jahre dauernden Partnerbeziehung über ihre Forderung zu heiraten nachzudenken. Frau E. rief ihn auf der Arbeit an, verlangte mehr und mehr seiner Zeit und drohte schließlich damit, sich umzubringen, falls er nicht jeden Abend mit ihr verbringe. Herr M. gibt an, daß er ihre Forderungen, Telefonanrufe und eskalierenden Drohungen nicht mehr habe tolerieren können, so daß er die Beziehung ganz habe abbrechen wollen. An diesem Abend, als Herr M. Frau E. in die Notaufnahme bringt, habe er ihr zuvor gesagt, daß er auf eine Geschäftsreise gehen müsse und für einige Tage abwesend sei. Frau E. habe gemeint, er tue dies nur, um von ihr wegzukommen. Sie sei sehr aufgeregt gewesen und habe vehement damit gedroht, daß sie sich umbringen würde. Im Aufnahmeraum setzt sie ihren Freund vor dem Personal wütend herab, beschuldigt ihn, sie benutzt zu haben und jetzt zurückzuweisen. Nachdem das streitende Paar voneinander getrennt wird, kann das Personal die Anamnese der progredienten Entwicklung der Symptome von Frau E. erheben.

In Reaktion auf die Belastungen der vergangenen Monate entwickelten sich bei Frau E. fluktuierende depressive Verstimmungen, eine Tendenz, zuviel zu schlafen (vor allem am Wochenende und abends) sowie eine Neigung zu Eßanfällen, die zu einer Gewichtszunahme von 10 kg geführt hat. Herr M. gibt an, daß sie ständig ängstlich sei und daß sie sich zunehmend schlechter auf ihr Studium konzentrieren könne. Sie habe während dieser belastenden Zeit weitergearbeitet, wobei sie in ihrem Büro Zuflucht vor der Belastung gesucht habe. Wenn Herr M. oder ihre Kollegen aufmerksam zu ihr sind, führt dies zu einer Stimmungsaufhellung, die anhält, solange diese bei ihr sind.

Am schlimmsten sind Frau E.'s Symptome, wenn sie alleine ist. Sie hat dann anhaltende Phantasien darüber, daß sie ihren Freund umbringt, und den Drang, sich selbst zu verletzen. Sie gibt an, daß sie sich verschiedentlich mit Rasierklingen die Handgelenke aufgeschnitten habe, und beschreibt, daß sie sich hierbei wie aus der Ferne beobachtet habe, betäubt und innerlich abgestorben und mit geringem Schmerzempfinden. Frau E. berichtet, sie fühle sich dann fett und unattraktiv, vollkommen unwürdig, geliebt zu werden, und wertlos. In solchen Momenten rufe sie Herrn M. an und drohe mit Selbstmord, falls er nicht kommen würde, um bei ihr zu sein. Herr M. berichtet, daß sie in letzter Zeit auch häufiger die Beherrschung verliere. So habe sie ihn, kurz bevor er sie in die Notaufnahme gebracht habe, während eines Streits mit den Fäusten attackiert.

Frau E. war das jüngste von vier Kindern und eines von zwei Mädchen. Ihre Eltern trennten sich und ließen sich scheiden, als sie 3 Jahre alt war, da der Vater Alkoholiker war und Mutter und Kinder körperlich mißhandelt hatte. Ein Familiengeheimnis war, daß Frau E. im Alter von 10 Jahren von ihrem 5 Jahre älteren Bruder sexuell mißbraucht worden war.

Als Jugendliche schloß sich Frau E. einer aufsässigen Clique an und begann, Drogen zu nehmen und frühzeitige sexuelle Erfahrungen zu machen, um sich der Gruppe anzupassen. Frau E. gibt an, daß ihre Mutter die Teenager-Rebellion als Bedürfnis, „einen Vater zu finden", interpretiert habe und der Meinung gewesen sei, Frau E. habe „ihre sexuellen Bedürfnisse mit dem Wunsch nach Liebe und Zuwendung verwechselt". Mit 16 Jahren hatte sich bei Frau E. bereits das Muster instabiler chaotischer Beziehungen zu Männern entwickelt, das bis in ihr heutiges Erwachsenenleben hinein fortdauert.

Eine erste Drogenüberdosierung trat mit 17 Jahren als Reaktion auf eine wahrgenommene Zurückweisung durch ihren damaligen Freund auf. Diesem Ereignis folgte eine Reihe intensiver Beziehungen, die alle ein ähnliches Muster aufwiesen: Frau E. wurde zunehmend anklammernder, bis sich ihre Partner nach und nach von ihr abwendeten. Jeder Zurückweisung folgte eine Phase der Wut und der Selbstzerstörung, anschließend rasch eine neue, ähnliche Beziehung. Frau E.'s derzeitiger Freund ist lediglich der letzte in einer langen Reihe enttäuschender Partner.

DSM-IV Diagnose
(ICD-10 s.S. 411 sowie S. 438)

Achse I:	296.32	Major Depression, Leicht, Rezidivierend, mit Atypischen Merkmalen, mit Vollständiger Remission im Intervall, ohne Vorbestehende Dysthyme Störung
Achse II:	301.83	Borderline Persönlichkeitsstörung
Achse III:		kein Befund
Achse IV:		Beendigung einer Beziehung
Achse V:		GAF = 35 (gegenwärtig); 80 (höchster Wert im vergangenen Jahr)

Diagnostische Kriterien für 301.83 (F60.31) Borderline Persönlichkeitsstörung

Ein tiefgreifendes Muster von Instabilität in zwischenmenschlichen Beziehungen, im Selbstbild und in den Affekten sowie von deutlicher Impulsivität. Der Beginn liegt im frühen Erwachsenenalter und manifestiert sich in den verschiedenen Lebensbereichen. Mindestens 5 der folgenden Kriterien müssen erfüllt sein:

(1) verzweifeltes Bemühen, tatsächliches oder vermutetes Verlassenwerden zu vermeiden.
   Beachte: Hier werden keine suizidalen oder selbstverletzenden Handlungen berücksichtigt, die in Kriterium 5 enthalten sind.

(2) Ein Muster instabiler, aber intensiver zwischenmenschlicher Beziehungen, das durch einen Wechsel zwischen den Extremen der Idealisierung und Entwertung gekennzeichnet ist.

(3) Identitätsstörung: ausgeprägte und andauernde Instabilität des Selbstbildes oder der Selbstwahrnehmung.

(4) Impulsivität in mindestens zwei potentiell selbstschädigenden Bereichen (Geldausgaben, Sexualität, Substanzmißbrauch, rücksichtsloses Fahren, „Freßanfälle").
   Beachte: Hier werden keine suizidalen oder selbstverletzenden Handlungen berücksichtigt, die in Kriterium 5 enthalten sind.

Fortsetzung nächste Seite

Fortsetzung

(5) Wiederholte suizidale Handlungen, Selbstmordandeutungen oder -drohungen oder Selbstverletzungsverhalten.

(6) Affektive Instabilität infolge einer ausgeprägten Reaktivität der Stimmung (z. B. hochgradige episodische Dysphorie, Reizbarkeit oder Angst, wobei diese Verstimmungen gewöhnlich einige Stunden und nur selten mehr als einige Tage andauern).

(7) Chronische Gefühle von Leere.

(8) Unangemessene, heftige Wut oder Schwierigkeiten, die Wut zu kontrollieren (z. B. häufige Wutausbrüche, andauernde Wut, wiederholte körperliche Auseinandersetzungen).

(9) Vorübergehende, durch Belastungen ausgelöste paranoide Vorstellungen oder schwere dissoziative Symptome.

Leitlinien für Diagnose und Differentialdiagnose der Borderline Persönlichkeitsstörung

Obwohl **Affektive Störungen** und Borderline Persönlichkeitsstörungen häufig zusammen auftreten (wie im Falle von Frau E.), können sie auch miteinander verwechselt werden. Die Diagnose Borderline Persönlichkeitsstörung wird häufig fälschlich und pejorativ bei Personen vergeben, die während einer **Major Depression** zeitweise reizbar, fordernd, manipulativ und selbstzerstörerisch sind. Solches Verhalten rechtfertigt nicht die Diagnose einer Borderline Persönlichkeitsstörung, es sei denn die Merkmale hatten einen frühen Beginn, tiefgreifende Auswirkungen und einen mehr oder weniger chronischen Verlauf. In einigen Fällen verschwinden die „Borderline Symptome" des Patienten, wenn die affektiven Symptome remittieren, in anderen Fällen sind beide Diagnosen gerechtfertigt. Die Art, wie die Patienten auf eine Behandlung reagieren, kann bei der Unterscheidung helfen.

Dasselbe gilt für Personen mit **Substanzproblemen,** die sich instabil und impulsiv verhalten, wenn sie substanzintoxiziert sind, sich aber ohne Substanzeinnahme ganz anders verhalten können. Der Untersucher steht dem gleichen Huhn-und-Ei-Problem gegenüber, das für die Antisoziale Persönlichkeitsstörung diskutiert wurde: Da die Borderline Persönlichkeitsstörung häufig durch selbstzerstörerischen Drogenkonsum gekennzeichnet ist, kann es sehr schwer sein, festzulegen, ob die selbstzerstörerischen Persönlichkeitszüge zum Drogenkonsum geführt haben oder ob der Drogenkonsum zu den Beeinträchtigungen der Persönlichkeit geführt hat.

Die Borderline Persönlichkeitsstörung geht **häufig mit Achse I-Störungen** wie Affektiven Störungen, Störungen durch Psychotrope Substanzen, Eßstörungen (insbesondere Bulimia Nervosa), Posttraumatischen Belastungsstörungen und Aufmerksamkeitsdefizit-/Hyperaktivitätsstörungen einher, die alle bei der Differentialdiagnose mitbeachtet werden müssen. Da in 5–10 % der Fälle von Borderline Persönlichkeitsstörung ein vollendeter **Suizid** auftritt, müssen möglicherweise gleichzeitig vorhandene Affektive Störungen unbedingt erkannt und behandelt werden. Die Borderline Persönlichkeitsstörung tritt häufig gemeinsam mit anderen Persönlichkeitsstörungen auf.

Therapieplanung für die Borderline Persönlichkeitsstörung

Bei der Behandlung von Personen mit Borderline Persönlichkeitsstörungen muß der Untersucher sich zunächst auf Symptome der Depression oder des Substanzkonsums konzentrieren. Nachdem diese untersucht und behandelt wurden, können mehrere erfolgversprechende, speziell für Borderline Persönlichkeitsstörungen entwickelte Behandlungsmethoden durchgeführt werden. Hierzu gehören die Kognitive Verhaltenstherapie, die sich auf einzelne Problembereiche wie die erhöhte Empfindlichkeit für Zurückweisungen im zwischenmenschlichen Kontakt, selbstzerstörerische und aggressive Verhaltensweisen, Depersonalisation und die Tendenz, die Welt ohne Grauabstufungen zu sehen, konzentrieren. Auch tiefenpsychologische Langzeittherapien, die eine Förderung von Einsicht und die Vermittlung korrigierender emotionaler Erfahrungen betonen, sind häufig sehr erfolgreich. Unabhängig davon, welche Behandlungsmethode gewählt wird, sollten Bedingungen vermieden werden, in denen Regression stattfinden kann oder Suizidversuche belohnt werden. Stationäre Unterbringungen können häufig ebensoviel schaden wie nutzen und sollten möglichst vermieden oder kurz gehalten werden.

Die Zeit ist bei der Borderline Persönlichkeitsstörungen auf der Seite des Behandlers. Zahlreiche Studien wiesen eine überraschend gute Langzeitprognose nach, da die Störung sich mit zunehmendem Alter der Patienten abschwächt.

ICD-10

Fallbeispiel: Eine Frau mit instabilem Lebenswandel (s.S. 407, 438)

ICD-10 Diagnose
F60.31   emotional instabile Persönlichkeitsstörung, Borderline-Typus

Interpretation nach ICD-10

Frau E. erfüllt die allgemeinen Kriterien für eine Persönlichkeitsstörung nach ICD-10 (F60), die auch den allgemeinen Kriterien für Persönlichkeitsstörungen nach DSM-IV gut entsprechen. Frau E. besitzt eine deutliche Tendenz, unerwartet und ohne Berücksichtigung der Konsequenzen zu handeln (F60.30 B1.), ferner eine Tendenz zu Streitereien und Neigung zu Wutausbrüchen (F60.30 B2. + 1.) und zeigt unbeständige und unberechenbare Stimmungen (B5.). Der Borderline-Typus nach ICD-10 äußert sich zusätzlich in der Neigung, sich in intensive, aber instabile Beziehungen einzulassen, oft mit der Folge von emotionalen Krisen (F60.31 B2.), übertriebenen Bemühungen, das Verlassenwerden zu vermeiden (B3.), wiederholten Drohungen oder Handlungen mit Selbstbeschädigung (B4.). Diese Kriterien liegen bei der Patientin in ausreichendem Maße vor und lassen sich bis in die Adoleszenz zurückverfolgen. Derzeit besteht eine Krise, die schon mehrere Monate anhält, Frau E. will heiraten, der Freund weigert sich. Dies führte zu fluktuierender depressiver Symptomatik, zu bulimischen Eßanfällen mit Gewichtszunahme von 10 kg, häufigen Suiziddrohungen, verstärkten Selbstverletzungen. Aus der Beschreibung des Falles heraus ist die Diagnose einer depressiven Episode nach ICD-10 nicht möglich, da die beschriebene Symptomatik nicht ausreicht, um diese Diagnose stellen zu können. Ferner fluktuiert die Symptomatik und es ist unklar, ob das Zwei-Wochen-Kriterium erfüllt wird.

Vergleich DSM-IV/ICD-10

Es besteht eine Ähnlichkeit zwischen den DSM-IV Kriterien für die Borderline-Persönlichkeitsstörung und der emotional instabilen Persönlichkeitsstörung, Borderline-Typus in ICD-10, wobei in DSM-IV, anders als in ICD-10, explizit Kriterien für Suizidandrohung (Kriterium 5), affektive Instabilität (Kriterium 6) und die Neigung zu paranoiden Vorstellungen oder schweren dissoziativen Symptomen erwähnt werden. Anders als in DSM-IV gibt es in ICD-10 zusätzlich die emotional instabile Persönlichkeitsstörung, impulsiver Typus. Diese weist eine Ähnlichkeit mit der Intermittierenden Explosiblen Störung auf Achse I in DSM-IV auf. Eine impulsive Persönlichkeitsstörung ist in DSM-IV nicht benannt und definiert.

Histrionische Persönlichkeitsstörung

* Fallbeispiel: Der „Bienenkönig"

Herr C. ist ein 45jähriger Fernsehschauspieler, der zur Untersuchung kommt, nachdem seine Freundin sich von einem Tag auf den anderen von ihm getrennt hat. Obwohl Herr C. sehr attraktiv ist, ist er in einer Weise gekleidet, die besser zu einem wesentlich jüngeren Mann passen würde. Er trägt einen Pullunder, enge Jeans, ein großes Medaillon und lange Haare. Zu Beginn des Erstgesprächs gibt er sich vollkommen untröstlich über den Verlust seiner Freundin, rauft sich die Haare und erklärt, daß er keinen Sinn mehr darin sehe, am Leben zu bleiben. Seine theatralisch geäußerte Verzweiflung verschwindet allerdings schnell, als er zunehmendes Interesse an der Therapeutin entwickelt und anfängt, sexuell verführerische Bemerkungen ihr gegenüber zu machen.

Seine letzte romantische „Tragödie" folgte offensichtlich einem in Herrn C.'s Leben häufig wiederholten Muster. Er verliebt sich schnell und intensiv, wird rasch „liebessüchtig", kann seine jeweilige neue Freundin keinen Moment entbehren und kann dann die „Entzugserscheinungen" nicht ertragen, die offenbar unausweichlich folgen müssen, wenn eine Beziehung zu intensiv und zu leidenschaftlich war, um dauerhafte Kraft zu haben. Immer wenn eine Beziehung auf eine Heirat hinausläuft, verliert Herr C. jedoch das Interesse, entdeckt zuvor verborgene Fehler der Frau und bricht die Affäre seinerseits ab. Herr C. hatte mindestens sechs ernstzunehmende Beziehungen, in denen von Heirat die Rede war, aber die jeweilige Frau erwies sich dann doch nie als „die Richtige".

Herr C. hat eine „Leidenschaft" für Restaurants, beschwert sich aber, daß er nur schwer jemanden zur Begleitung finde, da nur wenige Menschen seinen „erlesenen Geschmack teilen". Nachdem Herr C. sein in Restaurants übliches Verhalten beschrieben hat, wird deutlich, daß es eine Tortur sein muß, mit ihm essen zu gehen. Er mobilisiert sämtliche Kellner und den Geschäftsführer, so daß sein Tisch zum Mittelpunkt der allgemeinen Betriebsamkeit und Beachtung wird. Bevor er bestellt, will er den Oberkellner, den Dessert- und den Weinkellner sprechen, verlangt eingehende Beschreibungen der Zubereitungsarten sämtlicher Vorspeisen und läßt sich die Küche oder den Weinkeller zeigen. Innerhalb kürzester Zeit ist das ganze Restaurant an seiner Auswahl von Delikatessen beteiligt. Trotz allem erfüllen nur wenige Gerichte die Erwartungen des Herrn C., und es kommt selten vor, daß er ein Abendessen beendet, ohne wenigstens ein Gericht zurückgehen zu lassen. In Bezug auf Frauen ist Herr C. ähnlich wählerisch – die eine ist ihm zu groß, die andere zu klein, die eine zu geschwätzig, die andere zu still, eine zu extravagant, die andere zu mausgrau – keine ist „genau richtig".

Herr C. war im Laufe seines Lebens häufig in Psychotherapie und ist sich des unsinnigen und selbstschädigenden Musters seiner Liebesbeziehungen bewußt. Er ist ein sehr intelligenter, belesener Mann mit psychologischen Kenntnissen und kann sein Verhalten mit einem detaillierten und überzeugenden psychodynamischen Modell beschreiben. Sobald er das Untersuchungszimmer verläßt, hat seine offensichtliche Einsicht allerdings keinen wahrnehmbaren Einfluß auf sein Verhalten, was er ebenfalls erkennt und mit einer Mischung aus Nachdenklichkeit, Bedauern und Unbekümmertheit betont.

Herr C. ist bei seiner Arbeit sehr erfolgreich, hat jedoch die früher an ihn gestellten Erwartungen nicht erfüllt. Mit Anfang 20 spielte er einige wichtige Rollen in ernsten Bühnenstücken. Allerdings fiel es ihm immer schwer, bei einer Rolle zu bleiben und den hierfür nötigen enormen Einsatz an Zeit und Energie aufzuwenden. Über die Jahre wandte er sich mehr und mehr der Arbeit im Fernsehen zu und übernahm Rollen in verschiedenen „Seifenopern". Herr C. ist in seinem Beruf genauso unberechenbar wie in der Liebe, indem er jede neue Rolle mit großem Einsatz beginnt und sich anfangs sehr gut bewährt, nach einigen Monaten aber aufhört, um etwas anderes anzufangen. Es liegt ihm viel mehr daran, daß seine Schauspielerkollegen und die Produktionsmitglieder, vor allem die weiblichen, ihn mögen und bewundern, als daran, seine Arbeit zu tun. Gern erzählt er auch von den wichtigen und einflußreichen Personen in seinem Bekanntenkreis, Schauspieler, Produzenten und Regisseure, zu denen er in enger Beziehung steht und die er mit Vornamen nennt. Er gibt an, daß er große Schwierigkeiten habe, mit anderen Männern zu arbeiten, weil diese neidisch seien und in ihm eine Konkurrenz sähen. Obwohl er viele weibliche Freundinnen hat, hatte er nie einen engen männlichen Freund.

Als jüngster, talentiertester und hübschester von drei Brüdern, wurde er von beiden Elternteilen vergöttert und verwöhnt. Sie waren immer davon überzeugt, daß er eine großartige Zukunft haben würde und ermutigten ihn, sein gutes Aussehen und seine schauspielerischen Fähigkeiten zu kultivieren, wobei sie die Kosten für teure Kleidung und Schauspielunterricht gerne übernahmen. Herr C. war frühreif und begann seine zahlreichen erotischen Abenteuer mit 14 Jahren. Seitdem hat er sein Leben als unglückliches, aber aufregendes Melodram gestaltet.

Mit einem sehr ähnlichen Muster wie bei seinen Liebesgeschichten beginnt Herr C. auch jede neue therapeutische Beziehung zunächst mit großem Enthusiasmus und beendet sie mit Enttäuschung oder Ablehnung. Er verliebt sich üblicherweise in seine Therapeutinnen und hat Schwierigkeiten, sie sich aus dem Kopf zu schlagen. Wenn seine Zuneigung nicht erwidert wird, ist er enttäuscht, obwohl er oft genug in Therapie war, um zu wissen, daß es unprofessionell und inadäquat wäre, wenn eine solche Beziehung sich entwickeln würde. Herr C. hat nie Medikamente verordnet bekommen.

DSM-IV Diagnose
(ICD-10 s.S. 416)

Achse I: V71.09   Keine Diagnose
Achse II: 301.50   Histrionische Persönlichkeitsstörung
               301.81   Narzißtische Persönlichkeitsstörung
Achse III: Kein Befund
Achse IV: Trennung von der Freundin
Achse V: GAF = 65

Diagnostische Kriterien für 301.50 (F60.4) Histrionische Persönlichkeitsstörung

Ein tiefgreifendes Muster übermäßiger Emotionalität oder Strebens nach Aufmerksamkeit. Der Beginn liegt im frühen Erwachsenenalter und die Störung zeigt sich in verschiedenen Situationen. Mindestens 5 der folgenden Kriterien müssen erfüllt sein:
(1) fühlt sich unwohl in Situationen, in denen er/sie nicht im Mittelpunkt der Aufmerksamkeit steht,
(2) die Interaktion mit anderen ist oft durch ein unangemessen sexuell verführerisches oder provokantes Verhalten charakterisiert,
(3) zeigt rasch wechselnden und oberflächlichen Gefühlsausdruck,
(4) setzt durchweg die körperliche Erscheinung ein, um die Aufmerksamkeit auf sich zu lenken,
(5) hat einen übertrieben impressionistischen, wenig detaillierten Sprachstil,
(6) zeigt Selbstdramatisierung, Theatralik und übertriebenen Gefühlsausdruck,
(7) ist suggestibel, d. h. leicht beeinflußbar durch andere Personen oder Umstände,
(8) faßt Beziehungen enger auf, als sie tatsächlich sind.

Leitlinien für Diagnose und Differentialdiagnose der Histrionischen Persönlichkeitsstörung

Das Hauptproblem bei der Histrionischen Persönlichkeitsstörung ist, daß sie bei Männern häufig übersehen wird. In Tennessee Williams „Endstation Sehnsucht" erkennen z. B. die meisten Menschen sofort, daß Blanche Dubois mit ihrem ständigen Wunsch, im Mittelpunkt der Aufmerksamkeit zu stehen, ihrem hochdramatischen Ausdrucksverhalten, ihrer sexuell verführerischen Haltung einer femme fatale und ihrem Bemühen, das Bild einer fragilen Südstaatenschönheit zu wahren, eine gute Kandidatin für die Diagnose einer Histrionischen Persönlichkeitsstörung sein könnte. Die meisten Menschen würden allerdings übersehen, daß genau dieselbe Diagnose auch auf Stanley Kowalski paßt, der ebenfalls auf seine sexuelle Verführungskunst und körperliche Erscheinung fixiert ist, der sich ebenfalls selbst dramatisiert und der sich unwohl fühlt, wenn er nicht im Mittelpunkt der Aufmerksamkeit steht oder man ihm keinen Respekt zollt, vor allem, was die Frauen in seiner Umgebung angeht. Genau dieses Zusammentreffen zweier Menschen, die beide das absolute Zentrum ihres Universums sein müssen, treibt in dem Stück die dramatische Spannung an.

Die Histrionische Persönlichkeitsstörung tritt häufig gemeinsam mit der **Borderline, der Narzißtischen, der Antisozialen und der Dependenten Persönlichkeitsstörung** auf. Das Hauptmerkmal, an dem Personen mit Histrionischer Persönlichkeitsstörung von denen mit anderen Persönlichkeitsstörungen zu unterscheiden sind, ist ihre großspurige, dramatisierende Art, ihr Eingenommensein von sexuell verführerischem Auftreten und von ihrem körperlichen Erscheinungsbild sowie ihre Bereitschaft, jede erforderliche Rolle zu übernehmen (z. B. hilflos, zerbrechlich oder dependent zu sein), um die Aufmerksamkeit zu erhalten, die sie so dringend benötigen. **Affektive, Somatoforme und Angststörungen** sind die häufigsten mit der Histrionischen Persönlichkeitsstörung gemeinsam auftretenden Achse I-Störungen, die sich insbesondere dann entwickeln, wenn diese Menschen keine Aufmerksamkeit mehr erhalten oder wenn sie diesen Verlust befürchten.

Therapieplanung für die Histrionische Persönlichkeitsstörung

Aus unserer Erfahrung erscheint es keine besonders gute Idee, daß ein männlicher Patient mit einer Histrionischen Persönlichkeitsstörung von einem weiblichen Therapeuten bzw. eine Frau mit dieser Störung von einem männlichen Therapeuten behandelt wird. Wenn ein männlicher Patient mit dieser Störung von einer Frau behandelt wird, wird er in erster Linie versuchen, deren Aufmerksamkeit zu gewinnen (ebenso wie die Patientin versuchen wird, die Aufmerksamkeit des männlichen Therapeuten zu gewinnen). Dies ist jedoch für diese Patienten wenig hilfreich und kann selten therapeutisch aufgefangen werden, egal wie einsichtig der Patient/die Patientin oberflächlich auch zu sein scheint. Wenn der Patient/die Patientin dies toleriert, ist ein gleichgeschlechtlicher Therapeut vermutlich die bessere Wahl. Auch Gruppentherapien sind angezeigt, weil der Patient/die Patientin hier lernen kann, Aufmerksamkeit mit anderen zu teilen. Bei der Entscheidung über eine Behandlungsform für eine Person mit einer Histrionischen Persönlichkeitsstörung, kann zwischen einer stützenden Therapie oder einer Therapie gewählt werden, die dem Patienten/der Patientin hilft, sich der schädlichen und beeinträchtigenden Persönlichkeitszüge bewußter zu werden und an deren Veränderung auch tatsächlich zu arbeiten. Wenn eine das klinische Bild komplizierende Achse III-Störung vorliegt, so ist vielleicht eine stützende Therapie bis zur erfolgreichen Behandlung der anderen Störung sinnvoller. So sollte man z.B. einer Frau mit einer Histrionischen Persönlichkeitsstörung, die vor kurzem eine Mastektomie aufgrund von Brustkrebs hatte, Komplimente über ihr schönes Haar oder ihre Kleidung machen.

ICD-10

Fallbeispiel: Der Bienenkönig (s. S. 412)

ICD-10-Diagnose
F60.4   Histrionische Persönlichkeitsstörung

F60.4	histrionische Persönlichkeitsstörung

1. Dramatisierung bezüglich der eigenen Person, theatralisches Verhalten, übertriebener Ausdruck von Gefühlen

2. Suggestibilität, leichte Beeinflußbarkeit durch andere Personen oder Umstände

3. Oberflächliche und labile Affektivität

4. Andauerndes Verlangen nach Aufregung und Aktivitäten, bei denen die betreffende Person im Mittelpunkt der Aufmerksamkeit steht

5. Unangemessen verführerisch in Erscheinung und Verhalten

6. Übermäßiges Interesse an körperlicher Attraktivität

Egozentrik, Selbstbezogenheit, anhaltendes Verlangen nach Anerkennung, erhöhte Kränkbarkeit und andauernd manipulatives Verhalten zur Befriedigung eigener Bedürfnisse können zusätzliche Merkmale sein.

Interpretation nach ICD-10 (s. a. S. 337)

Herr C. weist sämtliche Hauptmerkmale der histrionischen Persönlichkeitsstörung nach ICD-10 auf. Er neigt dazu, sich und seine Beziehungsschwierigkeiten zu dramatisieren, ist im Verhalten theatralisch und im Ausdruck von Gefühlen übertrieben, wenn er sich zu Beginn des Gesprächs als untröstlich und nahe dem Selbstmord darstellt, weil seine Freundin ihn verlassen hat. Die Affektivität erscheint jedoch labil und oberflächlich, wenn er kurz darauf beginnt, mit der Untersucherin zu flirten. Gleichzeitig drückt sich hierin auch die situative Beeinflußbarkeit aus. Sein Verlangen, im Mittelpunkt der Aufmerksamkeit zu stehen, stellt sich in der Beschreibung des Restaurantbesuches dar, und die Schilderung seiner Kleidung und seines Auftretens im Untersuchungsgespräch läßt zumindest vermuten, daß Herr C. die Absicht hatte, verführerisch und körperlich attraktiv zu wirken.

Die in ICD-10 zusätzlich aufgeführten Merkmale sind jedoch nur teilweise gegeben: Egozentrik und Selbstbezogenheit lassen sich aus dem beschriebenen Verhalten und den biographischen Angaben schließen, wobei nicht gut definiert ist, was in ICD-10 darunter verstanden wird. Sein anhaltendes Verlangen nach Anerkennung zeigt sich darin, daß Herr C. sich bei der Arbeit mehr um Sympathie und Bewunderung vor allem der weiblichen Produktionsmitglieder als um die Arbeit selbst bemüht. Die übrigen Zusatzmerkmale der erhöhten Kränkbarkeit und des manipulativen Verhaltens zur Befriedigung eigener Bedürfnisse gehen aus der Fallbeschreibung nicht hervor.

Vergleich ICD-10/DSM-IV (s.a.S. 337)

Die Hauptmerkmale der histrionischen Persönlichkeitsstörung sind in beiden Diagnosesystemen inhaltlich vergleichbar. DSM-IV führt zusätzlich auf, daß Beziehungen als enger aufgefaßt werden, als sie tatsächlich sind, und daß ein übertrieben impressionistischer und wenig detaillierter Sprachstil benutzt wird. Interessant erscheint die Auflistung der zusätzlichen Merkmale in ICD-10. Diese sind sämtlich Charakteristika narzißtischer Persönlichkeitskonzepte, die in die ICD-10-Klassifikation nicht gesondert aufgenommen wurde. Es erscheint u.E. fraglich, ob Menschen, deren Persönlichkeitsstruktur von oberflächlichem, beeinflußbarem und theatralischem Affekt gekennzeichnet ist, gleichzeitig eine tiefe Kränkbarkeit, wie sie der narzißtischen Persönlichkeit eigen ist, empfinden können. Das anhaltende Verlangen nach Anerkennung bezieht sich bei der Histrionischen Persönlichkeitsstörung eher auf ein Bedürfnis nach Bewunderung und Sympathie und weniger auf das Bedürfnis nach Anerkennung der eigenen Überlegenheit, wie bei der Narzißtischen Persönlichkeitsstörung in DSM-IV. Auch das manipulative Vorgehen unterscheidet sich in der zugrundeliegenden Intention: Menschen mit histrionischer Persönlichkeitsstörung sind manipulativ, um Zuwendung zu erhalten, während Menschen mit narzißtischer Persönlichkeitsstörung manipulativ vorgehen, um ihre Ansprüche an bevorzugte Behandlung oder an eine Befriedigung ihrer Bedürfnisse ohne Gegenleistung durchzusetzen.Insgesamt erscheint die konzeptuelle Vermischung der beiden Störungstypen zwar in vielen Punkten plausibel, da tatsächlich relativ hohe Überlappungen zu bestehen scheinen. Die diagnostische Trennschärfe wird jedoch beeinträchtigt, wenn die Kriterien vager definiert werden und dadurch auf mehrere Störungsformen gleichzeitig zutreffen können.

Narzißtische Persönlichkeitsstörung

Fallbeispiel: Ein Mann mit unerfüllbaren Erwartungen

Herr R. ist ein 50jähriger Pathologieprofessor, der sich vorstellt, weil seine Frau sich, für ihn völlig überraschend, scheiden lassen will. Er sei immer davon ausgegangen, daß sie sehr glücklich darüber sei, mit ihm verheiratet zu sein. Es habe ihn nun erstaunt zu erfahren, daß sie seine hohe Meinung über ihre Ehe und seine Leistung als Ehemann nicht teile. Seine Frau wolle ihm noch eine Chance geben, falls er sich in Therapie begäbe. Er komme nun, „nur um sie zu besänftigen", denn er selbst sei nicht der Meinung, daß etwas mit ihm nicht stimmt. Während der ersten 15 Minuten der ersten Sitzung erzählt er dem Therapeuten von seinen Leistungen: wie er der jüngste Absolvent der Medical School war, welche Auszeichnungen er erhalten hat, seine Veröffentlichungen, das große Haus, das er in der hübschesten Gegend der Stadt besitzt, daß er einmal John Kennedy getroffen hat, und seine traumhaften Reisen zu entlegenen und exklusiven Orten. Er sagt, er gebe seiner Frau so viel und verlange so wenig und er verstehe nicht, warum sie unzufrieden sei.

Eine eingehendere Befragung durch den Therapeuten zeigt jedoch, daß trotz all dieser „Vorzüge" die Ehefrau des Herrn R. sämtliche alltäglichen Dinge für ihn erledigt. Sie übernimmt die gesamte Haus- und Routinearbeit, wickelt die Finanzen und Korrespondenz ab und bucht sämtliche Arrangements für die traumhaften Reisen, die er unternehmen möchte. Herr R. verlangt, daß das Haus schön eingerichtet und jederzeit tadellos in Ordnung zu halten ist, und obwohl er zugibt, daß seine Frau dies immer in bewundernswerter Weise getan hat, spricht er hiervon, als sei dies ausschließlich sein Verdienst.

Aus seinem beruflichen Leben berichtet Herr R., daß keine Sekretärin lange bei ihm bleibe und daß viele jüngere Kollegen, mit denen er zusammengearbeitet habe, seine Abteilung verlassen hätten. Einmal habe er belauscht, wie jemand ihn einen „unerträglichen Schwätzer" genannt habe. Er führt diese Probleme auf Neid und darauf zurück, daß diese Menschen weder talentiert noch fleißig genug seien, um seinen Erwartungen gerecht zu werden und mit seinen Leistungen mithalten zu können. Er äußert ärgerlich, daß man ihn zum Abteilungsleiter hätte ernennen sollen, weil seine berufliche Qualifikation weit größer sei als die desjenigen, der gewählt worden sei. Herr R. besteht darauf, daß er nur aufgrund der Eifersucht einiger seiner Kollegen in der Verwaltung der Medical School übergangen worden sei und weil der jetzige Abteilungsleiter „Beziehungen" ausgespielt habe, um das Amt zu erhalten.

Bei der Auswahl eines Therapeuten hat Herr R. bereits zwei Behandler zurückgewiesen, weil sie ihm nicht „qualifiziert" oder „erfahren" genug waren. Er war schließlich zu einem Treffen mit dem Leiter der Psychiatrischen Abteilung bereit, jedoch erst, nachdem er sich versichern ließ, daß dieser als bekannte Autorität auf diesem Gebiet gilt.

In einem späteren Gespräch mit dem Patienten und seiner Familie wird beschrieben, wie strikt Herr R. sich weigert, in Schlangen anzustehen, weil er sich für zu beschäftigt und wichtig hält, um Zeit zu verschwenden. Dies hat die Familie häufig in peinliche Situationen gebracht. Wenn sie auswärts essen gehen, verlangt Herr R. stets den besten Tisch und den teuersten Wein auf der Weinkarte. Er will, daß jeder aus der Familie nur die „richtige" Kleidung der „richtigen" Marke trägt. Frau R. ist eine sehr attraktive Frau, die in jüngeren Jahren als Schönheit galt. Sie gibt an, ihr Mann habe sie in der letzten Zeit gedrängt, sich liften zu lassen, ihr Haar zu färben und sich insgesamt attraktiver zu machen. Frau R.'s Ablehnung dieser Vorschläge habe zu häufigen Streitereien und Auseinandersetzungen geführt, die schließlich in ihrer Forderung nach Scheidung gegipfelt hätten. Sie beschwert sich, daß ihr Mann sich nicht um sie als Person kümmere, sondern sie nur als schönes Objekt ansehe, das ihm gehöre und mit dem er angeben könne. Die beiden Kinder im High-School-Alter berichten, sie hätten das Gefühl, es ihm nie recht machen zu können. Obwohl sie gut in der Schule seien, zahlreiche Aktivitäten unternähmen und bei ihren Klassenkameraden beliebt seien, werde ihnen ständig das Gefühl vermittelt, daß das nicht gut genug sei - sie sollten Klassenbeste, Kapitän der FootballMannschaft oder Anführerin der Cheerleader-Gruppe sein. Beide Kinder haben das Gefühl, der Vater wäre, selbst wenn sie diese Ziele erreichen würden, noch nicht zufrieden.

Bei der Diskussion der Familiensituation mit Herrn R. wiederholt dieser, er finde, er verlange doch so wenig von anderen, „warum können sie sich nicht danach richten?"

DSM-IV-Diagnose

Achse I:	V71.09	Keine Diagnose
Achse II:	301.81	Narzißtische Persönlichkeitsstörung
Achse III:		Kein Befund
Achse IV:		Eheliche Belastung
Achse V:		GAF = 55

Diagnostische Kriterien für 301.81 (F60.8) Narzißtische Persönlichkeitsstörung

Ein tiefgreifendes Muster von Großartigkeit (in Phantasie oder Verhalten), Bedürfnis nach Bewunderung und Mangel an Empathie. Der Beginn liegt im frühen Erwachsenenalter und zeigt sich in verschiedenen Situationen. Mindestens 5 der folgenden Kriterien müssen erfüllt sein:

(1) hat ein grandioses Gefühl der eigenen Wichtigkeit (übertreibt z. B. die eigenen Leistungen und Talente; erwartet, ohne entsprechende Leistungen als überlegen anerkannt zu werden),

(2) ist stark eingenommen von Phantasien grenzenlosen Erfolgs, Macht, Glanz, Schönheit oder idealer Liebe,

(3) glaubt von sich, „besonders" und einzigartig zu sein und nur von anderen besonderen oder angesehenen Personen (oder Institutionen) verstanden zu werden oder nur mit diesen verkehren zu können,

(4) verlangt nach übermäßiger Bewunderung,

(5) legt ein Anspruchsdenken an den Tag, d. h. übertriebene Erwartungen an eine besonders bevorzugte Behandlung oder automatisches Eingehen auf die eigenen Erwartungen,

(6) ist in zwischenmenschlichen Beziehungen ausbeuterisch, d. h. zieht Nutzen aus anderen, um die eigenen Ziele zu erreichen,

(7) zeigt einen Mangel an Empathie: ist nicht willens, die Gefühle und Bedürfnisse anderer zu erkennen oder sich mit ihnen zu identifizieren,

(8) ist häufig neidisch auf andere oder glaubt, andere seien neidisch auf ihn/sie,

(9) zeigt arrogante, überhebliche Verhaltensweisen oder Haltungen.

Leitlinien für Diagnose und Differentialdiagnose der Narzißtischen Persönlichkeitsstörung

(Anm. d. Verf.: Die Diagnose einer narzißtischen Persönlichkeitsstörung ist in ICD-10 nur im Anhang I der Forschungskriterien enthalten).

Die meisten Menschen weisen ein normales Maß an Narzißmus auf, der nicht unbedingt als psychische Störung zu betrachten ist. Bei der Diagnose einer Narzißtischen Persönlich-

keitsstörung muß der Untersucher zunächst Gefühle von Großartigkeit und Anspruchsdenken, die störend und beeinträchtigend geworden sind, von einem normalen und zu
erwartenden Ausmaß an Stolz auf die eigenen Leistungen unterscheiden. Obwohl Herr R.
nichts Ungewöhnliches in seiner Bewertung der eigenen Leistungen oder in seinen Erwartungen an andere sieht, verursachen seine Einstellung und sein Verhalten erheblichen
Schaden sowohl in der Familie (seine Frau möchte die Scheidung und seine Kinder haben
ständig das Gefühl, ihn zu enttäuschen) als auch im Berufsleben, wo seine Sekretärinnen
kündigen und wo er von seinen Kollegen ausgegrenzt wird.

Die zweite Hauptunterscheidung bezieht sich auf die Frage, ob die **Gefühle von Großartigkeit** auf Persönlichkeitsfunktionen beruhen oder Folge einer **Manischen** oder **Hypomanen
Episode** oder von **Substanzkonsum** sind. Obwohl Achse I-Störungen auch gemeinsam mit
einer Narzißtischen Persönlichkeitsstörung auftreten können, sollte diese nur diagnostiziert werden, wenn es sich um ein langandauerndes, tiefgreifendes Muster von narzißtischen Persönlichkeitszügen handelt, die zu Beeinträchtigungen führen und die bis ins frühe
Erwachsenenalter zurückreichen. Die Symptome einer **Depressiven Störung** können den
Gefühlen gleichen, die Personen mit einer Narzißtischen Persönlichkeitsstörung haben,
wenn sie kritisiert werden oder wenn sie eindeutig vor Augen geführt bekommen, daß sie
einen Erfolg, der ihnen ihrer Meinung nach zustand, nicht erringen konnten. Wenn die
Kriterien für eine Episode einer Major Depression vollständig erfüllt sind, können beide
Diagnosen vergeben werden.

Die Narzißtische Persönlichkeitsstörung überschneidet sich häufig mit der **Histrionischen,**
der **Borderline** und der **Antisozialen Persönlichkeitsstörung.** Wenn mehr als eine vorhanden ist, können diese gleichzeitig diagnostiziert werden. Es gibt zwar deutliche Ähnlichkeiten zwischen diesen Störungen, sie können jedoch anhand einiger Merkmale unterschieden werden. Obwohl auch bei der Histrionischen und der Borderline Persönlichkeitsstörung ein starkes Bedürfnis nach der Aufmerksamkeit anderer besteht, ist das Hauptmerkmal zur Unterscheidung der Narzißtischen Persönlichkeitsstörung das grandiose Gefühl der eigenen Wichtigkeit und das Anspruchsdenken. Menschen mit Narzißtischer
Persönlichkeitsstörung benötigen dringend Aufmerksamkeit, erwarten aber, daß es sich
um ungeteilte Bewunderung aufgrund des Anerkennens ihrer Überlegenheit handelt. Personen mit Narzißtischer Persönlichkeitsstörung haben ein einigermaßen stabiles Selbstbild
und verhalten sich im allgemeinen nicht so selbstzerstörerisch oder impulsiv wie es die
Borderline Persönlichkeitsstörung kennzeichnet. Menschen mit Narzißtischer Persönlichkeitsstörung neigen dazu, andere unbewußt auszubeuten, wobei sie glauben, daß ihnen
aufgrund ihrer besonderen Qualitäten und Fähigkeiten auch eine besondere Behandlung
zusteht. So ist Herr R. zum Beispiel trotz allem, was seine Frau für ihn tut, überzeugt, daß
er wenig von ihr verlangt und versteht nicht, warum sie seinen Forderungen nicht nach-
kommt. Obwohl auch Personen mit Antisozialer Persönlichkeitsstörung andere ausbeuten
und einen Mangel an Empathie für deren Gefühle zeigen, sind sie zusätzlich charakterisiert
durch Verantwortungslosigkeit, Aggressivität, Impulsivität, Falschheit und einen frühen
Verlauf mit schweren Störungen des Sozialverhaltens, was bei der Narzißtischen Persönlichkeitsstörung meist nicht gegeben ist.

Therapieplanung für die Narzißtische Persönlichkeitsstörung

Wie bei der Behandlung aller Persönlichkeitsstörungen, muß der Therapeut zunächst
entscheiden, ob das Therapieziel Stützung oder Änderung sein soll. Personen mit Narziß-

tischer Persönlichkeitsstörung kommen meist nur in Behandlung, wenn sie zuvor eine narzißtische Kränkung erlebt haben, wie z. B. ein familiäres Problem, eine Zurücksetzung im
Beruf, eine körperliche Erkrankung oder ein zunehmendes Bewußtwerden der mit dem
Alter abnehmenden Leistungsfähigkeit. Die mit solchen Ereignissen verbundenen Enttäuschungen führen dazu, daß diese Menschen erkennen, daß sie nicht perfekt sind, eine Tatsache, die sie schlecht akzeptieren können. Obwohl Herr R. dabei bleibt, daß bei ihm alles
in Ordnung sei und daß er nicht verstehe, warum seine Frau unglücklich ist, war es ein
schwerer Schlag für sein Selbstwertgefühl, daß seine Frau sich entweder scheiden lassen
möchte oder darauf besteht, daß er sich in Therapie begibt.

Bei Herrn R. besteht der unmittelbare Bedarf nach einigen sehr raschen Verhaltensänderungen, die es ihm ermöglichen, seine Frau dazu zu bringen, ihrer Beziehung noch eine
Chance zu geben. Hierfür wäre ein supportiver Ansatz zu Beginn vermutlich am besten
geeignet. Der Behandler hilft dem Patienten, seine Verletzungen zu heilen, indem er sich
auf die bewundernswerten Seiten des Patienten konzentriert. Wenn gleichzeitig Herrn R.'s
Selbstwertgefühl gestärkt wird, fällt es ihm leichter, mit den erlebten Enttäuschungen fertig zu werden. Während der Therapeut Herrn R.'s gute Eigenschaften hervorhebt (z. B. ist
er fürsorglich, anteilnehmend und beschützend und war gegenüber seiner Frau loyal und
treu) und anerkennt, daß Herr R. jeden Grund hat, stolz auf all die wundervollen Dinge zu
sein, die er erreicht hat, kann er ihm gleichzeitig aufzeigen, in welcher Weise sein gegen-
wärtiges Verhalten zu Problemen führt. Dies könnte den Weg für die Entwicklung neuer
Verhaltensmuster ebnen, die Herrn R. zwar vermutlich nicht leicht fallen werden, die er
sich aber umso bereitwilliger aneignen wird, wenn er dabei von einem Therapeuten, dessen
Ruf und Status er respektiert, angeleitet wird. So könnte man ihn z. B. ermutigen, die Leistungen und auch das Aussehen seiner Frau zu bewundern und anzuerkennen, anstatt sich
auf seinen Wunsch nach „Verbesserung" ihrer körperlichen Erscheinung zu konzentrieren.
Auch könnte er dazu angehalten werden, nach positiven Eigenschaften seiner Kinder zu
suchen und sie für all das, was sie gut machen, zu loben und zu ermutigen. Die tatsächlichen Erfolge seiner Kinder könnten so zu einer weiteren Quelle werden, aus der Herr R.
Stolz für sich selbst bezieht.

Der Versuch, dauerhafte Veränderungen der narzißtischen Eigenschaften von Personen zu
erzielen, erfordert eine Langzeitpsychotherapie mit kombinierter psychodynamischer und
kognitiver Vorgehensweise. Der Patient/die Patientin braucht die korrektive emotionale
Erfahrung, vom Therapeuten akzeptiert zu werden, ohne perfekt zu sein. Entscheidend ist
dabei der Aufbau eines effektiven therapeutischen Bündnisses, und der Patient/die Patientin sollte unbedingt mit jemandem arbeiten, den er/sie respektieren kann. Bei dieser Art der
Langzeittherapie kann der Patient/die Patientin die Enttäuschungen bearbeiten, die er/sie
sowohl außerhalb als auch innerhalb des therapeutischen Settings erlebt.

Vermeidend-Selbstunsichere Persönlichkeitsstörung

Fallbeispiel: Ein schüchterner und erschöpfter Mann

Herr D. ist ein 32jähriger alleinstehender graduierter Student, der zur Untersuchung
kommt, weil er das Gefühl hat, er komme beruflich und in der Liebe nicht weiter. Er sei

seit einigen Jahren nicht in der Lage, seine Dissertation fertigzustellen. Obwohl er Tausende von Karteikarten und Hunderte von Literaturhinweisen gesammelt hat, meint er, das Projekt nicht einen Schritt näher zum Abschluß gebracht zu haben. Er arbeitet als Hilfskassierer in einem Buchladen und ist mehr und mehr davon überzeugt, daß er für den Rest seines Lebens hinter einer Kasse sitzen wird. Diese Aussicht ist insofern besonders quälend für ihn, weil er diesen Job eigentlich haßt und ständig befürchtet, einen Fehler zu machen und von einem Kunden oder seinem Chef getadelt zu werden.

Herr D. ist über die Maßen schüchtern. Er hat erhebliche Schwierigkeiten, mit Fremden ins Gespräch zu kommen, weil er befürchtet, etwas Dummes zu sagen. Wenn er zu einer Feier eingeladen wird, findet er gewöhnlich Ausreden, um nicht hingehen zu müssen. Wenn er sich doch hinauswagt, fühlt er sich unbeholfen und verlegen und ist davon überzeugt, daß er die ganze Zeit rot anläuft. Er ist meist so überwältigt von diesem Gefühl, daß er weggeht, ehe er mit jemandem ins Gespräch gekommen ist. Er fühlt sich dann wie ein Idiot, was dazu führt, daß er die nächste Einladung erst recht nicht gern annimmt.

Herr D. hatte wenige kurze Beziehungen zu Frauen, die ihm meist von gemeinsamen Freunden vorgestellt wurden, die Verbindungen gingen jedoch üblicherweise schlecht aus. Frauen sind über sein geringes sexuelles Interesse überrascht und merken bald, daß sie selbst die Initiative übernehmen müssen. Herr D. wird dann entsetzlich unsicher, fürchtet, es nicht gut zu machen und erleidet häufig einen vorzeitigen Samenerguß.

Herr D. wuchs als ältestes von drei Kindern in einer Familie der unteren Mittelklasse auf. Er war der Liebling seiner Mutter und hatte immer das Gefühl, daß sie sehr hohe, vielleicht unerreichbare Erwartungen an ihn stellte. Sein Vater hingegen sei ein sehr frommer, bescheidener und unambitionierter Mann, zu dessen Lieblingsleitsätzen solche wie „Niemand hat Grund, auf etwas stolz zu sein" und „Eigenlob stinkt" gehörten. Trotz einigen Grolls gegenüber dem Vater, hängt Herr D. sehr an seinen Eltern und an dem Zimmer, in dem er sein ganzes Leben verbracht hat. Er lebt noch zu Hause und verbringt einen großen Teil seiner Freizeit mit seinen Eltern.

Herr D. war offenbar ein ziemlich angriffslustiger, lebhafter, kräftiger 5jähriger, bis sein Vater ihn dabei erwischte, wie er gerade die kleine Tochter des Nachbarn ausgezogen hatte und an ihrer Scheide manipulierte. Herr D. bezog eine gehörige Tracht Prügel und wurde außerdem in den Bußunterricht beim örtlichen Priester geschickt.

Nach Monaten harten Trainings in Religion und Selbstdisziplin hatte er seinen Schwung und seine Aufsässigkeit verloren, wurde zunehmend zaghafter und seine Sünden wurden ihm vergeben. Seitdem ging er allem aus dem Weg und blieb hinter seinem Leistungsvermögen zurück.

Herr D. ist intelligent und psychologisch reflektiert. Er bietet selbst die Erklärung an, daß seine Unsicherheit und seine Angst vor Kritik aus der Wachsamkeit herrühren, mit der seine Eltern sein Verhalten gedrillt haben. Als der Untersucher fragt, wie dies sein Sexualverhalten beeinflußt, antwortet er lachend: „Es ist, als ob mein Vater immer zusieht". Er erinnert sich an einen Traum, in dem er auf dem Rücksitz eines Taxis mit einer Frau Geschlechtsverkehr hat, doch der Taxifahrer unterbricht ihn und macht selbst weiter. Der Patient wird gezwungen, sich auf den Fahrersitz zu setzen und die sexuellen Vorgänge im Rückspiegel zu beobachten. Beiläufig erwähnt er, daß die Frau viel älter und nicht besonders hübsch war.

In der zweiten Sitzung verhält sich Herr D. schweigsam und unsicher gegenüber dem Therapeuten und hält eine sexuelle Erinnerung bewußt zurück. Als er gebeten wird, zu erklären, was vor sich geht, erkennt er überrascht, daß er schon wieder erwartet, daß der Therapeut fordernd und kritisch sein könnte. Herr D. ist motiviert, sein Verhalten zu verstehen und zu verändern, er ist aber nicht sicher, ob er die Peinlichkeit aushält, einem anderen alle seine Gedanken bloßzulegen, denn er ist überzeugt, daß dieser das Gesagte negativ beurteilen wird. Diese Unsicherheit ist auch der Grund, weshalb er nie zuvor eine Behandlung aufgesucht hat, und er ist auch jetzt nicht sicher, ob er die Therapie durchhalten wird. Er ist zudem überzeugt, daß die Zeit und die Energie, die er in die Therapie investiert, ihn von der Arbeit an seiner Dissertation abhalten wird und daß er damit die Büchse der Pandora öffnen könnte. Auch seine finanzielle Situation ist sehr angespannt.

DSM-IV-Diagnose

Achse I: 300.23 Soziale Phobie, Generalisierter Typus

Achse II: 301.82 Vermeidend-Selbstunsichere Persönlichkeitsstörung, zwanghafte
                     und dependente Persönlichkeitszüge

Achse III: Kein Befund

Achse IV: Versuch, seine Dissertation fertigzustellen, sexuelle Probleme

Achse V: GAF = 60

Diagnostische Kriterien für 301.82 (F60.6) Vermeidend-Selbstunsichere Persönlichkeitsstörung

Ein tiefgreifendes Muster von sozialer Gehemmtheit, Insuffizienzgefühlen und Überempfindlichkeit gegenüber negativer Beurteilung. Der Beginn liegt im frühen Erwachsenenalter, und die Störung manifestiert sich in verschiedenen Situationen. Mindestens 4 der folgenden Kriterien müssen erfüllt sein:
(1) vermeidet aus Angst vor Kritik, Mißbilligung oder Zurückweisung berufliche Aktivitäten, die engere zwischenmenschliche Kontakte mit sich bringen,
(2) läßt sich nur widerwillig mit Menschen ein, sofern er/sie sich nicht sicher ist, daß er/sie gemocht wird,
(3) zeigt Zurückhaltung in intimeren Beziehungen, aus Angst beschämt oder lächerlich gemacht zu werden,
(4) ist stark davon eingenommen, in sozialen Situationen kritisiert oder abgelehnt zu werden,
(5) ist aufgrund von Gefühlen der eigenen Unzulänglichkeit in neuen zwischenmenschlichen Situationen gehemmt,
(6) hält sich für gesellschaftlich unbeholfen, persönlich unattraktiv oder anderen gegenüber unterlegen,
(7) nimmt außergewöhnlich ungern persönliche Risiken auf sich oder irgendwelche neuen Unternehmungen in Angriff, weil dies sich als beschämend erweisen könnte.

Leitlinien für Diagnose und Differentialdiagnose der Vermeidend-Selbstunsicheren Persönlichkeitsstörung

Bevor die Diagnose einer Vermeidend-Selbstunsicheren Persönlichkeitsstörung gestellt wird, muß zunächst **normale Schüchternheit** ausgeschlossen werden. Dabei sind auch der kulturelle Hintergrund der Person und die Situationen, in denen die Symptome auftreten, zu beachten. Die Normen für ein situationsadäquates Ausmaß an sozialer Zurückhaltung unterscheiden sich in verschiedenen Gesellschaften. Menschen mit anderer Kulturzugehörigkeit, vor allem solche, die Schwierigkeiten mit einer zweiten Sprache haben, reagieren manchmal ängstlich und zurückhaltend, wenn sie in fremden oder belastenden Situationen auffallen könnten. In solchen Fällen ist schüchternes und sozial vermeidendes Verhalten kein Hinweis auf eine Vermeidend-Selbstunsichere Persönlichkeitsstörung.

Herr D. erfüllt eindeutig die Kriterien für eine **Generalisierte Soziale Phobie**. Er ist in den meisten sozialen Situationen ängstlich und reagiert dann, indem er weggeht, ohne mit jemandem gesprochen zu haben, obwohl er weiß, daß seine Angst übertrieben ist und daß es für ihn nur noch schlimmer wird, wenn er wegläuft. Er neigt dazu, soziale Situationen ganz zu vermeiden. Die soziale Angst und seine Befürchtungen, man könne ihm einen Fehler vorwerfen, lassen seine Arbeit zum Alptraum werden und machen es ihm unmöglich, eine längerdauernde Beziehung zu einer Frau aufzubauen. Herr D. erfüllt zusätzlich die Kriterien für die Vermeidend-Selbstunsichere Persönlichkeitsstörung, da seine sozialen Ängste, seine Gefühle von Unzulänglichkeit und seine Überempfindsamkeit schon seit früher Kindheit bestanden und da offensichtlich alle Kriterien für diese Persönlichkeitsstörung vorliegen. Die Vermeidend-Selbstunsichere Persönlichkeitsstörung, wie sie in DSM-IV definiert ist, und die Generalisierte Soziale Phobie sind praktisch identisch. Dies ist vielleicht der eindeutigste Fall, bei dem eine Unterscheidung zwischen Achse I und Achse II unbedeutend ist.

Am häufigsten tritt die **Dependente Persönlichkeitsstörung** gemeinsam mit der Vermeidend-Selbstunsicheren Persönlichkeitsstörung auf, weil Menschen mit Vermeidend-Selbstunsicherer Persönlichkeitsstörung an den wenigen Personen, in deren Nähe es ihnen gelingt, sich wohlzufühlen, sehr hängen. Obwohl Herr D. die Kriterien für die Dependente Persönlichkeitsstörung nicht vollständig erfüllt, zeigt er einige bedeutsame dependente Züge. Er hängt sehr an seinen Eltern, verbringt viel Zeit mit ihnen und lebt noch zu Hause. Aus der Fallgeschichte wird nicht ganz klar, warum es Herrn D. nicht gelingt, seine Dissertation abzuschließen. Wenn dies mehr mit der Angst zusammenhängt, sich beim Abschluß und bei der Vorstellung der Dissertation lächerlich zu machen, wäre das Aufschieben charakteristisch für die Vermeidend-Selbstunsichere Persönlichkeitsstörung. Wenn es eher an einem Bedürfnis nach Perfektion liegt, hinge es mit den zwanghaften Persönlichkeitszügen zusammen, die auch vorhanden zu sein scheinen.

Menschen mit Vermeidend-Selbstunsicherer Persönlichkeitsstörung unterscheiden sich von solchen mit **Schizoider und Schizotypischer Persönlichkeitsstörung**, die ebenfalls sozial isoliert sind, die allerdings, wenn überhaupt, nur wenig Bedürfnis nach sozialem Umgang haben. Im Gegensatz dazu hätten Menschen mit Vermeidend-Selbstunsicherer Persönlichkeitsstörung es sehr gern, wenn sie gemocht und sozial anerkannt wären, finden es aufgrund ihrer großen Angst, bloßgestellt oder lächerlich gemacht zu werden, aber äußerst schwierig, in sozialen Kontakt zu treten oder engere Beziehungen einzugehen. Man beachte, daß die Diagnose Schizoide Persönlichkeitsstörung selten gestellt wird und daß die in den meisten klinischen Situationen beobachtete soziale Zurückgezogenheit mit höherer Wahrscheinlichkeit auf eine Vermeidend-Selbstunsichere Persönlichkeitsstörung zurückgeht. Die Vermeidend-Selbstunsichere Persönlichkeitsstörung kann auch gemeinsam mit der Borderline, der Paranoiden, der Schizoiden oder der Schizotypischen Persönlickeitsstörung auftreten.

Personen mit Vermeidend-Selbstunsicherer Persönlichkeitsstörung haben häufig gleichzeitig **Angststörungen** (zusätzlich zur Sozialen Phobie) sowie Affektive Störungen und nehmen Substanzen ein, um ihre Angst oder ihre Verstimmung zu lindern. Ein atypisches Merkmal bei Herrn D. ist das Fehlen von Vermeidung in der frühen Kindheit. Üblicherweise zeigen Menschen, die später eine Vermeidend-Selbstunsichere Persönlichkeitsstörung ausbilden, schon kurz nach der Geburt eine Tendenz zu Vermeidungsverhalten, was zumindest in gewissem Grade für ein genetisch übertragenes Temperament spricht.

Therapieplanung für die Vermeidend-Selbstunsichere Persönlichkeitsstörung

Die Vermeidend-Selbstunsichere Persönlichkeitsstörung kommt im ambulanten Bereich häufig vor. Es gibt verschiedene Methoden, die bei dieser Störung helfen, vor allem, wenn sie kombiniert angewendet werden. Die Betroffenen profitieren häufig von einer Psychotherapie, bei der psychodynamische Interventionen, die dabei helfen sollen, die Ursprünge der Ängste zu erkennen, mit kognitiven Interventionen zur Identifizierung falscher Annahmen über die Folgen möglicher Fehler und mit verhaltenstherapeutischer Desensibilisierung und einem Training sozialer Kompetenz kombiniert werden. Nachdem einmal ein therapeutisches Bündnis mit solchen Patienten geschlossen wurde, kann eine hierarchisch abgestufte Liste von Unternehmungen erarbeitet werden, um den Patienten mit solchen Situationen zu konfrontieren, die bislang vermieden wurden. Bei der Behandlung solcher Patienten werden häufig paradoxe Interventionen angewendet. Zum Beispiel könnte der Therapeut den Patienten anweisen, eine Aufgabe auszuführen, bei deren Durchführung er höchstwahrscheinlich scheitern wird (z. B. eine sehr attraktive Frau um eine Verabredung zu bitten), um die Versagensangst zu reduzieren. Die verhaltenstherapeutischen Übungen helfen auch, den Patienten zu desensibilisieren und Material für psychodynamische Explorationen zu gewinnen. Auch eine Behandlung mit Monoaminoxydasehemmern kann hilfreich sein, insbesondere bei Patienten, auf die auch die Diagnose Soziale Phobie zutrifft.

Während der ersten Wochen der Desensibilisierungsbehandlung wurde Herrn D. die Aufgabe gestellt, sich an der Kasse mit Kunden zu unterhalten. In der zweiten Woche wurde er angewiesen, eine Vorlesung zu besuchen und ein Gespräch mit jemandem aus dem Publikum zu beginnen. In der dritten Woche war er so weit fortgeschritten, daß er eine Kundin, von der er sicher war, daß sie ablehnen würde, um eine Verabredung bitten sollte. Mit Herrn D. wurde vereinbart, daß er, falls er sie nicht fragen würde, stattdessen eine Tennisstunde nehmen müsse. Interessanterweise entschied sich Herr D., weder die Aufgabe, noch die Strafarbeit durchzuführen, sondern wählte stattdessen den Besuch eines Vortrags, wo er unvorhergesehen eine Unterhaltung mit einer jungen Frau begann.

Dependente Persönlichkeitsstörung

Fallbeispiel: Schiffbruch

Frau T., eine 53jährige Mutter von 3 Kindern zwischen 20 und 30 stellt sich auf deren Betreiben vor. Ihr Ehemann hat sie nach 30 Jahren Ehe vor einem Jahr wegen einer anderen Frau verlassen und es gelingt ihr seither nicht, irgendetwas zu unternehmen. Sie fühlt sich ständig ängstlich und unfähig, Entscheidungen darüber zu treffen, was sie in jeder Hinsicht mit ihrem Leben anfangen soll (z. B. ob sie weiter in ihrem Haus wohnen bleiben soll und sogar, welche Kleidung sie kaufen soll). Sie fragt ständig ihre Kinder um Rat und bittet sie um die emotionale Unterstützung, die sie bisher von ihrem Mann bekam. Ihre Kinder lieben sie und haben Verständnis für ihre Notlage, sind aber zunehmend verärgert über ihre Unfähigkeit, auf eigenen Füßen zu stehen. Freunde, die Frau T. früher sehr gemocht haben, fühlen sich von ihren ständigen Bitten um Hilfe abgestoßen und beginnen, sie zu meiden.

Die meisten Freunde und Bekannten können nicht verstehen, warum Frau T. so niedergeschmettert durch die Trennung des Ehemannes ist. Er war notorisch untreu, unfähig zu Freundlichkeit und hat sie finanziell immer knapp gehalten. Allerdings hat er alle wichtigen Entscheidungen für Frau T. getroffen. Er bestimmte, wie sie ihr Geld ausgeben und investieren sollten, wo sie wohnen, wann und wohin sie in Urlaub fahren, wann und wohin sie zum Essen ausgehen, wo die Kinder zur Schule gehen und sogar, zu welcher Berufslaufbahn die Kindern angehalten werden sollten. Herr T. begleitete sie immer beim Einkaufen und half ihr bei der Auswahl ihrer gesamten Garderobe. Nachdem er sie verlassen hatte, brach Frau T. zusammen, fühlte sich unfähig, irgendetwas zu tun und verfiel in verängstigte Hilflosigkeit.

Frau T. war das einzige Kind einer in sie vernarrten Mutter. Der Vater starb im 2. Weltkrieg, als sie 3 Jahre alt war. Ihre Mutter war eine starke und besitzergreifende Frau, die ihre Tochter einkleidete, wie eine zerbrechliche Puppe behandelte und ihr alle Entscheidungen abnahm. Frau T.'s Mutter teilte ihr den Tag mit Hausaufgaben und vorher festgelegten sozialen Aktivitäten ein und suchte ihr sogar die Freunde aus. Die Patientin wohnte noch während ihrer ersten 3 Collegejahre zu Hause. Frau T.'s Mutter starb plötzlich bei einem Autounfall, als die Patientin im 3. Collegejahr war.

Herr T. war der Anwalt und Testamentsvollstrecker der Mutter. Er übernahm nach deren Tod alle geschäftlichen Angelegenheiten für Frau T. und wurde bald zu ihrem Berater und Vertrauten. Frau T. war erleichtert, als er sie bat, sie zu heiraten, weil sie zum Auffüllen der entstandenen Lücke schnell vollkommen abhängig von ihm geworden war.

DSM-IV-Diagnose

Achse I:	309.0	Anpassungsstörung mit depressiver Verstimmung
Achse II:	301.6	Dependente Persönlichkeitsstörung
Achse III:		kein Befund
Achse IV:		Eheliche Trennung, Ehemann ist zu anderer Frau gegangen
Achse V:		GAF = 60 (gegenwärtig); 70 (höchster Wert im letzten Jahr)

Diagnostische Kriterien für 301.6 (F60.7) Dependente Persönlichkeitsstörung

Ein tiefgreifendes und überstarkes Bedürfnis, versorgt zu werden, das zu unterwürfigem und anklammerndem Verhalten und Trennungsängsten führt. Der Beginn liegt im frühen Erwachsenenalter, und die Störung zeigt sich in verschiedenen Situationen. Mindestens 5 der folgenden Kriterien müssen erfüllt sein:

(1) hat Schwierigkeiten, alltägliche Entscheidungen zu treffen, ohne ausgiebig den Rat und die Bestätigung anderer einzuholen,

(2) benötigt andere, damit diese die Verantwortung für seine/ihre wichtigsten Lebensbereiche übernehmen,

(3) hat Schwierigkeiten, anderen Menschen gegenüber eine andere Meinung zu vertreten, aus Angst, Unterstützung und Zustimmung zu verlieren. **Beachte**: hier bleiben realistische Ängste vor Bestrafung unberücksichtigt,

(4) hat Schwierigkeiten, Unternehmungen selbst zu beginnen oder Dinge unabhängig durchzuführen (eher aufgrund von mangelndem Vertrauen in die eigene Urteilskraft oder die eigenen Fähigkeiten als aus mangelnder Motivation oder Tatkraft),

(5) tut alles Erdenkliche, um die Versorgung und Zuwendung anderer zu erhalten bis hin zur freiwilligen Übernahme unangenehmer Tätigkeiten,

(6) fühlt sich alleine unwohl oder hilflos aus übertriebener Angst, nicht für sich selbst sorgen zu können,

(7) sucht dringend eine andere Beziehung als Quelle der Fürsorge und Unterstützung, wenn eine enge Beziehung endet,

(8) ist in unrealistischer Weise von Ängsten eingenommen, verlassen zu werden und für sich selbst sorgen zu müssen.

Leitlinien für Diagnose und Differentialdiagnose der Dependenten Persönlichkeitsstörung

Der häufigste Fehler bei der Diagnose einer Dependenten Persönlichkeitsstörung ist die Verwechslung eines dependenten Zustands (state) mit einem dependenten Persönlichkeitsmerkmal (trait). Die meisten Menschen zeigen, wenn sie mit einer psychischen Erkrankung oder schwierigen Situationen konfrontiert sind, in einem gewissen Ausmaß regressives Verhalten und verhalten sich wesentlich dependenter. Solche Situationen sind von der Dependenten Persönlichkeitsstörung zu unterscheiden, die früh beginnt und ein lebenslang anhaltendes Muster darstellt, das zu klinisch bedeutsamen Beeinträchtigungen führt. Dependentes Verhalten kann auch adaptiv sein. Es wäre eine interessante Frage, ob die Diagnose einer Dependenten Persönlichkeitsstörung gerechtfertigt gewesen wäre, wenn Frau T. nie in die Situation gekommen wäre, für sich selbst sorgen zu müssen, und wenn der Preis, den Herr T. für seine Unterstützung gefordert hätte, sie nicht merklich belastet hätte. Dies ist weitgehend Ansichtssache. Die Patientin hätte vielleicht angepaßt und gut funktionierend in einer Situation gelebt, die nur in den Augen einiger außenstehender Beobachter als pathologisch beurteilt worden wäre. Tatsächlich kommen Menschen mit Dependenter Persönlichkeitsstörung meist dann in klinische Behandlung, wenn sie entweder die Unterstützung verlieren, von der sie abhängig waren, oder wenn sie der Person, von der sie abhängig sind, unerträglich lästig werden.

Dies ist eine der Persönlichkeitsstörungen, deren Konzeptualisierung von einer Kriterien-liste beeinträchtigt wird, bei deren Anwendung es zu **geschlechtsspezifischen Beurteilungsfehlern** kommen kann. Die Kriterien beschreiben eine submissive Form der Abhängigkeit, die vermutlich bei Frauen häufiger vorkommt, ignorieren aber eine domi-nierende Form der Abhängigkeit, die bei Männern häufiger ist, die jedoch (vor allem von männlichen Therapeuten) selten als pathologisch diagnostiziert wird. Menschen, die domi-nierende Dependenz zeigen, benötigen andere, um zahlreiche notwendige Aufgaben für sie zu erledigen und Entscheidungen für sie zu treffen, erhalten diese Dienste aber, indem sie den Personen, von denen sie abhängen, Befehle geben. Ein anderer Diskussionspunkt ist das Ausmaß, in dem einige gesellschaftliche und kulturelle Gruppen dependentes und submissives Verhalten, insbesondere bei Frauen, fördern. Wenn das dependente Ver-halten auf kulturelle Wertvorstellungen zurückgeht, würde man es nicht als pathologisch beurteilen, und die Diagnose einer Dependenten Persönlichkeitsstörung wäre nicht ge-rechtfertigt.

Die Dependente Persönlichkeitsstörung tritt häufig gemeinsam mit anderen Persön-lichkeitsstörungen auf, insbesondere mit der **Borderline**, der **Vermeidend-Selbstun-sicheren** und der **Histrionischen Persönlichkeitsstörung**. Wenn die Kriterien für mehr als eine Persönlichkeitsstörung erfüllt sind, können alle passenden Formen diagnostiziert wer-den. Die Dependente Persönlichkeitsstörung unterscheidet sich von der Borderline Persönlichkeitsstörung darin, daß eine Person mit Dependenter Persönlichkeitsstörung auf ein mögliches Verlassenwerden mit zunehmender verzweifelter Anklammerung und Un-terwürfigkeit reagiert, während Menschen mit Borderline Persönlichkeitsstörung sich wü-tend, impulsiv, fordernd und selbstzerstörerisch verhalten. Wenn Menschen mit Dependenter Persönlichkeitsstörung ihre abhängige Position gefährdet sehen, neigen sie dazu, Angst-, Affektive oder Anpassungsstörungen zu entwickeln. Frau T. erhielt zusätz-lich die Diagnose einer **Anpassungsstörung mit Depressiver Verstimmung**, weil bei ihr zwar die Kriterien einer Episode einer Major Depression nicht vollständig erfüllt waren, jedoch depressive Symptome im Vordergrund standen, die sich in Reaktion auf die anhal-tende Belastung, von ihrem Mann verlassen worden zu sein und für sich selbst sorgen zu müssen, entwickelt hatten. Es kann auch vorkommen, daß diese Menschen ihr Hilfesuchen durch **Hypochondrie** oder andere **Somatoforme Störungen** ausdrücken. Es ist interessant, daß Menschen mit Dependenter Persönlichkeitsstörung sich häufig zu Personen hingezo-gen fühlen, die kontrollierend, zwanghaft und narzißtisch sind und die alle Entscheidungen für sie übernehmen (wie Herr T. es für Frau T. tat).

Therapieplanung für die Dependente Persönlichkeitsstörung

Zumindest zu Beginn der Therapie ist meist eine stützende Behandlung nötig, die den Abhängigkeitsbedürfnissen des Patienten/der Patientin entgegenkommt. Diese Menschen gehen sehr wahrscheinlich zu einem Therapeuten, um Beratung, Struktur und Entschei-dungshilfen zu erhalten. Wenn der Therapeut zu schnell zu viel in Hinblick auf Einsicht und Unabhängigkeit erwartet, wird der Patient/die Patientin die Behandlung wahrschein-lich bald nicht als unterstützend, sondern als bedrohlich ansehen und wird die Therapie nur als eine weitere zu erfüllende Pflicht betrachten. Wenn jedoch ein therapeutisches Bündnis hergestellt ist, kann der Patient/die Patientin formell oder informell darin gefördert werden, Gelegenheiten aufzusuchen, in denen er/sie die Erfahrung zunehmender Selbstsicherheit und Unabhängigkeit machen kann. So mußte der Therapeut zu Beginn der Behandlung bei Frau T. eine sehr supportive und direktive Rolle einnehmen, um ihr bei der Regelung ihrer Angelegenheiten zu helfen. Nach und nach konnte er sie jedoch ermutigen, mehr Verantwortung für ihr eigenes Leben selbst zu übernehmen, angefangen bei zunächst zahlreichen kleineren und weniger wichtigen eigenen Entscheidungen bis zu zunehmend wichtigeren Dingen. Kognitiv-verhaltenstherapeutische Ansätze (z. B. Selbstsicherheitstraining und Training sozialer Kompetenz) helfen bei Personen mit Dependenter Persönlichkeitsstörung häufig. Von Gruppentherapien können die Patienten insbesondere dann profitieren, wenn es gelingt, die Angst, daß auf ihre Bedürfnisse nicht eingegangen wird, zu reduzieren.

Zwanghafte Persönlichkeitsstörung

* Fallbeispiel: Unter Kontrolle

Frau C., eine 41jährige Filialleiterin eines Lebensmittelgeschäftes, kommt auf Veranlassung des Gebietsleiters der Lebensmittelkette, für die sie arbeitet. Frau C. hat die letzten vier regelmäßigen Berichte nicht rechtzeitig abgeben können und ihr Geschäft hat eine der niedrigsten Produktivitätsraten innerhalb der Kette, obwohl sie normalerweise früher kommt und länger bleibt als alle anderen Filialleiter und obwohl sie jede Minute des Tages beschäftigt zu sein scheint. Frau C. hat häufig Streit mit ihren Angestellten und hat die höchste Rate an Personalwechseln innerhalb der Kette. Als sie mit diesen Schwierigkeiten konfrontiert wird, beharrt sie darauf, daß ihr Geschäft „ordentlich" und „nach den Regeln" geführt sei – im Gegensatz zu den anderen Filialen, die „lumpige" Standards einhielten.

Die Schwierigkeiten in dem Geschäft sind leicht zu identifizieren. Frau C. verlangt von ihren Angestellten, daß sie die Waren in absolut geraden Linien ins Regal stellen und anordnen. Sie kontrolliert ihre Abrechnungen, kontrolliert sie noch einmal, kontrolliert zum dritten oder vierten Mal, weshalb ihre regelmäßigen Berichte nie rechtzeitig eingehen. Sie regelt bis ins Kleinste jeden Bereich des Geschäftsbetriebs, was zur Folge hat, daß ihre Fachverkaufsleiter häufig zu anderen Geschäften wechseln. Anstatt Frau C. für ihre ständige Aufsicht dankbar zu sein, finden ihre Verkäufer diese ärgerlich und zeitraubend. Sie entwirft laufend Pläne, Tabellen, Abbildungen und Dienstanweisungen und verbringt allmorgendlich einen großen Teil ihrer Zeit damit, ausführliche Listen zu erledigender Dinge zu entwerfen, die sie jedoch aus Zeitmangel nie fertigstellt.

Frau C. ist seit 15 Jahren verheiratet und hat 2 Kinder zwischen 10 und 15 Jahren. Ihr Ehemann ist Angestellter bei der Post. Herr C. berichtet dem Therapeuten, daß es bis zu dem Zeitpunkt, als Frau C. vor 6 Jahren in dem Geschäft zu arbeiten begonnen hat, häufig Ehestreitigkeiten gegeben habe, weil Frau C. sein Leben in jeder Hinsicht überwachen und regeln wollte. Sie habe jederzeit wissen wollen, wo er sich gerade aufhielt, und habe all seine Freizeitaktivitäten planen wollen. Er berichtet, es sei für ihn eine große Erleichterung gewesen, als sie in dem Geschäft zu arbeiten begonnen habe und bald zu beschäftigt gewesen sei, um seinem Leben so viel Aufmerksamkeit zu schenken. Herr C. sagt, daß es ihm und den Kindern große Mühe bereite, seine Frau zu überreden, eine Urlaubsreise zu machen, und daß es sich meist als nicht sehr erfreulich erweise, wenn sie sich doch zu fahren entschließt. Frau C. plane die Reiseroute und die Aktivitäten bis ins Kleinste und verlange, daß alle an dem, was auf ihrem Plan steht, teilnehmen müssen. Nichts dürfe spontan oder ungeplant sein und von allen werde erwartet, daß sie auch im Urlaub ihre Zeit „nützlich" verbringen.

Frau C. hat ihren Perfektionismus auf ehrliche Art erworben. Ihre beiden Elternteile waren streng, strebsam und überaus kritisch. Egal, wieviel sie arbeitete oder was sie erreichte, es schien nie genug zu sein. Sie begann im Alter von 5 Jahren, im eigenen Haus als Dienstmädchen zu arbeiten und im Alter von 9 für andere Hausarbeiten zu erledigen, so daß sie anfangen konnte, Geld zu sparen („Ein Pfennig gespart, ist ein Pfennig verdient"). In der Schule wurden nur Einser von den Eltern akzeptiert. Wenn sie eine Zwei in einer Arbeit geschrieben hatte, fragte die Mutter, „Warum keine Eins?" Obwohl Frau C. zugeben kann, daß sie die Einstellung ihrer Eltern häufig bitter und frustrierend fand, geschieht es ihr, daß sie sich ihren eigenen Kindern gegenüber ganz genauso verhält. Sie versucht zwar, die Kinder für ihre Fähigkeiten zu loben, ertappt sich aber oft dabei, daß sie von ihnen mehr Arbeit und bessere Leistungen fordert, auch wenn sie es sehr gut gemacht haben.

DSM-IV Diagnose
(ICD-10 s.S. 433)

Achse I:	V71.09	Keine Diagnose
Achse II:	301.4	Zwanghafte Persönlichkeitsstörung
Achse III:		Kein Befund
Achse IV:		drohender Arbeitsplatzverlust, eheliche Unzufriedenheit
Achse V:		GAF = 55

Diagnostische Kriterien für 301.4 (F60.5) Zwanghafte Persönlichkeitsstörung

Ein tiefgreifendes Muster von starker Beschäftigung mit Ordnung, Perfektion und psychischer sowie zwischenmenschlicher Kontrolle auf Kosten von Flexibilität, Aufgeschlossenheit und Effizienz. Die Störung beginnt im frühen Erwachsenenalter und zeigt sich in verschiedenen Situationen. Mindestens 4 der folgenden Kriterien müssen zutreffen:

(1) beschäftigt sich übermäßig mit Details, Regeln, Listen, Ordnung, Organisation oder Plänen, so daß der wesentliche Gesichtspunkt der Aktivität dabei verlorengeht,

(2) zeigt einen Perfektionismus, der die Aufgabenerfüllung behindert (z. B. kann ein Vorhaben nicht beendet werden, da die eigenen überstrengen Normen nicht erfüllt werden),

(3) verschreibt sich übermäßig der Arbeit und Produktivität unter Ausschluß von Freizeitaktivitäten und Freundschaften (nicht auf offensichtliche finanzielle Notwendigkeit zurückzuführen),

Fortsetzung nächste Seite

Fortsetzung

(4) ist übermäßig gewissenhaft, skrupulös und rigide in Fragen von Moral, Ethik und Werten (nicht auf kulturelle und religiöse Orientierung zurückzuführen),

(5) ist nicht in der Lage, verschlissene oder wertlose Dinge wegzuwerfen, selbst wenn sie nicht einmal Gefühlswert besitzen,

(6) delegiert nur widerwillig Aufgaben an andere oder arbeitet nur ungern mit anderen zusammen, wenn diese nicht genau die eigene Arbeitsweise übernehmen,

(7) ist geizig sich selbst und anderen gegenüber; Geld muß im Hinblick auf befürchtete künftige Katastrophen gehortet werden,

(8) zeigt Rigidität und Halsstarrigkeit.

Leitlinien für Diagnose und Differentialdiagnose der Zwanghaften Persönlichkeitsstörung

Bei der Diagnosestellung einer Zwanghaften Persönlichkeitsstörung müssen zuerst **Persönlichkeitszüge** von Menschen unterschieden werden, die lediglich extrem gut organisiert, sehr fleißig und gewissenhaft sind. Bis zu einem gewissen Ausmaß sind zwanghafte Persönlichkeitsmerkmale hochadaptiv und korrelieren mit Erfolg. Ein charakteristisches und das unterscheidende Merkmal von Menschen mit Zwanghafter Persönlichkeitsstörung ist allerdings, daß sie trotz ihres großen Arbeitseifers selten produktiv sind. Aufgrund ihres Perfektionismus ist es ihnen nicht möglich, Vorhaben zu beenden, und sie können nicht konstruktiv mit anderen zusammenarbeiten, weil niemand ihren „Normen" genügt. Bei diesen Menschen ist tatsächlich ein „Ausgezeichnet" der Feind des „Guten".

Unter bestimmten Umständen, wenn z. B. eine **Affektive Störung** oder eine allgemeine Erkrankung vorliegt oder jemand unter großer Belastung steht, können sich die normalerweise adaptiven und nicht zu Beeinträchtigungen führenden zwanghaften Eigenschaften verschlimmern und zu Problemen führen. Dies allein würde jedoch nicht die Diagnose einer Zwanghaften Persönlichkeitsstörung rechtfertigen. Diese Unterscheidung ist etwas problematisch, weil Menschen mit Zwanghafter Persönlichkeitsstörung dazu neigen, affektive oder **Angststörungen** zu entwickeln, insbesondere dann, wenn sie damit konfrontiert werden, daß es ihnen nicht gelingt, ihre eigenen, viel zu hohen Normen zu erfüllen. Dies ist eine der Situationen, in denen es unklar sein kann, ob eine vorher bestehende Persönlichkeitsstörung sich durch die Entwicklung einer Achse I-Störung verschlimmert hat, oder ob vorher bestehende Persönlichkeitsmerkmale, die keine Diagnose einer Persönlichkeitsstörung gerechtfertigt hätten, sich vorübergehend durch die Achse I-Störung verschlechtert haben. Der Untersucher sollte, wann immer möglich, eine sorgfältige Vorgeschichte und Fremdanamnese erheben. Auch kann es nötig sein, zunächst die Achse I-Störung zu behandeln und dann zu sehen, ob die zwanghaften Eigenschaften zusammen mit der Achse I-Störung remittieren oder sich verbessern.

Trotz der bestehenden Ähnlichkeit des Namens und der offensichtlichen Assoziation kann die Zwanghafte Persönlichkeitsstörung von der Zwangsstörung durch das Fehlen echter Zwangsgedanken und Zwangshandlungen unterschieden werden.

Obwohl Frau C. z. B. den Drang hat, großen Arbeitseifer zu zeigen und übergewissenhaft zu sein, scheint sie keine spezifischen Zwangsgedanken zu haben oder Zwangsrituale durchführen zu müssen.

Menschen mit **Narzißtischer Persönlichkeitsstörung** sind zwar auch Perfektionisten, neigen jedoch zu der Annahme, daß sie bereits perfekt sind, während solche mit Zwanghafter Persönlichkeitsstörung ständig sich selbst und andere zu besseren Leistungen antreiben. Obwohl Menschen mit Zwanghafter Persönlichkeitsstörung kühl und gestelzt wirken, sind sie in der Lage, enge und intime Beziehungen einzugehen (häufig mit Menschen, die sie beherrschen können). Ihr Fehlen von emotionalem Ausdruck resultiert aus ihrer fast vollständigen Konzentration darauf, die Kontrolle zu behalten und aus ihrer Unbehaglichkeit im Umgang mit übermäßiger Emotionalität. Dies muß von dem fehlenden Interesse an sozialen Beziehungen unterschieden werden, durch das die Schizoide und die Schizotypische Persönlichkeitsstörung charakterisiert sind.

Therapieplanung für die Zwanghafte Persönlichkeitsstörung

Dies sind häufig die Patienten, mit denen die psychotherapeutische Arbeit am meisten Befriedigung bringt. Sei sind bei der Behandlung sehr fleißig und können oft grundlegend profitieren. Eine psychodynamische Behandlung konzentriert sich auf die Schuldgefühle, wobei versucht wird, die für diese Patienten charakteristische Über-Ich-Triade des „dir selbst Vorwürfe machen, anderen Vorwürfe machen und von anderen erwarten, daß sie dir Vorwürfe machen" zu bearbeiten. Ein anderer Aspekt können die verborgenen, insbesondere aggressiven Wünsche sein, die diese Menschen durch Reaktionsbildung abwehren. Da sie so große Schwierigkeiten mit dem Ausdruck von Gefühlen und mit Entspannung haben und häufig förmlich, steif und überwachsam erscheinen, sollte der Therapeut versuchen, Möglichkeiten des emotionalen Ausdrucks zu finden, sollte vorsichtig Humor einsetzen und sollte die Patienten zum Entspannen ermuntern und sie darin fördern, das Ausdrücken von Gefühlen als angenehm zu empfinden. Der kognitive Ansatz befaßt sich mit den unrealistischen Erwartungen, die mit dieser Störung einhergehen, und er versucht, den Patienten in Hinblick auf sein Bedürfnis nach Perfektion zu desensibilisieren. Häufig ist es auch hilfreich, den Patienten dazu zu bringen, sich Situationen auszusetzen, in denen er üben kann, nicht perfekt zu sein. Auch Familien- und Gruppentherapien können helfen.

Eine stützende Therapie der Zwanghaften Persönlichkeitsstörung respektiert und berücksichtigt das Bedürfnis des Patienten, Kontrolle zu haben. Ein Patient mit Zwanghafter Persönlichkeitsstörung, der vor kurzem einen Herzanfall hatte, sollte z. B. mit zahlreichen Informationen über alternative Behandlungsmethoden, Dosierungen und Rehabilitationsmaßnahmen versorgt werden und, wenn möglich, dazu ermuntert werden, sein eigenes Therapieprogramm auszuarbeiten. Im Gegensatz dazu würde sich eine Person mit Dependenter Persönlichkeitsstörung von einer solchen Vielfalt von Wahlmöglichkeiten überwältigt und bedroht fühlen. In diesem Falle würde eine stützende Therapie bedeuten, daß man von oben anordnet und wenig Wahl läßt.

Zusammenfassung

Persönlichkeitsstörungen sind von normalen Persönlichkeitseigenschaften, von Achse I-Störungen und von den Schwierigkeiten, sich bestimmten Rollenerwartungen anzupassen, nicht leicht zu unterscheiden. Auch fehlt es an klaren Abgrenzungen voneinander: wenn eine Persönlichkeitsstörung vorliegt, ist die Wahrscheinlichkeit hoch, daß noch andere diagnostiziert werden. Die Diagnose einer Persönlichkeitsstörung erfordert eine Beurteilung der Langzeitfunktionen des Patienten, was durch fremdanamnestische Angaben und frühere Krankenakten erleichtert werden kann. Schließlich ist auf mögliche Beurteilerfehler zu achten, die sich aus der Persönlichkeit, dem kulturellen Hintergrund und der Geschlechtszugehörigkeit des Untersuchers selbst ergeben können.

ICD-10

Fallbeispiel: Unter Kontrolle (s.S. 429)

ICD-10-Diagnose

F60.5   Anankastische Persönlichkeitsstörung

F60.5   Anankastische Persönlichkeitsstörung

1. Übermäßiger Zweifel und Vorsicht.

2. Ständige Beschäftigung mit Details, Regeln, Listen, Ordnung, Organisation oder Plänen.

3. Perfektionismus, der die Fertigstellung von Aufgaben behindert.

4. Übermäßige Gewissenhaftigkeit, Skrupelhaftigkeit und unverhältnismäßige Leistungsbezogenheit unter Vernachlässigung von Vergnügen und zwischenmenschlichen Beziehungen.

5. Übermäßige Pedanterie und Befolgung von Konventionen.

6. Rigidität und Eigensinn.

7. Unbegründetes Bestehen auf der Unterordnung anderer unter eigene Gewohnheiten oder unbegründetes Zögern, Aufgaben zu delegeieren.

8. Andrängen beharrlicher und unerwünschter Gedanken und Impulse.

Interpretation nach ICD-10

Frau C. **erfüllt 6 der 8 ICD-10-Kriterien** für die anankastische Persönlichkeitsstörung. Sie entwirft täglich neue Listen, Pläne und Organisationsabläufe **(Kriterium 2)** und versucht, alles so gut zu machen, daß sie weder mit dem Erstellen der Listen, noch mit den regelmäßig zu erstellenden Geschäftsberichten rechtzeitig fertig wird **(Kriterium 3)**. Sie besteht darauf, daß die Angestellten ihre Vorstellungen von Ordnung teilen, und kontrolliert, ob die Mitarbeiter dem Folge leisten **(Kriterium 7)**. Im Gespräch mit dem Gebietsleiter zeigt sie sich stolz darauf, daß ihre Filiale ordentlich und nach den Regeln geführt wird **(Kriterium 5)**. Sie hat schon als Kind begonnen, auf Freizeitvergnügen zu verzichten, um bei Nachbarn als Haushaltshilfe Geld zu verdienen, und falls es heute überhaupt einmal gelingt, sie von der Arbeit weg und in den Urlaub zu bekommen **(Kriterium 4)**, tritt sie auch diesen mit ausgearbeiteten Tagesplänen an, die sie ihrer Familie mit bemerkenswerter Rigidität (**Kriterium 6**) aufzwingt.

Übermäßiger Zweifel und Vorsicht (**Kriterium 1**) sind Motive, die dem perfektionistischen Kontrollverhalten von Frau C. allgemein unterstellt werden können, die sich jedoch in der Verhaltensbeschreibung nicht ohne weiteres wiederfinden lassen. Im Gegenteil tritt Frau C. im Gespräch mit dem Gebietsleiter sehr eigensinnig und unangemessen wenig zweifelnd oder vorsichtig auf. Auch die in **Kriterium 8** beschriebenen beharrlichen und unerwünschten Gedanken und Impulse werden aus der Falldarstellung nicht deutlich.

Vergleich ICD-10/DSM-IV

Die meisten Kriterien der zwanghaften bzw. der anankastischen Persönlichkeitsstörung sind in ICD-10 und DSM-IV inhaltlich identisch. DSM-IV gibt zusätzlich ein Kriterium vor, das übermäßigen Geiz und das Horten von Geld zur Absicherung gegen zukünftige Katastrophen beschreibt. Hier findet sich implizit die in ICD-10 beschriebene übermäßige Vorsicht des Kriterium 1 wieder, die in DSM-IV nicht explizit formuliert ist. Ein weiteres Kriterium, das in DSM-IV, aber nicht in ICD-10 enthalten ist, betrifft die Unfähigkeit, sich von verschlissenen und wertlosen Dingen zu trennen. ICD-10 hingegen beschreibt mit Kriterium 8 Symptome, die bereits im Übergangsbereich zur Zwangsstörung liegen.

Wie bei allen spezifischen Persönlichkeitsstörungen fällt auch hier im Vergleich der beiden Diagnosesysteme auf, daß ICD-10 die Konzepte breiter definiert als DSM-IV, das versucht hat, sich bei der Formulierung der einzelnen Kriterien möglichst am nach außen sichtbaren Verhalten zu orientieren, so daß es dem Untersucher leichter fällt, über Vorhandensein bzw. Fehlen zu entscheiden. Bei der Diagnosestellung nach ICD-10 kann es bei der hier diskutierten Störung mit Kriterium 8 zu einer diagnostischen Überlappung mit der Zwangsstörung auf Achse I kommen, während DSM-IV eher versucht, die Diagnosen der Persönlichkeitsstörungen untereinander und von Achse-I-Störungen abzugrenzen und so eine höhere diagnostische Trennschärfe zu erzielen. Die breiteren Definitionen der Persönlichkeitsstörungskonzepte in der ICD-10 lassen zwar bei der Diagnosestellung mehr Ermessensspielraum, beeinträchtigen aber gerade dadurch die Reliabilität und führen zu häufigen Mehrfachdiagnosen.

Zusammenfassender Vergleich DSM-IV/ICD-10

In der ICD-10 sind die Persönlichkeitsstörungen zusammen mit Verhaltensstörungen im Kapitel F6 zusammengefaßt. Spezifische Persönlichkeitsstörungen finden sich unter F60. Die **allgemeinen diagnostischen Leitlinien für eine Persönlichkeitsstörung** sind weitgehend denen des DSM-IV vergleichbar und lauten:

F60   Spezifische   Persönlichkeitsstörungen

G1. Die charakteristischen und dauerhaften inneren Erfahrungs- und Verhaltensmuster der Betroffenen weichen insgesamt deutlich von kulturell erwarteten und akzeptierten Vorgaben („Normen") ab. Diese Abweichung äußert sich in mehr als einem der folgenden Bereiche:

1. Kognition (d. h. Wahrnehmung und Interpretation von Dingen, Menschen und Ereignissen; Einstellungen und Vorstellungen von sich und anderen)

2. Affektivität (Variationsbreite, Intensität und Angemessenheit der emotionalen Ansprechbarkeit und Reaktion)

3. Impulskontrolle und Bedürfnisbefriedigung

4. Zwischenmenschliche Beziehungen und die Art des Umganges mit ihnen.

G2. Die Abweichung ist so ausgeprägt, daß das daraus resultierende Verhalten in vielen persönlichen und sozialen Situationen unflexibel, unangepaßt oder auch auf andere Weise unzweckmäßig ist (nicht begrenzt auf einen speziellen auslösenden Stimulus oder eine bestimmte Situation).

G3. Persönlicher Leidensdruck, nachteiliger Einfluß auf die soziale Umwelt oder beides, deutlich dem unter G2. beschriebenen Verhalten zuzuschreiben.

G4. Nachweis, daß die Abweichung stabil, von langer Dauer ist und im späten Kindesalter oder der Adoleszenz begonnen hat.

G5. Die Abweichung kann nicht durch das Vorliegen oder die Folge einer anderen psychischen Störung des Erwachsenenalters erklärt werden. Es können aber episodische oder chronische Zustandsbilder der Kapitel F0-F5 und F7 neben dieser Störung existieren oder sie überlagern.

G6. Eine organische Erkrankung, Verletzung oder deutliche Funktionsstörung des Gehirns müssen als mögliche Ursache für die Abweichung ausgeschlossen werden (falls eine solche Verursachung nachweisbar ist, soll die Kategorie F07 verwendet werden).

Kommentar: Die Feststellungen von G1. bis G6. sollten auf möglichst vielen Informationsquellen beruhen. Zwar ist es manchmal möglich, aus einem einzigen Interview mit den Betroffenen genügend Belege zu erhalten, aber als allgemeine Richtlinie sollte gelten, daß mehr als ein Interview mit den Betroffenen sowie Fremdanamnesen und Fremdberichte vorliegen sollen.

Wenn nötig, wird die Entwicklung von Subkriterien zur Definition von Verhaltensmustern vorgeschlagen, die spezifisch für unterschiedliche Kulturen sind und soziale Normen, Regeln und Verpflichtungen betreffen (wie Beispiele für verantwortungslose Haltung und Mißachtung sozialer Normen bei der dissozialen Persönlichkeitsstörung).

Bei der Diagnose einer Persönlichkeitsstörung für Forschungszwecke ist die Feststellung eines Subtypus erforderlich (bei ausreichenden Belegen dafür, daß die Betroffenen Merkmale mehrerer Kriteriengruppen erfüllen, kann mehr als ein Subtypus klassifiziert werden).

ICD-10 enthält in diesem Kapitel 8 spezifische Persönlichkeitsstörungen:

F60.0	paranoide Persönlichkeitsstörung
F60.1	schizoide Persönlichkeitsstörung
F60.2	dissoziale Persönlichkeitsstörung
F60.3	emotional instabile Persönlichkeitsstörung
F60.30	impulsiver Typus
F60.31	Borderline Typus
F60.4	histrionische Persönlichkeitsstörung
F60.5	anankastische Persönlichkeitsstörung
F60.6	ängstliche (vermeidende) Persönlichkeitsstörung
F60.7	abhängige Persönlichkeitsstörung

und zusätzlich die Kategorien F60.8 für sonstige spezifische Persönlichkeitsstörungen und F60.9 für nicht näher bezeichnete Persönlichkeitsstörungen.

Die diagnostischen Leitlinien beschreiben bei der paranoiden, der schizoiden, der dissozialen (DSM-IV: Antisoziale Persönlichkeitsstörung), der histrionischen, der anankastischen (DSM-IV: Zwanghafte Persönlichkeitsstörung), der ängstlichen (DSM-IV: Vermeidend-Selbstunsichere Persönlichkeitsstörung) sowie der abhängigen Persönlichkeitsstörung (DSM-IV: Dependente Persönlichkeitsstörung) weitgehend ähnliche konzeptionelle Modelle, wie sie den entsprechenden Kriterienlisten des DSM-IV zugrundeliegen.

Der deutlichste Unterschied zwischen ICD-10 und DSM-IV betrifft die **Schizotypische Persönlichkeitsstörung**, die in ICD-10 aufgrund der angenommenen ätiologischen Gemeinsamkeiten als schizotype Störung dem Kapitel F2 Schizophrenie, schizotype und wahnhafte Störungen, zugeordnet wird und somit gemäß der multiaxialen Klassifikation des DSM keine Achse II-, sondern eine Achse I-Störung wäre. Die in Kapitel F21 aufgeführten diagnostischen Leitlinien der schizotypen Störung entsprechen jedoch weitgehend denen des DSM-IV für die Schizotypische Persönlichkeitsstörung.

F21   schizotype Störung

A. Die Betroffenen haben über einen Zeitraum von mindestens zwei Jahren mindestens vier der folgenden Merkmale entweder ununterbrochen oder wiederholt gezeigt:

    1. unangepaßter und eingeengter Affekt, so daß die Betroffenen kalt und unnahbar erscheinen

    2. seltsames, exzentrisches oder eigentümliches Verhalten und Erscheinung

    3. wenige soziale Bezüge und Tendenz zu sozialem Rückzug

    4. sonderbare Ansichten oder magisches Denken, das das Verhalten beeinflußt und nicht mit subkulturellen Normen übereinstimmt

    5. Mißtrauen oder paranoide Vorstellungen

    6. Grübeln ohne inneren Widerstand oft mit dysmorphophoben, sexuellen oder aggressiven Inhalten

7. ungewöhnliche Wahrnehmungen, einschließlich Körpergefühlsstörungen oder andere Illusionen, Depersonalisations- oder Derealisationserleben

8. vages, umständliches, metaphorisches, gekünsteltes und oft stereotypes Denken, das sich in einer seltsamen Sprache oder auf andere Weise äußert, ohne deutliche Zerfahrenheit

9. gelegentliche, vorübergehende quasi-psychotische Episoden mit intensiven Illusionen, akustischen oder anderen Halluzinationen und wahnähnlichen Inhalten; diese Episoden treten im allgemeinen ohne äußere Veranlassung auf.

B. Die Betroffenen haben niemals die Kriterien für eine Schizophrenie (F20) erfüllt.

Die **Narzißtische Persönlichkeitsstörung** wird in ICD-10 nicht gesondert aufgeführt, sondern muß als F60.8, sonstige spezifische Persönlichkeitsstörung, codiert werden. Einige der DSM-IV-Kriterien für die Narzißtische Persönlichkeitsstörung finden sich in ICD-10 in Kriterium 6 der paranoiden Persönlichkeitsstörung (s. S. 391) und als zusätzliche Merkmale zu den diagnostischen Leitlinien der histrionischen Persönlichkeitsstörung wieder: Egozentrik, Selbstbezogenheit, anhaltendes Verlangen nach Anerkennung, erhöhte Kränkbarkeit und andauerndes manipulatives Verhalten zur Befriedigung eigener Bedürfnisse. Der hier vorgestellte Fall des Fernsehschauspielers C. paßt genau zu dieser Konzeption, und er erhielt nach DSM-IV auch beide Diagnosen. Der anspruchsvolle Pathologieprofessor R. hingegen läßt sich nach ICD-10 keiner spezifischen Persönlichkeitsstörung zuordnen. Ihm fehlen die selbstdramatisierenden Persönlichkeitseigenschaften, die in ICD-10 als Hauptmerkmale der histrionischen Persönlichkeitsstörung aufgeführt werden, er erfüllt aber weitgehend die zusätzlich aufgeführten Beschreibungsmerkmale. Es ist fraglich, ob ein an ICD-10 gewöhnter Diagnostiker eine in dieser Klassifikation nicht definierte Persönlichkeitsstörung am klinischen Fall überhaupt erkennt und bei der Diagnosestellung berücksichtigt, auch wenn er dies mit der Kategorie F60.8, sonstige spezifische Persönlichkeitsstörungen, könnte. Bei Herrn R. würde sich eine Diagnose nach ICD-10 daher vermutlich eher auf die eheliche Spannungssituation beziehen und als F43.20 Anpassungsstörung mit kurzer depressiver Reaktion codiert werden.

F60.4 histrionische Persönlichkeitsstörung

A. Die allgemeinen Kriterien für eine Persönlichkeitsstörung (F60) müssen erfüllt sein.

B. Mindestens vier der folgenden Eigenschaften oder Verhaltensweisen müssen vorliegen:

1. dramatische Selbstdarstellung, theatralisches Auftreten oder übertriebener Ausdruck von Gefühlen

2. Suggestibilität, leichte Beeinflußbarkeit durch andere oder durch Ereignisse (Umstände)

3. oberflächliche, labile Affekte

4. ständige Suche nach aufregenden Erlebnissen und Aktivitäten, in denen die Betreffenden im Mittelpunkt der Aufmerksamkeit stehen

5. unangemessen verführerisch in Erscheinung und Verhalten

6. übermäßige Beschäftigung damit, äußerlich attraktiv zu erscheinen.

Kommentar: Egozentrik, Selbstbezogenheit, dauerndes Verlangen nach Anerkennung, fehlende Bezugnahme auf andere, leichte Verletzbarkeit der Gefühle und andauerndes manipulatives Verhalten vervollständigen das klinische Bild, sind aber für die Diagnose nicht erforderlich.

Ein weiterer wichtiger Unterschied zwischen den Persönlichkeitsstörungskonzepten in DSM-IV und ICD-10 findet sich bei der **Borderline Persönlichkeitsstörung**. ICD-10 ordnet der emotional instabilen Persönlichkeitsstörung (F60.3) zwei Untertypen zu: F60.30 **impulsiver Typus** und F60.31 **Borderline Typus**. Auf Frau E. (s.S. 407) aus dem hier vorgestellten Fallbeispiel trifft sicher zu, daß sie zu instabiler, wechselnder Stimmung neigt. Auch Ausbrüche intensiven Ärgers mit fremdaggressivem, vor allem aber mit selbstschädigendem Verhalten werden von ihrem derzeitigen Partner beschrieben. Es hat jedoch nicht den Anschein, daß bei Frau E. die Fähigkeit, vorausschauend zu planen, insgesamt reduziert ist, immerhin geht sie ihrer Arbeit nach, bildet sich weiter und hat sowohl beruflich als auch privat höhere Ziele, die sie offenbar recht strebsam verfolgt. Auch erfahren wir nichts darüber, daß Frau E. insbesondere dann zu gewalttätigem Verhalten neigt, wenn sie bei impulsiven Handlungen von anderen gestört wird. Die den **Borderline Typus** definierenden Charakteristika treffen jedoch auf den vorgestellten Fall eindeutig zu. Frau E.'s Selbstbild ist unklar und gestört: sie fühlt sich – vor allem wenn sie alleine ist – fett, unattraktiv und nicht wert, geliebt zu werden. Auch ein Gefühl innerer Leere wird beschrieben, das bei Frau E. allerdings nicht chronisch vorhanden zu sein scheint, sondern vor allem in solchen emotionalen Krisensituationen wie der jetzigen und im Zusammenhang mit selbstschädigendem Verhalten beschrieben wird. Seit ihrer Jugend besteht bei Frau E. die Neigung zu intensiven, aber unbeständigen Beziehungen. Wenn diese zu Ende zu gehen drohen, reagiert sie – wie auch jetzt – mit übermäßiger Anstrengung, nicht verlassen zu werden. Diese Anstrengungen umfassen Suiziddrohungen, Wutausbrüche, Abwertung des Partners und Ausübung von emotionalem Druck. Selbstschädigende Handlungen ohne deutliche Auslöser werden aus der Fallbeschreibung weniger deutlich. Die Diagnose nach ICD-10 würde lauten: F60.31 emotional instabile Persönlichkeitsstörung, Borderline Typus.

F60.3   emotional   instabile   Persönlichkeitsstörung

F60.30   impulsiver   Typus

    A.   Die allgemeinen Kriterien für eine Persönlichkeitsstörung (F60) müssen erfüllt sein.

    B.   Mindestens drei der folgenden Eigenschaften oder Verhaltensweisen müssen vorliegen, darunter 2.:

    1.   deutliche Tendenz, unerwartet und ohne Berücksichtigung der Konsequenzen zu handeln

    2.   deutliche Tendenz, zu Streitereien und Konflikten mit anderen, vor allem dann, wenn impulsive Handlungen unterbunden oder getadelt werden

    3.   Neigung zu Ausbrüchen von Wut oder Gewalt mit Unfähigkeit zur Kontrolle explosiven Verhaltens

    4.   Schwierigkeiten in der Beibehaltung von Handlungen, die nicht unmittelbar belohnt werden

    5.   unbeständige und unberechenbare Stimmung.

F60.31 Borderline Typus

A. Die allgemeinen Kriterien für eine Persönlichkeitsstörung (F60) müssen erfüllt sein.

B. Mindestens drei der oben unter F60.30 B. erwähnten Kriterien müssen vorliegen und zusätzlich mindestens zwei der folgenden Eigenschaften und Verhaltensweisen:

1. Störungen und Unsicherheit bezüglich Selbstbild, Zielen und „inneren Präferenzen"(einschließlich sexueller)

2. Neigung sich in intensive aber instabile Beziehungen einzulassen, oft mit der Folge von emotionalen Krisen

3. übertriebene Bemühungen, das Verlassenwerden zu vermeiden

4. wiederholt Drohungen oder Handlungen mit Selbstbeschädigung

5. anhaltende Gefühle von Leere.

Berater der deutschen Ausgabe: Prof. Dr. Henning Saß, Aachen

Übersetzung und Bearbeitung: Dipl.-Psych. Isabel Houben, Aachen

KAPITEL 16

Medikamenteninduzierte Bewegungsstörungen

In das DSM-IV-Kapitel „Andere Klinisch Relevante Probleme" wurde ein Abschnitt über Medikamenteninduzierte Bewegungsstörungen neu aufgenommen. Die Forschungs-kriterien für jede dieser Störungen finden sich in Anhang B des DSM-IV.

Die folgenden Medikamenteninduzierten Bewegungsstörungen sind im DSM-IV aufge-führt:

332.1 (G21.1) Neuroleptikainduzierter Parkinsonismus

Parkinson-Tremor, Muskelrigidität oder Akinese, die innerhalb weniger Wochen nach Beginn oder Erhöhung einer Neuroleptika-Dosis aufgetreten sind (oder nach Reduktion einer Medikation zur Behandlung extrapyramidaler Symptome).

333.92 (G21.0) Malignes Neuroleptisches Syndrom

Schwere Muskelrigidität, erhöhte Temperatur und andere damit zusammenhängende Be-funde (z. B. Schweißausbrüche, Dysphagie, Inkontinenz, Wechsel der Bewußtseinslage von Verwirrtheit bis Koma, Mutismus, erhöhter oder labiler Blutdruck, erhöhte CPK), die sich in Verbindung mit einer neuroleptischen Medikation entwickeln.

333.7 (G24.0) Neuroleptikainduzierte Akute Dystonie

Abnorme Position oder Verkrampfungen der Kopfmuskulatur, der Muskulatur des Hal-ses, der Gliedmaßen oder des Rumpfes, die sich innerhalb weniger Tage nach dem Be-ginn oder der Erhöhung der Dosis einer neuroleptischen Medikation entwickeln (oder nach der Reduktion einer Medikation zur Behandlung von extrapyramidalen Sympto-men).

333.99 (G21.1) Neuroleptikainduzierte Akute Akathisie

Subjektive Klagen über Ruhelosigkeit, die von beobachtbaren Bewegungen (z. B. unru-hige Bewegungen der Beine, Trippeln von einem Fuß auf den anderen, ständiges Um-hergehen, Unfähigkeit, zu sitzen oder still zu stehen) begleitet sind, die sich innerhalb weniger Tage nach dem Beginn oder der Erhöhung der Dosis einer neuroleptischen Me-dikation (oder nach Reduktion einer Medikation zur Behandlung extrapyramidaler Sym-ptome) entwickeln.

333.82 (G24.0) Neuroleptikainduzierte Tardive Dyskinesie

Unwillkürliche, choreiforme, athetoide oder rhythmische Bewegungen (von mindestens einigen Wochen Dauer) der Zunge, der Kiefer oder der Extremitäten, die sich im Zusammenhang mit einer neuroleptischen Medikation über einen Zeitraum von mindestens einigen Monaten (bei älteren Personen kann dieser Zeitraum auch kürzer sein) entwickeln.

333.1 (G25.1) Medikamenteninduzierter Haltetremor

Feines Zittern, das auftritt, wenn der Patient versucht, eine bestimmte Haltung einzunehmen, und das sich im Zusammenhang mit einer Medikamenteneinnahme (z. B. Lithium, Antidepressiva, Valproinsäure) entwickelt.

333.90 (G25.9) Nicht Näher Bezeichnete Medikamenteninduzierte Bewegungsstörung

Diese Kategorie dient zur Kennzeichnung von Medikamenteniduzierten Bewegungsstörungen, die durch die oben genannten spezifischen Störungen nicht erfaßt werden. Beispiele wären 1) Parkinsonismus, akute Akathisie, akute Dystonie oder dyskinetische Bewegungen, die mit einer anderen Medikation als Neuroleptika in Zusammenhang stehen; 2) ein Störungsbild, das einem malignen neuroleptischen Syndrom ähnelt und mit einer anderen als einer neuroleptischen Medikation in Zusammenhang steht; oder 3) tardive Dystonie.

Malignes Neuroleptisches Syndrom/Bipolar I Störung

* Fallbeispiel: Eine sehr ungünstige Reaktion auf Medikamente

Frau C. ist ein 17jähriges Mädchen mit einer 2-jährigen Anamnese von rezidivierenden manischen Episoden. Sie wird jetzt eingeliefert wegen einer akuten Manischen Episode mit psychotischen Merkmalen. Frau C.'s Mutter hat eine Bipolare Störung, die Patientin selbst hat eine infantile Zerebralparese zusätzlich zu der Bipolaren Störung. Frau C.'s Manische Episoden haben zwei frühere Krankenhausaufenthalte erforderlich gemacht.

Während der ersten Aufnahme von Frau C. wurde eine Empfindlichkeit gegenüber Neuroleptika dokumentiert. In dem Entlassungsbericht über diesen Aufenthalt wird festgestellt, daß sich unter der Behandlung mit Chlorpromazin und Tiotixen (Anm. d. Übers.: Handelsnamen in Deutschland: Megaphen und Orbinamon) „Katatonie, Inkohärenz und Inkontinenz" entwickelt hätten.

Während des zweiten Aufenthaltes von Frau C. wegen einer weiteren Manischen Episode wurde sie mit 250 mg Chlorpromazin und 200 mg Amantadin (Anm. d. Übers.: einem Antiparkinsonmittel) täglich behandelt. Innerhalb weniger Tage entwickelte sie Fieber, Tachypnoe, einen labilen Blutdruck, eine deutliche Zahnrad-Rigidität mit Hyperreflexie sowie Dystonien, Dysphagie, Grunzen, Mutismus und Inkontinenz. Die Laborwerte zeigten einen erhöhten Kreatininphosphokinase-Spiegel (350 U/L) und eine Leukozytose (14100/ml).

Chlorpromazin wurde abgesetzt und Diphenhydramin wurde zur symptomatischen Behandlung der vorbestehenden extrapyramidalen Nebenwirkungen eingesetzt. (Anm. d. Übers.: Diphenhydramin ist ein Antihistaminikum und Sedativum, das in Deutschland überwiegend in Medikamenten auf dem Markt ist, die als leichte Schlafmittel eingesetzt werden. Eine Behandlung von extrapyramidalen Nebenwirkungen mit diesem Mittel dürfte in Deutschland nicht üblich sein.) Das vermutete Maligne Neuroleptische Syndrom verschwand langsam innerhalb von 8 Tagen. 35 Tage nach dieser Episode wurde Lithium angesetzt, ohne daß unerwünschte Wirkungen aufgetreten wären, und Frau C.'s Psychose löste sich allmählich auf.

Während der letzten 20 Monate war Frau C. in einem Internat und kam dort relativ gut zurecht. Sie machte häufig Besuche zuhause, die etwas belastend waren, da ihre Eltern ständig stritten. Als die Sommerferien näherrückten, entwickelte sie erneut eine Manische Episode mit Psychotischen Merkmalen, die eine weitere stationäre Behandlung erforderlich machte.

Während dieses Aufenthaltes wird die Lithiumbehandlung bei Frau C. fortgesetzt. Obwohl die Serumspiegel im Bereich zwischen 1–1.25 mEQ/L liegen, wird ihr Zustand zunehmend schlechter. Das Behandlungsteam glaubt, daß Neuroleptika notwendig wären. Da es aber retrospektiv auch die Diagnose eines Malignen Neuroleptischen Syndroms stellt, entscheidet es sich, eine niedrige Dosis von 100 mg Chlorpromazin zusätzlich täglich zu geben.

Frau C. entwickelt kein Malignes Neuroleptisches Syndrom, aber ihre orthostatische Hypotonie und ihre fortbestehende Manie veranlassen das Team dazu, einen vorsichtigen Wechsel auf eine niedrige Dosis von 8 mg Trifluoperazin täglich vorzunehmen. Frau C. wirkt daraufhin weniger agitiert, aber es entwickelt sich eine Rigidität und eine leichte Erhöhung der Kreatininphosphokinase (476 U/L) sowie eine Leukozytose (12200/ml), weswegen die Dosis auf 6 mg/Tag reduziert wird. Frau C. wird mit dieser Dosis 11 Tage lang weiter behandelt, was jedoch sowohl hinsichtlich ihrer Manie als auch hinsichtlich der Parameter, die im Hinblick auf ein Malignes Neuroleptisches Syndrom beobachtet wurden, nur wenig Veränderung bewirkt.

Die fortbestehende Rigidität und das Auftreten von Verwirrtheit veranlassen die Behandler, eine weitere Reduktion von Trifluoperazin auf 4 mg/Tag vorzunehmen. Trotzdem kommt es innerhalb einer Woche zum erneuten Auftreten des Malignen Neuroleptischen Syndroms. Frau C.'s Körpertemperatur steigt auf 38,7°C, der Puls auf 134 Schläge pro Minute, die Kreatininphosphokinase auf 659 U/L und die Leukozyten auf 17500/ml.

Das Neuroleptikum wird sofort abgesetzt, Lithium 5 Tage später ebenfalls. Acht Tage, nachdem diese Episode eines Malignen Neuroleptischen Syndroms begonnen hatte, wird eine Elektrokrampfbehandlung (EKT) begonnen.

Frau C. erhält eine Serie von 12 unilateralen EKT-Behandlungen, während der sich sowohl die Manie als auch das Maligne Neuroleptische Syndrom auflösten. Sechs Wochen später wird sie nur mit Lithium entlassen.

DSM-IV Diagnose
(ICD-10 s.S. 446)

Achse I:	333.92	Malignes Neuroleptisches Syndrom
	296.44	Bipolar I Störung, aktuelle Episode manisch, schwer mit Psychotischen Merkmalen
Achse II:	V71.09	Keine Diagnose
Achse III:	343.9	infantile Zerebralparese
Achse IV:		Familienstreitigkeiten, nahendes Schuljahresende, Mutter mit Bipolarer Störung
Achse V:		GAF = 35 (während des jetzigen Aufenthaltes); 70 (höchstes Niveau im letzten Jahr)

Forschungskriterien für 333.92 (G21.0) Malignes Neuroleptisches Syndrom

A. Die Entwicklung einen schweren Rigors und erhöhter Temperatur in Verbindung mit neuroleptischer Medikation.

B. Zwei (oder mehr) der folgenden Kriterien:
(1) starkes Schwitzen,
(2) Dysphagie,
(3) Tremor,
(4) Inkontinenz,
(5) Bewußtseinsveränderungen von Verwirrtheit bis Koma,
(6) Mutismus,
(7) Tachykardie,
(8) erhöhter oder schwankender Blutdruck,
(9) Leukozytose,
(10) Laborhinweise für Muskelschädigung (z. B. erhöhte CPK).

C. Die Symptome unter A und B sind nicht auf andere Substanzen (z. B. Phencyclidin) oder einen neurologischen oder anderen medizinischen Krankheitsfaktor (z. B. eine Virusinfektion) zurückzuführen.

D. Die Symptome unter A und B können durch eine psychische Störung (z. B. Affektive Störung mit Katatonen Merkmalen) nicht besser erklärt werden.

Leitlinien für Diagnose und Differentialdiagnose des Malignen Neuroleptischen Syndroms/Bipolar I Störung

Medikamenteninduzierte Bewegungsstörungen begegnen demjenigen häufiger, der Personen mit psychischen Störungen behandelt. Obwohl diese Zustände selbst nicht als psychische Störungen angesehen werden, wurden sie in das Manual aufgenommen, da es wichtig ist, daß alle Ärzte in der Lage sind, diese zu erkennen und zu behandeln. Wenn sie übersehen werden, kann dies zu gravierender Morbidität und sogar Mortalität führen – besonders im Falle des Malignen Neuroleptischen Syndroms. In weniger dramatischen Fällen sind sie ein wesentlicher Grund für die häufige Noncompliance mit der Behandlung bei Patienten, die Neuroleptika einnehmen.

Die Symptome im Zusammenhang mit Medikamenteninduzierten Bewegungsstörungen können den Symptomen von bestimmten primären psychischen Störungen ähneln, einschließlich denjenigen, die mit diesen Medikamenten behandelt werden sollen. Es ist deshalb sehr wichtig, diese bei der **Differentialdiagnose** zu berücksichtigen. Bestimmte Muster von Symptomen wie Akathisie oder Dystonie können sowohl vom Patienten als auch vom Arzt als Verschlechterung der primären Symptome fehlinterpretiert werden, was wiederum dazu führen kann, die Medikation zu erhöhen, was die Nebenwirkungen weiter verschlimmert, wodurch es zu einem Teufelskreis kommt. Medikamenteninduzierte Bewegungsstörungen können auch verwechselt werden mit einer Katatonie im Rahmen einer Affektiven Störung oder einer Schizophrenie.

Therapieplanung für Malignes Neuroleptisches Syndrom/Bipolar I Störung

Es ist wichtig, daß die behandelnden Ärzte die Patienten und deren Familien aufklären über die Möglichkeit, daß sich eine Medikamenteninduzierte Bewegungsstörung entwickeln kann. Den Patienten und ihren Familien sollte beigebracht werden, wie diese Symptome erkannt werden können, daß sie durch die Medikation verursacht sind und nicht eine Verschlechterung des Krankheitsprozesses anzeigen, daß sie normalerweise reversibel sind und daß es wichtig ist, diese Symptome mit dem Arzt zu besprechen, sobald sie auftauchen, und nicht die Medikation selbst abzusetzen. Die Strategie im Umgang mit Medikamenteninduzierten Bewegungsstörungen hängt von der konkreten Situation ab. Üblicherweise besteht sie aus einer Kombination aus Verringerung der Dosis, Wechsel des Medikaments, Hinzufügen von zusätzlichen Medikamenten, die spezifisch darauf abzielen, die Bewegungsstörungen zu beeinflussen (z. B. Anticholinergika oder Diphenhydramin) und die Versorgung mit allgemein unterstützender medizinischer Behandlung. (Anm. d. Übers.: Die hier angegebene medikamentöse Behandlung von Medikamenteninduzierten Bewegungsstörungen – insbesondere des Malignen Neuroleptischen Syndroms – entspricht nicht den aktuellen deutschen Standards. Gleiches gilt für die im Fallbeispiel beschriebene Elektrokrampfbehandlung.)

Zusammenfassung

Vorbeugung ist die beste Therapie im Umgang mit Medikamenteninduzierten Bewegungsstörungen. Es ist ebenfalls wichtig zu bemerken, daß diese Zustände oft komplett übersehen oder als Zeichen der primären Erkrankung fehlinterpretiert werden. Alle Berufsgruppen, die bei der Behandlung von psychisch Kranken mitwirken, sollten mit dem Erscheinungsbild von abnormen Bewegungen vertraut sein, um entsprechende Diagnosen stellen zu können. Jeder Patient und jedes Familienmitglied sollte über diese Symptome informiert sein und angewiesen werden, sie sofort dem behandelnden Arzt zu melden.

ICD-10

Fallbeispiel: Eine sehr ungünstige Reaktion auf Medikamente (s. S. 442)

ICD-10 Diagnose
G21.0   malignes neuroleptisches Syndrom, ausgelöst durch
Y49.3   Chlorpromazin
Y49.5   Trifluoperazin

In diesem Kapitel soll nicht das Fallbeispiel mit der ICD-10-Klassifikation verglichen werden, da sich hier in der Diagnose (Bipolare Störung) ohnehin keine Unterschiede ergeben würden. Die Unterschiede zwischen beiden Klassifikationssystemen liegen hier eher im Grundsätzlichen: (1) Die hier im DSM-IV aufgeführten Störungen tauchen in ICD-10 nicht in Kapitel V, Psychische und Verhaltensstörungen, auf, sondern im Kapitel VI, Krankheiten des Nervensystems. (2) DSM-IV ist hier deutlich differenzierter als ICD-10. Neuroleptikainduzierter Parkinsonismus und Neuroleptikainduzierte Akute Akathisie erhalten in ICD-10 die gleiche Diagnosenummer (G21.1, sonstiges arzneimittelinduziertes Parkinson-Syndrom), ebenso läßt sich in ICD-10 die Neuroleptikainduzierte Akute Dystonie nicht von der Neuroleptikainduzierten Tardiven Dyskinesie (beides G24.0, arzneimittelinduzierte Dystonie) unterscheiden. DSM-IV gibt eine Kurzbeschreibung der Störungsbilder an, ICD-10 nicht. (3) Nach ICD-10, Kapitel XX (Y40-59) sollten die Substanzen, die zu schädlicher Wirkung führen (bei therapeutischem Gebrauch) zusätzlich kodiert werden.

Berater der deutschen Ausgabe: Prof. Dr. Franz Petermann, Bremen

Übersetzung und Bearbeitung: Diplomübersetzerin Karmela Tiller, Bremen
Dr. phil. Norbert R. Krischke, Bremen
Dr. med. Dipl.-Psych. Rolf Dieter Trautmann-Sponsel, Windach

KAPITEL 17

Übungsfälle

Wir laden den Leser nun ein, mit uns einige Falldarstellungen zu enträtseln, die weniger klar sind als die eher einfachen Beispiele, die in den vorangehenden Kapiteln dieses Buches beschrieben wurden. Es scheint wichtig zu bemerken, daß viele, vielleicht die meisten Patienten in der klinischen Praxis sich nicht klar und zweifelsfrei einer bestimmten DSM-IV Kategorie zuordnen lassen. Die Symptome liegen oft im Grenzbereich der beschriebenen Definitionen einer Störung, oder die Patienten weisen mehr als eine Erkrankung auf. **Nicht genug können wir die entscheidende Rolle des klinischen Urteils betonen** sowie die Gefahr, die von der willkürlichen Einteilung von Menschen in unpassende Kategorien ausgeht. Ein Grenzfall ist ein Grenzfall und erfordert oft eine längere Beobachtungszeit, um mehr Information zu erhalten, sowie systematische Behandlungsversuche bevor eine endgültige Diagnose gestellt werden kann.

Es wird hilfreich sein, wenn Sie sich über jedes der folgenden Fallbeispiele Ihr eigenes Urteil bilden, bevor Sie unsere Wahl der Diagnose und die folgende Diskussion lesen. Sicherlich sollten Sie die von uns vorgeschlagenen Diagnosen nicht als der Weisheit letzten Schluß betrachten. Je komplizierter die klinische Situation, desto weniger kann eine vorgeschlagene Diagnose endgültig sein.

* Fallbeispiel: Ein veränderter Junge

Der viereinhalbjährige Eric kam durch kinderärztliche Überweisung wegen Hyperaktivität in ein psychiatrisches Krankenhaus. Diese entwickelte sich nach einem Autounfall vor 14 Monaten, in den er verwickelt war. Er erlitt basilare und parietale Schädelfrakturen, Gesichtsverletzungen und parietale Hirnquetschungen auf der rechten Seite und lag etwa drei Wochen lang im Koma. In den folgenden 6–8 Wochen erlangte er allmählich sein Sprachverständnis, seine Sprachfähigkeit und den vollen Gebrauch seiner Gliedmaßen wieder. Seine Mutter sagte jedoch, daß er sich mehrere Wochen, nachdem er sein Bewußtsein wiedererlangt hatte, weigerte, mit ihr zu sprechen, ihren Blick mied und nur seinen Vater und die drei älteren Geschwister zur Kenntnis nahm. Eric und seine Mutter hatten sich vor dem Unfall besonders nahegestanden.

Der Neurochirurg, der sein Hirntrauma behandelte, hatte die Eltern davon in Kenntnis gesetzt, daß sie auf Persönlichkeitsstörungen und Hyperaktivität als Folge der schweren Verletzungen vorbereitet sein müßten. In den folgenden 7–8 Monaten zeigte Eric zunehmende motorische Ruhelosigkeit, Ablenkbarkeit und Einschlafschwierigkeiten. Interessanterweise war Eric vor dem Unfall, wenn er zu seinen Eltern ins Bett kam, zu seiner Mutter ins Bett gestiegen. Nach dem Unfall legte er sich zu seinem Vater. Da seine Mutter Probleme hatte, Eric zu kontrollieren, fühlte sie sich zunehmend hilfloser und ärgerlicher. Bei mehreren Gelegenheiten drohte sie damit, „ihn wegzugeben".

Sieben Monate nach dem Unfall wurde Eric von einem Kinderpsychiater untersucht, der ihn als „typisch hyperaktiv" beschrieb. Er behandelte Eric mit 3 x 5 mg Methylphenidat mit offensichtlich gutem Anfangserfolg.

Zehn Monate nach dem Unfall wurde Erics Mutter für sechs Wochen zur Behandlung einer Major Depression ins Krankenhaus gebracht. In den folgenden drei Monaten, vor Erics Überweisung ins psychiatrische Krankenhaus, wurde sein Verhalten zunehmend schwierig und war, trotz einer Erhöhung der Methylphenidatdosis auf 4 x 30 mg, durch extreme motorische Ruhelosigkeit, starke Wutanfälle, Streitigkeiten mit den Geschwistern, Ablenkbarkeit und körperliche Angriffe gegen seine Mutter gekennzeichnet. Mehrere Tage vor seiner Einweisung hörte die Mutter mit der Medikamentengabe auf, weil sie das Gefühl hatte, daß sie nicht nützte.

Eric wurde nach einer vollständigen, unkomplizierten Schwangerschaft und Entbindung geboren. Vor dem Unfall waren seine Entwicklung und Krankheitsgeschichte unauffällig, außer daß er besonders an seiner Mutter hing. Er gewöhnte sich jedoch trotzdem schnell an tägliche Trennungen von ihr, als sie mehrere Monate vor dem Unfall zu arbeiten begann. Psychologische Tests, die ca. acht Monate nach dem Unfall durchgeführt wurden, zeigten trotz des signifikanten Hirntraumas normale Intelligenz. Eric wurde vier Monate nach dem Unfall zu einer korrektiven Augenoperation erneut ins Krankenhaus eingewiesen und sein Vater blieb bei ihm. Eine plastische Operation zur Wiederherstellung seiner Augenbraue ist vier Monate nach der Einweisung ins psychiatrische Krankenhaus geplant.

Eric ist das jüngste von vier Kindern. Er hat zwei Brüder und eine Schwester im Alter von 8–15 Jahren. Bei seinem zehnjährigen Bruder wurde vor einigen Jahren Hyperaktivität diagnostiziert. Trotz Behandlung zeigt sein Bruder weiterhin Probleme in der Schule. Erics Urgroßmutter hatte einen „Nervenzusammenbruch" erlitten und im Alter von 62 Jahren Selbstmord begangen.

Erics Vater ist Feldwebel bei der Armee mit einer erfolgreichen militärischen Karriere. Obwohl die Ehe der Eltern bis zu dem Unfall zufriedenstellend war, tendierten beide Eltern dazu, „ihr eigenes Ding zu machen". Nach dem Unfall stellte Erics Mutter fest, daß sie ihrem Mann übelnahm, daß er „so gut davongekommen war", während sie mit der Belastung alleingelassen wurde, Eric zu regelmäßigen medizinischen Untersuchungen ins Krankenhaus zu bringen und abzuholen. Während dieser Zeit fing Erics Vater an, sehr stark mit seiner Arbeit beschäftigt zu sein. Als sich die Probleme zuspitzten und die Familienmitglieder zunehmend deprimiert wurden, sagte der Vater, er glaube nicht an Depressionen. Trotz der Schwierigkeiten, die Erics Mutter mit Eric hat, sagt sein Vater, Eric sei für ihn kein Problem. Der älteste Sohn beschuldigt sich und seinen Vater wegen des Unfalls und hat signifikante Probleme in der Schule und in der Beziehung zu Gleichaltrigen bekommen. Erics achtjährige Schwester hat Kopfschmerzen.

Als Eric zur Untersuchung in der Klinik erscheint, stellt er sich als energiegeladener, hübscher Junge heraus mit einer leichten Ptosis des rechten Auges und einer Narbe quer über die Augenbraue. Er sitzt während der ersten Befragung ziemlich still. Beide Eltern haben Eric zur Untersuchung begleitet und er bleibt bei seinem Vater auf der anderen Seite des Zimmers von seiner Mutter. Als er befragt wird, antwortet er mit gutem Blickkontakt und freundlichem Lächeln.

Eric trennt sich leicht von seinen Eltern, um zur Untersuchung in das Spielzimmer zu gehen. Obwohl er in seinen Gefühlen leicht zurückhaltend und oberflächlich fröhlich ist, offenbart er vorsichtig eine gewisse Ängstlichkeit bezüglich des Unfalls. Nichtsdestotrotz hält er seine allgemein gesprächige, fröhliche und aktive Fassade aufrecht und seine Sprechgeschwindigkeit ist leicht erhöht. Seine Gedanken und die Themen beim Spielen beziehen sich auf seine Angst, daß unerwartet schlimme Dinge passieren und Menschen in Autos getötet werden. Seine Gedankenabläufe sind klar, logisch und strukturiert. Themen von Tod und Gewalt führen jedoch zu abruptem Wechsel hin zu anderen Spielsachen. Auf die Frage nach drei Wünschen, die er frei hätte, antwortet er, er wünsche sich ein Boot, ein Motorrad und ein Auto.

DSM-IV Diagnose
(ICD-10 s.S. 451)

Achse I:	314.01	Aufmerksamkeitsdefizit-/Hyperaktivitätsstörung, Vorwiegend Hyperaktiv-Impulsiver Typus
	310.1	Persönlichkeitsveränderung Aufgrund eines Schädel-Hirntraumas, Anderer Typus
Achse II:	V71.09	Keine Diagnose
Achse III:	851.80	Zustand nach Schädel-Hirntrauma mit Hirnquetschungen rechts
Achse IV:		Autounfall mit Schädel-Hirntrauma, längerem Krankenhausaufenthalt, Ehekonflikt der Eltern, Major Depression der Mutter und bevorstehende plastische Operation
Achse V:		GAF = 60

Diagnostische Kriterien für 310.1 (F07.0) Persönlichkeitsveränderung Aufgrund von ... [Benenne den Medizinischen Krankheitsfaktor]

A. Eine anhaltende Persönlichkeitsstörung, die eine Veränderung der individuellen vorherigen charakteristischen Persönlichkeitsmuster darstellt. (Bei Kindern beinhaltet die Störung ein deutliches Abweichen von der normalen Entwicklung oder eine bedeutsame Veränderung im üblichen Verhaltensmuster des Kindes, die mindestens ein Jahr anhält).

B. Es gibt Hinweise aus der Vorgeschichte, der körperlichen Untersuchung oder aus Laborbefunden, daß das Störungsbild die direkte körperliche Folge eines medizinischen Krankheitsfaktors ist.

C. Das Störungsbild kann nicht besser durch eine andere psychische Störung erklärt werden (einschließlich einer anderen Psychischen Störung Aufgrund eines Medizinischen Krankheitsfaktors).

Fortsetzung nächste Seite

Fortsetzung

D. Das Störungsbild tritt nicht ausschließlich im Verlauf eines Delirs auf und erfüllt nicht die Kriterien für eine Demenz.

E. Das Störungsbild verursacht in klinisch bedeutsamer Weise Leiden oder Beeinträchtigungen in sozialen, beruflichen oder anderen wichtigen Funktionsbereichen.

Bestimme den Typus:

Labiler Typus: Wenn das vorherrschende Merkmal affektive Labilität ist.

Enthemmter Typus: Wenn das vorherrschende Merkmal eine mangelnde Impulskontrolle ist, die sich z. B. durch sexuelle Aufdringlichkeit usw. ausdrückt.

Aggressiver Typus: Wenn das vorherrschende Merkmal aggressives Verhalten ist.

Apathischer Typus: Wenn das vorherrschende Merkmal eine deutliche Apathie und emotionale Indifferenz ist.

Paranoider Typus: Wenn das vorherrschende Merkmal argwöhnisches Mißtrauen oder paranoide Vorstellungen sind.

Anderer Typus: Wenn das vorherrschende Merkmal nicht eines der oben genannten ist, z. B. Persönlichkeitsveränderung im Zusammenhang mit einem Anfallsleiden.

Kombinierter Typus: Wenn mehr als ein Merkmal im klinischen Bild vorherrscht.

Unspezifischer Typus

Codierhinweis: Die Kennzeichnung des medizinischen Krankheitsfaktors wird bei der Diagnose auf Achse I miteinbezogen, z. B. 310.1 Persönlichkeitsveränderung Aufgrund einer Temporallappen-Epilepsie; der medizinische Krankheitsfaktor wird zusätzlich auf Achse III codiert (siehe Anhang G für die Codierungen).

Diskussion

Die Persönlichkeitsveränderung Aufgrund eines Medizinischen Krankheitsfaktors im DSM-IV ersetzt die Kategorie Organische Persönlichkeitsstörung aus dem DSM-III-R. Um die Diagnose einer Persönlichkeitsveränderung Aufgrund eines Medizinischen Krankheitsfaktors zu stellen, muß der Kliniker feststellen, daß 1) eine Persönlichkeitsveränderung stattgefunden hat, 2) ein identifizierbarer medizinischer Krankheitsfaktor vorhanden ist und 3) die Persönlichkeitsveränderung zu den direkten körperlichen Auswirkungen des medizinischen Krankheitsfaktors in Beziehung steht. Jeder der drei Punkte kann schwierig festzustellen sein. Es ist nicht immer eindeutig, was eine Funktionsveränderung darstellt oder ob Kinder eine Entwicklungsstufe nicht erreicht haben, die sie ansonsten erwartungsgemäß erreicht hätten. Der Kliniker muß andere mögliche Gründe für die Persönlichkeitsveränderung (z. B. extreme psychosoziale Belastungen, die zu einer Akuten oder Posttraumatischen Belastungsstörung führen), das Vorliegen einer anderen psychischen Störung wie z. B. einer Major Depression oder einer Panikstörung, die Abhängigkeit oder Vermeidungsverhalten verstärken kann oder Substanzmißbrauch bzw. Substanzabhängigkeit ausschließen.

Bei Eric hat eindeutig eine Persönlichkeitsveränderung stattgefunden, die Folge seines schweren Hirntraumas zu sein scheint. Die interessantere und möglicherweise nicht zu

beantwortende Frage ist, ob die Entwicklung einer Aufmerksamkeitsdefizit-/Hyper-
aktivitätsstörung ebenfalls zu diesem Trauma in Beziehung steht oder sowieso aufgetreten
wäre. Ein Faktor, der bei der Entscheidung hilfreich sein kann, ist die familiäre Vorgeschichte
(z. B. wurde Erics älterer Bruder mehrere Jahre vorher als hyperaktiv diagnostiziert). Erics
Verhaltensschwierigkeiten und seine veränderte Haltung seiner Mutter gegenüber begann-
nen jedoch fast unmittelbar nachdem er von seinem schweren Hirntrauma genesen war, das
er beim Autounfall erlitten hatte. Dies scheint darauf hinzuweisen, daß die Entwicklung
der Aufmerksamkeitsdefizit-/Hyperaktivitätsstörung mit dem Schädel-Hirntrauma in Beziehung steht. Deshalb scheint es angebracht zu sein, obwohl es keine absolute Sicherheit
geben kann, sowohl eine Persönlichkeitsveränderung Aufgrund eines Schädel-Hirntraumas
als auch eine Aufmerksamkeitsdefizit-/Hyperaktivitätsstörung zu diagnostizieren. Dies hilft
dabei, die Aufmerksamkeit auf den ätiologischen medizinischen Krankheitsfaktor zu lenken,
was äußerst wichtig sein kann, wenn reversible oder unbehandelte Aspekte des Krankheitsfaktors auftreten, die Beachtung erfordern.

Folgende Arten von Persönlichkeitsveränderung sind im DSM-IV beschrieben: labiler,
enthemmter, aggressiver, apathischer, paranoider, anderer, kombinierter und unspezifischer Typus. Die unterschiedlichen Erscheinungsformen können unterschiedliche
Bewältigungs- und Behandlungsformen erforderlich machen. Angemessene Behandlung
kann Psychotherapie, Medikamente oder Umweltbeeinflussung beinhalten.

Ein Hinweis zur Vorsicht: Der Kliniker sollte daran denken, daß die Tendenz vorherrscht,
alle Probleme traumatischen Ereignissen zuzuschreiben, wann immer solche Ereignisse in
der Krankheitsgeschichte des Patienten auftreten. Möglicherweise hätte Eric die
Aufmerksamkeitsdefizit-/Hyperaktivitätsstörung auch entwickelt, wenn er das Schädel-
Hirntrauma nicht erlitten hätte.

ICD-10

Fallbeispiel: Ein veränderter Junge (s. S. 447)

ICD-10 Diagnose
F07.2   organisches Psychosyndrom nach Schädelhirntrauma

| F07 | Persönlichkeits- und Verhaltensstörungen aufgrund einer Krankheit, Schädigung und Funk-
tionsstörung des Gehirns |
| --- | --- |
| | G1. Objektiver Nachweis (aufgrund körperlicher, neurologischer und laborchemischer Un-
tersuchungen) und/oder Anamnese einer zerebralen Krankheit, Schädigung oder Funk-
tionsstörung. |
| | G2. Fehlen von Bewußtseinstrübung oder ausgeprägten Gedächtnisstörungen. |
| | G3. Kein ausreichender oder überzeugender Beleg für eine andere Verursachung der Persön-
lichkeits- und Verhaltensstörung, die die Einordnung im Kapitel F6 rechtfertigen würde. |

F07.0　organische　Persönlichkeitsstörung

A. Die allgemeinen Kriterien für F07 müssen erfüllt sein.

B. Mindestens drei der folgenden Merkmale müssen über einen Zeitraum von sechs oder mehr Monaten bestehen:

  1. andauernd reduzierte Fähigkeit, zielgerichtete Aktivitäten durchzuhalten, besonders wenn es sich um längere Zeiträume handelt und darum, Befriedigungen aufzuschieben

  2. eine oder mehrere der folgenden affektiven Veränderungen:

     a. emotionale Labilität (unkontrollierter, unbeständiger und wechselnder Ausdruck von Emotionen)

     b. Euphorie und flache, inadäquate Scherzhaftigkeit, den Umständen nicht angemessen

     c. Reizbarkeit und/oder Ausbrüche von Wut und Aggression

     d. Apathie.

  3. ungehemmte Äußerung von Bedürfnissen oder Impulsen, ohne Berücksichtigung der Konsequenzen oder der sozialen Konventionen (die Betroffenen können unsoziale Handlungen begehen, wie Stehlen, unangemessene sexuelle Annäherungsversuche, gieriges Essen oder die Körperpflege extrem vernachlässigen).

  4. kognitive Störungen, typischerweise in Form von:

     a. ausgeprägtem Mißtrauen und paranoiden Ideen

     b. exzessive Beschäftigung mit einem einzigen Thema, wie Religion oder die strenge Einteilung des Verhaltens anderer in „richtig" und „falsch".

  5. auffällige Veränderungen der Sprachproduktion und des Redeflusses mit Umständlichkeit, Begriffsunschärfe, zähflüssigem Denken und Schreibsucht.

  6. verändertes Sexualverhalten (Hyposexualität oder Änderungen der sexuellen Präferenz).

Nähere Beschreibung möglicher Subgruppen:

Option 1: Ein deutliches Vorherrschen von 1. und 2.d. kann einen pseudo-retardierten oder apathischen Typ kennzeichnen, ein Vorherrschen von 1., 2.c. und 3. einen pseudo-psychopathischen Typ und die Kombination von 4., 5. und 6. wird als charakteristisch für das limbisch-epileptische Persönlichkeitssyndrom angesehen. Keine dieser Einheiten ist bis jetzt ausreichend validiert worden, um eine separate Beschreibung zu rechtfertigen.

Option 2: Wenn gewünscht, können folgende Subgruppen näher gekennzeichnet werden: labiler, enthemmter, aggressiver, apathischer, paranoider, gemischter oder sonstiger Typus.

F07.2　organisches Psychosyndrom nach Schädelhirntrauma

Kommentar: Der nosologische Status dieses Syndroms ist unsicher und das Kriterium G1. der Einleitung dieses Abschnittes (F07) ist nicht immer nachweisbar. Für diejenigen, die sich wissenschaftlich mit diesem Syndrom befassen, wird die Anwendung folgender Kriterien vorgeschlagen:

A. Die allgemeinen Kriterien für F07 müssen erfüllt sein.

B. Anamnese eines Schädeltraumas mit Bewußtlosigkeit, das dem Beginn der Symptome bis zu vier Wochen vorausgeht (objektive Nachweise für eine Gehirnschädigung anhand eines Elektroencephalograms, mit bildgebenden Verfahren und im Okulonystagmogramm können fehlen).

C. Mindestens drei der folgenden Merkmale:

   1. Klagen über unangenehme Empfindungen und Schmerzen, wie Kopfschmerzen, Schwindel (meist ohne Merkmale einer typischen Vertigo), allgemeines Krankheitsgefühl, ausgeprägte Erschöpfung oder Geräuschempfindlichkeit.

   2. affektive Veränderungen wie Reizbarkeit, emotionale Labilität, beides leicht durch emotionale Erregung und Streß provozierbar, Depression und/oder Angst eines gewissen Schweregrades.

   3. Subjektive Klagen oder Schwierigkeiten bei der Konzentration und dem geistigen Leistungsvermögen, Gedächtnisstörungen, ohne deutlichen objektiven Nachweis einer eindeutigen Beeinträchtigung (z. B. durch psychologische Tests).

   4. Schlafstörungen

   5. verminderte   Alkoholtoleranz,

   6. Beschäftigung mit den oben genannten Symptomen und Angst vor einer bleibenden Hirnschädigung bis zum Ausmaß von hypochondrischen, überwertigen Ideen und der Annahme einer Krankenrolle.

Interpretation nach ICD-10

Bei Eric liegt eine basilare und parietale Schädelfraktur und parietale Hirnquetschungen nach einem Autounfall vor (**G1**). Bewußtseins- oder Gedächtnisstörungen (**G2**) fehlen ebenso wie der Beleg für eine andere Verursachung der Persönlichkeits- und Verhaltensstörung (**G3**). Eric befand sich drei Wochen im Koma und erwarb erst nach und nach seine Sprach- und Bewegungsfähigkeit wieder (**Kriterien A und B**). Bei der Symptombeschreibung wird von Einschlafschwierigkeiten (**C4**), Ruhelosigkeit, motorischer Unruhe und Ablenkbarkeit bei normaler Intelligenz (**C3**) berichtet, sowie von Wutausbrüchen, Steitigkeiten mit seinen Geschwistern und körperlichen Übergriffen gegenüber seiner Mutter (**C2**). Bei Eric zeigen sich Angstsymptome die sich auf das Unfallgeschehen beziehen und sich zudem im kindlichen Spiel ausdrücken.

Vergleich DSM-IV/ICD-10

Werden die diagnostischen Kriterien des ICD-10 zugrunde gelegt, so läßt sich die Störung eindeutig als organisches Psychosyndrom nach Schädelhirntrauma (F07.2) beschreiben. Die zusätzliche Diagnose einer hyperkinetischen Störung (F90) nach ICD-10 läßt sich nicht anhand der Fallbeschreibung ableiten. Es lassen sich weder sechs Kriterien zur Unaufmerksamkeit (G1), drei Kriterien zur Überaktivität (G2) noch ein Kriterium zur Impulsivität (G3) direkt aus dem Text ableiten. Die beschriebenen Situationen in denen Ruhelosigkeit, Ablenkbarkeit, Wutanfälle und Streitereien auftreten, scheinen nur auf die Familie begrenzt zu sein (G5). Im Verlauf der Untersuchung zeigen sich keine der für die Diagnose nach ICD-10 relevanten Merkmale einer hyperkinetischen Störung.

Werden die Kriterien einer Aufmerksamkeitsdefizit-/Hyperaktivitätsstörung mit vorwiegend Hyperaktivem Typus nach DSM-IV exakt nach den Aussagen in der Fallbeschreibung herangezogen, so ist die Diagnose so nicht nachvollziehbar. Anamnestische Aussagen zur Ruhelosigkeit, Ablenkbarkeit und zu Erics Wutanfällen und den Streitereien mit seinen Geschwistern sind zu unspezifisch, um sie den Kriterien nach A(1) und A(2) zuzuordnen. Die Kriterien C und D nach DSM-IV werden ebenfalls nicht beschrieben. Die Situation im Spielzimmer des Diagnostikers erlaubt auch keine Rückschlüsse auf die Kriterien nach A(1) und A(2). Angaben zur Medikation zum Zeitpunkt der Untersuchung im Spielzimmer liegen nicht vor. Es bleiben starke Diskrepanzen zwischen der Beurteilung durch die Voruntersucher und der konkret beschriebenen Symptomatik.

* Fallbeispiel: Schwierigkeiten bei der Steuer

Herr B., ein 62jähriger, verheirateter Steueranwalt wird zur stationären Untersuchung eingewiesen wegen Problemen, die der überweisende Psychiater als „behandlungsresistente Depression" bezeichnet. Herr B. klagt über schwachen Appetit, verbunden mit einem Gewichtsverlust von 15 kg im letzten Jahr, Einschlafschwierigkeiten und frühmorgendlichem Erwachen. Er schildert darüberhinaus überwältigende Gefühle von Traurigkeit und Hoffnungslosigkeit und wiederkehrende Gedanken an den Tod bzw. an Selbstmord. Sowohl der Patient als auch seine Frau datieren den Beginn seiner Erkrankung auf 14 Monate vor dieser Einweisung zurück. Zu diesem Zeitpunkt habe er erstmals Probleme bei der Arbeit bemerkt, welche abnehmende Motivation, verringertes Selbstvertrauen und Müdigkeit bei der Durchführung seines anstrengenden Jobs in einer New Yorker Steuerkanzlei einschlossen.

Im Rahmen einer gezielten Befragung erinnert sich Herr B. jedoch daran, daß er Probleme mit Begriffen und Schwierigkeiten der geistigen Leistungsfähigkeit bereits vor dem Auftreten anderer Symptome, d. h. vermindertem Interesse oder reduziertem Selbstvertrauen, bemerkte. Er sagt „ich fand mich plötzlich in der Situation, daß ich unfähig war Planungen und Verhandlungen bezüglich komplizierter Steuer- und Versicherungs-Angelegenheiten vorzunehmen, welche ansonsten eigentlich meine Stärke gewesen waren. Ich konnte Fakten und Faktoren, die ich jahrelang im Hinterkopf gehabt hatte, kaum im Gedächtnis behalten. Sogar rechnerische Tätigkeiten an meinem Arbeitsplatz, die recht simpel und geradlinig durchzuführen waren, konnte ich nicht mehr bewältigen". Weitere Fragen an Herrn B. ergaben, daß er außerdem mehr und mehr Schwierigkeiten bei der Ausführung kleinster Reparaturen im Haushalt und bei mechanischen Arbeiten an seinem Auto hatte, welche er zuvor mühelos erledigen konnte.

Bei zahllosen Gelegenheiten versäumte er außerdem Termine, verlegte schriftliche Unterlagen, seine Schlüssel und seine Brille. Er schien unfähig, Ordnung in sein zuvor gut strukturiertes Leben zu bringen.

Herrn B.'s Ehefrau war zunächst verärgert und frustriert, da sie die Schwierigkeiten ihres Mannes anfangs als „reine Gleichgültigkeit und Desinteresse" interpretierte. Später jedoch, als Herr B. zunehmende weinerlich wurde, nicht mehr zur Arbeit gehen wollte und sich schließlich weigerte, das Bett zu verlassen, entschloß sie sich, psychiatrische Hilfe aufzusuchen. Herrn B.'s niedergelassener Psychiater war der Ansicht, daß er unter einer Depression litt und veranlaßte eine zweimal in der Woche stattfindende Psychotherapie sowie die Gabe niedriger Dosen von Amitriptylin. Als der Patient ebenso wie seine Frau eine deutliche Zunahme von Lethargie und Verwirrung mit der antidepressiven Medikation – d. h. dem Amitriptylin – in Verbindung brachten, wurde dieses durch Imipramin ersetzt. Dieses wurde ebenfalls niedrig dosiert.

Trotz Herrn B.'s zunehmender Verwirrtheit und Inkohärenz erhöhte der Psychiater die tägliche Dosis auf 300 mg, da er der Ansicht war, daß die kognitiven Veränderungen sowie die Bewußtseinstrübung seines Patienten eher die Folge der depressiven Symptome als die von Nebeneffekten der trizyklischen Medikation seien. Darüberhinaus entwickelte der Patient Schwierigkeiten, die Miktion in Gang zu bringen und die Blase vollständig zu entleeren. 8 Monate nach dem erstmaligen Auftreten der Symptome wurde Herr B. zur vorliegenden stationären Abklärung eingewiesen. Dies geschah mit der Empfehlung, daß eine Elektrokrampftherapie in Betracht gezogen werden sollte.

Die bedeutendste neue Information, die sich aus der psychiatrischen Anamnese während dieser stationären Abklärung ergab, war die Tatsache, daß Herrn B.'s kognitive Einschränkungen dem Beginn seiner affektiven Symptome vorangingen. Er erwähnte das Auftreten von Schwierigkeiten, sich am Arbeitsplatz an Einzelheiten von Verträgen, an denen er gerade arbeitete, zu erinnern, versäumte Termine und verlegte wichtige schriftliche Unterlagen. Diese Symptome traten ein Jahr vor den affektiven Störungen auf. Seine Geschäftspartner bemerkten eine erhöhte Ablenkbarkeit und Einschränkungen beim strategischen Planen. Als Folge seiner zahlreichen Fehlleistungen verließ eine Reihe wichtiger Klienten seine Firma. Herrn B.'s körperliche und neurologische Vorgeschichte und entsprechende diagnostische Untersuchungen waren negativ. Allerdings zeigte eine kraniale Kernspintomographie (MRI) einen globale cortikale Atrophie.

Herr B. wird von Imipramin auf einen selektiven Serotonin-reuptake-Hemmer umgestellt. Er erhält intensive Psychotherapie, innerhalb derer seine schlechte Arbeitsleistung im Beruf sowie familiäre Probleme bearbeitet werden. Ziel ist die Reduktion der mit seiner Verantwortung verbundenen Belastung. Seine Ehefrau erhält neuerdings eine Form von Angehörigenberatung. Herrn B.'s Stimmung schien sich sukzessive nach einer Woche des stationären Aufenthaltes zu verbessern. Er wurde zunehmend wacher, seine Stimmung, sein Schlaf und sein Appetit verbesserten sich und seine familiären Beziehungen wurden positiver und freundschaftlicher.

Herr B. wird nach ingesamt 3-wöchigem stationärem Aufenthalt entlassen. Da es ihm nicht möglich ist, seine konzeptuellen Fähigkeiten soweit zu verbessern, daß er wieder komplizierte Steuer-Angelegenheiten bearbeiten kann und weil er nach wie vor keinen Zugriff mehr auf seine früheren rechnerischen Fähigkeiten hat, erhält er in der Firma weniger komplexe und anspruchslosere Aufgaben.

DSM-IV-Diagnose
(ICD-10 s.S. 456)

Achse I:	290.13	Demenz vom Alzheimer Typ, mit frühem Beginn, depressive Stimmung
Achse II:	V71.09	Keine Diagnose
Achse III:	331.0	Alzheimer Krankheit
Achse IV:		Beginn einer schwerwiegenden und mit Einschränkungen verbundenen Erkrankung im Zusammenhang mit hoher beruflicher Belastung und Verantwortung
Achse V:		GAF = 45 (vergangenes Jahr); GAF = 60 (derzeit)

Diskussion

Mit Herrn B.'s Situation ist eine der häufigsten und zugleich komplexesten differential-diagnostischen Unterscheidungen angesprochen: Verursacht die Depression bei einer Person Symptome einer „Pseudodemenz" oder ist umgekehrt die Depression ein frühes Symptom der Demenz? Ein Teil der entsprechenden Verwirrung geht auf Begrifflichkeiten zurück, die benutzt werden, um die häufigsten und zentralsten Kategorien dieser Störung zu bezeichnen. Diese sind notwendigerweise einfach gefaßt und werden daher der vollständigen Ausprägung der jeweiligen Psychopathologie, die für sie charakteristisch ist, nicht gerecht. In diesem Sinne gilt für affektive Störungen, daß zwar Veränderungen des Affekts ihr hervorstechendes Merkmal sind, sie jedoch darüber hinaus häufig von kognitiven Einschränkungen begleitet sind, welche an jene erinnern, die man bei Demenz oder psychotischen Symptomen – beispielsweise solchen bei Schizophrenie findet. Auf der anderen Seite steht bei der Demenz zwar die kognitive Störung im Vordergrund, sie wird jedoch häufig von affektiven psychotischen Symptomen begleitet. In jeder klinischen Ausgangssituation, insbesondere bei spät beginnenden depressiven Erkrankungen, ist es unverzichtbar, den möglichen Beitrag beider, d. h. von affektiver Störung und Demenz, gründlich zu untersuchen. Nicht selten werden Depressionen mit spätem Erkrankungsbeginn von cerebralen Veränderungen begleitet, die durch eine differenzierte Kernspinuntersuchung sichtbar gemacht werden können. Da Herrn B.'s kognitive Defizite dem Beginn der depressiven Symptome vorangingen und selbst dann persistierten, als seine Depression sich verbesserte, erscheint „Demenz mit depressiver Störung" die angemessene Diagnose. Obwohl Herr B. offensichtlich eine klar erkennbare und bedeutsame Einschränkung in seinem Gedächtnis und seinen Führungsfunktionen zeigt, kann er noch immer seinen anstrengenden Beruf ausüben, da er zuvor ein hohes Ausgangsniveau bei dieser Tätigkeit innehatte.

ICD-10

Fallbeispiel: Schwierigkeiten bei der Steuer (s.S. 454)

ICD-10 Diagnose
F00.000 Demenz bei Alzheimer Krankheit mit frühem Beginn, ohne zusätzliche Symptome, leichter Schweregrad
F32.10   depressive Episode mittelschwer ohne somatisches Syndrom

Interpretation nach ICD-10

Die Diskussion nach DSM-IV (siehe oben) enthält schon die wesentlichen differential-diagnostischen Erwägungen bezüglich einer Pseudodemenz oder Demenz mit aufgesetzter Depression. Im vorliegenden Fall bestehen die kognitiven Beeinträchtigungen bereits lange vor der Entwicklung der depressiven Symptomatik. Die Symptome der Demenz nach ICD-10 sind erfüllt: Es handelt sich um eine leichte Beeinträchtigung der Gedächtnisfunktionen

(**Kriterium G 1.1**), weiterhin liegt eine leichte Abnahme des intellektuellen Niveaus vor (**Kriterium G 1.2**). Daraus ergibt sich der Gesamtschweregrad leicht. **Kriterium G 2** (Ausschluß von deliranten Episoden) ist erfüllt, ebenso Kriterium G 3 (Labilität/Weinerlichkeit des Patienten). Bereits ein Jahr vor Auftreten der affektiven Symptome waren die o.g. kognitiven Beeinträchtigungen deutlich nachweisbar, so daß auch das **Zeitkriterium G 4** (mindestens 6-monatige Dauer der kognitiven Störung) erfüllt ist. Hier wäre differentialdiagnostisch noch zu diskutieren, ob es sich um eine leichte kognitive Beeinträchtigung (F07.8) handeln kann, allerdings sind die kognitiven Störungen bereits so ausgeprägt, daß sie den psychosozialen Alltag des Patienten deutlich beeinträchtigen und damit ein wesentliches Kriterium für eine Demenz vorliegt.

Nach ICD-10 kann zusätzlich eine depressive Symptomatik bei Demenz vom Alzheimer Typ diagnostiziert werden, allerdings nur dann, wenn die Kriterien für eine depressive Episode **nicht** erfüllt sind (F00.03). Im vorliegenden Fall kann davon ausgegangen werden, daß zumindestens die Kriterien für eine mittelgradige depressive Episode ohne somatisches Syndrom vorliegen. Es müßten daher sowohl die Demenz bei Alzheimer Krankheit als auch die depressive Episode separat diagnostiziert werden.

In ICD-10 kann zusätzlich der Schweregrad der Demenz codiert werden und im vorliegenden Fall müßte die genaue Diagnose wie folgt heißen: Demenz bei Alzheimer Krankheit mit frühem Beginn, ohne zusätzliche Symptome, Schweregrad leicht (F00.000), mittelgradige depressive Episode ohne somatisches Syndrom (F32.10).

Zum Vergleich DSM-IV/ICD-10 siehe Kapitel 2.

* Fallbeispiel: Schwierig zu bezeichnen

Herr M. ist 26 Jahre alt, alleinstehend und arbeitslos. Er hat eine 6-jährige Anamnese einer psychotischen Störung und wird derzeit in einem Nachsorgeprogramm einer Universitätsklinik behandelt. Er lebt in einer betreuten Wohnung und wird unterstützt von „Supplemental Security Income" und „Medicaid" (Anm. d. Übers.: entspricht in Deutschland etwa der Arbeitslosenhilfe und der gesetzlichen Krankenversicherung). Die Betreuungspersonen, frustriert aufgrund von Herrn M.'s begrenzten Fortschritten trotz ihrer aktiven psychopharmakologischen und rehabilitativen Interventionen, stellen seinen Fall zur erneuten Beurteilung und Diagnostik in einer Konferenz vor. Die Symptomatik von Herrn M. hält teilweise kontinuierlich an und er kommt weder beruflich noch in Freundschaftsbeziehungen zurecht. Trotzdem erwarten er und seine Eltern weiterhin, dass er wieder „normal" wird und arbeiten kann.

Als Kind zeigte Herr M. ein eigentümliches, distanziertes Verhalten, und er hatte entsprechend Schwierigkeiten, Freundschaften zu schließen. Als er 12 war, ergab eine psychiatrische Untersuchung ein „Persönlichkeitsproblem". Als er 13 war, wurde bei Herrn M.'s Mutter Krebs diagnostiziert, und sie starb 3 Jahre später nach schwerer Krankheit. Während dieser Zeit begann Herr M. mit einer psychiatrischen Behandlung ein Mal pro Woche, die 5 Jahre andauerte.

Trotz abnehmender Leistung in der Schule schaffte Herr M. im Alter von 18 Jahren den high school-Abschluß und begann mit dem College. Er versagte jedoch bei allen Kursen im ersten Semester und kehrte nach Hause zurück, wo er sozial isoliert und arbeitslos war. Im Alter von 19 Jahren diagnostizierte ein anderer Psychiater Herrn M. als „Borderline-Schizophrenie". Eine psychologische Testung legte den Verdacht nahe auf eine „beginnende Psychose" bei einer „passiv-aggressiven Person mit hoher Angst und deutlichen passiv-abhängigen Bedürfnissen."

Herrn M.'s erste psychotische Episode mit Krankenhausaufenthalt trat auf, als er 20 war, eine Woche nachdem sein Vater wieder geheiratet hatte. Er hatte grandiose Wahnvorstellungen, er bestand darauf, dass er fliegen könne, er beschäftigte sich ausschließlich mit Sexualität und war aggressiv. Die psychiatrische Untersuchung beschrieb einen mißtrauischen, agitierten Mann mit unangemessenem flachem Affekt und formalen Denkstörungen in Form von Zerfahrenheit und Gedankenjagen. Er glaubte, dass er Gedanken lesen könne und dass seine Gedanken manchmal nicht seine eigenen seien. Er hatte vage Vorstellungen von Selbstmord und Mord, jedoch ohne konkrete Suizidabsicht. Es wurde Chlorpromazin 400 mg/Tag verschrieben. Herrn M.'s Symptome besserten sich etwas und er wurde nach 3 ½ Wochen entlassen. Die damalige Diagnose war Paranoide Schizophrenie.

Herr M. kehrte nach Hause zurück zu seiner Familie, begann eine Behandlung bei einem neuen niedergelassenen Psychiater und kam in ein Rehabilitationsprogramm mit tagesklinischer Behandlung und Familientherapie. Zuhause hatte Herr M. eine sehr behütete Rolle ohne Anforderungen, die außerdem charakterisiert war durch elterliche Überfürsorge, beschützendes Verhalten und Infantilisierung. Während der nächsten 2 Jahre in der Tagesklinik war er sozial isoliert, konnte sich schlecht konzentrieren und zeigte häufig ein provozierendes und grenzüberschreitendes Verhalten sowie depressive Symptome. Obwohl Herrn M.'s Eltern seine schlechten Leistungen kritisch sahen, zeigten sie aber auch eine starke Verleugnung hinsichtlich des Ausmaßes seiner Funktionsuntüchtigkeit.

Als er 22 war, bekam seine Stiefmutter einen Sohn. Herrn M.'s Symptome wurden schlimmer und seine Eltern entschieden, ihn in ein „out-of-state residential program" zu tun. Kurz danach hatte er seine zweite floride psychotische Dekompensation, und er wurde hospitalisiert in einem Zustand ähnlich der ersten Episode.

Herr M. wurde mit einer durchschnittlichen Haloperidol-Dosis von 40 mg/Tag behandelt, worunter sich sein Zustand etwas besserte. Wegen der manischen Merkmale in seinem klinischen Bild wurde seine Diagnose geändert zu Schizoaffektive Störung. Es wurde eine Einstellung auf Lithium begonnen. Daraufhin verhielt er sich angepaßter und war im Kontakt präsenter. Er hatte einen angemesseneren Affekt, war weniger hypersexuell und wahnhaft, allerdings zeigte er weiterhin eine verminderte Konzentrationsfähigkeit und verhielt sich zeitweilig kindisch impulsiv.

Nach 2 Monaten wurde Herr M. entlassen mit Haloperidol (10 mg/Tag) und Lithium (900 mg/Tag). Sein Lithium-Spiegel war stabil bei 1 mEq/L. Er kam in ein Programm mit betreutem Wohnen, und er setzte die tagesklinische Behandlung fort. Er setzte auch die ambulante Behandlung bei dem Arzt fort, der ihn in der Klinik behandelt hatte, und blieb über die nächsten 2 Jahre auf einer niedrigen Dosis von Haloperidol (5–10 mg/Tag) und Lithium (900 mg/Tag). Obwohl er zeitweise Symptome zeigte, war er nie deutlich erkennbar psychotisch.

Trotz intensiver beruflicher Rehabilationsprogramme blieb Herr M. auf einem mäßigen Funktionsniveau sowohl im Hinblick auf die arbeitsvorbereitenden Maßnahmen als auch

im sozialen Bereich. Im Alter von 23 Jahren wurde er überwiesen in ein neues Tages-
programm für weiterführende soziale und berufliche Rehabilitation, während er die Behandlung in der Klinikambulanz fortsetzte, eine Gruppe ehemaliger Psychiatriepatienten
und eine Familiengruppe mit seinen Eltern besuchte.

Einige Monate später wurde Herr M. einer neuen weiblichen Psychiaterin zugeordnet.
Beim Patienten zeigten sich erneut paranoide Symptome, und er rief zu seiner Beruhigung oft zuhause an. Da affektive Symptome nicht im Vordergrund standen, änderte die
neue Stationsärztin die Diagnose von Schizoaffektiver Störung zu chronischer Paranoider Schizophrenie. Haloperidol wurde erhöht von 5 auf 20 mg/Tag und Lithium wurde
abgesetzt, ohne dass es zu einer sichtbaren Veränderung der Symptome gekommen wäre.

Fünf Monate später steigerten sich Herrn M.'s paranoide Symptome wieder trotz des
zusätzlichen Haloperidols. Diese Entwicklung veranlaßte einen anderen neuen Stationsarzt dazu, eine höhere Neuroleptikadosis zu versuchen, und Haloperidol wurde auf 50
mg/Tag erhöht. Nach 2 Monaten zeigte Herr M. eine minimale Verbesserung seiner
Symptome. Ein Wechsel der Medikation von Haloperidol auf Fluphenazinhydrochlorid
zeigte mäßigen Erfolg.

4 Monate später wurde erneut ein anderer Stationsarzt mit Herrn M.'s Fall betraut. Herr
M. hatte weiterhin jeden 2. oder 3. Tag „paranoide Episoden" begleitet von intensiver
Angst. Seine Stiefmutter bemerkte, dass er in den letzten sechs Monaten häufiger
zuhause angerufen hatte. Er klagte darüber, dass er Angst habe, seine Wohnung zu verlassen, und er wirkte suizidal, was er jedoch abstritt. Während dieser Episoden sprach er
üblicherweise auf neuroleptische Medikation, sowie unterstützende und beruhigende
Gespräche.

DSM-IV Diagnose
(ICS-10 s.S. 460)

Achse I:	295.30	Schizophrenie, Paranoider Typus, Episodisch mit Residual-symptomen zwischen den Episoden (provisorisch, schließe eine Schizoaffektive Störung aus)
Achse II:		Passiv-aggressive und dependente Persönlichkeitszüge (prä-morbid)
Achse III:		Asthma in der Kindheit, in Remission
Achse IV:		Unklar zum gegenwärtigen Zeitpunkt; in der Vergangenheit Tod der Mutter, Wiederheirat des Vaters, häufige Wechsel der Behandlung
Achse V:		GAF = 35

Diskussion

Die Kategorie Schizoaffektive Störung wurde in DSM-IV eingeschlossen, um Personen an der Grenze zwischen Schizophrenie und Affektiven Störungen beschreiben zu können, aber diese Kategorie erfüllt ihre Aufgabe nicht besonders gut. Es ist schwierig zu entscheiden, wie sehr affektive Symptome im Vordergrund stehen müssen, bevor die Diagnose einer Schizoaffektiven Störung gerechtfertigt ist. DSM-IV hält sich bei dieser Frage ziemlich zurück, was dazu führt, dass diese Diagnose wenig reliabel ist. Obwohl Herrn M.'s Verlauf durch zeitweise Remissionen und Exazerbationen charakterisiert ist, scheint die jetzige Krankheitsepisode seit ihrem Beginn vor 6 Jahren mehr oder weniger kontinuierlich zu bestehen. Es gibt Zeiten, in denen seine hervorstechendsten Symptome Wahnvorstellungen und Halluzinationen sind, andere Zeiten, in denen manische Symptome im Vordergrund stehen und wieder andere, die hauptsächlich durch negative Symptome einer Schizophrenie oder durch depressive Symptome charakterisiert sind. Dieses ziemlich übliche Bild an der Grenze zwischen Schizophrenie und Schizoaffektiver Störung verursacht ein erhebliches Maß an Verwirrung sowohl was die Diagnose als auch die Behandlung betrifft.

ICD-10

Fallbeispiel: Schwierig zu bezeichnen (s.S. 457)

ICD-10 Diagnose
F20.01 Paranoide Schizophrenie, episodisch, mit zunehmender Entwicklung negativer Symptome in den Krankheitsintervallen

Interpretation nach ICD-10

In ICD-10 ist die Situation nicht wesentlich anders. Für die Diagnose einer Schizoaffektiven Störung wird gefordert, daß eine relative Balance besteht „zwischen Zahl, Schwere und Dauer schizophrener und affektiver Symptome" (ICD-10 Forschungskriterien, S. 95). Die obige Fallbeschreibung stellt insgesamt jedoch die schizophrenen Symptome gegenüber den manischen in den Vordergrund. Bei den sog. depressiven Symptomen ist ohnehin immer schwer zu differenzieren, ob es sich um negative Symptome einer Schizophrenie oder tatsächlich um eine depressive Verstimmung handelt.

Im Falle von Herrn M. sind jedoch noch weitere Diagnosen differentialdiagnostisch zu berücksichtigen. So wird in der Fallbeschreibung erwähnt, dass Herr M. bereits als Kind ein eigentümliches, distanziertes Verhalten gezeigt habe und entsprechend Schwierigkeiten gehabt habe, Freundschaften zu schließen. Bereits als er 12 Jahre alt war, wurde ihm ein „Persönlichkeitsproblem" attestiert. Demnach wäre Kriterium G4 für Persönlichkeitsstörungen allgemein erfüllt. Auch die übrigen ICD-10-Forschungskriterien für Persönlichkeitsstörungen (S. 151/152) scheinen aufgrund der Fallbeschreibung erfüllt zu sein, so daß zumindest zusätzlich zu einer Störung aus Kapitel F2 diese Diagnose diskutiert werden könnte. Herr M. wird als sozial isoliert beschrieben. Dies ist ein Kriterium sowohl der schizoiden Persönlichkeitsstörung F60.1 (S.153) als auch bei der schizotypen Störung F21 (S.90). Zwischenzeitlich erhielt Herr M. die Diagnose einer „Borderline-Schizophrenie", eine Diagnose, die einige Zeit v. a. in der USA benutzt wurde, um klinische Bilder zu kennzeichnen, die heute am ehesten der schizotypen Störung (ICD-10) bzw. der schizotypischen Persönlichkeitsstörung (DSM-IV) entsprechen würden. Auch die Beschreibung in der erwähnten psychologischen Untersuchung „beginnende Psychose" bei einer „passiv-aggressiven Person mit hoher Angst und deutlichen passiv-abhängigen Bedürfnissen" könnte ein Hinweis auf das Vorliegen einer Persönlichkeitsstörung sein.

Weiterhin werden bei Herrn M. abnehmende Leistungen in der Schule beschrieben. Ein „Leistungsknick" ist in der klinischen Praxis häufig ein Hinweis auf eine Erkrankung aus dem schizophrenen Formenkreis, im Hinblick auf die ICD-10-Forschungskriterien hat dieser jedoch keine Bedeutung.

Die als grandios beschriebenen Wahnvorstellungen entsprechen am besten **Kriterium C der Manie** mit psychotischen Symptomen (F30.2). Dagegen entspricht die Beschreibung eines mißtrauischen, agitierten Mannes mit unangemessenem flachem Affekt und formalen Denkstörungen in Form von Zerfahrenheit und Gedankenjagen nicht den Kriterien für Manie (bis auf Gedankenjagen), sondern eher den allgemeinen **Kriterien für Schizophrenie (Kriterien G1.2b und d)**. „Er glaubte, dass er Gedanken lesen könne und dass seine Gedanken manchmal nicht seine eigenen seien." Faßt man diese Beschreibung als Gedankeneingebung auf, so erfüllt der Patient **Kriterium G1.1a** einer Schizophrenie (F20), und dies ist als alleiniges Symptom ausreichend, um nach ICD-10 eine Schizophrenie zu diagnostizieren. Aufgrund der Wahnphänomene und der Halluzinationen ist nach ICD-10 eine Paranoide Schizophrenie, episodisch, mit zunehmender Entwicklung „negativer" Symptome in den Krankheitsintervallen (F20.01) zu diagnostizieren.

Die beschriebene Suizidalität ist typischerweise ein Symptom einer affektiven Störung, wenn auch aus epidemiologischen Untersuchungen hervorgeht, daß Suizide bei schizophrenen Patienten nicht wesentlich seltener als bei depressiven vorkommen. Das als provozierend, grenzüberschreitend und kindisch impulsiv gekennzeichnete Verhalten von Herrn M. könnte dem **Kriterium B.4 der Manie** entsprechen („Verlust normaler sozialer Hemmungen, was zu einem den Umständen ungemessenen Verhalten führt").

Zusammenfassend käme auch nach ICD-10 am ehesten die Diagnose Paranoide Schizophrenie, episodisch, mit zunehmender Entwicklung „negativer" Symptome in den Krankheitsintervallen (F20.01) infrage. Die zusätzliche Diagnose einer Schizotypen Störung (F21) ist nach ICD-10 nicht möglich, da nach Kriterium B. niemals die Kriterien für eine Schizophrenie erfüllt gewesen sein dürfen. Nach DSM-IV wäre es dagegen durchaus möglich, auf Achse II zusätzlich eine Schizotypische Persönlichkeitsstörung, prämorbid (301.22) zu diagnostizieren.

Zum Vergleich DSM-IV/ICD-10 siehe auch Kapitel 4.

* Fallbeispiel: Später Symptombeginn

Frau S. ist 71 Jahre alt, verwitwet und sucht auf Wunsch ihrer Tochter einen Psychiater auf. Die Beschwerden der Patientin hatten 10 Wochen vor der Untersuchung begonnen: zeitweise konnte sie kaum atmen, befürchtete einen Herzinfarkt, litt unter Schwindel,

Zittern und Herzklopfen. Drei Monate vor der Untersuchung war der Schwindel HNO-ärztlich abgeklärt worden, da ihr Hausarzt die Verdachtsdiagnose eines Menière-Syndroms gestellt hatte. Der HNO-Arzt fand jedoch keine Innenohrschädigung, diagnostizierte eine Angststörung und verordnete eine geringe Dosis Diazepam.

Frau S. berichtete, daß die erste Episode auftrat als sie gerade zum Babysitten ihrer Enkel ging. Sie führte die Episoden nicht auf irgendwelche Lebensumstände zurück und meinte, daß wenn sie der Typ wäre, der eine „nervöse Störung" bekommen kann, sie diese schon viel früher in ihrem Leben hätte kriegen müssen, als sie ihre junge Familie versorgen mußte und viele Geldsorgen hatte. Die Panikattacken traten ein bis dreimal im Monat auf und führten sie sogar einmal in die medizinische Notaufnahme zur Abklärung eines Myokardinfarktes. Die Ärzte in der Notaufnahme stellten eine normale Sinusarrhythmie mit vier bis fünf vorzeitigen Vorhofkontraktionen in der Minute, fest. Frau S. erhielt den Rat, ihren Koffein und Nikotinkonsum einzuschränken und die Einnahme von Diazepam fortzusetzen.

Seit Beginn der Symptome hatte die Patientin ihre sozialen Aktivitäten eingeschränkt, blieb die meiste Zeit über zu Hause und traute sich kaum alleine Auto zu fahren.

Während der Untersuchung gesteht Frau S. widerstrebend ein, daß sie ihr Problem und die daraus resultierenden Einschränkungen mutlos und niedergeschlagen gemacht haben. Sie ist unglücklich, weil sie nicht mehr die Starke in der Familie ist, eine Position die sie seit ihrer Jugend inne hatte. Sie sagt, daß sie sich irgendwann neulich einmal gefragt hat „was das alles eigentlich soll".

Frau S. war das älteste von sechs Kindern einer großen Einwandererfamilie. Im Alter von 13 Jahren wurde ihre Mutter nach einem Herzinfarkt schwer krank und Frau S. mußte sich um die jüngeren Geschwister, den Haushalt und die bettlägerige Mutter kümmern. Als Sie 17 Jahre alt war, starb ihre Mutter.

Kurz darauf heiratete Frau S. einen jungen Mann, der bald darauf zum Militär eingezogen wurde; um den Umzug in ein neues Haus und die Geburt ihrer ersten Kinder mußte sie sich größtenteils alleine kümmern. Sie gibt an, ihre Ehe wäre sehr glücklich gewesen und beschreibt ihren Mann als besorgten, jedoch stillen Ernährer der Familie. Ihr gefiel seine Standhaftigkeit, Zuverlässigkeit, seine altmodischen Umgangsformen und daß er sie brauchte. Während der ganzen Ehe hatte sie die Geldangelegenheiten in die Hand genommen und alle wichtigen Entscheidungen getroffen. Als Bedienung und Sekretärin hatte sie ihr ganzes Leben gearbeitet um etwas dazuzuverdienen damit sie ihren zwei Töchtern ein Studium ermöglichen konnte. Herr S. war vor zwei Jahren verstorben.

Frau S. sagte, daß es ihr während der zwei Jahre nach dem Tod ihres Mannes außerordentlich gut gegangen sei, obwohl sie ihren Mann sehr vermißt hätte. Sie glaubt, daß sie für ihre zwei inzwischen 40 und 43 Jahre alten Töchter, die jeweils zwei Kinder haben, eine große Unterstützung und Hilfe ist. Ihre jüngste Tochter ist an Multipler Sklerose erkrankt und kann nur ein Minimum an Haushaltsaufgaben erledigen. Vor einem Jahr hatte ihr Ehemann eine außereheliche Beziehung, was zu einer unmittelbaren Trennung und nachfolgend zur Ehescheidung führte. Da dieser Schwiegersohn immer Frau S. Liebling war und ihr bei Haushaltstätigkeiten sowie der Erledigung anderer alltäglicher Dinge immer besonders viel geholfen hatte, war die Trennung und Ehescheidung ein großer Schock und „echter Schmerz", obwohl sie betont, daß diese Gefühle hauptsächlich der Sorge um das Glück ihrer Tochter entstammten.

Ein Gespräch mit den Töchtern von Frau S. ergibt, daß sie sich beide um ihre Mutter kümmern. Sie wünschten, daß sie ihnen erlaubt, ihr bei der Bewältigung ihrer derzeitigen emotionalen Probleme zu helfen; Frau S. dagegen stellt sich selbst als vollkommen unabhängig, stark und gesund dar.

DSM-IV Diagnose
(ICD-10 s.S. 464)

Achse I:	300.21	Panikstörung mit Agoraphobie
		311 Depressive Störung NNB
Achse II:	V 71.09	keine Diagnose
Achse III:	401.9	Hypertonie
Achse IV:		Tod des Ehemannes 2 Jahre zuvor, Krankheit und Ehescheidung der Tochter
Achse V:		GAF= 50 (derzeit); 60 (höchster Wert im vergangenen Jahr)

Diskussion

Das Ungewöhnlichste an diesem Fall ist der späte Symptombeginn. Bei den meisten Patienten mit Panikstörung treten die ersten Panikattacken im Alter zwischen 20 und 30 Jahren auf. Jeder untypisch späte Beginn einer Störung sollte den Kliniker stets dazu veranlassen, den Einfluß einer körperlichen Erkrankung, einer psychotropen Substanz (in diesem Fall Koffein oder Nikotin) oder einer unerwünschten Medikamentenwirkung auszuschließen. Sehr häufig liegt bei älteren Menschen eine körperliche Grunderkrankung vor, häufig nehmen sie mehrere Medikamente ein und oft ist der Abbau der Medikamente erschwert, so daß deren Plasmaspiegel erhöht ist, wodurch psychopathologische Symptome auftreten können.

Der Zusammenhang zwischen Panikstörung und Depression ist interessant und variabel zugleich. Obwohl Angst und affektive Störungen in jeder zeitlichen Abfolge entstehen können, ist das oben beschriebene Bild bei dem Angstsymptome depressiven Symptomen vorausgehen am häufigsten. Depressive Symptome können oft eine Art Demoralisierung sein infolge des Gefühls von Kontrollverlust und Unzulänglichkeit, bedingt durch die Symptome der Panikstörung und das Vermeidungsverhalten.

ICD-10

Fallbeispiel: Später Symptombeginn (s.S. 463)

ICD-10 Diagnose	
F 40.01	V.a. Agoraphobie mit Panikstörung

Interpretation nach ICD-10

Die Agoraphobie ist relativ schwach ausgeprägt und **Kriterium A** der Forschungskriterien nach ICD-10 ist nur unsicher erfüllt: Die Patientin schränkte ihre sozialen Aktivitäten ein, blieb die meiste Zeit zu Hause und traute sich kaum alleine Auto zu fahren. Von den zwei geforderten Kriterien wird nur **A 3** erfüllt. **Kriterien B, C, D und E** werden marginal erfüllt. Insgesamt könnte man von einer sehr leicht ausgeprägten Agoraphobie mit begleitender depressiver Symptomatik sprechen. Die depressiven Symptome beherrschen jedoch nicht das klinische Bild. Differentialdiagnostisch sollte zumindestens die Anpassungsstörung, Angst und depressive Reaktion, gemischt, erwogen werden (F 43.22). Insbesondere dann, wenn man davon ausgeht, daß die Diagnose einer Agoraphobie mit Panikstörung nicht sicher ist. Entscheidend wäre hier der klinische Eindruck und Verlauf. Die Entscheidung zur Diagnose Agoraphobie mit Panikstörung nach ICD-10 läßt sich letztlich aus der Beschreibung des Falles nicht sicher ableiten. Sie kann als klinische Einschätzung angesehen werden („Verdacht auf").

Zum Vergleich DSM-IV/ICD-10 siehe Kapitel 6.

* Fallbeispiel: Eine lange Liste von Symptomen

Herr E. ist ein 40jähriger, frisch vermählter Mann der zur psychiatrischen Untersuchung kommt. Er sagt: „ich bin sehr angespannt und mache mir Sorgen um meine Gesundheit und befürchte, daß dies meiner Ehe schadet". Sein Leben lang hatte er sich um seine Gesundheit gesorgt, diese Sorgen waren aber seit seinen Heiratsabsichten und während der Flitterwochen schlimmer geworden. Herrn E.'s Beschwerden sind zahlreich. Er hat Einschlafstörungen, wenn der Raum zu hell oder zu dunkel ist, wenn die Bettwäsche kalt oder faltig ist, wenn er seinen Nasenspray vergessen hat oder wegen irgendwelcher Geräusche. Er hat Angst vor Alpträumen, vor nächtlichen Asthmaanfällen, oder im Schlaf zu sterben. Oft wacht er schweißgebadet aus einem Alptraum auf, in dem er verfolgt oder erstickt wurde. Er macht sich Sorgen, daß er wegen seines Schlafmangels weniger lange leben und seine Arbeitsleistung beeinträchtigt würde.

Herr E. war schon immer ängstlich und besorgt. Er rechnet immer mit dem Schlimmsten, jedesmal wenn das Telefon klingelt, hat er Angst vor einer schlechten Nachricht, und er glaubt, eine schwere Krankheit zu haben. Oft leidet er unter starkem Herzklopfen, Kurzatmigkeit, Benommenheit und tauben Fingern; es wurden viele körperliche Untersuchungen einschließlich EKG's bei ihm durchgeführt, jedoch beruhigen ihn deren negative Befunde nicht. Herr E. ist davon überzeugt, daß ihm seine Ärzte wichtige Informationen verschweigen und er sich so lange weiter untersuchen lassen muß, bis seine Krankheit erkannt wird. Er leidet auch unter nervösen gastrointestinalen Beschwerden, häufigem Durchfall oder Verstopfung und ab und zu auch an Schwindel und Erbrechen. Sein Vater war an einer Herzkrankheit, seine Mutter an Krebs gestorben, und er ist der festen Überzeugung, daß er eine der beiden, oder beide Krankheiten bereits hat, oder aber bald bekommen wird.

Herr E. macht sich auch große Sorgen um seine Arbeit. Er ist Börsenmakler und trägt die Verantwortung für große finanzielle Transaktionen, er kann nie, nicht einmal im Urlaub, abschalten und entspannen. Er hatte auch ziemliche Leistungsängste wegen seines in der letzten Zeit aktiveren Sexuallebens und hatte ständig Probleme wegen vorzeitiger Ejakulation. Es gibt viele spezifische Situationen, in denen er sich unerträglich angespannt fühlt, wie etwa in einer Schlange stehen, im Kino mittendrin sitzen, Hosen zweimal nacheinander tragen ohne sie dazwischen zu reinigen, schmutzige Geldscheine anfassen und so weiter, jedoch gelingt es ihm die meisten dieser Situationen ohne große Umstände zu vermeiden. Herr E. hat mindestens alle paar Wochen Panikattacken. Meistens treten sie auf, wenn etwas neues von ihm erwartet wird, er Dinge tun muß vor denen er Angst hat, er eine Rede halten muß und manchmal auch aus nicht ersichtlichem Grund.

Herr E. ist ein sehr korrekter und fordender Mensch mit dem das Zusammenleben oder die Zusammenarbeit schwierig ist. Er bestimmt gerne über andere, ist sehr von sich eingenommen, unerträglich pingelig und pedantisch. Wegen seiner hohen Ansprüche an den Typ Frau die er heiraten wollte, und weil er glaubte, seine ständigen Sorgen und seltsamen Angewohnheiten seien für viele Frauen schwer zu ertragen, hat er erst spät geheiratet. Seine Frau hat sich schon über sein Verhalten beklagt, und er hat Angst sie könnte ihn verlassen, wenn er sich nicht rasch ändert.

DSM-IV Diagnose
(ICD-10 s.S. 466)

Achse I:	300.01	Panikstörung ohne Agoraphobie
	300.02	Generalisierte Angststörung
	300.7	Hypochondrie
	302.75	Ejakulatio praecox, wahrscheinlich
Achse II:	301.4	Zwanghafte Persönlichkeitsstörung
Achse III:		Körperliche Erkrankungen: nicht offensichtlich; Ausschluß einer Schilddrüsenüberfunktion und Mißbrauch von Sympathikomimetika
Achse IV:		Kürzliche Heirat und Eheprobleme
Achse V:		GAF = 60

Diskussion

Dieser Fall illustriert besonders deutlich die Vor- und Nachteile des „Splitter"-Ansatzes einer Klassifikation, welche die Entwicklung des DSM-IV geprägt hat. Die Tatsache, daß die Symptome des Patienten die Kriterien für viele verschiedene Störungen erfüllen, sollte keineswegs so aufgefaßt werden, daß es sich um unabhängige Krankheitseinheiten mit einer jeweils eigenen Pathogenese handelt. Es muß berücksichtigt werden, daß die Kriteriengruppen des DSM-IV in den meisten Fällen nur Syndrome beschreiben, ohne anzunehmen, daß unterschiedlichen Störungen verschiedene Krankheitsprozesse zugrunde liegen. Der Fall des Herrn E. wäre von Freud als Angstneurose diagnostiziert worden (der einen ebenso bedeutenden Beitrag zur Nosologie der Angststörungen leistete wie Kraepelin bei den schizophrenen und affektiven Störungen). Der „Splitter"-Ansatz des DSM-IV hat durch die Möglichkeit zu Mehrfachdiagnosen den Vorteil, spezifischere und reliablere Information über den Patienten zu liefern, hat aber zugleich den Nachteil, möglicherweise unwesentliche Unterscheidungen zu machen. Der „lumper"-Ansatz des DSM-II (American Psychiatric Association 1968) der eine einzige Kategorie für Angstneurosen enthielt, hatte den Vorteil in einer Rubrik eine Vielzahl von Angst- und somatischen Symptomen zusammenzufassen, die häufig gemeinsam auftreten und die wahrscheinlich eine gemeinsame Pathogenese haben, hatte aber einen Informationsverlust und die Annahme eines stärkeren Zusammenhangs zwischen Symptomen, als dies vielleicht tatsächlich der Fall ist zum Nachteil. Der DSM-IV „Splitter"-Ansatz ist sehr hilfreich wenn die Unterteilungen nicht valide sind und wenn die Kliniker erkennen, daß Störungen nicht mehr als „deskriptive Elemente" für die Formulierung einer Diagnose darstellen. Wir gehen mit Sicherheit davon aus, daß es sich bei allen Angst-, somatischen und Zwangssymptomen von Herrn E. nur um verschiedene Epiphänomene handelt, denen eine einzige Pathogenese zugrundeliegt.

ICD-10

Fallbeispiel: Eine lange Liste von Symptomen (s.S. 464)

ICD-10 Diagnose
F 40.8 Phobische Störung mit Anteilen einer Agoraphobie, sozialen Phobie und spezifischen Phobie
F 45.1 undifferenzierte Somatisierungsstörung
F 45.2 vorbekannte hypochondrische Störung
F 52.4 Ejaculatio praecox

Interpretation nach ICD-10

Es handelt sich hier um einen sehr komplexen Fall, der verschiedene diagnostische Zuordnungen zuläßt. Aus der Fallgeschichte geht jedoch hervor, daß der Patient sicherlich schon länger **hypochondrische Befürchtungen** hat, die durch die Heirat aktualisiert wurden und sich in einer **undifferenzierten Somatisierungsstörung** ausdrücken. Es gibt deutliche Hinweise für eine **generalisierte Angststörung**, diese ist jedoch nach ICD-10 nicht diagnostizierbar, falls eine Hypochondrie vorliegt. Für die **Panikattacken** gilt das gleiche bei Vorliegen einer somatoformen Störung. Der Patient leidet ferner unter einer Reihe von **phobischen Ängsten**, die teils vermieden werden, teils unter Anspannung ertragen werden. Dennoch ist es schwierig, aus der Fallbeschreibung heraus eindeutige gesicherte Diagnosen wie Agoraphobie oder soziale Phobie oder spezifische Phobie zu diagnostizieren. Eine **zwanghafte Persönlichkeitsstörung** läßt sich aus der Fallbeschreibung sicherlich nicht diagnostizieren. Wie in der obigen DSM-IV Diskussion des Falles bereits ausführlich angesprochen, wirkt sich die deskriptive Diagnostik hier in einer sehr hohen Komorbidität aus, die klinisch nicht unbedingt einleuchtend erscheint. Andererseits ist dieser sehr differenzierte deskriptive Ansatz auch eine Chance für den Patienten, sofern man spezielle Syndrome herausarbeiten kann, die evtl. einer sehr differenzierten Behandlung zugänglich sind.

Zum Vergleich DSM-IV/ICD-10 siehe Kapitel 6 und 7.

* Fallbeispiel: Außer Kontrolle

Der 35jährige Armeekoch Sergeant D. wurde von der Militärpolizei in die Psychiatrie gebracht, nachdem er ein großes Schlachtermesser durch die Küche geworfen hatte und beinahe seinen vorgesetzten Offizier getötet hätte. Er beginnt das Erstgespräch unter Tränen und mit großem Bedauern und gibt an, er müsse verrückt geworden sein.

Das fragliche Ereignis begann scheinbar harmlos, als Sergeant D.'s Vorgesetzter ihm einen leichten Verweis erteilte, weil er am Vorabend den Nachtisch hatte anbrennen lassen. Sergeant D. kann sich zwar genau daran erinnern, was danach geschah, kann es aber nicht erklären. Er berichtet, daß die Kritik seines Vorgesetzten ihn fuchsteufelswild gemacht und daß er sich unverstanden gefühlt habe, daß es immer so gewesen sei und sich nie ändern würde: „Es war einfach ungerecht, und das habe ich nicht verdient". Sergeant D. gibt an, als er das Messer geworfen habe, habe er ein Gefühl von Losgelöstsein empfunden, wie in einem Traum oder als ob es jemand anderem passiere.

Sergeant D. hat eine lange Vorgeschichte mit impulsivem und gewalttätigem Verhalten. Als Kind zeigte er in der Schule Konzentrationsschwierigkeiten und schwänzte ständig die Schule, fing Prügeleien an und legte Feuer. Er war zu Hause nicht erziehbar und wurde schließlich auf eine strenge Militärschule geschickt, wo er deutlich ruhiger wurde. Trotzdem hatte er weiterhin Lese- und Rechtschreibschwierigkeiten, und er riß mit 17 aus der Schule aus, um zum Militär zu gehen.

Die Militärakte des Patienten zeichnet sich durch zahlreiche Vermerke über Disziplinarvergehen aus. Er wurde achtmal mit Bußgeldern belegt und dreimal degradiert. Seine Vergehen umfassen dreimaliges unerlaubtes Entfernen von der Truppe, zweimalige Trunkenheit am Steuer, einen Angriff auf einen Vorgesetzten und Anzetteln von

Kneipenschlägereien. Sergeant D. schämt sich seiner Akte und seines Verhaltens, sagt aber, wenn bei ihm die Sicherung durchbrenne, könne er dies nicht beherrschen. Er sieht ein, daß sein Verhalten durch Alkohol noch verschlimmert wird, gibt aber an, er könne Alkohol nicht vermeiden. Seit langem bleibt er von Montag bis Freitag fast völlig abstinent und ist am Wochenende nahezu durchgängig betrunken.

Sergeant D. hat den Eindruck, seit seinem Vietnam-Einsatz sogar noch unbeherrschter zu sein. Während der Tet-Offensive bediente er bei der Verteidigung einer Stellung ein Maschinengewehr und tötete innerhalb von 12 Stunden Dutzende gegnerischer Soldaten. Er habe damals mechanisch und quasi depersonalisiert gehandelt; als er beim Zählen der Toten jedoch gesehen habe, wie jung die Soldaten noch waren, habe er geweint. Es traten damals keine anderen unmittelbaren Folgen auf, aber als er drei Wochen später erneut Leichen sah, entwickelten sich Alpträume von Kampfhandlungen, Panikattacken und aufdrängende Schuldgefühle. Er erhielt drei Tage dienstfrei zur Untersuchung und zur Erholung und wurde mit Benzodiazepinen behandelt, woraufhin die Symptome verschwanden. In unregelmäßigen Abständen treten aber auch jetzt noch ähnliche Alpträume und drängende Gedanken auf, und er hat das Gefühl, daß er seitdem noch nervöser und gewaltbereiter ist.

Sergeant D. ist ein herzlicher und sympathischer Mann, der zahlreiche Freunde hat und sehr attraktiv auf Frauen wirkt. Er war zweimal verheiratet und hat fünf Kinder, beide Frauen haben sich jedoch wegen seiner Unzuverlässigkeit und Untreue von ihm scheiden lassen. Wenn er nicht gerade in Schwierigkeiten steckt, ist er äußerst tüchtig, tatkräftig und arbeitsam, und er wurde mehrmals wegen Tapferkeit im Einsatz lobend erwähnt. Die Krankenakte enthält ein Elektroenzephalogramm (EEG) und Befunde eingehender neurologischer und psychologischer Untersuchungen, die keinerlei Hinweise auf zentralnervöse Störungen erbrachten.

DSM-IV-Diagnose
(ICD-10 s.S. 469)

Achse I:	312.34	Intermittierende Explosible Störung
	309.81	Posttraumatische Belastungsstörung
	305.00	Alkoholmißbrauch
	312.8	Störung des Sozialverhaltens (in der Vorgeschichte)
	314.01	Aufmerksamkeitsdefizit-/Hyperaktivitätsstörung (teilremittiert)
Achse II:	301.9	Nicht Näher Bezeichnete Persönlichkeitsstörung (impulsive Persönlichkeit)
Achse III:		Kein Befund
Achse IV:		Verweis durch den Vorgesetzten
Achse V:		GAF = 40

Diskussion

Eine der Schwächen des diagnostischen Systems liegt darin, daß noch keine Nosologie für aggressive und impulsive Verhaltensweisen entwickelt wurde. Dieser Mangel ist vielleicht darauf zurückzuführen, daß aggressive Menschen öfters inhaftiert als ambulant oder stationär psychiatrisch behandelt werden, folglich ist die psychiatrische Forschung auf diesem Gebiet bemerkenswert gering. Die Intermittierende Explosible Störung ist als Restkategorie konzipiert, die nur in solchen Fällen gestellt werden sollte, in denen keine besser untersuchte und spezifischere Diagnose passend erscheint. Es wird nicht deutlich, ob die gegenwärtige Episode gewalttätigen Verhaltens als verspätete Folgeerscheinung von Sergeant D.'s Kriegserlebnissen und somit als Posttraumatische Belastungsstörung anzusehen ist oder ob sie auch unabhängig davon aufgetreten wäre. Die Tatsache, daß ähnliche Symptome bereits in der Kindheit vorkamen, sind ein deutlicher Hinweis darauf, daß sein impulsives Verhalten nicht allein aus seinen Erfahrungen als Erwachsener resultieren, obwohl diese möglicherweise seine Neigung zu Aggressivität verstärkt haben. Auch ist zu beachten, daß die Klage über Symptome posttraumatischer Belastungsstörungen manchmal als Versuch eingesetzt wird, rechtliche oder andere Konsequenzen für Fehlverhalten abzuwenden. Sergeant D.'s Beschreibung der Erfahrungen am Kriegsschauplatz und ihrer Folgeerscheinungen waren allerdings so überzeugend lebhaft, daß es schwerfiel, sie nicht ernst zu nehmen. Aus Studien geht außerdem hervor, daß Menschen, die Substanzen mißbrauchen, ein 10fach erhöhtes Risiko aufweisen, aggressive Handlungen zu begehen als andere. Sergeant D.'s Alkoholmißbrauch sollte sicherlich sowohl diagnostisch als auch therapeutisch Augenmerk erhalten.

ICD-10

Fallbeispiel: Außer Kontrolle (s.S. 467)

ICD-10 Diagnose
F60.30   Emotional instabile Persönlichkeitsstörung, impulsiver Typus

Interpretation nach ICD-10

Die Intermittierende Explosible Störung des DSM-IV ist nicht als spezifische Störung der Impulskontrolle in ICD-10 enthalten. Das hier vorgestellte Fallbeispiel von Sergeant D. könnte demnach als F63.8 „sonstige abnorme Gewohnheit und Störung der Impulskontrolle" codiert werden. Hierunter fallen „andere Arten, sich dauernd wiederholenden schlecht angepaßten Verhaltens, welches nicht Folge eines anderen psychiatrischen Syndroms ist. Die betroffene Person kann des öfteren den Impulsen, sich auf eine bestimmte Art zu verhalten, nicht widerstehen. Der Handlung geht eine Anspannung voraus, der während des Handlungsablaufs ein Gefühl der Erleichterung folgt". Allerdings erfahren wir aus dem Fallbeispiel nichts über ein Gefühl der Anspannung vor, bzw. ein Gefühl der Erleichterung nach den Zornesausbrüchen des Patienten. Stattdessen berichtet Sergeant D., er sei vor dem Ausbruch „fuchsteufelswild" geworden, weil er die Kritik des Vorgesetzten als ungerecht empfunden habe.

Da die Tendenz zu dissozialem, insbesondere unbeherrscht aggressivem Verhalten bei Sergeant D. schon in der Kindheit bestanden hat und in seiner Vorgeschichte bis heute immer wieder zu erheblichen beruflichen und offenbar auch privaten Schwierigkeiten geführt hat, ist an die Diagnose einer **Persönlichkeitsstörung** zu denken. Differentialdiagnostisch finden sich einige Hinweise, die für eine **dissoziale Persönlichkeitsstörung (F60.2)** sprechen, allerdings fehlen die kennzeichnenden Merkmale der mangelnden Empathie und der Tendenz zu vordergründiger Rationalisierung des eigenen Verhaltens. Im Gegenteil scheint Sergeant D. seine Gewaltbereitschaft sehr zu bedauern und empfand die Erlebnisse im Kriegseinsatz als emotional erheblich belastend. In der ICD-10 findet sich die F60.30 emotional instabile Persönlichkeitsstörung vom impulsiven Typus, die in DSM-IV nicht enthalten ist. Diese ist gekennzeichnet durch deutlich wechselnde Stimmungen und Launenhaftigkeit, durch eine deutliche Tendenz, Impulse ohne Berücksichtigung von Konsequenzen auszuagieren, durch eine geringe Fähigkeit, vorausschauend zu planen und durch häufige Ausbrüche intensiven Ärgers, die zu explosiblem, gewalttätigem und bedrohlichem Verhalten führen können, das vor allem bei Kritik durch andere leicht ausgelöst wird. Diese diagnostischen Leitlinien scheinen bei Sergeant D. erfüllt zu sein: Er geriet durch die Kritik seines Vorgesetzten in unbeherrschte Wut, die zu gewalttätigem Verhalten führte, die Disziplinarstrafen in der Militärakte belegen seine Tendenz, ohne Rücksicht auf die Konsequenzen impulsiv zu handeln und die beiden zurückliegenden Ehescheidungen, zu denen es aufgrund seiner Unzuverlässigkeit und Untreue kam, lassen auf Launenhaftigkeit und Instabilität auch im privaten Bereich schließen. Die am besten korrespondierende ICD-10-Diagnose erscheint demnach: **F60.30 emotional instabile Persönlichkeitsstörung, impulsiver Typus**.

Zum Vergleich DSM-IV/ICD-10 siehe Kapitel 15.

* Fallbeispiel: Eine steinige Therapie

Frau T. ist eine 28 Jahre alte Operationsschwester, die in die Notaufnahme kommt, nachdem sie 15 Tabletten Meprobamat eingenommen hat. Kurz nach dem Schlucken der Tabletten induzierte sie Erbrechen. Nun, nach einer Magenspülung fühlt sie sich schrecklich und möchte nach Hause gehen.

Seit dem zwölften Lebensjahr hat sich die Patientin immer wieder mit Suizidgedanken beschäftigt und verübte bis jetzt schon drei Suizidversuche. Vor dem jetzigen Ereignis erlebte sie einen Zustand intensiven Ärgers und starker Verzweiflung, da ihr Freund aus der Wohnung gestürmt war, nachdem er von ihren beständigen Forderungen genug hatte. Frau T. rief danach ihren Psychiater an und sprach mit ihm 10 Minuten, fand ihn aber oberflächlich und zu wenig besorgt angesichts des Ausmaßes ihres Leidens. Als sie die Tabletten nahm, dachte sie „diesen Bastarden wird es leid tun, wenn sie erkennen, wozu sie mich gebracht haben." Frau T.'s Geschichte von destruktivem und selbstzerstörerischem Verhalten geht zurück bis zu ihrer frühen Pubertät.

Nach dem Auseinanderbrechen einer ihrer vielen stürmischen Liebesaffären begann die Patientin vor 9 Monaten eine psychodynamisch orientierte Psychotherapie zweimal pro

Woche. In den ersten Monaten schien die Therapie die Lösung all ihrer Probleme zu bringen. Zusammen mit ihrem Therapeuten besprach sie die Bedeutung ihrer sehr angenehmen aber letzten Endes enttäuschenden Beziehungen zu Männern und war in der Lage, eine klare Verbindung zu einer ähnlich labilen Beziehung zu ihrem Vater zu erkennen.

Frau T. ist psychologisch vorgebildet und macht schnell Entdeckungen im Hinblick auf die Wurzeln ihrer Gefühle, Gedanken und ihres Verhaltens. Sie war erfreut, daß ihr Therapeut so zufrieden mit ihren Fortschritten erschien und nahm an, er hielt sie für seine beste Patientin. Es schien wie ein vielversprechender Behandlungsbeginn.

Dann brach das Kartenhaus zusammen. Frau T. erfuhr durch einen gemeinsamen Freund, daß ihr Therapeut offensichtlich glücklich verheiratet war und zwei Kinder hatte. Sie wurde zunehmend eifersüchtig auf seine Frau und beschäftigte sich immer mehr mit der Frage, wen der Therapeut als Mann wirklich bevorzugen würde, wenn er die Wahl hätte. Sie besprach mit ihm ihre vielen Phantasien, daß sie heiraten würden oder zumindest eine Affäre hätten.

Die Assoziationen, Träume und das Verhalten der Patientin waren klar und fokussiert genug, um dem Therapeuten bedeutungsvolle Interpretationen zu ermöglichen und Frau T. war in der Lage, nützlich erscheinende und affektiv vermittelte Einsichten zu gewinnen. Unglücklicherweise jedoch wurde ihr Wunsch, den Therapeuten zu heiraten immer stärker und gleichzeitig wuchs ihr Gefühl, er mochte oder bevorzugte sie nach allem, was passiert war, nicht mehr. Sie beschuldigte ihn, er behandle sie nur des Geldes wegen und aufgrund der Möglichkeit, mit ihr „Psychospiele" zu spielen. In den Monaten vor dem Suizidversuch war die Behandlung in dieser bitteren Sackgasse festgefahren.

Frau T. nimmt ihren Suizidversuch nun auf die leichte Schulter und behandelt den Psychiater in der Notaufnahme mit einer Mischung aus Geringschätzung und Verführung. Sie weigert sich, mit irgend jemandem außer „ihrem eigenen Psychiater" zu sprechen und besteht darauf, daß er entweder in die Notaufnahme kommt, um sie zu sehen, oder daß ihr erlaubt wird, sofort nach Hause zu gehen.

DSM-IV Diagnose
(ICD-10 s.S. 472)

Achse I:	309.0	Anpassungsstörung Mit Depressiver Stimmung
Achse II:	301.83	Borderline Persönlichkeitsstörung
	301.50	Histrionische Persönlichkeitsstörung
Achse III:	keine	
Achse IV:	Streit mit dem Freund	
Achse V:	GAF = 25	

Diskussion

Die Einführung der Achse II im DSM-III war insofern sinnvoll, da dadurch die Persönlichkeitsstörungen eine stärkere Aufmerksamkeit erfuhren, die vorher zu oft ignoriert worden waren. Das größte Problem heute ist jedoch ein Überdiagnostizieren von Persönlichkeitsstörungen bei Patienten, deren Symptome eher einem Substanzmißbrauch, einer Affektiven Störung oder einer Anpassung an schwierige Situationen zuzuordnen wären. Es kann nicht genug betont werden, daß vor der Diagnose einer Persönlichkeitsstörung bei einem Patienten der Langzeitverlauf beurteilt werden muß, um sicherzugehen, daß die Symptome einen frühen Beginn hatten und einen kontinuierlichen und übergreifenden Verlauf zeigen. Die Diagnose einer Borderline Persönlichkeitsstörung bei Frau T. ist sinnvoll, da sie einen frühen Beginn der Symptomatik und einen kontinuierlichen Verlauf aufweist. Das Vorhandensein einer Persönlichkeitsstörung schließt jedoch die Entwicklung einer Affektiven Störung, Anpassungsstörung oder einer Störung im Zusammenhang mit Psychotropen Substanzen, die dann jeweils die Persönlichkeitsprobleme verschlimmern, nicht aus, sondern kann sogar dazu prädisponieren. Zum Beispiel entwickelte Frau T. ihre depressive Symptomatik als Reaktion auf ihre Enttäuschung von dem Therapeuten; diese war jedoch nicht ausreichend schwer, um die vollen Kriterien einer Schweren Depressiven Episode zu erfüllen.

Obwohl die Unterscheidung zwischen Achse I und Achse II in der Regel einen sinnvollen Zweck erfüllt, so kann sie bei einigen Gelegenheiten, wie der vorhergehende Fall zeigt, auch eher verwirrend als hilfreich sein. Die Differenzierung zwischen Affektiven Störungen und Persönlichkeitsstörungen sollte nicht erzwungen werden, vor allem, wenn es um Grenzfälle geht, die Merkmale von beiden aufweisen. Affektive Störungen mit einem frühen Beginn und einem übergreifenden Einfluß auf das Funktionsniveau einer Person sind von Persönlichkeitsstörungen nicht zu unterscheiden. Der sinnvollste diagnostische Ansatz besteht darin, alle auftretenden Achse I und II Störungen einzubeziehen, ohne die Annahme einer zugrundeliegenden Ätiologie oder Beziehung zueinander. Die Behandlung sollte sich hierbei auf die Zielsymptome beziehen, unter denen der Patient am meisten leidet und die auf die Behandlung am besten ansprechen.

ICD-10

Fallbeispiel: Eine steinige Therapie (s.S. 470)

ICD-10 Diagnose
F60.31 emotional instabile Persönlichkeitsstörung, Borderline Typus
F60.4 Verdacht auf histrionische Persönlichkeitsstörung

Interpretation nach ICD-10

Die Patientin erfüllt die Kriterien der emotional instabilen Persönlichkeitsstörung, Borderline Typus; hier insbesondere die deutliche Tendenz, Impulse auszuagieren ohne Berücksichtigung von Konsequenzen (Suizidversuch mit Rachegedanken), die Neigung zu intensiven, aber unbeständigen Beziehungen, die Tendenz zu Streitereien und Konflikten mit anderen, eine unbeständige Stimmung, wiederholte Drohungen oder Handlungen mit Selbstbeschädigung. Die zusätzliche Diagnose einer histrionischen Persönlichkeitsstörung ist wahrscheinlich, aufgrund der vorliegenden Informationen jedoch nicht abschließend zu stellen. Da anzunehmen ist, daß die Symptomatik Teil der oben erwähnten Persönlichkeitsstörung ist, wird die zusätzliche Diagnose einer Anpassungsstörung nach ICD-10 nicht gestellt.

Zum Vergleich DSM-IV/ICD-10 siehe Kapitel 15.

Berater der deutschen Ausgabe: PD Dr. med. Michael Zaudig, Windach

Übersetzung und Bearbeitung: Dr. Dipl.-Psych. Sabine Bossert-Zaudig, München
                                Dr. med. Maria-Th. Faltermaier-Temizel, Windach
                                Dipl.-Psych. Sabine Gruschwitz, München
                                Dipl.-Psych. Isabel Houben, Aachen
                                Dr. Dipl.-Psych. Rainer Kaschel, Windach
                                Dr. phil. Norbert R. Krischke, Bremen
                                Diplomübersetzerin Karmela Tiller, Bremen
                                Dr. med. Dipl.-Psych. Rolf-Dieter Trautmann-Sponsel,
                                Windach

Literatur

American Psychiatric Association (APA), Committee on Nomenclature and Statistics: Diagnostic and Statistical Manual of Mental Disorders, ed. III revised. Washington DC, APA, 1987.

American Psychiatric Association (APA), Committee on Nomenclature and Statistics: Diagnostic and Statistical Manual of Mental Disorders, ed. IV. Washington DC, APA, 1994.

Dilling H, Mombour W, Schmidt MH (Hrsg.): Internationale Klassifikation psychischer Störungen, ICD-10, Kapitel V (F), klinisch diagnostische Leitlinien. Bern, Huber Verlag, 1. Auflage 1991, 2. revidierte Auflage 1993.

Dilling H, Mombour W, Schmidt MH, Schulte-Markwort E (Hrsg.): Internationale Klassifikation psychischer Störungen, ICD-10, Kapitel V (F), Forschungskriterien. Bern, Huber Verlag, 1. Auflage 1994, unveränderter Nachdruck 1997.

Finkel S, Luxenberg I, Zaudig M, Brodaty H, Robins P, Lawlor B, Homma A (Hrsg.): Behavioral and Psychological Symptoms of Dementia. Educational pack. Gardiner Caldwell Communications Limited, 1998.

Francis A, Ross R: DSM-IV Case Studies. A Clinical Guide to Differential Diagnosis. Washington DC, American Psychiatric Press, Inc., 1996.

Hiller W, Zaudig M, Mombour W (Hrsg.): IDCL – Internationale Diagnosen-Checklisten für ICD-10 und DSM-IV (Version für ICD-10 im Rahmen der ICD-10 Checklisten). Bern, Huber Verlag, 1995.

Hiller W, Zaudig M, Mombour W (Hrsg.): IDCL – Internationale Diagnosen-Checklisten für DSM-IV und ICD-10 und DSM-IV (Version für DSM-IV im Rahmen der DSM-IV Checklisten). Göttingen, Bern, Toronto, Seattle, Hogrefe Verlag für Psychologie, 1997.

Rief W, Hiller W: Somatisierungsstörung und Hypochondrie. Göttingen, Bern, Toronto, Seattle, Hogrefe Verlag für Psychologie, 1998.

Saß H, Wittchen H-U, Zaudig M (Hrsg.): Diagnostisches und Statisches Manual Psychischer Störungen DSM-IV (übersetzt nach der 4. Auflage des Diagnostic and Statistical Manual of Mental Disorders der American Psychiatric Association). Göttingen, Hogrefe Verlag für Psychologie, 1996.

Saß H, Wittchen H-U, Zaudig M, Houben I: Diagnostische Kriterien des Diagnostischen und Statistischen Manuals Psychischer Störungen DSM-IV (Hrsg.). Göttingen, Bern, Toronto, Seattle, Hogrefe Verlag für Psychologie, 1998.

Saß H, Zaudig M, Houben I, Wittchen H-U: Einführung zur deutschen Ausgabe: Zur Situation der operationalisierten Diagnostiken der deutschsprachigen Psychiatrie. In: Saß H, Wittchen H-U, Zaudig M (Hrsg.): Diagnostisches und Statistisches Manual Psychischer Störungen DSM-IV. Göttingen, Hogrefe Verlag für Psychologie, 1996.

Wittchen H-U, Zaudig M, Fydrich T (Hrsg.): SKID – Strukturiertes Klinisches Interview für DSM-IV. Achse I und II. Göttingen, Bern, Toronto, Seattle, Hogrefe Verlag für Psychologie, 1997.

World Health Organization (WHO): The ICD-10 Classification of Mental and Behavioural Disorders, Clinical Descriptions and Diagnostic Guidelines. Geneva, WHO, 1992.

World Health Organization (WHO): The ICD-10 Classification of Mental and Behavioural Disorders, Diagnostic Criteria for Research. Geneva, WHO, 1993.

Zaudig M, Hauke W, Hegerl U (Hrsg.): Die Zwangsstörung. Diagnostik und Therapie. Stuttgart, Schattauer Verlagsgesellschaft, 1998.

Zaudig M, Hiller W (Hrsg.): SIDAM Handbuch. Strukturiertes Interview für die Diagnose einer Demenz vom Alzheimer Typ, der vaskulären Demenz und Demenzen anderer Ätiologien nach DSM-III-R, DSM-IV und ICD-10. Bern, Huber Verlag, 1996.

Zaudig M: Demenz und „leichte kognitive Beeinträchtigung" im Alter. Diagnostik, Früherkennung und Therapie. Bern, Göttingen, Toronto, Seattle, Huber Verlag, 1995.

Zaudig M: Etiology of BPSD. In: Finkel S, Luxenberg I, Zaudig M, Brodaty H, Robins P, Lawlor B, Homma A (Hrsg.): Behavioral and Psychological Symptoms of Dementia – BPSD. Gardiner Caldwell Communications Limited, 1998.

Autoren

Dr. Dipl.-Psych. Sabine Bossert-Zaudig
Elisabethstr. 38
Praxis für Verhaltenstherapie
80796 München

Dr. med. Maria Faltermaier-Temizel
Psychosomatische Klinik Windach
Schützenstr. 16
86949 Windach

Dipl.-Psych. Sabine Gruschwitz
Psychosomatische Klinik Windach
Schützenstr. 16
86949 Windach

Dipl-Psych. Isabel Houben
Psychiatrische Klinik
der RWTH Aachen
Pauwelsstr. 30
52074 Aachen

Dr. Dipl.-Psych. Rainer Kaschel
Psychosomatische Klinik Windach
Schützenstr. 16
86949 Windach

Dr. phil. Norbert R. Krischke
Universität Bremen
Klinische Psychologie
Grazer Str. 2
28359 Bremen

Frau Dipl.-Psych. Christina Lamertz
Max-Plack-Institut für Psychiatrie
Klinisches Institut
Kraepelinstr. 2 und 10
80804 München

Dr. Dipl.-Psych. Wolfgang Lennerts
Psychosomatische Klinik Windach
Schützenstr. 16
86949 Windach

Dr. med. Paraskevi Mavrogiorgou
Psychiatrische Klinik und Poliklinik
Ludwig-Maximilian-Universität München
Nußbaumstr. 7
80336 München

Dr. med. Nico Niedermeier
Psychiatrische Klinik und Poliklinik
Ludwig-Maximilian-Universität München
Nußbaumstr. 7
80336 München

Prof. Dr. phil. Franz Petermann
Universität Bremen
Klinische Psychologie
Grazer Str. 2
28359 Bremen

Prof. Dr. med. Henning Saß
Psychiatrische Klinik
der RWTH Aachen
Pauwelsstr. 30
52074 Aachen

Diplom-Übersetzerin Karmela Tiller
Universität Bremen
Klinische Psychologie
Grazer Str. 2
28359 Bremen

Dr. med. Dipl.-Psych. Rolf Dieter Trautmann-Sponsel
Psychosomatische Klinik Windach
Schützenstr. 16
86949 Windach

Prof. Dr. phil. Hans-Ulrich Wittchen
Max-Planck-Institut für Psychiatrie
Klinisches Institut
Kraepelinstr. 2 u. 10
80804 München

Priv. Doz. Dr. med. Dr. med. habil. Michael Zaudig
Psychosomatische Klinik Windach
Schützenstr. 16
86949 Windach

Sachregister

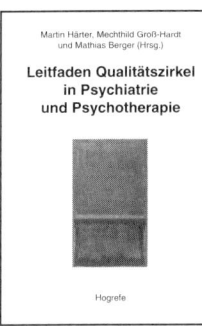
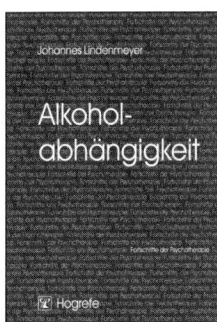
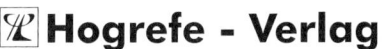
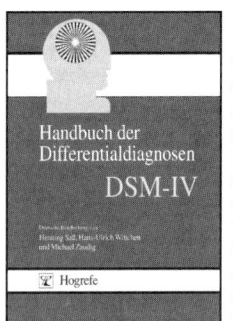
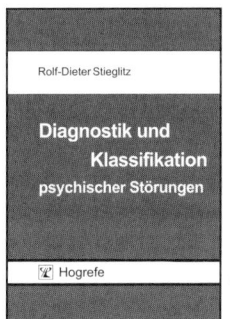
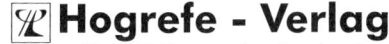

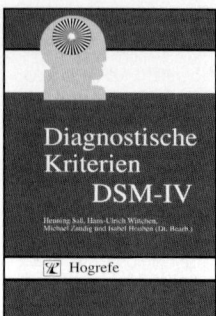
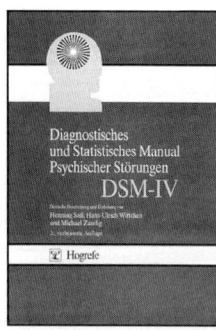
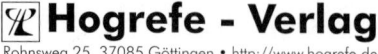
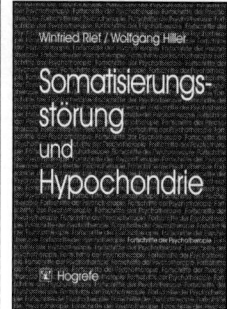
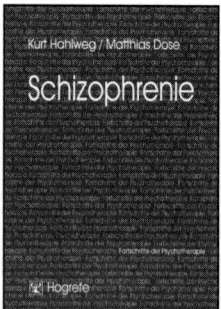
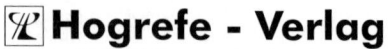